KB133758

위험한 제약회사

옮긴이 윤소하

연세대학교 화학과를 졸업하고 캐나다에서 어학 연수를 거친 뒤 특허법인 코리아나에서 화학, 의약 분야 전문 번역을 했다. 제약회사 한독테바와 무역 컨설팅 업체에서 일하기도 했으며, 한겨레교육문화센터에서 출판 번역 과정을 수료하고 번역에 열중하고 있다.

위험한 제약회사

한국어판 ⓒ 공존, 2017, 대한민국

2017년 9월 15일 1판 1쇄 펴냄
2023년 7월 15일 1판 5쇄 펴냄

지은이 피터 괴체
옮긴이 윤소하
디자인 도트컴퍼니
펴낸이 권기호
펴낸곳 공존
출판 등록 2006년 11월 27일(제313-2006-249호)
주소 (04157)서울시 마포구 마포대로 63-8 삼창빌딩 1403호
전화 02-702-7025, 팩스 02-702-7035
이메일 info@gongjon.com, 홈페이지 www.gongjon.com

ISBN 979-11-955265-7-4 03510

Deadly Medicines and Organised Crime
Copyright ⓒ Peter C. Gøtzsche 2013
All rights reserved.
Korean translation copyright ⓒ Gongjon Publishing 2017
This edition published by arrangement with Peter C. Gøtzsche

한국출판문화산업진흥원의 출판콘텐츠 창작자금을 지원받아 제작되었습니다.

위험한 제약회사

거대 제약회사들의 살인적인 조직범죄

피터 괴체
Peter Christian Gøtzsche

윤소하 옮김

공존

제약회사는
모리배 갱단이다

피터 괴체가 회의에서 강연을 할 거라는 말을 듣거나 학술지 목차에서
괴체의 이름을 보면 몸서리를 칠 사람이 꽤 있을 것이다. 괴체는 임금님
이 벌거벗은 것을 실제로 보았을 뿐만 아니라 입 밖에 내어 말한 어린아
이와 같다. 우리 대부분은 벌거벗은 임금님을 볼 수도 없고, 보았다 해도
소리 내어 말하지 않는다. 그러므로 우리에겐 괴체 같은 사람이 절실히
필요하다. 괴체는 타협이나 가식을 모른다. 그리고 강력하고 직설적인 화
법과 다채로운 비유를 선호한다. 몇몇 사람은, 어쩌면 꽤 많은 사람들은,
괴체가 제약회사들은 조직폭력배와 다름없다고 주장하는 것 때문에 이
책을 덮을지도 모른다. 하지만 이 책을 외면하는 사람은 제약회사들에 관
한 중요한 뭔가를 이해하고, 그래서 충격을 받게 될 중요한 기회를 놓치
게 될 것이다.

괴체는 책 마지막에 덴마크 류마티스학회에서 "제약회사와의 협력,
과연 그렇게 나쁜 것일까?(Collaboration with the drug industry. Is it THAT
harmful?)"라는 주제로 강연해 달라고 요청 받은 이야기를 한다. 원래 제

목은 "제약회사와의 협력, 나쁜 일이지 않은가?(Collaboration with the drug industry. Is it harmful?)"였으나, 학회에서 이것이 너무 강하다고 여겼다. 괴체는 그 학술 회의를 후원한 제약회사들의 '범죄 행위'를 열거하는 것으로 강연을 시작했다. 로슈(Roche)는 헤로인 불법 판매로 성장했다. 애보트(Abbot)는 규제당국이 보유한 미발표 임상시험 보고서를 괴체가 열람하지 못하게 막았는데, 그 임상시험은 애보트가 판매하는 체중감량제의 위험성을 입증하고 있었다. 벨기에 제약회사 UCB(Union Chimique Belge)도 임상시험 데이터를 은폐했다. 화이자(Pfizer)는 미국 식품의약국(Food and Drug Administration, FDA)에 거짓말을 했으며, 4종의 약을 미국에서 허가 외 용도로 판촉하여 23억 달러의 추징금이 부과됐다. 괴체는 마지막 예로 머크(Merck)가 관절염 약과 관련된 기만행위로 환자 수천 명의 죽음을 초래했다고 말했다. 이걸 시작으로 괴체는 업계에 대한 비난의 포문을 열었다.

그 회의장에 있는 걸 상상해 보라. 후원사 대표들은 화가 나서 씩씩거렸고, 회의 주최자들은 몹시 당황스러워했다. 괴체는 "나의 직접적인 접근 방식이 마음의 준비가 되지 않은 사람들에게 거부감을 줄 수도 있다."고 한 동료의 말을 인용하기도 했다. 그러나 청중의 대부분은 강연을 주의 깊게 들었고, 괴체의 주장에서 타당성을 확인했다.

정기적인 유방암 검사가 유방암 사망을 예방한다고 열렬히 지지하던 많은 사람들은 그 후원사들에 공감할지도 모르겠다. 하지만 이들도 괴체의 비판을 받았으며, 괴체는 유방암 검사를 둘러싼 논쟁과 관련된 자신의 경험을 책으로 내기도 했다. 내가 보기에 중요한 점은, 괴체가 연구를 시작했을 때 유방암 정기 검사를 비판한 몇 안 되는 사람 중 하나였으나 (그간 집중포화를 받았음에도 불구하고) 대체로 옳았음이 증명됐다는 사실이다.

덴마크 당국으로부터 증거 자료 검토 요청을 받았을 때 괴체는 유방암 검사에 대한 특정한 관점을 갖고 있지 않았지만, 대다수의 증거가 수준

미달이라는 결론에 금방 노달했다. 괴체가 내린 전반적인 결론은, 유방암 정기 검사로 일부 환자의 생명을 구할 수는 있지만, 열렬한 지지자들이 주장하는 것보다는 훨씬 적은 수이고, 수많은 위양성(僞陽性) 결과가 나올 것이며, 여성들이 아무 이득 없이 불안을 부채질하는 침습적인 과정을 겪게 되고, 무해한 암에 대한 과잉 진단이 이루어지는 등 값비싼 대가를 치러야 한다는 것이었다. 이후에 유방암 정기 검사를 둘러싸고 이어진 논쟁은 격렬하고 적대적이었다. 하지만 지금은 괴체의 견해를 일반적으로 옳다고 본다. 이 주제에 대한 괴체의 책은 과학자들이 어떻게 증거를 왜곡하여 자신이 믿는 바를 뒷받침하는지를 상세히 보여준다.

나는 오래전부터 과학이 객관적인 로봇이 아닌 인간에 의해 수행된다는 것, 그러므로 인간적 약점에 취약하다는 것을 인식하고 있었는데도 불구하고 유방암 검사에 대한 괴체의 책(『유방촬영술 검사(*Mammography Screening*)』)에 나온 이야기를 보고 충격을 받았다.

이 책 『위험한 제약회사』의 많은 부분 역시 충격적이며, 그 방식 또한 전작과 유사하다. 특정한 주장을 내세우는 데 이용되는 과학이 어떻게 부패에 물드는지, 그리고 돈, 수익, 일자리, 평판이 어떻게 가장 강력한 부패 요인이 되는지를 보여준다.

괴체는 일부 의약품이 커다란 혜택을 가져다준 것을 인정한다. 단 한 문장으로 그렇게 했다.

"이 책은 감염질환, 심장병, 일부 암, I형 당뇨병 같은 호르몬 결핍증의 치료 성과처럼 약의 잘 알려진 유익함에 대한 책이 아니다."

일부 독자는 이것으로는 충분하지 않다고 생각할 수 있다. 그래서 괴체는 이 책이 약의 개발, 제조, 마케팅, 규제를 비롯한 시스템 전체의 부실에 관한 책이라는 점을 명확히 하고 있다. 약의 혜택에 대한 책이 아닌 것이다.

이 책을 보고, 제약회사들의 행위가 조직범죄 수준이라고 한 것은 도를 넘은 게 아닌가 하는 질문을 할 사람이 많을 것이다. 조직범죄의 특징인 모리배짓(racketeering)은 미국 법에 "특정 형태의 범법을 되풀이하는 것으로, 갈취, 사기, 연방 마약법 위반, 뇌물 수수, 착복, 사법 방해, 법률 집행 방해, 증언 방해, 정치적 부정부패를 포함하는 행위"라고 정의되어 있다. 괴체는 대체로 상세한 증거를 통해 앞에 나열된 죄목의 혐의 대부분에 대해 제약회사가 유죄라는 자신의 주장을 뒷받침하고 있다.

그리고 제약회사를 마피아나 갱단과 비교한 것은 괴체가 처음이 아니다. 괴체는 화이자의 부사장이었던 사람의 말을 인용하고 있다.

제약회사와 갱단 사이에는 무서울 정도로 유사점이 많다. 갱단의 수입은 터무니없이 많다. 이 업계도 그렇다. 조직범죄의 부작용은 살해와 사망이다. 제약회사의 부작용도 마찬가지다. 갱단은 정치인 등에게 뇌물을 준다. 제약회사도 그렇게 한다.…

제약회사들은 분명히 여러 차례 미국 법무부와 마찰이 있었고, 수십억 달러의 벌금형을 선고받았다. 괴체는 10대 제약회사의 사례를 자세히 소개하고 있는데, 그 밖에도 많다. 범법 행위가 반복된다는 것 역시 사실이다. 벌금을 내더라도 법을 어겨서 생기는 수익이 더 크다는 계산도 있을 것이다. 벌금을 난방비, 전기료, 사무실 임대료 같은 '사업 비용'으로 여길 수 있다.

많은 사람들이 제약회사들에 의해 목숨을 잃었다. 갱단이 죽인 수보다 훨씬 많다. 정말로 매년 수십만 명이 처방약(prescription drug, 의사의 처방전이 필요한 전문의약품) 때문에 목숨을 잃는다. 많은 이들은 이를, 치명적인 질병을 치료하는 데 약이 쓰이기 때문에 불가피한 일로 여긴다. 그러나 반론에 따르면 약의 효과가 과장되어 있고, 그 주된 근거는 약의 효과를 뒷받침하는 증거의 심한 왜곡이다. 이는 확실히 제약회사에 책임이 있는

'범죄행위'이다.

위대한 의사 윌리엄 오슬러(William Osler)는 약을 모두 바다에 버린다면 인류에게는 좋은 일이고 물고기들에게는 안된 일이라고 말한 것으로 유명하다. 이 말은 비록 페니실린 같은 항생제와 여타 많은 효과적인 약이 발견된 20세기 중반의 치료 혁명 이전에 나온 것이지만, 괴체는 이 말에 거의 동의하게 됐으며, 특히 대부분의 정신작용제(psychoactive drug, 정신 질환 치료용 약물, 이하 '항정신병약')은 없는 편이 더 낫다고 보고 있다. 이 약들은 효과는 미미하고 위해성은 상당한데, 엄청나게 많이 처방되고 있다.

이 책의 대부분은 제약회사들이 약의 유익성은 과장하고 위해성은 축소하기 위해 조직적으로 과학을 왜곡하고 악용한 사례를 보여주는 데 집중하고 있다. 꼼꼼하고 수리력이 매우 뛰어난 유행병학자로서, 임상연구 비평 분야에서 세계적인 권위자인 괴체의 주장에는 확실한 근거가 있다. 《뉴잉글랜드의학저널(New England Journal of Medicine)》의 전임 편집장들을 포함한 많은 이들 역시 이러한 부패를 폭로하고 있다. 괴체는 또한 제약회사들이 의사, 학자, 학술지, 전문가 단체, 환자 단체, 대학, 언론, 규제당국, 정치인을 어떻게 매수했는지도 보여준다. 그것은 갱단이 쓰는 방법과 같다.

이 책은 의사와 학자들도 비난을 면할 수 없게 한다. 제약회사는 주주들에게 돌아가는 이익을 극대화하기 위해 할 만한 일을 하는 거라고 주장할 수도 있겠지만, 의사나 학자는 보다 숭고한 사명 의식을 가져야 하는 것 아닌가. 하지만 제약회사에서 의사들에게 지급한 돈의 내역을 신고하도록 한 법을 통해, 상당수의 의사들이 제약회사들에 신세를 지고 있고 제약회사에 자문을 해 주거나 제약회사를 위해 강연을 하는 대가로 수십만 달러를 받고 있음이 드러났다. 이 '주축 오피니언 리더(key opinion leader)'들이 매수됐다는 결론을 피할 수 없다. 이들은 제약회사들의 '청부업자'인 것이다.

그리고 갱단에서처럼, 내부고발을 감행하거나 제약회사에 불리한 증거를 빼돌리는 사람은 화를 입게 된다. 괴체는 괴롭힘을 당한 내부고발자의 이야기를 몇 가지 들려준다. 제약회사의 잔혹함을 그린 존 르 카레(John le Carre)의 소설은 베스트셀러가 되어 할리우드 영화로 만들어지기도 했다.

그러니 제약회사를 갱단에 비유하는 것이 완전히 상상의 산물은 아닌 것이다. 일반 대중도, 약을 열렬히 좋아함에도 불구하고, 제약회사에 의심의 눈초리를 보내고 있다. 덴마크에서 실시한 여론 조사에서 제약회사의 신뢰도는 끝에서 두 번째였고, 미국에서는 담배업계, 정유업계와 함께 꼴찌였다. 의사이자 저술가인 벤 골드에이커는(Ben Goldacre)는 『불량 제약회사(Bad Pharma)』에서 의사들이, 일반 대중이 제대로 이해하게 되면 완전히 용납할 수 없는 것으로 여길 '자신과 제약회사의 관계'를 '정상'으로 생각하게 됐다는 흥미로운 견해를 제시하고 있다. 영국에서 의사들은 언론인, 의회 정치인, 금융인을 따라 자신들의 방식이 얼마나 부패했는지 깨닫지 못하는 불명예의 길로 가고 있는지도 모른다. 현재 대중은 의사는 신뢰하고 제약회사는 불신하는 편이지만, 의사에 대한 신뢰 역시 한순간에 사라져 버릴 수 있다.

이 책이 문제점만 다루는 것은 아니다. 괴체는 해결책을 제시하고 있으며, 개중에는 실현 가능성이 높은 것도 있다. 제약회사의 국영화는 가장 실현 가능성이 낮겠지만, 제약회사가 신약 허가를 위해 제출하는 자료 전체를 공개하는 것은 가능성이 있다. 규제기관의 독립성 강화도 필요하다. 일부 국가에선 공공 기관에 의한 약 평가를 더 늘려야 할 수도 있다. 그리고 의사, 전문가 단체, 환자 단체, 학술지와 제약회사 사이의 금전적 연결고리를 밝혀내려는 열기가 점점 확산되고 있다. 이익상충 관리는 확실히 개선될 필요가 있다. 마케팅 제한도 더욱 강화될 수 있을 것이고, 소비자 대상 직접 광고에 대한 저항도 격화되고 있다.

제약회사를 비판하는 사람들은 그 수와 격렬함이 증가하고 있고, 점점 더 존경받고 있다. 피터 괴체는 제약회사를 범죄 조직에 비유하며 비판의 목소리를 내는 사람 중 가장 앞서 있다. 나는 비유의 대담함 때문에 이 책을 덮는 사람이 없기를 바라며, 또한 직설적인 메시지가 가치 있는 개혁을 이끌어 내기를 기대한다.

2013년 6월

《영국의학저널》전(前) 편집장

리처드 스미스

적폐를 향한
근거중심분노를 키워라

이미 수백 편의 연구 보고서와 수많은 책에서 제약회사가 과학적 과정을 왜곡하고, 막대한 부를 이용해서 '자신들이 돕는다고 주장하는 환자의 이익'에 반하는 일을 너무나 자주 한다는 것을 이야기했다. 나도 거기에 한 목소리를 보탠 바 있다. 그렇다면 무엇이 이 책을 새롭게, 즉 읽어볼 가치가 있게 만드는가?

답은 간단하다. 바로 저자의 남다른 과학적 역량과 연구 성과, 성실성과 진실성, 그리고 용기이다. 괴체의 경험은 아주 특별하다. 괴체는 제약회사 영업부에서 영업사원으로 일하며 의사들에게 약을 권유해 보기도 하고 제품 관리자로 일하기도 했다. 의사이자 의학 연구자이며, 북유럽 코크란센터(Nordic Cochrane Centre)의 수장으로서 높은 명성을 쌓아올렸다. 그러므로 괴체가 편향(bias)을 이야기할 때, 그 의견은 동료평가(peer review)가 이루어지는 학술지에 발표된, 수십 년에 걸친 세심한 연구에 근거한 것이다. 괴체는 편향 관련 통계학과 임상시험 보고서 분석 방법에 대한 이해가 깊다. 또한 임상시험 보고서에 대한 엄밀한 '체계적 고찰

'(systemic review)'과 메타분석(meta-analysis) 개발을 통해 엄격한 기준으로 약과 검사의 진정한 효과를 가려내는 일도 선도하고 있다. 괴체는 대개 지나칠 정도로 집요하지만, 언제나 근거에 따라 행동한다.

그러므로 나는 괴체가 사실을 올바로 알고 있다고 확신한다. 나의 신뢰는 확고한 증거와, '제약회사가 임상 연구자 및 일반 대중에 미치는 영향의 결과를 수십 년간 연구해 온 나 자신의 경험'에 근거한 것이다. 아울러 내가 나름대로 알고 있는 사건에 대해 괴체가 쓴 것을 보면 정확하다는 것을 알 수 있으므로, 이 역시 괴체를 신뢰하는 이유이다.

내가 괴체를 신뢰하는 마지막 이유는 내가 꽤나 큰 임상의학지에서 편집자로 일하는 것과 관련이 있다. 편집자는 연구 기관에서 온 보고서 원고를 가장 먼저 검토한다. 편집자나 동료평가자는 학술지에 제출된 논문에서 편향 문제를 찾아내므로, 제약회사의 항의와 억지 주장이 편집자에게 쏟아진다.

나는 거듭거듭, 종종 분개해서, 상업적인 후원을 받는 연구자들과 그 후원사들의 비윤리적 행동을 알리는 사설을 썼다. 내가 잘 아는 편집자 3명, 즉 제롬 캐시러(Jerome Kassirer), 마샤 에인절(Marcia Angell,《뉴잉글랜드 의학저널》), 리처드 스미스(Richard Smith,《영국의학저널》)가 문제의 심각성에 경악을 표한 책을 썼으며,《영국의학저널》의 피오나 고들리(Fiona Godlee) 같은 다른 편집자들도 돈의 부정한 영향력과 그것이 환자 치료에 편향을 일으키고 비용을 늘리는 방식에 대해 호소력 있는 글을 쓴 바 있다.

나는 괴체가 쓴 사실 전부에 대해 보증하려는 것은 아니다. 이것은 머리말이지 서평이 아니다. 그래도 괴체가 제시하는 전체적인 그림은 너무나 익숙하다. 괴체가 과장해서 말하는 것처럼 보일 수도 있지만, 나 자신과, 내가 개인적으로 아는 의학지 편집자와 연구자들의 절망스러운 경험에 비추어볼 때 괴체는 옳다.

판사들을 대상으로 한 강연에서 나는 법조인과 임상연구자가 법적 절차와 과학적 절차라는 서로 다른 종류의 절차에 동일한 단어 '재판/시험 (trial)'을 쓴다는 것을 언급했다. 나는 내 직업을 대변해서, 법적인 '재판' 이 '임상시험'보다 전반적으로 더욱 공정한 방식으로 정립되어 있으며, 더욱 윤리적인 기초에 바탕을 두고 있다는 사실을 인정할 수밖에 없었다 (괴체는 이를 118쪽에서 인용하고 있다).

괴체는 여러 제안을 하면서 개혁을 요구하고 있다. 내가 보기에, 우리 가 임상시험의 진행과 평가를 재정 지원과 완전히 분리하지 못하는 한 그 무엇도 소용이 없을 것이다. 우리는 임상시험 결과를 바탕으로 환자를 치 료한다. 그러므로 임상시험 결과는 생사가 달린 문제다. 임상시험에 참여 하는 데 동의한 환자는 자신의 희생이 인류를 이롭게 하길 기대한다. 자 신이 참여한 임상시험의 결과가 영업 비밀로 묻히거나 조작되리라 생각 하는 사람은 없다. 임상시험 결과는 공공 재산이며, 임상시험은 제약회사 가 내는 세금을 이용하여 정부가 지원해야 한다. 그리고 결과가 모두에 게 공개되어야 한다. 하지만 현실은, 미국의 경우 제약회사가 규제기관인 FDA에 돈을 내고 자신들의 임상시험을 평가하도록 하는 아이러니한 상 황이다. 그러니 FDA가 규제 대상인 제약회사들의 손아귀에 있다는 사실 은 놀라운 일도 아니다.

개혁이 필요한가? 그렇다, 괴체가 옳다. 우리는 작금의 수많은 잘못 때 문에 지금의 커다란 혼란에 이르렀고, 괴체는 그런 많은 잘못을 상세히 설명한다. 거기에는 임상과학자와 그들의 소속 기관 그리고 연구 논문이 발표된 학술지의 편집자들이, 돈을 댄 후원사들한테 자신이 얼마나 철저 히 사로잡혀 있는지 알아차리지 못한 잘못도 포함되어 있다. 제약회사들 에 의해 수십 년 동안 이루어진 이런 은밀한 거래를 일소하자면 개혁이 필요하다.

나는 독자들이 이 책을 읽고 스스로의 결론에 도달하기를 바란다. 나 의 결론이 궁금한가? 괴체가 학계와 제약업계의 적폐에 화가 났다면, 그는 그럴 만한 자격이 있다. 우리에게는 [근거중심의학 못지않게] 괴체의 근거중심분노(Evidence-Based Outrage)가 더 많이 필요하다.

2013년 6월
《미국의학협회저널》부편집장
캘리포니아 대학교 의과대학 교수
드러먼드 레니

1장

약 유행병이
창궐하고 있다

감염병이나 기생충으로 인한 질병의 대규모 유행은 수많은 인명을 앗아가는 원인이었다. 그러나 현재 대부분의 국가에서 이런 질병은 잘 통제되고 있다. 에이즈(AIDS), 콜레라, 말라리아, 홍역, 페스트, 폐결핵 같은 질병은 예방과 치료가 가능해졌고, 천연두는 퇴치됐다. 에이즈와 말라리아로 인한 사망자 수는 여전히 꽤 높지만, 치료법을 모르기 때문이 아니다. 그보다는 저소득 국가에서 치료약이 너무 비싸기 때문이며, 이는 소득 불평등에 관련된 문제이다.

유감스럽게도 오늘날 우리는 인간이 만든 두 가지 유행병 때문에 죽어가고 있다. 바로 담배와 처방약이다. 이 둘은 모두 극도로 치명적이다. 미국과 유럽에서,

약은 심장 질환과 암에 이어 주요 사망 원인 3위이다.

나는 이 책에서 왜 이러한지, 그리고 우리가 이 문제와 관련해 할 수 있

는 일이 무엇인지 설명하고자 한다. 약에 의한 사망이 아니라, 만약 감염병, 또는 환경 오염으로 인한 심장 질환이나 암에 의한 사망이라면, 수많은 환자 단체가 기금을 모아 반대 운동을 펼치고 전방위로 정치적 노력을 기울일 것이다. 나로선 이해하기 어려운데, 약에 의한 사망이기 때문에 사람들이 아무것도 하지 않는다.

담배회사와 제약회사는 공통점이 많다. 도덕적인 관점에서 용납할 수 없는 인명 경시가 이 회사들의 전형적인 행태이다. 담배회사는 저소득 국가와 중소득 국가에서 매출이 증가했다고 자랑스러워한다. 반어법도 아니고, 일말의 부끄러움도 없이, 임페리얼타바코(Imperial Tobacco)의 경영진은 2011년 투자자들에게 이 영국 회사가 '기업의 사회적 책임(CSR)' 평가에서 금상을 받았다고 보고했다.[1] 담배회사들은 "사업을 확장할… 많은 기회"를 찾아낸다. 이를《랜싯(Lancet)》에서는 이렇게 묘사했다.

"팔고, 중독시키고, 죽이는, 인류가 발명한 것 중 가장 잔인하고 부패한 비즈니스 모델."[1]

담배회사의 임원은 자신들이 죽음을 팔고 있다는 사실을 알고 있으며, 제약회사 임원도 마찬가지다. 담배가 주요 사망 원인이라는 사실은 이제 더 이상 숨길 수 없지만, 제약회사는 약 역시 주요 사망 원인이라는 사실을 용케도 잘 숨겨 왔다. 나는 이 책을 통해, 제약회사가 약의 치명적인 위해성을 의도적으로 숨겼으며, 그러기 위해 마케팅과 연구 모두에서 기만 행위를 저지르고, 사실과 맞닥뜨렸을 때는 단호하게 부인했음을 보여줄 것이다. 이를테면 담배회사 경영자들은 1994년 미국 의회 청문회에서 니코틴에 중독성이 없다고 증언했지만, 실은 수십 년 전부터 그들은 그것이 거짓말임을 알고 있었다.[2] 미국의 거대 담배회사인 필립모리스(Philip Morris)는 연구 업체를 설립해서 부류연(sidestream, 연소되는 담배에서 발생하는 연기 옮긴이) 흡연의 위험성에 관한 증거를 확인했는데, 800편이 넘는 연구 보고서가 나왔지만 단 한 편도 발표하지 않았다.[2]

담배회사와 제약회사 모두 '살인 청부업자'를 고용한다. 제대로 된 연구에서 어떤 제품이 유해하다는 결과가 나오면, 부실한 연구를 많이 실시해서 그 반대의 결과를 보여준다. 그러면 일반인들은 헷갈리기 마련이다. 언론에서 "연구자들 사이에 이견이 있다."고 말하기 때문이다. 이런 식의 '모호화 작전(doubt industry)'은 매우 효과적으로 사람들이 위해성을 간과하게 만든다. 결과적으로 기업은 시간을 벌고, 그 사이 사람들은 계속 죽어나간다.

이것은 부정부패(corruption)다. Corruption에는 여러 가지 의미가 있는데, 나는 이 말을 나의 사전에 정의된 대로 이해한다. 바로 '도덕적 타락'이다. 또 다른 의미는 '뇌물 수수'다. 대가가 없다면 가능하지 않거나 적어도 신속히 이루어지지 않을 일에 몰래, 대개 현금을 건네는 행위. 그런데 앞으로 살펴보겠지만, 보건의료계에서 부패는 여러 얼굴을 하고 있다. 겉으로는 숭고한 행동에 대한 보상처럼 보이지만 사실은 유력한 의료계 인사들을 매수하는 행위를 그럴싸하게 포장한 것에 지나지 않을 수 있다.

올더스 헉슬리의 1932년 소설 『멋진 신세계(*Brave New World*)』에 나오는 인물들은 '소마(Soma)'라는 약을 매일 복용함으로써 기운을 얻고 불안과 고민을 지워 버린다. 미국의 텔레비전 광고는 대중에게 바로 그렇게 하라고 권한다. 불행해 보이는 인물이 약을 먹자마자 기운을 회복하고 행복한 표정을 짓는다.[3] 우리는 이미 헉슬리의 엉뚱한 상상을 앞질렀으며, 약물 복용은 계속 증가 추세에 있다. 일례로, 덴마크의 약 사용량을 보면, 환자와 비환자를 모두 포함한 인구 전체가 어떤 약이든 평생 동안 매일 성인 기준 1.4회나 복용한다. 사람을 살리는 약이 많다고는 해도, 이 정도로까지 약을 먹는 것은 해롭지 않을까 의심해 볼 만하다. 실제로 그러하며, 이를 앞으로 밝힐 것이다.

우리가 약을 이렇게 많이 먹게 된 주된 원인은, 제약회사가 약을 파는 게 아니라 약에 대한 '거짓말'을 팔기 때문이다. 내가 조사한 모든 경우에서, 노골적인 거짓말은 그것이 진실이 아니라는 것이 입증된 후에도 계속됐다. 이것이 바로 약이 다른 생활용품과 다른 점이다. 차를 사거나 집을 살 때는, 사는 사람이 스스로 물건을 판단할 수 있다. 그런데 약의 복용을 권유받을 때는 이런 판단이 불가능하다. 실질적으로 우리가 약에 대해 아는 건 모두 제약회사가 선별해서 제공하는 정보일 뿐이다. 일반인은 물론이고 의사의 경우도 그렇다. 여기서 내가 생각하는 '거짓말'이 무슨 뜻인지 설명을 해야 할 것 같다. 거짓말은 '참이 아닌 진술'이다. 그런데 거짓말을 하는 사람이 꼭 거짓말쟁이인 것은 아니다. 제약회사 영업사원은 많은 거짓말을 하지만, 그건 대개 고의로 진실을 숨기는 회사 상급자들에게 속았기 때문이다(그러므로 그런 상급자들이 거짓말쟁이다). 도덕철학자 해리 프랑크푸르트(Harry Frankfurt)는 『개소리에 대하여(On Bullshit)』라는 멋진 책에서, 우리 문화의 가장 두드러진 특징 중 하나는 거짓말로 보기 어려운 헛소리가 너무 많다는 점이라고 지적한다.

이 책은 감염질환, 심장병, 몇몇 암, 제1형 당뇨병 같은 호르몬 결핍증의 치료 성공처럼 약의 잘 알려진 유익함에 대한 것이 아니다. 이 책에서는 전반적인 시스템의 부실과 그 원인이 된 범죄행위, 부정부패, 그리고 철저한 개혁이 필요한 무능한 규제를 다룬다. 어떤 독자들은 이 책이 편파적이고 논쟁적이라고 생각할 수도 있겠지만, 사회 통제를 벗어난 시스템에서 잘 기능하는 부분에 대해 이야기하는 건 별 의미가 없다. 범죄학자가 갱단에 대한 연구에 착수할 때, 과연 '균형 잡힌' 해석으로 갱단의 단원 중 대다수가 가정적이라고 언급하길 기대하는 사람이 누가 있겠는가?[4]

보건의료 시스템에 문제가 없다고 생각하는 사람은 내게 이메일을 보내서, 약을 많이 소비하는 국가에서 주요 사망 원인 3위가 약인 이유를 설명해 주기 바란다. 새로운 세균이나 바이러스에 의한 것이었다면, 이렇게 치사율이 높은 병이 유행하는 것을 막기 위해 우리는 할 수 있는 모든 노력을 기울였을 것이다. 아니, 치사율이 그저 100의 1 수준이었더라도 그랬을 것이다. 비극적인 사실은, 이런 '약 유행병(drug epidemic)'은 쉽게 통제할 수 있음에도 불구하고, 변화를 이끌어 낼 힘을 가진 정치인들이 실질적으로 아무것도 하지 않는다는 것이다. 정치인들이 나서면 대개 상황이 더 악화된다. 막강한 로비 때문에, 정치인들은 제약회사에서 제시하는 꼬임수를 다 믿어 버리기 때문이다. 이 책에서 나는 그런 거짓 술수를 하나하나 파헤칠 것이다.

보건의료 시스템의 가장 주된 문제는 시스템을 움직이는 금전적 이득이 약의 이성적, 경제적 소비와 안전한 사용을 심각하게 방해한다는 것이다. 제약회사들은 이러한 바탕에서 번창하고 있으며, 정보를 엄격하게 통제한다. 약에 대한 연구 문헌은 조직적으로 왜곡된다. 임상시험은 설계와 해석에 결함이 있으며, 시험 결과와 데이터는 선별적으로 발표되고, 유리하지 않은 결과는 은폐되며, 논문 대필이 이루어진다. 유령저자(ghostwriter)가 돈을 받고 정체를 숨긴 채 원고를 쓰고, 논문에는 저명한 의사들이 별로 또는 전혀 기여한 바 없이 '저자'로 이름을 올린다. 이러한 과학적 부정행위를 통해 약이 팔린다.

다른 업계와 비교해 보아도, 제약회사들은 미국 연방 정부의 부정청구금지법(False Claims Act)을 기준으로 볼 때 최고의 사기꾼이다.[5] 일반 대중도 제약회사가 어떤 존재인지 알고 있는 것 같다. 덴마크 국민 5,000명에게 51개 업계의 신뢰도 순위를 매겨 보라는 여론조사를 실시했더니, 제약회사는 끝에서 두 번째로, 겨우 자동차 정비업체만 앞질렀다.[6] 미국의 여론조사에서도 제약회사는 최하위로, 담배, 정유회사와 같은 수준이었다.[7] 또 다른 조사에서는, 1997년 79퍼센트의 미국인이 제약회사가 잘하고 있다고 말했는데 2005년에는 21퍼센트로 하락했다.[8] 대중의 신뢰도가 매우 급격하게 하락한 것이다.

이런 점에서, 의사가 처방해 준 약에 대한 환자의 굳은 신뢰는 다소 모순인 것으로 보인다. 나는 이것이, 의사에 대한 환자의 신뢰가 약에까지 확장되기 때문이라고 본다. 환자가 생각지 못하는 것은, 의사들이 질병과 인간의 생리와 심리에 대해서는 풍부한 지식이 있다 하더라도 약에 대해서는 정말 잘 모른다는 것이다. 제약회사가 주도면밀하게 지어내고 꾸며낸 것 외에는 말이다. 더구나 환자는 의사가 약을 선택함에 있어서 자신의 이익을 추구할 수도 있다는 것을 모른다. 또 제약회사에서 저지르는 많은 범법 행위가 의사들의 도움 없이는 불가능하다는 것도 알지 못한다.

시스템을 바꾼다는 건 쉽지 않으며, 결함이 있는 시스템 속에 살아야 하는 사람들이 그 안에서 최선을 다하려고 애쓰는 것은 놀라운 일이 아니다. 때로는 그래서 좋은 의도를 가진 사람들이 나쁜 일을 하게 되는 결과가 생기기도 한다. 하지만 제약회사의 고위 임원들은 이런 식으로 이해해 줄 여지가 없다. 그들은 의사, 환자, 규제당국, 판사에게 의도적으로 거짓말을 해 왔다.

제약회사에서 일하는 정직한 많은 사람들에게, 다시 말해 자기 상사의 반복적인 범법 행위와 그로 인한 환자와 국가 경제의 피해에 나만큼 경악하는 그들에게 이 책을 바친다. 그런 내부자(insider, 내부고발자) 중에는 자기 회사의 최고 책임자들이 감옥에 가길 바란다고 내게 말한 이들도 있다. 그것이 그 사람들이 계속해서 범죄를 저지르는 것을 막을 유일한 방법이기 때문이다.

2장

나는 고백한다,
제약회사의 비밀을!

"매일 비타민 두 알씩 먹어야 돼. 초록색 한 알이랑 빨간색 한 알."

어머니가 내게 한 말이다. 난 겨우 여덟 살 정도였지만, 물어보았다.

"왜요?"

"몸에 좋으니까."

"어떻게 알아요?"

"할아버지가 그러셨어."

논쟁 끝. 할아버지의 권위는 대단했다. 나의 할아버지는 의사인 데다 영민한 분이었다. 그러므로 그분의 말씀은 늘 옳은 것이었다. 내가 의학 공부를 시작했을 때, 한번은 할아버지가 과거에 공부했던 교과서를 가지고 있는지 여쭈어 보았다. 내 교과서와 비교해서 50년 사이에 얼마나 발전이 있었는지 알아보고 싶어서였다. 하지만 할아버지의 대답에 놀라서 나는 할 말을 잃었다. 의사 자격을 취득하고 얼마 되지 않아 책을 모두 후배들에게 줘 버렸는데, 할아버지는 책의 내용이 뭔지 다 알기 때문에 가지고 있을 필요가 없었다는 것이다!

나는 할아버지를 무척 존경했고, 당신의 뛰어난 기억력에 경탄했지만, 타고나길 의심이 많았다. 할아버지는 그 비타민제가 몸에 좋다는 걸 어떻게 알았지? 더구나 그 알약은 당의정(糖衣錠)인데도 맛과 냄새가 좋지 않았다. 약병을 열면 약국에서 나는 냄새가 났다.

나는 비타민제를 먹지 않았고, 어머니는 약이 왜 줄지 않는지 알아차렸지만 억지로 먹이려 하지는 않았다.

그 당시, 1950년대 후반에는 모든 게 간단해 보였다. 비타민은 생존에 필수이니, 비타민제를 먹어서 충분한 양을 섭취하는 것이 건강에 좋을 것이 분명했다. 하지만 생명 작용에서 간단한 건 없다. 인류는 수백만 년에 걸쳐 현재의 종으로, 환경에 매우 잘 적응한 형태로 발달했다. 그러니 우리가 다양한 식단으로 식생활을 하면, 적절한 양의 비타민과 기타 미량영양소를 섭취할 수 있다. 우리의 선조 중, 필수 비타민이 부족했던 이들은, 비타민을 더 적게 필요로 하거나 흡수를 더 잘하는 이들보다 자신의 유전자를 남길 기회가 적었을 것이다.

우리는 또한 아연이나 구리 같은 필수 무기질도 필요하다. 이런 무기질이 있어야 몸 안의 효소가 제대로 기능한다. 하지만 무기질을 너무 많이 섭취하면 중독을 일으킨다. 그러므로 인체에 대한 우리의 지식에 비추어 볼 때, 비타민제가 꼭 건강에 좋다고 볼 수는 없다.

이것이 내 기억 속 예방의학적 중재(medical prophylactic intervention)의 가장 오래된 예인데, 그로부터 50년 정도가 지나서야 비타민제가 이로운지 해로운지가 밝혀졌다. 2008년 위약(僞藥, placebo, 가짜 약) 대조 시험에서 항산화제(베타카로틴, 비타민 A, 비타민 B)가 전체적인 사망률을 증가시킨다는 결과가 나왔다.[1]

유년기의 또 다른 기억에서는 제약회사의 마케팅이 얼마나 기만적이고 유해한지 알 수 있다. 두 분 다 교사로 방학이 길었던 나의 부모님은 덴마크의 좋지 않은 날씨 때문에 철새처럼 여름마다 남쪽으로 이동했다. 처음에는 독일이나 스위스 정도였지만, 거기서도 비가 쏟아지는 날씨를 몇 차례 겪은 후로는, 특히 텐트에서 생활하는 경우엔 더욱 유쾌하지 못하므로, 이탈리아 북부가 목적지가 됐다. 할아버지는 우리 가족에게 엔테로비오포름(Enterovioform, 성분명 클리오퀴놀(clioquinol))을 설사약으로 주었다. 이 약은 1934년에 발매됐는데, 제대로 연구가 이루어지지 않았다.[2] 할아버지가 몰랐던 것은, 그리고 스위스 제약회사 치바(Ciba)의 영업사원이 말해주지 않았던 것은, 이 약은 원충(아메바, 편모충)과 이질균(시겔라)에 의한 설사에만 효과가 있다고 추정됐을 뿐이며 그 효과조차도 논쟁의 여지가 있었다는 점이다. 이 약에 대한 '위약 대조 무작위 임상시험'이 이루어지지 않았기 때문이다. 우리 가족이 이탈리아에서 그런 미생물에 노출될 가능성은 거의 없었다. 물갈이 설사는 대부분 시겔라가 아닌 다른 세균이나 바이러스에 의한 것이다. 일반의(general practitioner, GP, 1차 진료의)들이 요즘도 그러하듯, 할아버지는 제약회사 영업사원이 찾아오는 것을 고맙게 여겼다. 하지만 할아버지는 수상스런 마케팅의 희생자였다. 그런 마케팅의 결과로, 이 약은 매우 흔하게 사용됐다.[3] 처음에 치바는 클리오퀴놀을 아메바성 이질 치료제로 마케팅했다.[2] 그러나 이 회사가 수익성 좋은 일본 시장에 진입한 1953년 무렵이 되어서는 클리오퀴놀을 모든 종류의 이질에 대한 치료제로 범세계적으로 밀어붙였다. 하지만 이 약은 신경 독성이 있었고, 일본에서 1970년까지 1만 명이 아급성 척수시신경증(subacute myelo-optic neuropathy, SMON)에 걸리는 재앙의 원흉이 됐다.[2] 아급성 척수시신경증 환자들은 발이 저리다가 나중에는 발과 다리 전체의 감각을 잃고 마비되는 증상을 겪었다. 일부는 실명을 포함한 심각한 시각 장애가 나타났다.

치바는 나중에 치바가이기(Ciba-Geigy)가 됐다가 노바티스(Novartis)가

됐는데, 이 약의 위해성을 알고도 수년간 숨겼다.[4] 일본의 참사가 알려졌을 때, 치바는 약을 변호하는 성명을 발표했다. 클리오퀴놀이 기본적으로 불용성이어서 인체에 흡수되지 않기 때문에 아급성 척수시신경증의 원인이 아니라고 했다.[2] 그러나 치바를 상대로 소송을 준비하던 변호사들은 약이 실제로 흡수된다는 증거를 찾아냈고, 치바도 알고 있는 사실이었다. 이미 1944년에 클리오퀴놀 개발자들은 동물실험에 근거하여 이 약의 투여를 엄격히 통제하고 복용 기간이 2주를 넘어서는 안 된다고 조언했었다.

1965년에 스위스의 한 수의사가 클리오퀴놀을 투여한 개가 급성 간질 발작(epileptic convulsion)을 일으켜 사망한 사례를 보고했다. 이에 치바는 어떻게 반응했을까? 영국에서 판매되는 약 상자에 경고문을 삽입했다.

"동물에게 투여하지 마시오!"

1966년에는 스웨덴의 소아과 의사 2명이 클리오퀴놀을 복용하고 시력에 심한 손상을 입은 3세 소년의 사례를 연구했다. 이들은 학술지에 연구 결과를 발표하고 치바에도 클리오퀴놀이 인체에 흡수되어 시신경을 손상시킬 수 있다고 알려주었다. 일본의 참사를 비롯한 이런 일련의 사건들에도 불구하고 치바는 눈에 띄는 아무런 변화를 보이지 않았다. 치바는 이 약에 대한 전 세계적인 마케팅을 멈추지 않았다. 1976년에도 클리오퀴놀은 여전히 물갈이 설사의 예방과 치료를 위한 일반의약품으로 널리 판매됐다. 효과가 있다는 증거도 없었는데 말이다.[3] 35개 국가의 약품설명서가 용량, 투여 기간, 사용 금지 이유, 부작용과 경고 문구가 다 제각각이었다. 한마디로 엉망진창이었다.

1981년까지 치바가이기는 일본의 아급성 척수시신경증 환자들에게 4억 9000만 달러가 넘는 보상금을 지불했지만, 1985년까지도 약을 시장에서 회수하지 않았다. 참사가 발생하고 무려 15년이나 지났는데도 말이다. 이에 반해, 일본 후생성은 1970년 클리오퀴놀이 아급성 척수시신경증 사태의 원인이라는 것이 알려진 지 불과 한 달 만에 판매를 금지했다.

고로 이 이야기는 너무나 흔한 규제당국의 총체적 부실을 보여주고 있기도 하다. 무언가 추가 조치를 취해야 했지만 아무것도 하지 않았다.

할아버지가 사용한 약에 대한 세 번째 유년의 기억은 코르티코스테로이드(corticosteroid)와 관련이 있다. 1948년 미네소타 주 로체스터의 메이요 클리닉에서 이 새로운 합성 코르티손을 처음으로 류마티스관절염 환자 14명에게 투여했을 때, 효과는 경이로웠다.[5] 결과가 너무 놀라워서, 일부에서는 류마티스관절염의 치료법이 발견됐다고 믿었다. 코르티코스테로이드는 천식이나 습진 같은 다른 많은 질병에도 뛰어난 효과를 보였다. 하지만 초기의 흥분은 급속히 사그라지고 말았는데, 심각한 유해반응(adverse effect)을 많이 일으킨다는 것이 밝혀졌기 때문이다.

1960년대 중반에 할아버지는 골반 골절이 생겼는데, 낫지를 않았다. 병원에서 2년 동안 다리에 커다란 깁스를 하고 꼼짝 못하고 똑바로 누워 있어야 했다. 골반 골절 분야에서 기록을 세운 게 아닌가 싶다. 할아버지가 한 말이 정확히 기억나진 않지만, 문제는 코르티코스테로이드를 수년간 남용했기 때문이다. 할아버지는 약에 여러 가지 이로운 효과가 있어서 건강에 문제가 없어도 약을 먹는 게 좋다고 생각했다. 튼튼해지고 활력이 늘어난다고 생각했다. 다른 장에서 설명하겠지만, 합법적인 약물이건 아니건 어떤 '즉효약(quick fix)'이 있어서, 타고난 육체적, 정신적 능력과 감정을 단번에 향상시키는 것이 가능하리라는 기대는 절대 사라지지 않는 것 같다.

그 당시 제약회사 영업사원의 설득에 할아버지가 코르티코스테로이드를 복용했을 가능성이 있다. 영업사원은 약의 위해성은 별로 언급하지 않으면서 약효를 부풀리기 마련이고, 허가되지 않은 적응증에도 추천한다. 영업의 측면에서 보면, 건강한 사람들에게 필요하지 않은 약을 소비하도록 설득하는 것보다 좋은 건 없다.

약과 관련된 유년의 기억은 모두 부정적이다. 이로울 거라 여겼던 약들이 해로웠다. 나는 멀미가 심해서 할아버지가 멀미약을 주곤 했다. 의심할 바 없이 항히스타민제였는데, 약을 먹으면 너무 졸리고 불편해서 몇 번 먹어 보고는 멀미하는 게 차라리 낫다는 결론을 내리고 더 이상 먹지 않았다. 대신에 토할 수 있도록 차를 멈춰 달라고 했다.

어릴 때는 이것도 하고 싶고 저것도 하고 싶어서 직업 선택이 쉽지 않다. 15세 때 나는 학교를 그만두고 라디오 기술자가 되려고 했다. 몇 년 동안 아마추어 활동을 하면서 푹 빠져 있었기 때문이다. 한여름이 되자, 마음을 바꾸어 김나지움(대학 진학을 목적으로 하는 중등학교 편집자)에 들어갔다. 이번에는 전기공학자가 될 생각이었다. 하지만 그 생각도 오래가지 않았다. 내 관심은 생물학으로 바뀌었다. 생물학은 1960년대 후반에 인기 있는 전공이었다. 또 다른 인기 전공은 심리학이었다. 둘 다 일자리가 많은 분야는 아니었지만, 그런 부차적인 문제는 개의치 않았다. 때는 1968년이었고, 우리는 학생이었다. 관습은 뒤집혔고, 세상이 우리 발아래 놓여 있었다. 우리는 낙관주의에 가득 차 있었고, 가장 중요한 건 개인의 인생 철학을 갖는 것이었다. 나는 사르트르와 카뮈를 읽고, 정해진 절차나 관습, 또는 다른 사람의 충고를 따르지 말고 스스로 결정을 내려야 한다는 생각에 감화됐다.

다시 마음을 바꾼 나는 의사가 되고 싶었다.

공교롭게도 결국 나는 두 가지를 다 공부하게 됐다. 방학을 할아버지 댁에서 보내는 경우가 많았는데, 그러던 중 어느 시점에 의사가 되는 데 인생을 낭비해서는 안 되겠다고 확신하게 됐다. 내가 졸업반일 때 할아버지는 나를 코펜하겐의 부촌에 위치한 당신의 진료실로 불렀다. 거기서 나는 환자들의 문제 가운데 다수는 사실 별 게 아니고 그저 권태에서 오는 것임을 알아차렸다. 많은 여성들이 할 일이 거의 없었다. 직업이 없었고,

집안일은 대신 해주는 사람이 있었다. 그러니 친절하고 잘생긴 의사를 방문하지 않을 이유가 없었다.

병원 대기실에서 정기적으로 만난 세 여자에 대한 농담처럼 말이다. 어느 날 한 명이 보이지 않자, 나머지 둘 중 한 사람이 다른 사람에게 무슨 일이냐고 물었다. 그 사람이 답하길,

"아, 그분은 아파서 못 왔대요."

동물을 연구하는 편이 훨씬 의미 있는 일 같아서 마치 스포츠 시합이라도 치르는 것처럼 학업을 해치웠지만, 여전히 무엇을 해야 할지 모른다는 걸 깨달았다. 취업 가능성은 높지 않았다. 나는 학업 중에 아무런 연구도 수행하지 않았고, 면접관이 50명의 경쟁자들보다 나에게 더 관심을 가질 만한 아무런 특이사항도 없었다.

이런 상황이면 사람들은 대부분 교사가 되려고 한다. 나도 시도해 보았으나, 잘 되지 않았다. 학교를 떠난 지 얼마 되지 않아 학교로 되돌아갔는데, 유일하게 다른 점은 내가 교사용 책상 앞에 있다는 것뿐이었다. 나는 내 학생들보다 몇 살 많지도 않았고, 교사보다는 학생 같은 느낌이었다. 더구나 교사들은 믿을 수 없을 만큼 담배를 많이 피워댔다. 파이프로 담배 피우는 법을 배울 수는 있었지만 나는 교사 일을 할 만큼 성숙하지 않았고, 또한 앞으로 45년간 해야 된다는 걸 받아들이기 어려웠다. 인생이 시작도 하기 전에 끝나 버린 느낌이랄까.

교사 일을 배우려고 노력한 6개월 동안 두 가지가 특히 괴로웠다. 나는 다른 교사의 지도를 받았는데, 좋은 생물 교과서가 여럿 있었지만 별로 사용하지 않았다. 때는 1970년대 암흑기였으며, 대학과 학술계가 전반적으로 도그마, 특히 마르크스주의의 영향을 강하게 받고 있었고, 다른 방식이 있지 않느냐는 질문은 금기시됐다. 나를 지도한 지도교사는 교과서 대신에 교육 자료를 직접 만들라고 했는데, 교재가 현재의 삶과 관련이 있어야 했기 때문이다. 일각에서는 이 시기를 '역사가 사라진 시대'라는

적절한 이름으로 부른다. 나는 정유업계와 공해에 대한 신문 기사를 오려서, '뉴스 속보' 모음을 만드느라 복사기 앞에서 하염없이 시간을 보내야 했다. 그런 이슈가 흥미롭지 않거나 관련이 없는 건 아니었다. 하지만 내 과목은 생물이었다. 수십억 년 전으로 거슬러 올라가야 하는 분야인데, 왜 그토록 지금 일어나고 있는 일을 끊임없이 강조해야만 하는 건지.

또 다른 문제는 당시 유행한 교수법이었는데, 매 수업마다 상세 계획서 작성을 요구했다. 성취하고자 하는 수업 목표와 하위 목표, 그 세부 전략 등등. 매 수업 후에는 스스로 수행을 평가하고 지도교사와 함께 목표를 모두 성취했는지 논의해야 했다. 사전에 목표를 생각하고, 사후에 평가하는 것은 물론 지극히 합리적이다. 하지만 너무 지나쳐서 나는 진이 빠졌다. 나는 세세하게 기록하는 스타일이 아니었던 것이다. 나는 화학도 가르쳤는데, 특히 이 과목에서 그런 융통성 없는 수업 계획서는 정말이지 과한 것이었다. 화학물질이 왜, 그리고 어떻게 반응하는지 가르치는 것은 단순한 일이다. 수학과 마찬가지로, 기본적인 사실과 원리를 알아야 하는데, 이걸 배우고 싶어 하지 않거나 배울 수 없는 경우엔, 교사가 할 수 있는 일이 별로 없다. 피아노 선생이 매 수업 전에 그런 치밀한 계획을 세워야 하고 수업 후엔 스스로 평가해야 한다고 생각해 보라. 금방 도망쳐 버릴 게 분명하다.

지도교사와의 면담은 김나지움 시절 덴마크어 시간에 시를 해석하던 것과 비슷한 데가 있었다. 나는 그런 식의 추론에는 약했고, 작가가 우리 같은 보통 사람들과의 의사소통을 원한다면 왜 자기 생각을 좀 더 명확하게 쓰지 않는지 짜증이 났다. 교사는 훨씬 유리한 위치에 있었다. 학자가 쓴 해석이 담긴 교사용 지침서를 가지고 있었으니까. 사실 좀 웃기는 일이다. 미술 비평가의 그림 해석에 대한 이야기를 들은 적이 있다. 나중에 화가에게 그 해석이 맞느냐고 물었더니 화가는 웃으며 아무 의미 없이 그린 그림이라고 대답했다는 것이다. 그냥 그림 그리는 것을 즐겼을 뿐이라고. 파블로 피카소는 세월이 흐르는 동안 작품 스타일이 여러 번 바뀌었는데, 한번은 무엇을 찾고 있느냐는 질문을 받았다. 피카소는 "나는 찾지 않는다. 발견한다."라고 대답했다.

내 수업은 학생들의 평가에서는 괜찮았지만, 지도교사들의 평가에서는 그렇지 않았다. 나는 지도교사들로부터, 나를 통과시켜 줄 수는 있지만 교사로서 취업하기 어려울 만한 평가를 덧붙일 수밖에 없고 그보다는 통과시키지 않고 본인이 진짜로 교사가 되기를 원하는지 스스로 생각할 기회를 갖게 해주고 싶다는 말을 들었다. 이것은 내가 시험에서 낙제한 유일한 경험이며, 그 현명한 결정에 크게 감사한다. 나는 그 일에 그다지 노력을 기울이지 않았던 것이다. 대학 생활이 너무 수월했기 때문에, 저녁 늦게까지 일하는 건 생각하지도 않았다. 다른 교사들은 그렇지 않았다. 나는 당시에 교사 일이 그렇게 어려운 일이라는 걸 전혀 몰랐다. 훗날 나는 대학에서 과학적인 이론을 20년 넘게 강의하게 됐다.

화학자나 생물학자로 일할 수 있는 몇 안 되는 일자리에 지원했다가 떨어지고 나자, 할아버지는 내게 제약회사에 지원해 보라고 제안했다. 원서를 넣은 세 곳 중 두 곳에서 면접을 보러 오라고 했다. 첫 번째 회사의 면접은 정말 이상했다. 사무실에 들어가자 어린 시절의 비타민제 냄새가 떠올랐다. 면접관은 칙칙한 인상에 머리가 반쯤 벗겨진 남자였는데, 구레나룻을 길게 기른 것이 서부영화에서 뱀 기름이나 위스키를 파는 역할을 하면 딱 어울릴 것 같았다. 내가 중고차를 구입할 예정이라면, 이 사람이 타던 차는 절대 사지 않을, 그런 인상이었다. 또 왠지 여성용 속옷이나 향수를 파는 외판원 같은 느낌이었다. 회사 이름조차 구식이었다. 면접관도 나도 서로를 불편하게 느꼈다.

두 번째 회사는 현대적이고 매력적이었다. 스웨덴에 본사를 둔 아스트라 그룹(Astra Group)이었다. 나는 합격해서 7주 동안 스웨덴 쇠데르텔리에와 룬드에서 다양한 과목으로 구성된 연수를 받았다. 대부분 인체 생리, 질병과 약에 대한 것이었다. '정보기술(Information technique)'이라는 과목도 있었는데, 나는 '판매기법(Sales technique)'이라고 불러야 적합하다고 담당 강사에게 제안했다. 강사는 아무 말 하지 않았지만, 그 과목은 의사들을 조종해서 다른 경쟁사 제품이 아니라 우리 회사의 제품을 쓰고, 우리 회사의 약을 더 많이 쓰고, 다른 질환이 있는 환자에게 쓰고, 투여량을 높여서 쓰겠다는 약속을 받아내는 기법에 대한 것이었다. 모두 판매 촉진을 위한 것으로, 역할극(role play)을 통해 기법을 익혔다. 일부는 시큰둥한 유형부터 기꺼운 유형까지 다양한 유형의 의사 역할을 했고, 나머지는 방어벽을 뚫고 '거래를 성사'시키기 위해 애를 썼다.

약의 사용에 대해 배웠을 때, 처음 든 생각은 이랬다. '세상에, 약이 종류가 이렇게 많고, 이렇게나 많이 쓴다니. 온갖 병에 다 약이 있네. 정말 그렇게 효과가 있을까? 이렇게까지 많이 쓰는 것이 정당화될 만큼?'

나는 영업사원으로서 내 담당 구역을 돌아다니기 시작했다. 흔히 제약 회사 외판원으로 불리는 의약품 영업사원으로서 일반의, 전문의, 종합병원 의사들을 찾아다녔다. 난 그 일이 싫었다. 우수한 성적으로 학업을 마쳤지만, 종종 의사들의 푸대접을 받다 보면 열등감을 느낄 수밖에 없었다. 그런 푸대접은 충분히 이해가 되는 것이었다. 그들은 영업사원의 방문이 성가셨을 것이다. 나는 왜 의사들이 그냥 '싫다'고 하지 않는지 종종 의아했다. 제약회사가 많다 보니, 일반 의원에 일주일에 한 번 이상 영업사원이 찾아오는 경우가 흔했다.

학술적인 능력은 거의 필요하지 않았고, 이 일을 계속하다가는 내가 대학에서 받은 교육은 곧 고사하리란 걸 깨달았다. 내 자아존중감과 인간적인 정체성도 위협받았다. 유능한 영업사원이 되기 위해선 카멜레온처럼, 자신의 개성을 눈앞에 있는 사람에 맞추어 변화시켜야 한다. 그렇게 연기를 하고, 의사의 말에 동의하지 않아도 동의하는 척하다 보면, 자신을 잃어버릴 위험이 있다. 나는 쇠렌 키에르케고르(Søren Kierkegaard)의 책을 읽은 적이 있어서 자신을 잃어버리는 것이 인간이 저지를 수 있는 최악의 실수라는 것을 알고 있었다. 의사들뿐 아니라 자기 자신까지 속이다 보면, 거울 속의 자신의 모습을 바라보는 것이 너무나 고통스러워진다. 속내를 드러내지 않고 사는 편이 수월하다. 훗날 런던의 한 극장에서 아서 밀러(Arthur Miller)의 1949년 작품 「세일즈맨의 죽음(Death of a Salesman)」을 보았을 때 나는 깊은 감동을 받았다. 무슨 이야기인지 정확히 알 수 있었다.

의사들은 나의 판촉 설명을 별다른 질문 없이 듣곤 했는데, 두어 번 내가 틀렸다고 말한 경우는 있었다.

아스트라는 새로운 유형의 페니실린인 아지도실린(azidocillin)을 개발해서 글로바실린(Globacillin)이라는 그럴싸한 이름까지 붙였다. 마치 모든 것에 효과가 있다는 듯이. 그리고 급성 부비동염(sinusitis) 치료제로 판매하기 위한 홍보 활동을 벌였다. 우리는 의사들에게 이 약이 세균이 위치하는, 접근하기 어려운 부비동의 점막 속으로 들어갈 수 있기 때문에, 이것이 일반 페니실린과 비교되는 장점임을 입증하는 연구를 소개했다. 그러자 이비인후 전문 외과의 한 사람이 조직 검사를 통해 점막 내의 항생제 농도를 측정하는 것은 불가능하다고 지적했다. 항생제 농도가 더 높기 마련인 모세혈관이 조직 표본에 포함된다는 것이다. 전문가로부터 회사가 나를 속였다는 말을 들으니 몹시 창피했다. 학자들은 스스로 생각하도록 훈련받지만, 나는 의학적인 맥락에서 그럴 만한 능력이 없었다.

이 새롭고 비싼 약에 대한 또 다른 주장은, 이 약이 헤모필루스 인플루엔자(*Haemophilus influenzae*)라는 특정 세균에 대해 페니실린보다 5~10배 더 효과적이라는 것이었다. 이 주장은 연구실에서 실시한 세균 배양 접시에서의 실험에 근거한 것이었다. 이에 대해서는 마땅히 다음과 같은 의문이 제기됐어야 했다.

1. 회사에서 실시한 것인가? 그렇다면 독립적인 연구자들이 실험했을 때 일치하는 결과가 나오는가?
2. 위약과 비교하여, 급성 부비동염에 대한 페니실린과 아지도실린의 치료 효과는 어떠한가? 효과가 있다면, 그것이 유해반응을 감안하더라도 일상적으로 부비동염을 항생제로 치료하는 것을 정당화할 만큼 충분히 효과적인가?
3. 가장 중요한 질문이다. 급성 부비동염에 대해 아지도실린과 페니실린을 비교한 무작위 임상시험이 이루어졌는가? 그래서 아지도실린의 효과가 더 좋았는가?

이런 의문을 가졌다면 분명 아지도실린을 사용할 합리적 근거가 없었을 것이다. 여하튼 우리는 불확실한 주장을 내세워 아지도실린을 일부 의사들에게 일정 기간 동안 팔았다. 하지만 그 약은 시장에서 사라져 버렸다.

영업사원으로 일한 지 고작 8개월 만에 나는 제품 관리자가 되어 문서 자료와 3년 단위의 홍보 활동을 책임지게 됐고, 영업 관리자와 협력했다. 당시 했던 일을 돌아보면 그다지 자랑스럽지 못하다. 우리는 천식 약 터부탈린(terbutaline, 상품명 브리카닐(Bricanyl))을 팔았다. 홍보 활동의 일환으로 우리는 환자들이 정제(알약) 복용과 함께 스프레이도 지속적으로 사용해야 한다고 의사들을 설득했다. 이번에도 역시 적절한 정보를 제공하지는 않았다. 스프레이와 정제를 함께 사용하여 치료한 것과 둘 중 하나만 사용하여 치료한 것을 비교한 무작위 임상시험의 결과 말이다.

천식 흡입기가 천식 사망의 원인이 되다

요즘은 터부탈린 같은 약이 들어 있는 흡입기를 상용하는 것이 권장되지 않는다. 사실 대부분의 지침에 안전 문제로 금지되어 있다. 뉴질랜드의 유행병학자 닐 피어스(Neil Pearce)는 천식과 관련하여 제약회사와, 그로부터 후원을 받고 협력하는 의사들의 영향력에 대해 매우 충격적인 이야기를 썼다.[6] 1960년대에 흡입기가 출시되자, 천식 사망률이 흡입기의 판매와 같은 경향으로 증가했다. 규제당국이 과용에 대해 경고한 후에는 둘 다 다시 감소했다. 피어스는 흡입기에 사용된 약 중 하나인 라이커(Riker)의 이소프레날린(isoprenaline)을 자세히 연구하길 원했다. 제약회사 라이커는 피어스의 연구에서 흡입 치료제가 사망 원인이라는 주장이 틀린 것으로 입증되리라 기대하며 데이터를 전달했다. 그러나 피어스는 연구를 통해 그 주장이 사실임을 확인하고, 라이커에 자신이 쓴 논문 원고를 보냈다(절대로 해서는 안 되는 일이다!). 라이커는 피어스를 고소하겠다고 했다. 피어스의 대학에서는 소송이 제기되면 대학의 변호사가 변호해 줄 것이라고 약속했고, 피어스는 논문을 발표했다. 천식 전문가들은 피어스를 맹렬히 공격했다.

의사들은 자신이 환자에게 해를 입혔다는 말을 들으면 매우 화를 낸다. 좋은 의도를 가지고 그렇게 했더라도 말이다. 1999년에 나는 건강한 여성들을 공연히 암 환자로 만들어 버린 유방암 검사의 위해성에 대해 발표했는데, 그 후 겪은 일들을 엮어 책 한 권을 썼다.[7]

피어스의 일은 1972년에 있었다. 그 당시 피어스의 연구 결과는 근거가 충분했다. 하지만 천식 전문가들은 16년 후 피어스가 천식 연구를 재개하자 흡입기가 사망 원인이라는 주장이 틀렸다는 게 증명됐다고 말했다. 그러나 그것이 어떻게 증명됐는지, 1960년대에 나타난 천식 사망의 증가 추이와 하락 추이의 원인이 무엇이었는지는 아무도 설명하지 못했다. '모호화 작전'이 오해를 일으키고 부추긴 것으로 보였다. 다시 말해 제약회사들이 천식 전문가들 중에서 포섭한 자문위원들을 고용해 부실한 연구를 의뢰한 것이다. "우리는 모호함을 판다."라고 담배회사 임원이 말한 적이 있다.[8] 이런 연막작전은 언제나 효과가 있는 것 같다. 돈을 써서 헛소리를 만들어내고, 사람들을 헷갈리게 해서 엄밀하게 수행된 원래의 연구 대신 헛소리를 믿도록 하는 것이다.

1976년 뉴질랜드에서 천식 사망이 새로이 증가했다. 피어스의 동료들이 과잉 진료 때문일 거라는 의견을 내놓자, 공식 천식대책위원회(Asthma Task Force)에서 극도로 적대적인 반응이 나왔다. 위원회에선 과소 진료가 문제라고 생각했다. 이것은 제약회사들의 공식 입장이기도 했다. 실제로 뉴질랜드에서 천식 연구의 주요 후원사는 천식 약 페노테롤(fenoterol, 베로텍(Berotec))을 제조하는 베링거인겔하임(Boehringer Ingelheim)이었다.

피어스 등(Pearce et al.)이 천식 사망의 새로운 유행이 페노테롤의 판매 그래프와 궤를 같이한다는 것을 알아내자, 순식간에 아수라장이 됐다. 사방에서 반론이 제기됐고, 다른 연구자들에게 데이터를 면밀히 조사하도록 해야 한다는 요구가 있었다. 베링거인겔하임에 우호적인 사람들만이 아니라, 베링거인겔하임 자체에서도 직접 데이터를 요구했다. 변호사는 그들에게 모든 법적인 위협을 무시하고 논문을 발표 전까지 베링거인겔하임에 보여주지 말라는 적절한 조언을 해 주었다.

압력은 거세어졌다. 연구를 후원하지도 않은 의학연구위원회(Medical Research Council)와 대학에서까지 압력을 행사했다. 그들은 자기들에게 연구를 방해할 그 어떤 권리도 없다는 사실을 이해하지 못하거나 그 사실을 무시하기로 한 것 같았다. 그래서 이제 유일한 방법은 최상위 기관인 보건부를 찾아가는 것이었으나, 연구자들은 베링거인겔하임이 먼저 다녀갔다는 사실만 알아냈을 뿐이다.

온갖 거짓 소문이 퍼졌다. 연구 프로토콜(protocol, 계획)이 없다는 거짓 주장도 있었는데, 후원을 거절했던 의학연구위원회와 천식재단(Asthma Foundation)이 연구 프로토콜을 이미 보았음에도 그랬다. 베링거인겔하임은 논문의 발표를 늦추는 데 성공했으며, 《랜싯》에 실리는 걸 거의 막을 뻔했다. 《랜싯》은 논문을 게재하고 엄청난 압력 때문에 잔뜩 주눅이 들었다. 《랜싯》은 베링거인겔하임에다 기나긴 팩스를 매일 몇 통씩 보내는 걸 중지해 달라고 요청해야 했다.

베링거인겔하임은 의사들에게 많은 투자를 했고, 그 덕을 보았다. 의사들은 제약회사 편을 들었고, 뉴질랜드 사업부가 문을 닫을까 염려했다. 환자들은 생각하지 않았다. 보건부도 제약회사 편을 들어, 연구자들에게 요청한 논문 원고의 사본을 비밀유지의무를 저버린 채 제약회사에 전달했다.

최악이었다. 첫 번째 연구와 마찬가지로 두 번째 연구도 후원을 받지 못했고, 더니든 병원(Dunedin Hospital)은 연구자들의 진료 기록 접근을 허용하지 않았다. 보건부는 두 번째 연구에 대해, 논문 원고를 제약회사에 보여주지 않겠다는 약속을 하지 않으려 했으며, 연구자들이 원고를 제출하지 않자, 정보공개법을 근거로 대학에다 요청했다. 베링거인겔하임은 입수한 연구 데이터를 자신들이 고용한 연구자들에게 전달해, 원래의 데이터가 발표되기 전에 다른 결과를 만들어 내도록 했다.

이것은 과학의 도덕적 기본 원칙을 무참히 위반한 사건이었다. 그러나 이런 추악한 방법을 동원하고도 베링거인겔하임은 졌다. 페노테롤의 시장 점유율은 3년 만에 30퍼센트에서 3퍼센트 미만으로 떨어졌고, 천식 사망도 동시에 급감하면서 피어스 등의 연구가 옳다는 것이 입증됐다.

수상스러운 연구와 마케팅

한번은 아스트라 영업사원들이 흉부내과의들을 방문해서 기관의 점액 내에서 작은 흰색 입자가 움직이는 영상을 보여준 적이 있다. 터부탈린을 투여한 환자와 그러지 않은 환자에서 입자가 입 쪽으로 움직이는 것을 기록한 것이었다. 하고자 했던 이야기는 약을 투여한 경우, 섬모가 입자를 더 빨리 이동시킨다는 것이었다. 의사들이 천식뿐 아니라 만성기관지염(smoker's lung)에도 그 약을 사용하도록 설득하기 위함이었다. 만성기관지염 환자들은 기침을 많이 한다. 따라서 자극물을 폐 밖으로 빨리이동시키는 것이 유익하다고 추측할 수 있다. 이번에도 마찬가지로, 간단한 이의 제기만 해도 임금님이 벌거벗었다는 사실을 보여줄 수 있었을 것이다. 터부탈린이 만성기관지염에 효과적임을 보여주는 무작위 임상시험은 이루어지지 않았다. 오늘날까지도, 터부탈린은 천식과 여타 기관지연축(bronchospasm)에 대해서만 허가를 받았으며, 만성기관지염에 대해서는 허가가 나지 않았다.

약을 허가되지 않은 적응증에 대해 마케팅하는 것, 이른바 '허가 외 용도(off-label use)' 마케팅은 불법이다. 다음 장에서 살펴보겠지만, 불법 마케팅은 아주 흔하다. 제약회사가 법망을 피하는 것도 일상적인 일이다. 연구 결과를 의사들과 토론하는 것은 불법이 아니다. 그러므로 위에서 말한 영상을 의사들에게 보여주는 것은 법을 어기는 행위가 아니다. 약을만성기관지염에 쓰도록 직접 제안하지만 않으면 된다. 만약 의사들이 질문을 하면, 우리는 만성기관지염에 대해 약을 추천하도록 허락되지 않았다고 하면서, 결과가 흥미롭다고 말할 수 있다. 의사들은 자신의 판단에따라 어떤 목적으로든 약을 자유롭게 사용할 수 있다. 부조리하게도, 그런 간접적인 추천은 불법이 아니다. 내가 보기엔, 불법으로 규정되어야한다. 초기 연구 결과를 임상의들에게 굳이 제시할 이유가 없다. 새로운적응증에 대한 규제당국의 허가를 기대하면서 최종적인 임상 시험에 착수하기 위한 목적으로 연구자들과 논의하는 것이 합리적이다.

우리는 또 다른 적응증에 대해서도 법의 가장자리에서 줄타기를 했는데, 그전에 코크란연합(Cochrane Collaboration)에 대해 먼저 설명할 필요가 있다. 코크란연합은 비영리단체로, 1993년 영국 옥스퍼드의 이언 차머스(Iain Chalmers)가 설립했다. 의학 연구 대부분이 질적으로 형편없고 편향되어 있다는 사실에 대한 연구자들과 관련자들 사이의 공통된 좌절과, 무작위 임상시험에 대한 엄밀한 체계적 고찰(systematic review)을 통해 의학적 중재의 유익성과 위해성을 보다 분명히 밝힐 필요가 있다는 깨달음이 기반이 됐다. 일단 설립되고 나자, 코크란연합은 급속히 성장하여, 현재 약 3만 명이 동참하고 있다. 체계적 고찰은 코크란 라이브러리(Cochrane Library, www.cochranelibrary.com)에 전자문서 형태로 발표된다. 현재 5,000편 이상의 체계적 고찰이 있으며 정기적으로 업데이트가 이루어진다. 세계 인구의 절반이 대개 정부가 지원하는 사이트를 통해 전체를 무료로 볼 수 있고, 나머지 절반은 겨우 초록(抄錄, abstract)만 열람할 수 있다.

기침은 매우 흔한 증상으로, 거대한 일반의약품 시장이 있다. 무작위 임상시험에 대한 코크란연합의 체계적 고찰 결과를 보면, 효과가 있는 기침약은 단 하나도 존재하지 않는다.[9] 즉 거대한 시장은 거대한 낭비나 다름없다. 터부탈린 같은 약도 효과가 없기는 마찬가지인데,[10] 아스트라에서 누군가가 의사들에게 터부탈린이 기침에 효과가 있다고 제안하자는 주장을 했다. 점막 영상이 나온 연구를 바탕으로 말이다.

나는 이 이야기를 믿지 않았다. 천식 환자의 기도를 확장하는 약이 어째서 기관지연축이 원인이 아닌 기침 증세에 효과가 있단 말인가? 법적 세부사항이 어떻든 간에, 이건 '허가 외 용도' 판촉이다. 또 의사에게 이 약을 기침약으로 처방하도록 직접적으로 어느 정도 권했는지를 증언할 수 있는 목격자도 없었다. 대부분 의사와 영업사원만 있는 상태에서 일대일 면담이 이루어지기 때문이다.

좋은 일도 하긴 했다. 천식 환자를 위해 흡입기 사용법 8단계를 보여주는 그림으로 된 안내서를 만들었다. 물에 넣어 뜨는지 가라앉는지를 보고 남은 사용량을 측정하는 법도 포함되어 있었다.

1975년과 1977년 사이, 내가 아스트라에 근무한 2년 동안 신제품 출시가 있었다. 그것은 아연 알약이었는데, 정맥 허혈성 다리 궤양과 아연 흡수에 문제가 있어서 생기는 아주 희귀한 아연 결핍증인 창자병증말단피부염(acrodermatitis enteropathica, 장성말단피부염)의 치료용으로 허가됐다. 나는 지금도 내가 출시 때 작성한 20쪽짜리 브로슈어를 가지고 있다. 스웨덴어로 된 비슷한 브로슈어를 바탕으로 작성한 것이다.

다리 궤양에 대한 아연의 효과를 살펴본 코크란연합의 체계적 고찰[11]과 그 브로슈어를 비교해 보면 흥미로운 점이 드러난다. 브로슈어에 실린 첫 번째 연구는 가장 큰 규모였으며, 권위 있는 학술지인 《랜싯》에 실렸다. 이는 마케팅의 관점에서 아주 매력적인 일이다. 결과는 만족스러웠다.[12] 브로슈어에 따르면, 아연으로 치료한 환자 52명은 궤양이 낫는 데 32일이 걸린 반면, 위약을 투여한 환자 52명은 77일이 걸렸다. 그러나 이 임상시험은 믿을 만한 것이 아니었다. 브로슈어에는, 첫 16명의 환자에서 나온 결과를 보면 어느 집단이 아연으로 치료받았는지 명확히 알 수 있기 때문에 이중맹검법(double blind method, 눈가림법)으로 연구를 진행할 수 없었다는 언급이 있었다. 그래서 이 연구는 무작위 배정이 아니어서 코크란 체계적 고찰에서 제외됐다. 이중맹검 연구는 무작위 배정으로 이루어지는 게 일반적이다.

브로슈어에서는 무작위 배정 시험으로부터 긍정적인 결론을 내렸지만, 코크란 연구자들은 같은 시험 결과를 다르게 해석했다. 규모가 작은, 보통 정도 수준의 임상시험 6건을 분석했는데, 아연이 유익한 효과가 있다는 증거가 발견되지 않았다. 결국 글로바실린과 마찬가지로, 아연도 시장에서 사라졌다.

1977년 나는 아스트라신텍스(Astra-Syntex)로부터 이직 제의를 받았다. 아스트라와, 캘리포니아에 소재한 신텍스의 신규 합작 회사였다. 내가 맡은 일은 학술 부서를 신설하여 임상시험을 관리하고 신약과 적응증에 대해 허가 신청을 하는 것이었다. 나는 마케팅 부서를 떠나게 되어 매우 기쁜 한편, 업계에서 하는 연구에 대한 우려가 있었고, 회사를 떠나고 싶었다. 나는 가장 힘든 길을 택했다. 회사를 다니던 중 1978년에 의학 공부를 시작했다. 6년 후 의사 자격을 취득한 후 퇴사하여 코펜하겐의 여러 병원에서 일했다.

아스트라신텍스의 사활은 단 하나의 약, 나프록센(naproxen, 나프로신(Naprosyn))에 달려 있었다. 관절염에 사용하는 비스테로이드항염증제(Non-Steroidal Anti-Inflammatory Drug, NSAID)이다. 나는 이 약에 대해 몇 건의 임상시험을 실시했는데, 그러면서 내가 회사의 방식에 면역이 생기지 않았음을 발견했다. 시장에는 수많은 비스테로이드항염증제가 있지만, 왠지 자기 회사의 약이 다른 회사의 약보다 나을 거라는 생각에 빠져 그렇게 믿어 버리게 된다. 마치 약이 자기 자식인 것처럼 말이다. 제약회사의 마케팅이 그토록 성공적인 이유 중 하나는 바로 영업사원들이 자신이 파는 약이 정말 좋은 약이라고 믿기 때문이다.

나는 순진하게도 런던에 있는 유럽 사업 본부에 나프록센을 파라세타몰(paracetamol) 같은 단순 진통제와 비교하는 임상시험을, 이를테면 스포츠 부상 같은 증상에 대해 왜 실시하지 않았냐고 질문했다. 학술부 책임자는 그런 임상시험에는 흥미가 없다고 친절하게 설명해 주었지만, 내가 몇 차례 물어봤음에도 그 이유는 말하지 않았다. 이유는 뻔했다. 그런 임상시험을 하면 값이 훨씬 싼 진통제가 똑같이 효과가 있는 것으로 나왔을 것이다. 게다가 우리는 파라세타몰이 나프록센보다 훨씬 안전하다는 것을 이미 알고 있었다. 사람들이 파라세타몰보다 나프록센을 선호하도록 꾀려면 의사들에게 나프록센이 더 효과적이라는 인상을 주어야 했다. 그것을 입증하는 데이터도 없이 말이다.

이론적 주장을 이용하는 속임수가 쓰였다. 이는 매우 강력한 마케팅 도구다. 그런 주장이 말이 되는 경우는 별로 없지만. 약리학 교과서에는 나프록센이 항염증성이 있다고 되어 있으며, 선전에 쓰인 주장은 다음과 같았다. "스포츠 경기 중에 부상을 입으면, 조직 손상과 염증에 따른 부종이 나타난다. 회복을 촉진하려면 염증을 가라앉히는 것이 중요하다."

의사들에게 유혹적인 노래를 들려줌으로써 나쁜 짓을 저지르도록 꾀는 일은 아주 쉽다. 노래에 귀를 기울이거나 노래를 따라부르는 그들 중 다수에게 돈을 주면 된다(8장 참고). 뒤에 자세히 설명하겠지만, 비스테로이드항염증제는 위험한 약으로, 이 약 때문에 매년 수천 명이 출혈성 위궤양과 심근경색으로 사망한다. 여러 부작용 중 가장 심한 2가지만 봐도 이러하다. 그럼에도 필요한 건 마케팅이 전부였다. 두어 해 전에, 덴마크 텔레비전 방송에서 프로축구 선수들이 온갖 종류의 통증에 비스테로이드항염증제를 자유롭게 쓰는 문제를 다룬 적이 있다. 이 약이 처방약(전문의약품)이어서 처방을 받아야 한다는 사실은 아무런 장벽이 되지 못했는데, 팀 주치의들이 약을 대량으로 가지고 있으면서, 선수들이 물어볼 필요도 없이 원하는 만큼 복용하도록 했던 것이다. 스캔들이 있었지만, 스캔들이란 게 늘 그렇듯 금방 사그라졌다. 지금은 다시 예전대로 하고 있을 것이다.

1980년 즈음 덴마크 국가 대표 축구단을 담당하는 류마티스병 전문의가 내게 연락을 한 적이 있다. 그 의사는 스포츠 부상에 나프록센이 아스피린(Aspirin)보다 효과가 좋은지 알고자 했다. 아스피린도 비스테로이드항염증제이며, 가장 오래됐고 매우 저렴하다. 항염증 효과가 없고 단지 진통 효과만 있는 것으로 여겨지며 저용량으로 쓰는 편이다. 런던에 있는 내 상관들의 우려에도 불구하고 우리는 저용량 아스피린과 대조하는 임상시험을 실시했다. 상관들의 예상대로, 두 약 사이에 의미 있는 차이는 없었다. 그러나 스웨덴의 통계 부서에서 결과를 분석하여, 나프록센이 아스피린보다 나을 게 없다는 결과로 인한 회사의 문제를 완화할 만한 건수를 어떻게든 찾아냈다. 발표된 논문의 초록에는 다음과 같이 적혀 있다.[13]

"아세틸살리실산(acetylsalicylic acid, 아스피린의 성분명 옮긴이) 투여군에 부상을 입은 지 얼마 되지 않은 환자가 더 많았다($p < 0.01$). 모든 환자를 함께 분석하였을 때(즉 아세틸살리실산 투여군과 나프록센 투여군 모두) 부상 시점과 치료 시작 시점 간의 간격이 짧을수록 치료 결과가 유의하게 양호했다. 이런 점이 본 연구의 결과에 영향을 주었을 가능성이 있다."

오, 이런. 나도 이 논문의 저자 중 하나였다. 원칙적으로 초록에서 의구심을 표현하는 게 잘못은 아니다. 그렇지만 나프록센 투여군에 발생한 지 얼마 안 된 부상이 더 많아서, 나프록센에서 아스피린보다 유의하게 양호한 결과가 나왔다고 가정해 보라. 제약회사에 희소식인 결과에 대한 의구심이 초록에 끼어들 수 있었겠는가? 그랬을 리 없다. 물론 논문 본문에 그에 대한 언급이 있을 리도 만무했다.

우리는 처음에《영국스포츠의학저널(*British Journal of Sports Medicine*)》에 논문을 제출했다. 편집장은 제약업계의 상업적 우선순위에 대해 잘 알고 있었다. 그는 우리가 신텍스에서 논문을 발송해서 놀랐다고 말했다. 우리 연구는 나프록센이 파라세타몰이나 아스피린보다 효과적이라는 회사의 주장과 상반되는 것이었으니까. 우리는 학술지 편집장이 그렇게 솔직하게 회사의 상업적 이익을 편드는 것에 경악했다. 편집장의 다음 말에 우리는 실소를 터뜨렸다. 부상 후 첫 3일 동안 아스피린으로 치료한 환자는 18명인데, 이와 비교한 나프록센 투여군은 2명뿐이라는 사실에 주목하면서, 보다 공정한 비교를 위해 최소한 16명의 환자를 부상 후 첫 3일간 나프록센으로 치료한 결과를 추가할 것을 제안했다. 우리에게 그럴 의사가 있다면 우리 논문을 진지하게 재고해 보겠다고 했다. 맙소사! 그 편집장은 대체 어떻게 무작위 배정 이중맹검 임상시험에서 한쪽 군에만 환자 16명을 추가할 수 있다고 생각한 것일까? 불가능한 일이다. 우리는 의도와 달리 그 임상시험을 효과적으로 매장해 버렸다. 별로 유명하지 않은 학술지에 발표했고, 그 학술지는 5년 후 폐간되고 말았다.[13]

나는 비스테로이드항염증제에 항염증 효과가 있다고 말할 근거가 있는지, 아니면 그저 마케팅 술책인지 늘 궁금했다. 약에 진통 효과가 있으면, 운동성이 보다 빨리 회복된다. 그러면 부종이 완화될 것으로 예상할 수 있다. 그렇다면 어떻게 별도의 항염증 효과가 있다고 상정할 수 있는가? 비스테로이드항염증제는 쥐를 대상으로 한 동물실험에서 발이 부어오르고 약해지는 효과를 보인 적이 있다. 이게 뭘 증명한단 말인가? 류마티스병 학자들에게 종종 이 문제를 꺼내 봤지만, 만족스러운 답을 들은 적은 없다.

그런데 어느 날 정형외과 의사 단체에서 발목염좌(ankle distorsion)에 대한 나프록센의 효과를 연구하려고 내게 연락을 해왔다. 나는 그 기회를 빌려서 부종에 대한 효과도 연구하기로 했다. 발을 물에 담가서 다른 쪽 발과 부피를 비교하여 부종 정도를 측정했다. 매우 흥미로운 연구였다. 환자 173명을 2회에 걸쳐 무작위 배정했다. 목발을 사용한 경우와 사용하지 않은 경우(운동성), 그리고 나프록센 투여군과 위약 대조군. '요인설계(factorial design)'라고 부르는 이 설계 방식은 그 정밀성에도 불구하고 잘 사용되지 않는데, 한 가지 의문을 해결하는 데 필요한 인원의 환자만으로도 두 가지 의문에 대한 답을 얻을 수 있다. 결과는 놀라웠다.[14] 환자들은 부상 부위를 움직였을 때 빨리 회복했고, 부종도 완화됐다. 반면에 나프록센은 부종에 효과가 없었다. 스웨덴의 마케팅 중심적인 우리 상관들이 또다시 연구에 끼어들었고, 발표된 논문에서는 평가변수(outcome)의 수치 데이터가 모두 누락됐다. 하지만 나는 보다 포괄적인 내부 연구 보고서를 따로 보관해 두었고, 운동의 효과는 대단했다. 2.4일 후의 첫 추적 방문에서 환자 68명 중 30명이 회복했다. 목발을 사용한 집단에서는 63명 중 10명만 회복됐다. 양 발의 부피 차이를 보면, 움직였을 때 28밀리리터에 그쳤고, 목발을 사용했을 때는 71밀리리터였다.

이것은 실생활에 적용할 수 있는 정말 멋진 연구였다. 수년 후, 심하게 발목을 접질린 나는《영국의학저널(British Medical Journal, BMJ)》자문위원회

회의 참석 차 영국에 가면서 심한 통증으로 절뚝거리며 매우 힘들게 이동했다. 위원회의 다른 위원 한 사람이 왜 목발을 사용하지 않느냐고 묻기에, 임상시험을 해 봤더니 목발을 안 쓰는 편이 회복이 빠르더라고 대답했다. 이에 그 위원은 영감을 받아 모든 종류의 질환에서 침상 안정(bed rest)에 대한 체계적 고찰을 실시하고, 각기 다른 15개 조건의 임상시험 39건(환자 5,777명)을 확인했다.[15] 그 결과, 침대에서 안정을 취하며 움직이지 못하게 하는 것은 이롭지 않은 것으로 밝혀졌다. 유의하게 개선된 평가변수는 단 하나도 없었고, 몇몇 경우엔 오히려 평가변수가 악화됐다.

우리는 임상시험 결과를 《정형외과학회보(Acta Orthopaedica)》라는 그다지 권위 있다고 할 수 없는 북유럽 학술지에 제출했지만, 그곳의 편집자들은 우리 연구의 중요성을 이해하지 못하고 거절했다.《영국의학저널》에도 제출하긴 했지만, 논문의 공동 저자들은 이제 그저 발표하기만 해도 좋겠다고 하는 상황이었다. 나는 덴마크어로 발표하기엔 너무 중요한 연구라고 하면서 설득했지만, 실패하고 결국 덴마크어로 번역해서 발표하게 됐다. 그런데 수년 후, 연조직 손상의 치료에 대한 체계적 고찰을 실시하던 한 연구자가 내게 연락해서, 그 임상시험이 그 분야에서 가장 규모가 컸을 뿐 아니라 가장 잘된 것이었다며, 영어로 번역해 달라고 요청하는 게 아닌가!

1990년 나는 내 박사 학위 논문「이중맹검 임상시험에서의 편향(Bias in Double-Blind Trials)」[16]을 발표했다. 6편의 논문으로 구성됐으며, 한 종류의 비스테로이드항염증제를 다른 종류와 비교한 196건의 임상시험 보고서를 깊이 분석한 연구였다. 하나의 치료 분야 전체를 그 정도로 철저하게 조사한 연구는 처음이었고, 후원한 제약회사의 약을 대조약보다 호의적으로 대하는 편향이 엄청나다는 것을 밝혀냈다. 임상시험 보고서들은 전반적으로 너무나 신뢰도가 떨어져서, 과학 문헌이라고 하기보다는 해당 약의 광고로 보는 것이 옳았다.

나는 또한 비스테로이드항염증제를 위약과 대조한 임상시험도 조합하여, 과연 비스테로이드항염증제에 항염증 효과가 있기나 한 건지 연구해 보았다. 어느 임상시험에서 연구자들이 반지를 이용해 약이 류마티스 관절염 환자의 부어오른 손가락 관절에 효과가 있는지 측정했다. 효과가 없었다.[17] 그리하여 나는 비스테로이드항염증제에 항염증 효과가 있다는 생각은 거짓이라고 믿는다. 제약회사가 만들어 내서 마케팅에 이용한 다른 수많은 그릇된 믿음과 마찬가지로.

약에 대한 우리의 인식을 제약회사가 규정하는 것은 정말 불행한 일이다. 제약회사의 조작이 그토록 심하기 때문이다. 예를 들면 2세대 약이라거나, 심지어 3세대 약이라는 말이 흔해빠졌는데, 2세대 항정신병약 같은 용어는 이런 약이 종래의 약보다 낫다는 인상을 준다. 하지만 공적 후원을 받는 독립 연구자들이 대규모 무작위 배정 임상시험을 통해 비교해 보면, 거의 그렇지가 않다.

아스트라와 마찬가지로 아스트라신텍스 역시 비윤리적인 마케팅에 열을 올렸다. 나프록센의 기준 복용량은 1일 500밀리그램(mg)이었는데, 영업사원들은 의사들이 1,000밀리그램을 처방하도록 설득하라는 지시를 받았다. 회사는 용량-반응(dose-response) 연구 보고서를 나눠주었다. 나는 박사 학위 연구의 일환으로 그런 연구 보고서를 분석했는데,[18] 심각한 결함이 있음을 알아냈다. 나프록센 연구들을 보니, 위약과 용량을 두세 가지로 달리 한 나프록센을 교차설계(crossover design)로 비교했다. 즉 모든 환자들을 무작위 순서로 각각의 치료법에 모두 적용했으며, 용량은 1일 250밀리그램과 1,500밀리그램 사이에서 변화를 주었다. 대부분의 평가변수는 발표하지 않았으며, 분석에 사용한 통계법은, 영국식의 절제된 표현을 빌리자면 '꽤나 유별난' 것이었다.[18]

어떤 보고서에도 고용량을 써서 얻은 효과를 보여주는 그래프는 없었다. 다만 용량과 반응 사이의 선형 관계를 주장하며, 용량을 배로 늘리면

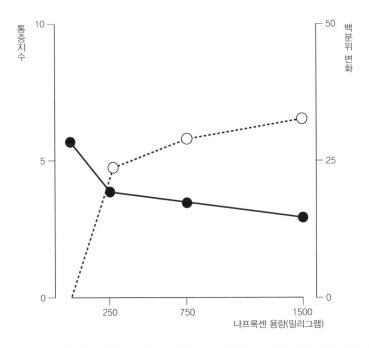

그림 2.1 나프록센의 용량–반응 곡선. 통증에 대한 효과는 검은색 점으로(가장 심한 통증을 10으로 함), 보고된 평가변수 전체의 평균 백분위 변화값은 속이 빈 점으로 표시하였다.

효과도 배로 는다는 메시지만 전달하고 있었다. 이건 사기에 가깝다. 비스테로이드항염증제를 분석한 내 논문에는 9개의 용량–반응 곡선(dose response curve)이 포함되어 있는데, 한 예를 '그림 2.1'에 나타냈다. 고용량을 사용하여 얻는 건 아무것도 없다. 나프록센 250밀리그램과 1500밀리그램은 가격이 6배나 차이가 나지만, 통증지수(pain scale) 차이는 전체 10센티미터 기준에서 1센티미터에 불과하고, 환자가 감지할 수 있는 최소 통증지수 변화는 1.3센티미터 정도이다.[19] 1센티미터의 차이는 실제로 환자가 느끼기에 별다른 변화가 없다. 치료상 유의한 최소의 효과, 즉약을 복용하거나, 복용량을 늘릴 만한 가치가 있는 효과는 적어도 환자가감지해 내기 어려운 정도보다는 커야 한다. 대조적으로, 위해성은 사실상 선형으로 증가한다. 복용량을 두 배로 하면 환자가 입는 해도 2배가 된다.[20] 유해한 부작용에는 심각한 출혈성 위궤양과 사망까지 포함되므로, 나프록센은 가급적 최소 용량을 사용해야 한다.

그렇게 연구를 조작하는 행위는 의도한 효과를 거둔다. 바로 매출 증가이다. 연구 보고서를 비판적으로 읽는 의사는 흔치 않으며, 임상약학(clinical pharmacology)에서 배운 건 잊어 버렸을 수 있다. 약의 용량-반응 곡선은 실제로 언제나 쌍곡선 형태를 띤다. 기준 용량은 꽤 높은 편이며, 곡선의 가장 높은 부분, 즉 효과에 더 이상 변동이 없는 최고점에 대응한다(그림 2.1 참고).

이러한 나프록센 마케팅은 제약회사가 환자보다 이윤을 우선시하며, 자신들의 행위로 사망률이 증가해도 상관하지 않는다는 점을 보여주는 명백한 예이다. 그러나 아스트라신텍스가 최악은 아니었다. 최악은 바로 화이자였다. 제약회사들 사이에서, 화이자의 마케팅이 특히 공격적이고 가치 없기로 정평이 나 있었다.[21] 화이자의 비스테로이드항염증제인 피록시캄(piroxicam, 펠덴(Feldene)) 역시 고용량으로 홍보가 이루어졌다.[18] 피록시캄은 반감기가 길어서 고령자에게는 부적합한 것으로 여겨진다. 노년기에는 배출 메커니즘(elimination mechanism)이 손상되어 약물이 체내에 축적되므로 독성이 증가하기 때문이다.

화이자의 마케팅은 매우 성공적인 동시에 완전히 기만적인 것이었다. 화이자는 피록시캄이 아스피린보다 효과적이며, 다른 여러 종류의 비스테로이드항염증제와 비교하여 위장 장애 부작용 발생률이 낮다고 발표했다.[22] 사실은 그 반대였다. 피록시캄은 치명적인 유해반응, 즉 치명적인 위장 장애 부작용이 다른 약들보다 더 많이 발생했다. 그렇거나 말거나, 미국과 영국의 규제당국은 줄곧 환자 대신 화이자를 보호해 주었고, 화이자는 《영국의학저널》의 편집자들을 설득해, 피록시캄으로 인해 중증 궤양 질환이 높은 비율로 발생한다고 결론 지은 논문[23]의 게재를 막으려고 했다. 화이자는 반론의 여지가 없는 사실조차 부인했다. 예를 들어 혈액 내 비스테로이드항염증제의 농도가 높으면 위해성이 높아진다는 사실 같은 것 말이다. 또 대체로 위장 독성은 전신 작용이라기보다 위에서의 국소 작용 때문이라는 터무니없는 말로 교묘히 빠져나가려고도 했다. 그 말이 사실이라 하더라도, 환자에게 끼치는 위해는 똑같았을 것이다. 옳은 방식과 그릇된 방식 중 무엇이 득이 되는가 하는 문제에 있어, 화이자가 세계 최대의 제약회사가 된 것은 시사하는 바가 있다.

또 다른 제약회사 일라이릴리(Eli Lilly) 역시 자기네 비스테로이드항 염증제 베녹사프로펜(benoxaprofen, 오프렌(Opren) 또는 오라플렉스(Oraflex)) 의 공격적인 마케팅을 계속했다. 자기네 약에 끔찍한 위해성이 있다는 사실을 알았지만, 전혀 주저함이 없었다.[22] 일라이릴리는 실험실 실험 (laboratory experiment)에 근거하여, 자기네 약이 여타의 비스테로이드항 염증제와는 다르게 질병 진행에 작용한다고 홍보했는데, 이는 사실과 달 랐다. 일라이릴리가 제시한 일련의 환자 39명은 관절 손상의 악화를 경험 했지만, 일라이릴리는 정확히 상반되는 결론을 내놓았다.

일라이릴리는 위해성을 무시 내지는 경시하고 당국에 간부전과 사망 사례를 보고하지 않았으며, 뒤이은 법정 소송에서는 이를 '업계의 일반 적인 관행'이라고 표현했다.[24, 25] 일라이릴리는 《영국의학저널》에 황달이 나 사망 사례가 보고된 적이 없다고 주장하는 논문을 발표했는데, 이 역 시 사실과 달랐다.[22] 게다가 베녹사프로펜에는 또 다른 유해한 부작용도 있었다. 예를 들면 이 약은 환자 10퍼센트에서 광선과민성을 유발하고, 역시 10퍼센트에서 손발톱 탈락을 일으켰다. 이런 부작용에도 불구하고 베녹사프로펜은 허가를 받았다. 또 동물 독성 연구도 불충분했는데, 그럼 에도 허가됐다는 건 FDA의 자체 규정 위반이다. 독립 연구자들이 베녹사 프로펜이 고령 환자에서 축적된다는 것을 발견하자, 일라이릴리는 이 연 구가 발표되는 것을 막으려고 했다. 언제나 그렇듯, 영국 의약품 규제당국의 조치는 극도로 부적절하였으며, 일라이릴리가 문제를 경시하는 것을 허용했다. 이런 누락은 일부 고령 환자들에게 치명적인 결과를 가져왔고, 베녹사프로펜은 2년 만에 시장에서 철수했다.

훨씬 덜 유해한 비스테로이드항염증제가 이미 많이 출시되어 있는데도, 5명 중 적어도 1명에게 꽤 심각한 위해를 가하는 약을 허가해 주는 것이 옳다고 의약품 규제당국이 주장하면 환자들이 그것을 납득할 수 있겠는가.

FDA가 자체 규정을 위반해 가며 허가한 비스테로이드항염증제는 이외에도 여럿이 더 있다. 예를 들면 어떤 약은 동물에서 발암성을 나타내어 허가되지 말았어야 했고, 동물 연구가 부족하거나 날조된 경우도 있었다. 즉 실험쥐는 아예 존재하지도 않았다. FDA는 심지어 2종의 설치류에서 나타난 통계적으로 중대한 결과를 과소평가하고, 악성을 양성이라고 발표했다.[22]

비스테로이드항염증제 분야는 한 편의 공포물과 같다. 화려한 거짓 주장이 난무하고, 규정은 왜곡되고, 규제당국은 아무것도 하지 않고 업계가 원하는 대로 무사안일했다. 업계의 연구자들이 하는 주장이 논리적 일관성이 없거나 명백하게 틀렸는데도 그러했다.[22] 그렇게 FDA의 특별 대접을 받은 몇몇 약들은 나중에 결국 독성 때문에 시장에서 철수했다. 사실과 다른 정반대의 주장들을 이렇게 해놓고선 말이다.

'뛰어난 위장관계 내약성(耐藥性. 약물의 독성에 영향을 받지 않고 견디는 성질을 간이)'(베녹사프로펜), '우수한 내약성'(인도프로펜(indoprofen)), '증명된 위장관계 안전성'(로페콕시브(rofecoxib)), '환자가 아닌 통증을 공격'(케토롤락, 케토락(ketorolac)), '최소의 부작용 이력'(톨메틴(tolmetin)).[24]

완전히 헛소리다. 최소의 부작용 이력은 약을 전혀 먹지 않아야 가능하다. 시장에서 회수된 약의 다른 예로는 조메피락(zomepirac), 수프로펜(suprofen), 발데콕시브(valdecoxib)가 있다.[22,26]

비스테로이드항염증제와 관련된 이야기를 살펴보면, 의약품 규제당국이 일관되게 환자보다는 제약회사를 위해 과학적 의혹에 무죄추정의 원칙을 적용했다는 사실과, 1980년대에 들어 더욱 관대해졌다는 것을 알 수 있다.[22] 나중에 새로운 비스테로이드항염증제와 다른 약들로 설명하겠지만, 의약품 안전성은 이후로도 계속 추락했다.

3장

조직범죄는
제약회사의 비즈니스 모델

제약회사에서는 약의 유익성(benefit)과 위해성(harm)이라는 말을 하지 않는다. '효능(효과)'과 '안전성'이라는 표현을 쓴다. 언어는 생각을 지배하여, 이러한 용어 선택은 우리를 현혹한다. 마치 약을 복용하는 것이 늘 좋기만 하다는 인상을 준다. 약은 효과적이고 안전하니까. 환자들과 의사들이 일반적으로 약이 효과적이고 안전하다고 믿는 또 다른 이유는, 약이 시장에 나오기 전에 제약회사에서 충분히 시험하고 규제당국이 높은 기준으로 철저히 검증한다고 생각하기 때문이다.

하지만 실상은 정반대다. 별로 해가 없고 사는 데 꼭 필요한 음식이나 물과는 달리, 약은 전반적으로 효과적이지 않고 안전하지도 않다. 파라셀수스(Paracelsus)는 이미 500년 전에 모든 약은 독이고, 치료제와 독을 가르는 기준은 적절한 투여량이라고 말한 바 있다. 약은 모두 유해하다. 해가 없다면 약리적 활성이 없으며, 따라서 유익할 수도 없다. 그러므로 모든 약은 환자 대부분에게 해보다는 득이 많은 적정량을 찾는 게 필수다. 설령 그렇게 적정량을 찾더라도, 여전히 많은 환자들은 그 약으로 득을 보지 못할 수 있다(4장 참고).

약이 우리를 죽음에 이르게 할 수 있다는 게 아주 명백한데도, 의사도 환자도 대체로 이 사실을 잊어버린다. 약에 대한 사람들의 신뢰는 두텁다. 캐나다 의사 윌리엄 오슬러(William Osler, 1849-1919)가 "약을 먹고자 하는 욕구는 아마 인간과 동물을 구분 짓는 가장 큰 특징일 것이다"라고 썼을 정도다.[1] 특히 놀라운 예로, 보툴리눔 독소(botulinum toxin)가 있다. 이것은 클로스트리디움 보툴리눔(Clostridium botulinum)이라는 세균이 만들어 내는 신경독으로, 자연에 존재하는 가장 강력한 독 중 하나이다. 독성 시험에서 50나노그램(ng)만으로도 실험 원숭이의 절반이 죽었다(1그램이면 원숭이 1,000만 마리를 죽일 수 있다는 뜻이다.). 나는 대체 누가, 우리 인간과 친척인 동물을 이렇게 죽여 가면서 이런 정보를 얻으려고 하는지 궁금했다. 이런 놀라운 살상 약물이 어디에 쓰인단 말인가? 다름 아닌 미간의 주름을 펴는 데 쓰였다! 주름은 나이가 들며 생기는 것인데, 보톡스 주사를 맞으려면 너무 늙어서는 안 된다. 그리고 주사를 맞을 때 진전(tremor, 떨림)이 심하면 안 되는데, 눈의 점막으로 흡수되어 사망에 이를 수 있기 때문이다. 약품설명서에 사망 사례가 있었다는 경고 문구가 있다. 아무리 적은 확률이라 하더라도, 죽을 수도 있는 위험을 감수할 가치가 정말 있는가? 단지 주름이 있다는 이유로? 다른 의문도 떠오른다. 이 약이 자살이나 살인에 이용될 수 있지 않을까? 애초에 왜 허가됐을까?

약이 위험하므로 주의 깊게 사용해야 한다는 사실은, 약의 연구와 마케팅에 종사하는 사람들에게 높은 수준의 도덕성이 요구됨을 의미한다. 나는 제약회사가 자신들을 어떻게 생각하는지 알아보기 위해 제약업계 사람들과 이야기를 나눠 보았다. 자기네가 실시했던 임상시험에 자부심을 가진 매우 긍정적인 대답부터 아주 부정적인 대답까지 다양했다. 따라서 제약회사가 일반 대중에게 어떤 이미지를 전하려고 하는지 살펴보고, 그것을 그들의 실제 행위와 비교해 보는 것이 보다 흥미롭겠다. 미국제약협회(Pharmaceutical Research and Manufacturers of America, PhRMA)는 회원들이 "최고 수준의 윤리 규범과 법적 요건을 준수한다."고 주장한다.[2] 이 협회의 '보건의료 전문가와의 상호작용 규정(Code on Interactions with Healthcare Professionals)'에는 다음과 같이 언급되어 있다.[3]

보건의료 전문가와의 윤리적 관계 형성은 환자를 돕는 우리의 역할에 있어 매우 중요하다.… 우리가 수행하는 역할 가운데 중요한 하나로, 우리는 보건의료 전문가에게 처방약에 대해 가장 정확한 최신 정보를 제공한다.

하나 더 인용한다. '집중, 참여, 정직(FOCUS ENGAGEMENT HONESTY)'이라는 제목 하에 이런 문구가 있다. "우리의 목표는 세계에서 가장 성공적이고 존경 받는 제약회사, 사회적 책임을 다하는 기업이 되는 것이다."[4] 곧 보게 되겠지만, 제약회사들의 행위는 정직이나 존경, 사회적 책임과는 거리가 멀다. 그럼 어떻게 이런 문구를 쓸 수 있었을까? 실은 그들이 쓴 게 아니다. 못 쓸 것도 없었겠지만, 이 문구는 사실 담배회사 필립모리스의 신문 광고에 있는 것이다. 그 광고에는 미소 짓는 젊은 여성의 모습이 있는데, 그 여성이 흡연자라면 계속 그렇게 빼어난 외모를 간직할 수는 없을 것이다.

이 이야기를 꺼낸 이유는, 지구상에서 사람을 가장 많이 죽이는 업계에서 그런 헛소리를 선전하고 싶은 유혹을 떨치지 못한다는 걸 보여주기 위함이다. 그들은 그런 말을 하면서, 아직 흡연을 시작하지 않은 개발도상국의 십대를 대상으로 마케팅을 펼쳐 전체 담배 소비를 늘린다. 그러한 마케팅의 효과는 선진국에서의 흡연율 하락을 상쇄하고도 남는다. 사람들을 매년 수백만 명씩 고의로 죽음에 이르게 하면서 어떻게 사회적 책임을 다한다는 말인가? 사람들은 애초에 그 '제품'을 필요로 하지도 않았다. 담배를 피우려고 해 본 사람들은 내 말이 무슨 뜻인지 알 것이다. 열다섯 살 때 나는 담배 한 개비를 반쯤 피우다 너무 독해서 토한 뒤 학교를 조퇴하고 집에 와 누워 있어야 했다. 내 얼굴은 백짓장처럼 하얗게 질렸다. 어머니는 내가 대체 무슨 지독한 병에 걸린 건 아닌지 걱정하다가, 내 셔츠 주머니에서 반만 남은 담배를 발견했다고 나중에 말했다.

'최고 수준의 윤리 규범', '법적 요건 준수', '처방약에 대해 가장 정확한 정보 제공' 같은 제약업계의 선언과 거대 제약회사들의 실제 행위 사이의 괴리도, 담배업계의 경우만큼이나 깊다. 최고경영진에서 생각하는 스스로의 모습, 아니 그보다 그들이 전달하고자 하는 이미지는 회사 직원들에게조차 공감을 얻지 못한다. 화이자는 2001년 직원을 대상으로, 일반에는 공개하지 않은 내부 여론 조사를 실시했는데, "경영진의 행동이 정직하고 윤리적이다."라는 말에 직원 중 30퍼센트가 동의하지 않았다.[5]

2012년 화이자는 추징금 6000만 달러를 내고 해외 뇌물 수수에 대한 미국 연방 정부의 수사 종결에 합의했다. 화이자는 유럽과 아시아의 여러 나라에서, 의사들뿐 아니라 병원 경영자들과 규제당국에도 뇌물을 준 혐의로 조사를 받았다.[6] 수사 기관은 화이자가 뇌물 거래를 숨기려고 회계 장부에 지급 내역을 합법적인 경비, 예를 들면 연수비, 항공료, 접대비 등으로 기재했다고 밝혔다. 법정 기록에 따르면, 정부가 신약을 허가하고 보험급여 대상으로 지정하는 데 관여한 크로아티아 의사에게 화이자는 '자문' 명목으로 매달 돈을 지불했다. 화이자는 혐의를 인정하지도 부정하지도 않았다. 제약회사들이 사기 혐의에 대해 합의할 때 으레 그러듯이 말이다.

로슈, 세계 최대의 마약 밀매 조직

스위스 제약회사 호프만라로슈(Hoffmann-La Roche)를 제외한 세계 10

대 제약회사들은[7] 모두 미국제약협회 규정을 준수하기로 서명한 회사들이다.[3] 1999년에 발표된 금융과 정유를 포함한 모든 산업계의 범죄 목록을 보면, 로슈는 1990년대에 세계적으로 가장 큰 기업 사기를 저지른 회사다.[8] 미국 법무부의 독점금지법 전담 부서에 따르면, 로슈의 고위 임원들은 지금까지 밝혀진 것 중 가장 광범위하고 유해한 불법 독점 카르텔을 주도했다.[9] 주로 유럽과 아시아의 세계적인 제약회사 최고경영자들이 호텔 스위트룸이나 회의장에서 비밀리에 만났다. 그들은 '비타민 주식회사(Vitamins Inc.)'라는 뻔뻔스런 이름의 단체를 만들어, 세계 시장을 분할하여 주도면밀하게 가격을 인상했다. 그 과정에서 세계적인 식품회사 몇을 속여 이익을 취했다. 그 음모가 진행되는 동안 로슈 한 회사가 미국에서 벌어들인 수입이 33억 달러에 달했다. 그들은 주목을 끌지 않도록 점진적으로 교묘하게 비타민 원료 가격을 올렸다. 입찰 과정도 조작했다.[9]

미국 법무부는 호프만라로슈의 비타민및정제화학약품 담당 전(前) 국제 마케팅 책임자 쿠노 소머(Kuno Sommer)를, 비타민 카르텔에 관여하고 1997년 음모를 조사하던 법무부 조사관들에게 거짓 증언을 한 혐의로 기소했다.[10] 소머는 유죄를 인정하고 4개월의 징역형을 받았다. 음모가 발각된 후, 연방 정부는 관련자들을 독점금지법 위반으로 기소했고, 피의자들은 거의 10억 달러나 되는 합의금을 내는 데 동의했다. 그리고 전 세계의 거의 모든 대규모 비타민 제조사들은 추가로 10억 달러를 더 내야 할 상황에 직면했다. 로슈는 5억 달러를 내기로 합의했는데, 이는 로슈의 미국 내 비타민 부문 연매출에 해당하는 금액이다. 로슈의 임원 2명은 수개월의 징역형을 선고받았다. 유럽에서는 유럽위원회(European Commission, EC)가 로슈를 포함한 거대 제약회사 몇몇에 추징금을 부과했는데, 2001년 5억 2300만 파운드를 기록했다.[11] 그 카르텔이 그토록 오래 유지됐다는 게 놀라울 따름이다. 이미 1973년에 로슈에서 내부고발이 있었고, 이에 대해 유럽위원회가 조치를 취했는데도 말이다(19장 참고).

두 차례의 세계 대전 사이에 로슈는 암흑가에 모르핀을 공급했다. 영국, 독일, 일본, 스위스와 미국의 다른 제약회사들도 아편, 모르핀, 헤로인의 거래에 관여했다.[12-14] 미국 로슈의 최고경영자 엘머 밥스트(Elmer Bobst)는 스위스 바젤에 위치한 본사의 상관들에게 비윤리적 사업을 그만두라고 설득하는 데 큰 어려움을 겪었다.[13] 로슈는 밥스트의 등 뒤에서 계속 마약을 미국으로 실어 날랐다. 밥스트는 본사에 갔다가 수수께끼 같은 전보를 우연히 보았는데, 미국의 범죄 조직에서 온 것이 분명했다. 케이크를 만들 때 쓰는 베이킹소다인 탄산수소나트륨의 배송 이야기가 있었던 것이다!

마약 거래를 계속하면 미국 내 사업을 금지하겠다는 미국 연방 정부의 위협을 밥스트가 보고하자, 로슈는 거래 중단에 동의했다. 그러나 로슈는 옛 버릇을 버리지 못하고 밥스트 몰래 다시 거래를 하곤 했다. 밥스트는 자신의 저서[13]에서, 마약 거래의 책임자가 본성이 부도덕한 사람이 아니었는데도 일에 있어서는 전혀 도덕관념이 없었다고 회고하며, 어떻게 한 사람이 개인 생활과 일에 각기 다른 두 가지 윤리 기준을 갖고 있는지 이해할 수 없다고 했다. 밥스트는 로슈가 리히텐슈타인공국에 회사를 세워 스위스의 세금을 회피한 과정도 밝혔다.

사람에게 필요치 않은 약을 파는 일은 매우 수익성이 좋은 사업이다. 약이 뇌 기능에 영향을 줄 경우 특히 그렇다. 로슈는 발륨(Valium, 디아제팜(diazepam))이 세계에서 제일 잘 팔리는 약이 되게 만들었다. 이 약의 많은 적응증에 대한 효과가 매우 의심스럽고 약의 도매가가 금값의 25배에 달했는데도 말이다.[12] 1970년대 초, 유럽의 독점금지법 집행기구는 발륨과 또 다른 베스트셀러 진정제인 리브륨(Librium, 클로르디아제폭사이드(chlordiazepoxide))의 판매와 관련한 공정거래법 위반으로 로슈에 추징금을 부과했다.

의존성에 대한 첫 번째 보고서가 발표된 후 규제당국이 진정제에 헤로인이나 다른 마약만큼 강한 중독성이 있다는 것을 완전히 인정하기까지 27년이나 걸렸다.[15] 뇌에 작용하는 약이 어떤 것은 합법이고 어떤 것은 불법이라는 사실은, 제약회사들의 행태를 이해하면 윤리적 관점에서 별 의미가 없다. 불법인지 합법인지 구분하는 것이 의미 없는 또 다른 이유는, 제약회사들이 자기네 행위가 합법인지 불법인지 진심으로 신경 쓰지 않기 때문이다. 불법적인 '허가 외 용도' 마케팅이 만연한 것을 보면 알 수 있다. 게다가 어떤 것이 합법이냐 하는 건 고정되어 있지 않다. 나라마다 다르고, 유행하는 사상과 신조에 따라 변한다. 예를 들어 마약이 언제나 불법이었던 것은 아니다. 또 대부분의 나라에서 마리화나 판매는 불법이지만, 네덜란드에서는 마리화나 흡연이 합법이다. '커피숍'이라고 부르는 곳에서 파는데, 나는 이 헛갈리는 이름에 속은 경험이 있다. 사람들 대부분이 아침에는 별로 많이 먹지 못한다는 점을 생각할 때 호텔의 아침식사는 지나치게 비싸다. 그래서 암스테르담에 갔을 때, 나는 아침을 먹으려고 커피숍을 찾았다. 주인은 내가 커피를 달라고 하자 재미있어 했다. 거기엔 커피가 없었다. 곧 이어, 중동 사람으로 보이는 어여쁜 아가씨 셋이 가게로 들어오더니 내게 '블랙 레바논'이 제일 좋다며, 자기들도 그걸 피울 거라고 말해 주었다.

뇌에 영향을 주는 물질의 합법성이 일관적이지 않은 또 다른 예를 들자면, 브랜디를 직접 제조하는 것은 불법이지만, 가게에서 사는 것은 합법이다.

뇌 활성물질(brain active substance)의 합법성 여부와 상관없이, 그들은 약을 팔았다. 범죄학자 존 브레이스웨이트(John Braithwaite)는 제약업계를 자세히 조사한 후 『제약업계의 기업 범죄(*Corporate Crime in the Pharmaceutical Industry*)』라는 저서를 펴냈다. 그 책에서 브레이스웨이트는 다음과 같이 말한다.[12]

헤로인 같은 불법 마약에 대한 의존성을 조장하는 사람들은 현대 문명사회에서 가장 부도덕한 쓰레기 같은 존재로 여겨진다. 이와 달리, 합법적인 약물을 파는 사람은 이타적인 동기를 가지고 사회의 공익을 위해 일하는 것처럼 보는 경향이 있다.

제약회사 불명예의 전당

《영국의학저널》은 매주 발행되는데, 거의 매번 뉴스란 따위에 제약회사들의 스캔들이 하나 이상 실려 있다.《뉴욕타임스》도 제약회사의 위법 행위를 많이 다루었다. 나는 수년간 이 두 공신력 있는 매체를 통해 자료를 모았다. 최근 몇 년 간, 거대 제약회사의 연구 조작과 불법 마케팅 사례에 대한 기사와 책이 쏟아져 나왔다.[2,5,6,16-22] 하지만 밝혀진 사실이 충격적이더라도, 제약업계의 반응은 늘, 썩은 사과는 어디에나 있기 마련이라는 식이다.

우리가 보는 것이 정말 가끔 하나씩 있는 썩은 사과일까? 그렇다면 이해할 수 있는 일이다. 아니면 혹시 한 바구니 전체가 거의 다 썩어버린 것은 아닐까? 다시 말해 제약회사 대부분이 일상적으로 법을 위반하고 있는 것은 아닐까?

이 의문에 대한 답을 찾으려고, 나는 2012년에 10대 제약회사[7]와 '사기(fraud)'를 연관 검색어로 하여 구글 검색을 해 보았다. 각 회사에 대해 50만에서 2700만 건의 검색 결과가 나왔다. 구글 검색 결과의 첫 페이지에 나타난 가장 유명한 사례 10건을 선택해서 다른 매체에서 찾은 추가 정보를 덧붙여 정리해 보았다.

이 10가지 사례는 모두 최근(2007~2012)이고, 미국과 관련 있었다.[23,24] 매우 흔한 위법 행위로는 '허가 외 용도'로 약을 추천하는 불법 마케팅,

연구 결과의 조작된 발표, 유해반응 자료 은폐, 메디케이드(Medicaid, 극빈자를 위한 정부 보조 의료보험 옮긴이)와 메디케어(Medicare, 노년층을 위한 정부 보조 의료보험 옮긴이) 관련 사기였다. 10가지 사례를 회사 규모 순서대로 나열했다.

1. 화이자, 2009년, 배상금 23억 달러에 합의

이 건은 당시 미국 법무부 역사상 가장 큰 보건의료 사기였다.[25] 화이자의 한 자회사에서 '기만과 오도(誤導, misleading, 그릇된 방향으로 이끎 옮긴이)의 의도를 가지고' 약에 부정표시(misbranding, 허위 상표 부착 옮긴이)한 혐의에 유죄를 인정했다. 이 회사는 다음 4종의 약에 대해 불법 판촉 활동을 했다. 벡스트라(Bextra, 발데콕시브(valdecoxib), 항관절염약, 2005년 시장에서 퇴출됨), 지오돈(Geodon, 지프라시돈(ziprasidone), 항정신병약), 자이복스(Zyvox, 리네졸리드(linezolid), 항생제), 리리카(Lyrica, 프레가발린(pregabalin), 간질약).

위의 4가지 약을 처방하도록 부추기기 위해 의료인들에게 뇌물과 호화 접대를 제공했다는 혐의로 화이자에 10억 달러가 부과됐고, 6명의 내부고발자가 받은 포상금은 1억 200만 달러였다. 화이자는 기업준법약정(Corporate Integrity Agreement) 제도에 따라 5년간 미국 보건복지부의 특별감독을 받게 됐다. 화이자는 이전에도 같은 서약을 한 적이 있는데,[26] 2004년 연방 검찰에 불법 마케팅을 하지 않겠다는 약속을 했을 때, 서약서에 서명을 하면서도 부지런히 불법 마케팅을 하고 있었다.[27]

화이자의 항생제 자이복스는 반코마이신(vancomycin)보다 8배 비싼데, 심지어 화이자에서조차 반코마이신이 더 좋은 약이라고 자체 팩트북(fact book, 제품 상세 정보 기록 편집자)에서 인정하고 있다. 그런데도 화이자는 의사들에게 자이복스가 최고라고 거짓말을 했다. FDA는 화이자에 근거 없는 주장을 중단하라고 했다. 반코마이신이 생명을 위협하는 질환에 쓰이는 약이므로, 그런 주장이 심각한 안전성 문제를 유발한다는 이유에서였다. 그러나 화이자는 계속해서 병원과 의료인들에게 자이복스가 반코

마이신보다 많은 생명을 살릴 수 있는 약이라고 설파했다.[27]

2. 노바티스, 2010년, 배상금 4억 2300만 달러에 합의

트리렙탈(Trileptal, 옥스카르바제핀(oxcarbazepine), 간질약, 부분 발작의 치료에 허가됐으며, 정신 질환이나 통증 등에 대해서는 허가된 바 없음)의 불법 마케팅으로 인한 민형사상 책임에 따른 배상금이다.[28] 노바티스는 트리렙탈 외 5종의 약에 대한 불법 마케팅 과정에서, 정부의 보건의료 프로그램에 거짓 주장을 제출했다. 노바티스는 보건의료 전문가들에게 트리렙탈 외 다음 5종의 약을 처방하도록 유도하려는 목적으로 뇌물을 준 혐의를 받았다. 디오반(Diovan, 발사르탄(valsartan), 고혈압 약), 젤놈(Zelnorm, 테가세로드(tegaserod), 한국명 젤막 옮긴이. 과민성대장증후군 및 변비 약, 심혈관계 독성으로 2007년 FDA가 판매 금지함), 산도스타틴(Sandostatin, 옥트레오타이드(octreotide), 천연 호르몬을 모방해 만든 약), 엑스포지(Exforge, 암로디핀(amlodipine)+발사르탄, 고혈압 약), 테크터나(Tekturna, 알리스키렌(aliskiren), 고혈압 약).

내부고발자는 모두 노바티스의 전(前) 직원이었는데, 포상금은 2500만 달러가 넘었다. 노바티스는 기업준법약정에 서명했다.

3. 사노피아벤티스, 2009년, 사기죄, 9500만 달러 넘는 배상금에 합의

합의 내용에 따르면, 사노피아벤티스(Sanofi-Aventis)는 미국 연방 및 지방 보건기관에서 빈곤층 환자에게 공급하는 의약품의 가격을 올려 받았다.[29, 30] 미국 법무부는 사회 취약계층을 위한 프로그램에서 제약회사들에 법률로 정한 수준 이상의 약값을 지출하는 일이 없도록 하겠다고 발표했다.

사노피아벤티스는 빈곤층 환자들을 위한 메디케이드 의약품 할인(Medicaid Drug Rebate) 프로그램에다 약값을 부정 청구했음을 인정했다. 사노피아벤티스는 고의로 가격을 틀리게 적어 메디케이드에 돌려줄 금액을 실제보다 적게 지불하고, 다른 공중보건 기관에도 약값을 올려 받았다. 이 사기 행위는 1995년과 2000년 사이에 이루어졌고, 트리암시놀론(triamcinolone)을 함유한 스테로이드 제제 비강 스프레이와 관련 있었다.

4. 글락소스미스클라인, 2011년, 배상금 30억 달러

이 건은 미국 역사상 가장 큰 보건의료 사기이다.[31-33] 글락소스미스클라인(GlaxoSmithKline)은 웰부트린(Wellbutrin, 부프로피온(bupropion), 항우울제), 팍실(Paxil, 파록세틴(paroxetine), 항우울제), 애드베어(Advair, 플루티카손(fluticasone)+살메테롤(salmeterol), 천식 치료제), 아반디아(Avandia, 로시글리타존(rosiglitazone), 당뇨병 치료제), 라믹탈(Lamictal, 라모트리진(lamotrigine), 간질약)을 포함한 많은 약을 '허가 외 용도'로 불법 마케팅한 혐의에 유죄를 인정했다.

미국 법무부는 한 해 전, 웰부트린을 체중 감량용으로 불법 마케팅한 혐의에 대한 연방 수사 과정에서 수사를 방해하고 거짓 진술을 한 혐의로 글락소스미스클라인의 전 부사장과 수석 변호사를 기소했다.[34] 공소장에 따르면, 전 부사장은 FDA에 거짓말을 했으며, 글락소스미스클라인의 행사에서 강연을 한 의사들이 FDA가 허가하지 않은 용도에 대해 웰부트린을 판촉한 것을 부인하고 증거 자료를 제출하지 않은 혐의로 기소됐다.

글락소스미스클라인은 의사들에게 리베이트를 주었고, FDA에 제출한 보고서에서 로시글리타존에 대한 특정 안전성 데이터를 누락했으며, FDA가 승인한 아반디아 약품설명서에는 심혈관계 '위험'에 대한 경고문이 있음에도 불구하고 후원 프로그램들에는 아반디아가 심혈관계에 '이득'이 있는 것처럼 추천했다. 아반디아는 심혈관 질환으로 인한 사망을 증가시켜서 2010년 유럽 시장에서 퇴출됐다.

가격을 부정 청구한 메디케이드 사기 건도 포함하여 합의금이 부과됐으며, 내부고발자들은 글락소스미스클라인 직원 4명이었고, 전 마케팅

개발관리자와 지역 부사장이 포함되어 있었다. 글락소스미스클라인은 기업준법약정에 서명했다.

5. 아스트라제네카, 2010년, 사기죄, 배상금 5억 2000만 달러에 합의

아스트라제네카(AstraZeneca)는 베스트셀러 제품인 항정신병약 세로켈(Seroquel, 쿠에티아핀(quetiapine), 한국명 쎄로켈 옮긴이)을 소아, 고령자, 퇴역 군인, 정신병원 입원 환자를 대상으로, 공격성, 알츠하이머, 분노조절장애, 불안, 주의력결핍과다활동장애(Attention Deficit/Hyperactivity Disorder, ADHD), 치매, 우울증, 기분 장애, 외상후스트레스장애, 불면증 등을 포함하는, FDA가 허가하지 않은 용도로 불법 마케팅을 한 혐의로 기소됐다.[35] 게다가 아스트라제네카는 평소 정신 질환을 다루지 않는 의사들을 대상으로 이런 불법 마케팅을 했으며, 일부에게는 리베이트를 주기도 했다. 또 일부 의사들은 호화 리조트에 보내주며 허가 외 용도로 약을 판촉하고 처방하도록 부추겼다. 내부고발자 포상금은 4500만 달러가 넘었다.

배상금 액수는 적었다. 2009년 이 약의 매출액은 49억 달러였다.[36] 아스트라제네카는 부정행위가 명백한데도 이를 부인했다. 미국 법무장관은 이 건에 대해 다음과 같이 말했다.[35]

"이것은 피해자가 없는 범죄가 아닙니다. 제약회사들의 불법 행위와, 메디케어와 메디케이드에 대한 거짓 주장은 공중보건을 위험에 빠뜨릴 수 있고, 의료 서비스 제공자들의 의학적 결정을 오염시키며, 납세자들의 주머니에서 직접 수십억 달러를 빼가는 것과 마찬가지입니다."

6. 로슈, 각국 정부가 타미플루를 비축하도록 설득

로슈가 한 짓은 내가 보기에 역사상 최대의 도둑질이다.[37-47] 그렇지만 아직 아무도 로슈를 법정에 끌고 나오지 못했다. 2009년 가벼운 독감 유행에 대한 대비로, 유럽 각국과 미국 정부는 수십억 유로와 달러를 지출하여 타미플루(Tamiflu, 오셀타미비르(oseltamivir))를 구매했다.

로슈는 임상시험 데이터 대부분을 발표하지 않았고, 독립적인 코크란 연합 연구자들이 데이터 공유를 요청하자 거절했다. 발표하지 않은 임상시험에 근거하여, 로슈는 타미플루가 입원율을 61퍼센트, 2차 합병증을 67퍼센트 낮추고, 항생제 치료가 필요한 하기도(下氣道) 감염을 55퍼센트 감소시킨다고 주장했다.[38] 신기하게도 로슈는 유럽의약청(European Medicines Agency, EMA)이 독감 합병증 예방약으로 타미플루를 허가하도록 설득해냈는데, 유럽의약청의 의약품 특성 개요에는 하기도 감염 합병증이 12.7퍼센트에서 8.6퍼센트로 감소했다고 기술되어 있다(P=0.001).[38]

반면에 미국 FDA는 로슈에 경고장을 보내, 타미플루가 질환 심각도와 2차 합병증의 발생을 낮춘다는 주장을 중단하라고 하면서, 약품설명서에 다음과 같은 문구를 넣을 것을 요구했다.

"타미플루는 계절성 독감, 조류독감, 유행성 독감의 잠재적 결과(입원, 사망, 경제적 파급효과 등)에 긍정적인 효과가 있다고 증명된 바 없다."[37,47]

FDA가 타미플루와 비슷한, 글락소스미스클라인의 리렌자(Relenza, 자나미비르(zanamivir))를 먼저 검토했을 때, 자문위원회는 13 대 4로 그 약을 허가해서는 안 된다고 권고했다.[39] 분석을 거듭했지만, 자나미비르는 환자들이 파라세타몰 같은 다른 약을 복용하고 있을 때 위약보다 나을 것이 없었던 것이다.[39] 이런 결정을 내린 지 며칠 되지 않아, 글락소스미스클라인은 FDA에 분노로 가득 찬 서신을 보내 그 결정이 "신약 개발과 허가 과정이 신속하고 확실하게 이루어지기를 바라는 의회의 의지에 완전히 상반된다."고 했다.[40] 이러한 압박에 FDA 지도부는 자문위원회의 결정을 기각하고, 검토를 맡았던 생물통계학자 마이클 엘라쇼프(Michael Elashoff)가 부정적인 증언을 한 것을 비난했다. 엘라쇼프는 오셀타미비르 허가 신청 역시 검토하도록 지명되어 있었으나 취소됐고,[39] 효과 없는 약이 허가

되는 것을 지켜본 후 FDA를 떠났다. 자나미비르는 허가됐고, FDA는 같은 해 오셀타미비르 또한 허가해야만 했다.[41]

　타미플루가 독감 합병증을 예방하거나 독감의 전염성을 낮춘다는 믿을 만한 증거는 없다. 로슈는 유령저자의 논문 대필을 이용했으며, 그런 유령저자 중 한 사람은 "타미플루 건에는 우리가 알아야 할 중요한 메시지가 있다. 마케팅 부서가 이루어낸 일이었으며, 우리는 해명할 책임이 있다."고 했다.[38] 타미플루는 기껏해야 독감의 지속 시간을 21시간 줄여주는데,[42] 아스피린이나 파라세타몰 같은 훨씬 싼 약으로도 비슷한 효과를 볼 수 있다.[44] 더구나 타미플루에는 심각한 유해반응이 있다. 로슈가 이를 얼마나 잘 숨겼는지, 코크란연합의 연구자들이 체계적 고찰을 할 때도 자료를 찾아 보고할 수가 없었다. 그럼에도 코크란연합 연구자들은 타미플루에 대한 로슈의 시판 후 조사에서 환각과 뜻밖의 유해반응이 발생하는 사례가 꽤 흔하게 보고됐다는 것을 알아냈다.[41] 그와 동일한 증상이 많이 나타났던 쥐 실험과 일본에서 발생한 일련의 사례와 부합하는 결과였다. 로슈 저자들의 논문에는 쥐 실험에서 매우 고용량의 타미플루를 투여했지만 아무런 유해반응이 없었다는 주장이 있었지만, 로슈의 일본 자회사인 추가이제약(Chugai Pharmaceutical, 中外製薬)이 일본 후생노동성에 제출한 자료에 따르면, 똑같은 용량의 타미플루로 절반 이상의 쥐가 죽었다![41]

　로슈의 미발표 데이터가 로슈의 주장을 뒷받침하는 것이라면, 로슈가 코크란연합 연구자들의 자료 공유 요청을 거절하거나 발표를 망설일 이유가 없을 것이다. 기가 막히게도, 로슈는 추가 연구들에서 "새로운 정보가 거의 나오지 않아 대부분의 유명 학술지가 게재해 주지 않을 것 같았다"고 밝혔다.[38] 이런 주장은 그야말로 헛소리인 것이다. 이 시점에서《미국의학협회저널(Journal of the American Medical Association, JAMA)》의 편집장 드러먼드 레니(Drummond Rennie)가 첫 번째 동료평가 회의에서 한 말을 인용

하지 않을 수 없다.[43]

　"연구가 너무 단편적이어서, 가설이 너무 평범해서, 문헌 인용이 너무 편향되거나 주관적이어서, 설계가 너무 잘못되어서, 방법론이 너무 엉망이어서, 결과 제시가 너무 부정확하거나 불투명하거나 모순되어서, 분석이 너무 자의적이어서, 주장이 너무 두루뭉술해서, 결론이 너무 보잘것없거나 비논리적이어서, 어투가 너무 거슬려서 발표하지 못할 논문은 없는 것 같습니다."

　미디어가 크게 주목하자, 로슈는 2009년 미발표 임상시험의 전체 보고서를 자사 웹사이트에 게시하겠다고 약속했지만, 그런 일은 일어나지 않았다. 또 로슈는 코크란연합의 연구자 한 사람에게 협약문을 보냈는데, 거기에 서명하면 그런 협약이 존재한다는 사실조차 언급할 수 없었다![38] 로슈가 데이터를 숨기고자 할 뿐 아니라, 데이터를 요청하는 사람의 입을 막았다는 사실도 숨기려는 게 분명했다. 그 연구자는 다음날 로슈 측에 설명을 요구했지만, 아무런 답이 없었다.
　유럽평의회(Council of Europe)는 막대한 돈을 낭비하는 결과를 초래한 것에 대해, 각국 정부와 세계보건기구(WHO), 유럽연합 기관들을 비난했다.[45] 많은 이들이 왜 WHO가 해당 약을 판매하는 회사로부터 돈을 받는 사람들이 독감 치료제에 대한 지침을 쓰도록 했는지, 왜 그런 사실을 지침서에 공개하지 않았는지, 또 왜 이런 것들이 그토록 비밀스러워서 외부에서는 WHO 위원회에 누가 있는지 파악조차 할 수 없는지 궁금해했다.[39]
　WHO는 로슈의 도 넘은 행위에 있어 이상적인 파트너였다. 로슈는 자기들이 "책임감 있는 협력자로서 유행병 대책을 세우는 데 일조했다."고 과시했다.[39] 하지만 로슈의 행위에서 그런 주장이 거짓임을 알 수 있다. 2012년 나는 유럽 각국의 정부가 로슈를 고소하여 타미플루를 불필요하게 비축하는 데 쓴 수십억 유로를 되돌려 받아야 한다고 제안했다. 그 과정에서 숨겨진 임상시험 결과도 공개될 것이었다.[46] 아울러 나는 로슈가 타미플루 데이터를 발표할 때까지 로슈 제품에 대한 불매 운동을 벌일 것도 제안했다.

7. 존슨앤드존슨, 2012년, 11억 달러가 넘는 징벌적 배상금

배심원단은 존슨앤드존슨(Johnson & Johnson)과 자회사 얀센(Janssen)이 항정신병약 리스페달(Risperdal, 리스페리돈(risperidone))과 관련된 위험을 축소 은폐한 사실을 밝혀냈다.[48] 판사는 거의 24만 건이나 되는 아칸소 주(州) 메디케이드 사기 관련 법규 위반을 확인했다. 배심원들은 아칸소 주 편에서 재빨리 평결을 내렸으며, 다른 항정신병약과 마찬가지로 리스페달에 사망, 뇌졸중, 발작, 체중 증가, 당뇨 같은 생명을 위협하는 부작용이 있다는 사실에 대해 얀센이 거짓말을 했다고 판시했다. FDA는 얀센이 의사들에게 공문을 보내, 리스페달이 당뇨가 생길 위험을 증가시키지 않는다고 한 이전의 공문을 바로잡도록 명령했다. 하지만 얀센은 평결 후에도 법을 어기지 않았다는 주장을 굽히지 않았다. 그 몇 달 전에도 존슨앤드존슨에 불리한 평결이 나왔었는데, 사우스캐롤라이나 주에서 민사상 손해배상금으로 3억 2700만 달러, 텍사스 주에서 1억 5800만 달러의 합의가 결정됐다.

여기서 가장 끔찍한 사실은 이 범죄 행위가 어린이들에게도 심각한 위해를 끼쳤다는 것이다.[49] 리스페달을 복용한 환자 중 4분의 1 이상이 소아와 청소년이었고, 그들 중에는 허가되지 않은 적응증 환자도 있었으며, 연방 의약품 전문 자문위원 가운데 한 사람은 이 약이 지나치게 많이 사용됐다는 결론을 내렸다. 세계적으로 명망 있는 소아정신과 전문의인 하버드 의과대학의 조지프 비더만(Joseph Biederman)은 리스페달을 소아 환자들에게 강매하면서 동시에 존슨앤드존슨을 뜯어먹었다. 법정에서 공개된 내부 이메일에는 비더만이 존슨앤드존슨에 연구 기금으로 28만 달러를 요구했다가 거절당하자 격분한 사실이 드러나 있었다. 회사 대변인은 다음과 같이 썼다. "저는 그렇게 화가 난 사람은 처음 봤습니다.… 그때부터 우리 사업은 비더만의 영향력이 미치는 곳에서는 존재하지 않는 것과 마찬가지였습니다."

이 사기 사건은 더 커질 수도 있었다. 2012년 4월 미국 정부는 존슨앤드존슨을 상대로 수십억 달러짜리 보건의료 사기에 대한 고소 가능성을 언급하며, 존슨앤드존슨의 마케팅 부사장이면서 차기 최고경영자로 내정되어 있는 앨릭스 고스키(Alex Gorsky)가 이 사기에 직접 적극적으로 관여했다고 발표했다.[50] 혐의 내용은 존슨앤드존슨이 미국 최대의 요양원 약국인 옴니케어(Omnicare)에 리베이트를 주고 리스페달 등 자사의 의약품을 구매하고 판촉하도록 유도했다는 것이다. 존슨앤드존슨은, 고령 환자군을 대상으로 충분한 연구가 이루어지지 않았으므로 리스페달을 노인들에게 안전하고 효과적인 약이라고 하는 것은 거짓이자 오도 행위라고 FDA로부터 경고를 받은 사실이나, 리스페달을 치매의 정신 및 행동장애 치료용(옴니케어가 납품하는 요양 시설에서 리스페달의 가장 일반적인 용도이다.)으로 허가 신청을 했으나 FDA가 안전성 데이터 부족을 이유로 거절한 사실을 옴니케어에는 물론이고 얀센의 영업사원들에게도 알리지 않았다. 리스페달 혐의에 대한 연방 정부와 주 정부의 수사 압박에도 불구하고, 존슨앤드존슨 이사회는 고스키를 차기 최고경영자로 선출했다. 갱단하고 똑같다. 큰 범죄를 저지를수록 크게 출세한다.

8. 머크, 2007년, 메디케이드 사기, 배상금 6억 7000만 달러

머크(Merck)는 메디케이드를 포함한 미국 정부의 보건의료 프로그램에 제대로 환급금을 지급하지 않았고, 의사와 병원에 리베이트를 주어 자사의 여러 약을 처방하도록 유도했다.[51] 내부고발자들이 제기한 소송 2

건에서 혐의가 드러났는데, 고발자 중 한 사람에게는 6800만 달러의 포상금이 책정됐다. 1997년과 2001년 사이, 머크의 영업 조직은 대략 15개의 서로 다른 프로그램을 통해 의사들이 자사의 약을 처방하도록 유도했는데, 그 프로그램이란 것은 기본적으로 의사들에게 '교육', '자문', '시장 조사'에 대한 사례금 명목으로 과도한 금액을 지불하는 것이었다. 미국 정부는 이런 사례금이 머크의 의약품을 구매하도록 유도하기 위한 불법 리베이트라는 혐의를 제기했다. 머크는 기업준법약정에 서명했다.

9. 일라이릴리, 2009년, 불법 마케팅, 배상금 14억 달러

일라이릴리는 베스트셀러 제품인 항정신병약 자이프렉사(Zyprexa, 올란자핀(olanzapine))에 대한 광범위한 '허가 외 용도' 마케팅 계략을 펼친 것과 관련하여 미국 법무부와 합의에 들어갔다. 1996년부터 2009년까지 자이프렉사의 전 세계 매출은 거의 400억 달러에 달했다.[52] 합의 내용을 보면, 일라이릴리에는 민사상 손해배상금으로 8억 달러, 기소 혐의에 유죄를 인정하여 추가로 추징금 6억 달러가 부과됐다. 일라이릴리의 내부고발자 6명이 혐의를 제기했는데, 연방 정부와 해당 주 정부의 회수금 중 18퍼센트 정도가 이들의 몫으로 주어졌다. 내부고발자들은 모두 해고되거나 사직을 강요당했다. 고발 내용에 따르면, 영업사원 한 사람은 회사 핫라인(hotline)에 비윤리적 영업 행위에 대해 신고했지만, 아무런 응답이 없었다.

일라이릴리는 자이프렉사를 알츠하이머, 우울증, 치매 등 여러 가지 '허가 외 용도'로, 특히 소아와 고령 환자를 대상으로 성공적으로 마케팅했다. 심부전, 폐렴, 현저한 체중 증가와 당뇨를 포함하는 상당한 유해반응에도 불구하고 말이다. 일라이릴리의 영업사원들은 학술 회의에서 자이프렉사의 확장된 용도에 관심 있는 회의 참가자인 척했고, 의사들이 참여하는 전화 회의와 '허가 외 용도' 관련 강의에서 '약속된 질문'을 했다.

일라이릴리는 자이프렉사가 체중 증가를 유발할 위험이 크다는 것을 알면서도 자이프렉사와 체중 증가 사이의 관련성을 최소화하기 위해 '진실성이 의심스러운 과학적 연구와 마구잡이식 유해반응 보고'를 이용한 「당뇨에 대한 그릇된 믿음(The Myth of Diabetes)」이라는 비디오테이프를 배포하는 계략을 펼치기도 했다.

합의 내용에는 기업준법약정 서명도 포함됐다.

10. 애보트, 2012년, 메디케이드 사기, 배상금 15억 달러

애보트(Abbott)는 간질약인 데파코트(Depakote, 발프로산(valproate))의 불법 마케팅과 관련 있는 메디케이드 사기 혐의에 대해 합의했다. 내부고발자들에게 8400만 달러의 포상금이 책정됐다.[53, 54] 애보트는 민사상 손해배상금으로 8억 달러를 지불해 메디케이드, 메디케어를 포함한 여러 연방 보건의료 프로그램들에서 입은 피해를 보상하라는 결정이 내려졌다. 애보트는 또한 연방식품의약품화장품법(Federal Food, Drug, and Cosmetic Act) 위반에 대해 유죄를 인정하고 형사 벌금 및 추징금 7억 달러에 동의했다.

정부가 제기한 혐의는, FDA가 허가하지 않은 용도에 대해 데파코트의 판매와 사용을 촉진하고, 허가되지 않은 일부 용도에 대해 데파코트의 안전성, 효능, 용량, 가격 대비 효과 등을 애보트의 연구소에서 거짓으로 발표하여 소비자를 오도하고, 유해반응이 증가하여 치매 환자들에 대한 임상시험을 중단하는 와중에도 요양원의 치매 환자들에게 부적절한 마케팅을 펼치고, 의사를 포함한 관계자들에게 리베이트를 지급하여 데파코트를 처방하거나 판촉하도록 유도한 것이었다. 애보트는 기업준법약정에 서명했다.

범죄는 반복된다

조사 결과를 보면, 제약업계의 기업 범죄는 흔하고 무자비하다는 걸 알 수 있다. 그 범죄로 인한 심각한 유해반응이나 사망을 노골적으로 무시한다. 지금부터는 이런 기업 범죄가 사람들을 죽음으로 몰아넣고[12] 납세자들의 주머니를 털어가는 짓임을 알게 될 것이다.

앞에서 언급한 10대 제약회사가 저지른 또 다른 범죄나[24] 미국 밖에서 일어난 범죄, 그리고 다른 제약회사들이 저지른 범죄를 모두 쉽게 찾을 수 있다. 나는 검색어로 '사기(fraud)'를 입력했는데 '범죄(criminal)', '불법(illegal)', 'FBI', '리베이트(kickback)', '부정행위(misconduct)', '합의(settlement)', '뇌물(bribery)', '유죄(guilty)', '중죄(felony)'를 입력할 수도 있다. 그랬으면 더 많은 최근의 범죄 행각을 찾아냈을 것이다. 여기서 추가로 몇 가지를 설명하고, 나중에 더 많은 예를 들 예정이다.

2007년 FDA는 사노피아벤티스가 항생제 케텍(Ketek, 텔리드로마이신(telithromycin))의 3상 임상시험(pivotal trial) 과정에서 기만 사례를 알고도 조치를 취하지 않았다고 맹비난했다.[55] FDA는 케텍을 1차로 검토한 후 이 임상시험을 요구했는데, 사노피아벤티스는 의사 1,800여 명을 모집하여 불과 5개월 만에 환자 2만 4000여 명을 임상시험에 등록했다. 모집에 응한 의사 다수가 임상시험 수행이 처음이었다.[56]

사노피아벤티스는 계속 부인했지만, 회사 기록과 전(前) 직원의 증언에 따르면, 사노피아벤티스는 데이터에 기만적인 부분이 있다는 걸 인지했지만 아무런 조치를 취하지 않았다. 임상시험에 참여한 어느 의사는 환자 허위 등록과 동의서 위조로 징역 57개월을 선고받았다. 그 의사는 400명이 넘는 환자를, 1인당 400달러를 받고 등록했는데, 환자 가운데 아무도 임상시험 도중 그만두지 않았으며, 추적 조사에도 전원이 빠짐없이 나타났다. 진짜일 리가 없다.

환자를 많이 등록한 다른 병원 9곳을 더 조사한 후 FDA는 그중 3곳에 대해 수사를 요청했다.[56] 그런데 FDA는 이런 부정행위를 알면서도 자문위원회 회의에서 데이터에 문제가 있다고 말하지 않았다. FDA는 범죄 수사가 진행 중이므로 그와 관련한 언급이 법적으로 금지되어 있다는 구실을 내세웠다.[56] 이건 타당한 변명이 될 수 없다. 그 임상시험에서 나온 모든 데이터를 발표하지 않기로 하거나, 회의를 문제가 해결된 다음으로 미루면 될 일이다.

그런 문제를 알지 못한 채, 자문위원회는 11 대 1로 케텍의 허가를 권고했다. FDA는 추가로 외국의 시판 후 조사 보고서를 안전성에 대한 증거로 인정했는데, 그런 통제되지 않은 데이터는 신뢰도가 떨어진다. 또 수사국에서는 조직적인 사기 행각에 사노피아벤티스가 관련되어 있는지 FDA가 검토해 볼 것을 권고하기도 했다. FDA는 권고를 따르지 않았고, 소속 연구자들을 내부적으로 압박하여 연구에 대한 결론을 케텍에 유리하게 바꾸도록 했는데, 나중에 알게 되겠지만, 이것이 FDA의 표준 관행인 것 같다.

사노피아벤티스는 케텍이 역사상 어떤 항생제보다 성공적으로 출시됐다고 과시했다. 그러나 불과 출시 7개월 만에 첫 번째 간부전 사망이 보고되고, 추가 사례가 뒤를 이었다. FDA는 안전성 관리자를 제외한 '운영진'만 참석한 비상 회의를 열고는 케텍이 안전하다고 발표했는데, 그러면서 이미 사기라는 것을 알고 있었던 연구를 참조했다![56] 한 달 후, 케텍 검토자 중 한 사람이 FDA 운영진에 이상한 점을 알렸지만, 실질적으로 아무런 조치가 취해지지 않았다. 수개월 후, 심각한 간 장애 23건과 사망 4건이 보고되자, FDA 국장 앤드루 폰 에셴바흐(Andrew von Eschenbach)는 연구자들이 FDA 외부에서 케텍에 대해 논의하는 것을 금지했다. FDA는 첫 번째 사망 사례가 공개된 지 16개월이 지날 때까지 케텍의 약품설명서에 간 독성을 명시하여 교체하라는 지시를 하지 않았다. FDA가 펼친 이 모든 방어 행위는 이야기하기 민망할 정도다. 제약회사에서 변명의 여지가 없는 부정행위에 대해 변명하려고 애쓰는 모습과 매우 닮아 있다.[57]

놀랍게도 케텍은 아직도 미국 내에서 판매되고 있다. 하지만 심각하고 치명적인 유해반응이 있다는 의미인 블랙박스 경고(black box warning, 약품설명서에 인쇄되는 검은 사각 테두리 안의 경고문 옮긴이)가 표시돼 있고, 부비동염 같은 가벼운 호흡기 질환 치료 용도로는 허가가 취소됐다. 케텍에 대한 FDA의 공식 안내문은, 이걸 보고 감히 그 약을 쓸 의사가 있을까 싶을 정도지만, 의사들은 하나의 의약품에 대한 26쪽짜리 안내문은 읽지 않으며, 케텍에 얽힌 뒷이야기는 알지 못한다는 게 현실이다.[58]

아스트라제네카는 2003년 의사들에게 전립샘암 약 졸라덱스(Zoladex, 고세렐린(goserelin))에 대한 메디케어 의료 급여를 불법 청구하도록 부추기고, 졸라덱스를 구매하도록 의사들을 매수한 혐의에 유죄를 인정하고 추징금으로 3억 5500만 달러를 냈다.[35]

존슨앤드존슨은 2009년 유럽 3개국과 이라크에 걸친 부패 혐의 기소에 대한 합의금으로 미국 및 유럽 당국에 7500만 달러를 납부했다. 기소 내용을 보면, 그리스, 폴란드, 루마니아에서 의사들에게 뇌물을 주어 자사의 의약품을 사용하도록 하고, 폴란드의 병원 경영진에도 계약의 대가로 뇌물을 준 혐의를 받았다.

일라이릴리는 2005년 에비스타(Evista, 랄록시펜(raloxifene), 골다공증 치료제)의 불법 마케팅에 대한 민형사 고발과 관련해 3600만 달러에 합의했다. 일라이릴리의 영업사원들은 에비스타가 유방암과 심장병 예방 효과가 있다는 내용의 공문을 의사들에게 보냈다.[60] 또한 일라이릴리는 이 약의 난소암 발생률 증가를 보여주는 데이터를 은폐했다. 일라이릴리는 기업준법약정에 서명했다.

2001년 애보트와 다케다(Takeda, 武田藥品)의 합작투자 회사인 TAP제약 (TAP Pharmaceuticals)은 의사들에게 무료로 주거나 할인해 준 약값을 정부에 청구하도록 한 기만 행위 혐의에 대해 유죄를 인정하고 8억 7500만 달러의 추징금을 냈다.[18,61,62] 2003년에는 애보트가 중증 환자용 영양수액 영업에 대한 수사 종결에 합의하면서 6억 2200만 달러를 내기도 했다.[61] 애보트는 수액 대량 주문의 대가로 수액을 환자의 소화관에 직접 주입할 수 있는 관과 펌프를 무상 제공했다.

어떤 경우에는 구글 검색 결과 첫 10건에 같은 회사의 범죄가 여러 건 나열되기도 한다. 예를 들면 글락소스미스클라인은 푸에르토리코에 제약 공장이 있었는데, 불량품 발생으로 2009년 문을 닫았다.[63] 그 공장에서 제조한 팍실(파록세틴)에는 두 가지 용량이 함께 들어 있었으며, 여러 가지 약이 섞인 불량품도 나왔다. 아반디아(Avandia, 로시글리타존)가 타가메트(Tagamet, 시메티딘(cimetidine)), 팍실과 섞이는 식이었다. 글락소스미스클라인은 중범 사기죄에 대해 유죄를 인정했다. 추징금은 7억 5000만 달러였는데, 이 중 9600만 달러는 내부고발자의 몫이었다. 고발자는 회사의 전세계품질보증관리자였는데, 해당 건에 대한 우려를 상부에 보고했었다. 임원들은 그 보고를 무시하고 그를 해고해 버렸다.[64] 글락소스미스클라인은 또 그 문제에 대해 연방 수사관들에게 거짓말을 했다. 환자들이 서로 다른 색깔의 약이 든 약통을 가지고 나타나서 약사들이 직접 공장에 전화를 하는 사태가 벌어졌는데도 말이다. 글락소스미스클라인은 중범 죄 혐의에 유죄를 인정하면서 불량 의약품을 유통시킨 것을 시인했지만, 일반에는 여전히 거짓말을 했다. 그들은 2002년 푸에르토리코 공장의 안전성 문제를 자발적으로 FDA에 알렸으며, "그 공장은 거기서 제조하는 의약품의 수요가 감소하여 2009년 가동을 중단했다."고 말했다. 아반디아, 팍실, 타가메트 같은 블록버스터급 약에 대한 수요가 감소했을 리 없었다.

2003년 글락소스미스클라인은 기업준법약정에 서명하고, 민사상 손해배상금 8800만 달러를 냈다. 메디케이드에 팍실과 비(鼻)알레르기용 스프레이 플로네이즈(Flonase, 플루티카손(fluticasone)) 값을 과도하게 청구했던 것이다.[65] 2003년에 글락소스미스클라인은 78억 달러에 달하는 세금과 연체 이자를 미납한 것도 드러났는데, 이는 미국 국세청 사상 최고 금액이었다.[65] 2004년에는 이탈리아 금융 경찰이 의사 4,000명과 글락소스미스클라인 직원 73명을 부정행위 혐의로 고발했다. 그들이 연루된 것은 의사들에게 현금을 포함한 여러 가지 혜택을 제공하여 자사의 약을 사용하도록 유도하려는 2억 2800만 유로 규모의 판촉 사업이었으며, 가장 심각한 점은 대상 약이 항암제였다는 것이다.[66] 2006년에는 기업 내부의 '이전 가격(transfer pricing)'과 관련된 세금을 논란 끝에 31억 달러에 합의했다.[65]

특허약의 특허가 만료된 후 복제약(generic drug, 일명 '제네릭 의약품'. 최초 특허 등록 후 18년이 지나거나 첫 출시 후 10년이 지난 약과 똑같은 성분으로 만든 다른 상표의 약 옮긴이) 제조사의 시장 진입 방해와 관련된 범죄도 있다. 글락소스미스클라인 역시 그런 짓을 했다.[67] 2004년 글락소스미스클라인은 독점금지법을 위반했는데, 자사 제품 렐라펜(Relafen, 나부메톤(nabumetone), 비스테로이드항염증제)의 저렴한 복제약들에 방해 공작을 펼친 혐의로 기소되어, 1억 7500만 달러에 합의했다. 또 합의가 이루어졌거나 진행 중인 렐라펜 건과 관련하여 4억 600만 달러의 지출이 예정되어 있다. 2006년에는 독점을 유지하고 복제약이 시장에 진입하는 것을 막기 위해 말도 안 되는 소송을 제기하고 특허 사기와 독점금지법 위반을 감행하여 주 정부 사업에서 팍실을 부풀려진 값에 사도록 한 혐의에 대해 1400만 달러에 합의하기도 했다.[65]

미국에서는 합법적으로 수년 동안이나 복제약의 시장 진입을 막을 수 있다. 복제약을 생산하는 경쟁사가 다른 건의 특허를 침해했다고 주장하며 소송을 제기하면, 그 주장이 완전히 터무니없는 것이라 해도, 해당 복제약의 FDA 허가는 자동으로 30개월 지연된다. 제약업계 임원과 변호사를 대상으로 하는 연수 프로그램에서 이런 주제를 본 적이 있다. "복제약 하나당 1회 30개월 지연을 활용하는 법."[68] 이런 식으로 글락소스미스클라인은 베스트셀러 항우울제 팍실의 독점을 5년 넘게 연장하는 데 성공했다![69]

변호사들이 쓰는 술수 역시 유럽에서 큰 문젯거리다. 2008년에 유럽위원회는 보고서를 통해, 제약회사들이 합법적인 방식으로 복제약의 출시를 막아서 8년 동안 유럽연합이 부담한 비용을 30억 유로로 추정했다.[70] 우리의 특허법에 얼마나 문제가 많은지 보여주는 예로, 어떤 제약회사는 한 가지 약에 대해 무려 1,300건의 특허를 신청하기도 했다.

10대 제약회사 외의 제약회사와 의료기기 회사가 저지른 범죄 가운데 최근의 몇 가지를 더 살펴볼까 한다. 브리스톨마이어스스퀴브(Bristol-Myers Squibb)는 2007년 불법 마케팅과 부당 가격 책정을 한 혐의와 관련해 5억 1500만 달러에 합의했다. 혐의 내용을 보면, 의사들을 매수하여 자사의 약을 '허가 외 용도'로까지 사용하도록 유도했다.[71] 2003년에는 독점금지법 위반 혐의로 6억 7000만 달러를 냈다. 이 위법 행위는 암 환자를 포함한 환자들이 중요한, 종종 생명 유지에 필수적인 약을 총 수억 달러나 더 비싸게 사도록 만드는 결과를 초래했다.[72, 73] 연방통상위원회는 브리스톨마이어스스퀴브가 10년에 걸쳐 복제약 경쟁사의 시장 진입을 불법적으로 막았다고 고발했다. 거짓 주장으로 특허청을 속이고 복제약을 마케팅하지 않을 조건으로 경쟁사에 7200만 달러를 제안하기도 했다.[73]

2013년 유럽위원회는 룬드벡(Lundbeck)에 9400만 유로, 시탈로프람(citalopram, 상표명 시프라밀(Cipramil)) 복제약 제조사 몇 곳에 총 5200만 유로의 추징금을 부과했다. 해당 복제약 제조사들은 2002년 현금을 받고 항우울제 시탈로프람의 복제약 출시를 연기하기로 룬드벡과 합의하여 유럽연합의 독점금지 규정을 위반했다.[74] 룬드벡은 또한 복제약 제조사를 없애 버리려는 목적으로 해당 회사들의 주식을 매입하기도 했다.

2006년 내부고발자가 제기한 소송으로 메드트로닉(Medtronic)이 약 4년 동안 총 5000만 달러 이상을 유명 척추외과 의사들에게 주었다는 것이 밝혀졌다.[75] 미국 법무부에 따르면, 메드트로닉은 의사들에게 자사의 임플란트 제품을 사용하면 환자 1명당 1,000~2,000달러를 주었다.[76] 9개월 동안 자문료 명목으로 메드트로닉에서 거의 70만 달러를 받은 외과의사 한 사람은, 자기가 받은 돈은 가족과 함께하거나 자기 일을 할 시간을 뺏긴 것에 대한 보상이라고 진술했다.[75] 메드트로닉이 개최한 학회는 자사 제품을 사용하도록 '필요한 모든 금전적 수단을 써서 의사들을 유도'하는 게 주목적이었다는 것 역시 이 소송을 통해 알려졌다.

메드트로닉은 학회에 참석한 의사들의 자사 제품 사용을 면밀히 추적하면서, 일부를 '특별 관심' 대상으로 선정했다. 미국정형외과학회(American Academy of Orthopedic Surgeons) 전 회장의 말에 따르면, 이 분야의 액수는 천문학적이며(일반적인 요추유합술에 필요한 구성품의 가격이 1만 3000달러 정도다.), 의료기기 제조사들은 그런 외과의들이 시장에서 차지하는 비중을 알고 있었다. 메드트로닉의 뇌물 프로그램은 다채로웠다. 의사들을 멤피스에 있는 스트립쇼 클럽 '플래티넘플러스(PlatinumPlus)'에 데려가기도 했는데, 경비 처리는 발레 공연으로 해두었다.

2007년에 인공 고관절과 인공 무릎관절 제조사인 짐머(Zimmer), 드퓨오서피딕스(DePuy Orthopaedics), 바이오멧(Biomet), 스미스앤드네퓨(Smith & Nephew), 스트라이커오서피딕스(Stryker Orthopedics) 등 5개 업체는 외과의들에게 매년 수만 달러 내지 수십만 달러를 '자문료' 명목으로 지급하여 자사 제품을 사용하도록 한 혐의를 인정하고 미국 연방 정부

와 합의했다.[77]

2006년에 세로노(Serono Laboratories)는 2건의 모의와 관련하여 유죄를 인정했다. 에이즈 약 세로스팀(Serostim, 재조합 DNA 소마트로핀(somatropin))의 판매를 촉진하기 위해 교묘한 리베이트 거래를 계획한 혐의에 대해 7억 400만 달러에 합의했다.[78]

2004년에 셰링플라우(Schering-Plough)는 리베이트 혐의에 대해 3억 4600만 달러에 합의했다. 비슷한 혐의로, 바이엘(Bayer)은 2억 5700만 달러, 글락소스미스클라인은 8700만 달러를 냈다.[79] 아스트라제네카, 데이(Dey), 화이자, TAP제약도 같은 혐의를 받았다.[80]

2007년 퍼듀파마(Purdue Pharma)와 그 대표이사, 수석 변호사, 전 최고의료책임자(CMO)는 옥시콘틴(OxyContin, 옥시코돈(oxycodone), 모르핀 유사 의약품)이 다른 아편제보다 중독성이 덜하고 남용이나 이탈 증상 유발 가능성이 적다고 주장한 혐의로 총 6억 3500만 달러의 벌금형을 받았다. 퍼듀파마는 매출 증대를 위해 의사와 환자들에게 옥시콘틴 복용의 위험성에 대해 거짓말한 것을 인정했다.[81] 옥시콘틴은 마약중독자들 사이에서 굉장한 인기를 끌었고 '힐빌리 헤로인(hillbilly heroin)'이라는 별명으로 남용 약물의 선두가 됐다.[82] 이 약 때문에 사람들이 엄청나게 많이 죽었다. 호주에서는 사망자들 대부분이 마약중독자가 아니라 실수로 과다 복용한 사람들이었다.[83] 미국 국립중독및약물남용센터(National Center on Addiction and Substance Abuse) 대표는 다음과 같이 말했다.[84]

"나는 이 사람들이 마약상이라고 생각한다. 거리의 마약상과 똑같다.… 이 약을, 중독성이 있다는 걸 뻔히 알면서도, 앞뒤 가리지 않고 팔아대는 바람에 무고한 수백만 명에게 피해를 입힌 것은 잔인무도한 일이다."

중역 3명은 12년 동안 정부 사업에서 배제됐다.[83] 퍼듀파마는 영업사원들에게 중독 위험성은 1퍼센트 미만이라고 이야기하도록 교육했다. 거짓말이다. 옥시콘틴의 중독성은 다른 아편제와 비슷하다.[82]

퍼듀파마는 보스턴에 있는 매사추세츠종합병원에 300만 달러를 주고 병원 통증센터의 이름을 '매사추세츠종합병원 퍼듀파마 통증 센터(MGH Purdue Pharma Pain Center)'로 바꾸도록 했다.[18] 계약 내용에는, 병원의 통증전문의들이 '경계심 많은 의사들과 약사들이 옥시콘틴 같은 진통제를 처방하도록 유도하기 위해 퍼듀가 일부 설계한 교육 과정'을 이수하는 것이 포함되어 있었다. 완전한 부정부패다.

덴마크에서도 퍼듀파마는 옥시콘틴을 공격적으로 밀어붙여 모르핀 유사 의약품을 거의 사용하지 않는 의사들 사이에서도 옥시콘틴은 흔한 대화 주제가 될 정도였다. 영업사원들은 하얀 가운을 걸친 사람만 보면 마치 체체파리처럼 무조건 따라다녔다. 이 약은 매우 비싸면서도 훨씬 싼 대체 약보다 나은 점이 없었다. 하지만 내가 다니는 병원에서도 의약품선정심의위원회가 나서서 이 약의 사용을 금지하고 임상의들이 더 이상 약국에 주문하지 못하도록 해야 할 정도였다.

제약회사들의 범죄는 너무도 만연해 있고, 반복적이며 또 다양하다. 여기서 피할 수 없는 결론은, 그들이 고의적으로 범죄를 저지른다는 것이다. 이익이 되기 때문이다. 제약회사들은 벌금을 마케팅 비용으로 여기며, 마치 아무 일도 없었다는 듯이 불법 행위를 이어나간다.

또 한 가지 주목할 사실은, 의사들의 자발적인 참여가 없었다면 많은 범죄가 불가능했을 것이라는 점이다. 의사들이, 주로 불법 마케팅과 관련하여, 리베이트를 받거나 여타 부정행위에 관여하는 것은 범죄를 공모하는 것과 같다. 의사들이 제약회사들로부터 돈을 받고도 아무런 처벌을 받지 않고 빠져나가 무사할 수 있다는 것은 참으로 이상한 일이다. 약이 허가되지 않은 용도로 마케팅되는 경우, 이를테면 소아에게 사용되면 약이 효과가 있는지 아니면 너무 위험한 부작용이 있는지 우리는 알 수가 없다. 그러므로 약의 '허가 외 용도' 마케팅은, 동의도 받지 않고 대규모로

사람들을 실험용 기니피그로 이용하는 행위인 것이다.[85]

설령 의사들이 약을 허가된 적응증에만 사용한다 하더라도, 제약회사의 범죄는 환자들에게 영향을 미친다. 의사들은 제약회사가 선별하고 조작한 정보만 접하기 때문에[16-22,42] 약이 실제보다 훨씬 더 효과적이고 안전하다고 믿게 된다. 즉 마케팅이 합법이건 불법이건, 엄청난 과잉 진료를 유발하고, 환자에게 피할 수 있는 많은 해를 입힌다.

상당수의 제약회사 범죄는 자사의 약을 처방하도록 유도하기 위해 주는 돈을 받는 의사들의 대규모 부정행위를 수반한다. 그런 약은 효능이 비슷하거나 간혹 더 나은 기존 약보다 대체로 열 배, 스무 배 비싸다. 미국 보건복지부 감사실에서는 의사들에게 선물과 현금을 주는 현재의 관행이 처방에 영향을 주려는 의도가 있으므로, 연방 리베이트금지법 위반으로 볼 수 있다고 경고한 바 있다.[69] 안타깝게도 이런 경고를 진지하게 받아들인 조직은 미국의과대학생협회(American Medical Student Association)가 유일한 것 같다. 이들은 투표를 통해 의과대학생들에게 제공되는 선물과 혜택 일체를 금지했다.[69]

이것은 조직범죄다

2004~2005년 영국 하원 보건위원회는 제약업계를 상세히 조사한[17] 결과, 그들의 영향력이 막대하고 통제가 불가능하다는 것을 알아냈다.[86] 제약회사들이 돈으로 산 영향력은 의사, 자선단체, 환자 단체, 언론인, 정치인들에게 뻗쳐 있었으며, 규제는 약하거나 두루뭉술하기 일쑤였다.[87] 게다가 보건부는 국민 보건을 책임지는 동시에, 제약업계의 이익도 대변하고 있었다. 하원 보건위원회의 보고서에 따르면, 업계의 영향력을 축소시키는 것이 업계를 포함한 모두에게 이익이 된다는 것이 분명했다. 업

계가 부패한 의사들이나 환자 단체 등에 신경 쓰는 대신 신약 개발에 집
중할 수 있을 것이기 때문이다.[88] 보고서는 또한 제약업계가 마케팅의
가치가 아니라, 연구자들의 가치로 선도되어야 한다면서, 특히 의료화
(medicalisation)의 증가, 즉 모든 문제를 약으로 고칠 수 있다고 믿는 현상
에 대해 우려를 표했다.

그러나 영국 정부는 보건위원회의 비판적인 보고서에 따른 대책으로
아무것도 하지 않았다. 영국의 제약 산업이 관광과 금융에 이어 세 번째
로 수익이 높기 때문일 것이다.[88] 국민 건강에 미치는 제약업계의 불건전
한 영향에 대한 막대한 양의 명백한 증거를 보고도, 정부 당국자들은 국
민 건강에 미치는 업계의 불건전한 영향의 증거가 없다고 발표했다![89]

보건부는 제약업계를 옹호하며 그들의 무역 흑자가 30억 파운드가 넘
는다고 인용했다. 그리고 제약회사 영업사원이 의사에게 양질의 정보를
제공한다고 주장했다. 심지어 항우울제 처방이 늘어나는 것도 옹호했는
데, 이건 절대 옹호할 만한 일이 아니다. 이와 관련해서는 17장에서 설명
하겠다. 과도한 판촉에 대한 의혹은 적절한 규제 장치가 제대로 작동한다
는 주장으로 일축해 버렸다. 벤 골드에이커가 '가짜 해법(fake fix)'이라고
부르는 게 바로 이런 것이다.[90] 문제가 해결됐다고 거짓말을 반복하여 일
반 대중을 안심시키는 것이다.

제약업계의 이윤 추구와 정부의 국민 건강에 대한 책임이 근본적으로
상충한다는 것을 보건부가 이해하고 있는지 직접적으로 질문을 받자, 보
건부는 정부와 제약업계 사이의 '투자자 관계'가 "많은 이득이 되며, 혁
신적인 의약품의 개발을 가능하게 해… 건강 증진에 크게 기여"한다고
답했다. 할 말이 없다. 정부가 이렇듯 완전히 정반대의 태도를 취하고 있
으니, 제약업계에 범죄가 만연하여 들판의 잡초처럼 무성한 것이 놀랍지
도 않다.

1970년 제정된 미국 조직범죄통제법(Organized Crime Control Act)의 핵심은 RICO법(Racketeer Influenced and Corrupt Organizations Act)이다.[91] 모리배짓(racketeering)이란 특정 형태의 범법을 되풀이하는 것으로, 갈취, 사기, 연방 마약법 위반, 뇌물 수수, 착복, 사법 방해, 법률 집행 방해, 증언 방해, 정치적 부정부패를 포함하는 행위이다. 거대 제약회사들은 이 중 대부분을 늘 저지르고 있으므로, 제약회사의 비즈니스 모델은 의심의 여지없이 조직범죄의 기준에 부합한다.

화이자의 전 글로벌 마케팅 부사장은 불법 마케팅에 대한 문제 제기를 회사가 받아들이지 않자 내부고발자가 됐는데,[5] 유사한 견해를 아래와 같이 표했다.[92]

제약회사와 갱단 사이에는 무서울 정도로 유사점이 많다. 갱단의 수입은 터무니없이 많다. 제약회사도 그렇다. 조직범죄의 부작용은 살해와 사망이다. 제약회사의 부작용도 마찬가지다. 갱단은 정치인 등에게 뇌물을 준다. 제약회사도 그렇게 한다.… 차이가 있다면, 제약회사 사람들은 모두, 아니 99퍼센트가, 아무튼 스스로를 법을 준수하는 시민으로, 절대 은행을 털지 않을 선량한 시민으로 여긴다는 점이다.… 그러나 이들이 단체로 모여 이런 기업을 운영하면서 뭔가 이상한 일이 일어나는 것 같다.… 개인으로서는 선량한 시민이 조직의 일원이 되면서 말이다. 마치 전시의 잔학 행위와 비슷하게, 할 수 있을 거라 생각도 해본 적 없는 짓을 한다. 조직에 속하게 되면, 사람은 혼자라면 하지 않을 짓을 할 수 있다. 조직이 개인에게 그런 짓을 해도 괜찮다고 안심시킬 수 있기 때문이다.

어떤 범죄가 사람을 수천 명씩 죽음에 이르게 한다면, 그것은 반인류적 범죄라고 봐야 한다. 무기로 죽이느냐, 약으로 죽이느냐는 우리가 가진 악행에 대한 관념 안에서 아무런 차이가 없다. 그러나 최근까지도 이런 치명적인 범죄에 무사안일주의로 일관했는데, 이제 적어도 미국 내에서는, 변화가 생길지도 모른다. 2010년 미국 법무부는 글락소스미스클라인의 전 부사장을 기소했다.[34]

스캔들이 미디어에 공개됐을 때, 제약회사들의 일반적인 반응 중 하나는 그런 범죄 이후에 자기네 업무 관행이 크게 달라졌다고 주장하는 것이다. 사실은 그렇지 않다. 그들의 범죄는 급격히 증가하고 있다. 퍼블릭시티즌(Public Citizen, 미국 소비자 단체 옮긴이)의 의료조사팀에 따르면, 1991년부터 2010년까지 20년 동안의 범죄 165건에 대한 벌금 200억 달러 중 4분의 3이 최근 5년 사이에 부과됐다.[93] 그 후 갱신한 내용을 보면, 2012년 7월까지 21개월 동안 추가로 100억 달러가 더 부과됐다.[94]

제약회사들과 달리, 의사들은 자신의 환자에게 고의로 해를 입히지는 않는다. 그리고 해를 입히는 경우에도, 우연한 사고든 지식 부족이나 부주의 때문이든, 한 번에 환자 한 사람에게만 해를 입힌다. 그런데 제약회사 중역의 행동은 수천 명 내지 수백만 명에게 해를 입힐 가능성이 있으므로, 그들의 윤리 기준은 의사보다 훨씬 높아야 한다. 데이터를 꼼꼼하고 정직하게 정밀 검토한 후, 가능한 가장 진실한 의약 정보를 제공해야 한다. 하지만 실상은 전혀 그렇지 않다. 기자들이 내게 제약업계의 윤리 기준을 어떻게 생각하느냐고 물으면 나는, 존재하지 않는 것에 대해 생각할 수는 없는 노릇 아니냐라고 농담을 하곤 한다. 제약회사들의 유일한 기준은 돈이다. 회사에 벌어다 주는 돈의 액수가 직원이 얼마나 뛰어난 사람인지를 결정한다. 제약업계에는 정직하고 품위 있는 사람들도 많다. 그러나 꼭대기로 올라간 자들은, 범죄학자 존 브레이스웨이트가 이들 중 다수를 인터뷰한 후 "인정사정없는 악당들"이라고 묘사한 바 있다.[12] 미국에서 거대 제약회사는 범죄 분야에 있어 타 업계의 추종을 불허한다. 제약회사의 심각 또는 약간 심각한 정도의 법규 위반 건수는 다른 분야 회사의 3배 이상이며, 회사 규모를 반영해도 그렇다.[12,61] 또한 거대 제약회사는 해외 뇌물 공여와 부정부패, 불안전한 제약 과정 중의 과실 등에 있어서도 다른 업계보다 많은 기록을 보유하고 있다.[12] 1966년부터 1971년까지 5년 동안 FDA는 1,935종의 의약품을 회수 조치했다. 806종은 오염과 불순물 혼입, 752종은 효능 미달 또는 과다, 377종은 약품설명서를 잘못 첨부한 것이 이유였다.[61]

뇌물 공여는 일상적으로 이루어졌으며, 그 액수도 컸다. 회사의 이해관계에 영향을 미칠 수 있는 거의 모든 사람들에게 뇌물을 줬다. 의사, 병원 경영진, 정부 각료, 보건부 조사관, 관세청 공무원, 조세 사정인, 의약품 등록 공무원, 공장 감독관, 가격 책정 담당관, 정당. 남미에서 보건부 장관 자리는 경쟁이 치열한데, 제약회사로부터 받는 돈으로 거의 예외 없이 부자가 되기 때문이다.[12]

이 장의 도입부에서 나는, 우리가 가끔 하나씩 있는 썩은 사과를 보는 것인지, 아니면, 한 바구니 전체가 거의 다 썩어 버린 것인지 질문했다. 우리가 보는 것은 조직범죄다. 이 업계는 완전히 썩었다.

약으로 득을 보는
환자는 극소수다

처방 받은 대로 매일 열심히 약을 복용하는 많은 환자들이 이 말을 들으면 틀림없이 놀랄 것이다. 그래서 왜 이 말이 맞는지 좀 더 자세히 설명하고자 한다. 우울증을 예로 들어 보겠다.

1차 의료 기관에서 우울증 환자를 6주 동안 항우울제로 치료하면 60퍼센트가 호전된다.[1] 효과가 꽤 좋은 것처럼 보이지만, 진짜 약과 똑같이 생긴 위약(placebo)으로 치료해도 50퍼센트가 호전된다. 대부분의 의사들은 이를 상당한 위약효과로 해석하지만, 그런 해석은 얼토당토않은 소리다. 치료를 전혀 하지 않고, 그냥 6주 후에 환자를 다시 보아도 상당수가 역시 호전된다. 이를 병의 '자연 완화' 또는 '자연 경과'라고 부른다.

이런 문제를 알고 있는 것은 중요하다. 내가 일하는 북유럽코크란센터에서 항우울제에 대한 연구를 실제로 수행하고 있는데, 나는 종종 언론매체를 통해 대부분의 환자들이 항우울제의 치료 효과를 보지 못한다고 설명한다. 그러자 명망 있는 정신과 전문의들이 반론을 제기했다. 약의 효과가 대단하지는 않더라도, 70퍼센트 정도 호전된다고 과장했다. 그들이 '위약효과'라고 틀리게 부르는 '자연 경과' 덕분에.

즉 약을 처방 받은 후 환자가 호전되는 데에는 3가지 주된 요인이 있다. 약의 효과, 위약효과, 질환의 자연 경과. 환자의 위약효과를 연구하려면, 위약 처방군과 비처방군에 환자를 무작위 배정한 임상시험을 살펴봐야 한다. 내 동료 중 한 사람인 아스뵈른 로비아르트손(Asbjørn Hrobjartsson)은 2001년 그러한 임상시험 130건을 확인했는데 대부분은, 주로 위약과 비슷하게 생긴 진짜 약을 처방 받은 제3의 대조군이 있었다. 우리 연구진은, 위약에 큰 효과가 있다는 지배적인 믿음과 달리, 위약이 통증에 기껏해야 작은 효과밖에 없다는 것을 알아내고 놀랐으며, 그 작은 효과조차도 위약 덕분이 아니라 의도적 편향 때문이었을 가능성도 배제할 수 없었다.[2]

여기서 말하는 편향은 아무런 약 처방을 받지 않았다는 사실을 환자에게 숨기지 않을 때 발생한다. 그러면 이런 환자들은 실망하게 되어, 대체로 실제보다 우울이나 통증 같은 증상이 덜 개선됐다고 보고한다. 마찬가지로 위약 처방군 환자들은 증상의 개선을 과장하는 경향이 있는데, 특히 무슨 약을 처방 받았는지 모르지만 위약보다는 나은 약을 처방 받고 싶어 하는 환자들이 포함된 3개 집단으로 이루어진 임상시험에서 그러했다.

우리는 최근의 임상시험으로 연구 결과를 갱신하여, 현재 코크란연합의 체계적 고찰에 60가지 서로 다른 임상 조건을 다룬 임상시험 234건을 포함시켰다.[3] 그 결과, 위약 처방은 대체로 현저한 임상 효과가 없는 듯하고, 위약의 진짜 효과와 편향된 보고 간의 구별이 어렵다는 기존 결론과 다른 점이 없었다.

내가 약의 효과가 아닌 위약의 효과에 대해 많은 이야기를 하는 것이 의아하게 느껴질지도 모르겠다. 하지만 약의 효과라는 것이, 위약 대조 임상시험에서 위약과 비교하여 상대적으로 결정되기 때문이다. 그리고 이중맹검이 의도한 대로 완벽하게 이루어지지 않으면, 평가변수가 기분이나 통증처럼 주관적인 것일 경우 환자들이 보고하는 약의 효과가 과장되리라 예상할 수 있다.

그렇다면 이중맹검이 얼마나 자주 실패하는가? 상당히 빈번하다. 2가지 이유가 있다. 우선 이중맹검 임상시험이라는 것은 처음부터 제대로 눈가림이 이루어지지 않을 수 있다. 예를 들면 항우울제와 진정제의 이중맹검 연구 6건을 수행한 연구자들은, 모든 건에서 위약이 진짜 약과 질감, 색, 두께 같은 물리적 성질이 다르다는 것을 알아차렸다.[4] 두 번째로, 위약이 유효약(active drug, 약리적 활성을 지닌 임상시험 대상 성분. 이하 '시험약' 편집자)과 물리적으로 구별되지 않는 경우라 하더라도, 임상시험이 진행되는 동안 눈가림이 유지되기는 어려운데, 시험약에는 부작용이 있기 때문이다. 예를 들어 항우울제는 입을 마르게 한다.

약의 임상시험에 내재된 이런 문제들 때문에, 임상시험에서 항우울제의 개선율 60퍼센트와 위약의 개선율 50퍼센트 사이의 차이는 사실상 10퍼센트보다 훨씬 작다고 볼 수 있다. 그렇지만 논의의 편의를 위해 일단이런 비율이 진짜라고 가정하고, 그런 결과를 나타내는 임상시험을 구성해 보자(표 4.1).

표 4.1 항우울제를 위약과 비교한 무작위 배정 임상시험의 결과

구분	개선됨	개선되지 않음	전체
시험군(시험약)	121	79	200
대조군(위약)	100	100	200

환자 400명을 2개 군으로 무작위 배정해서, 시험약을 투여한 시험군 200명 중 121명(60.5퍼센트)이 개선되고, 위약군 200명 중 100명(50.0퍼센트)이 개선됐다. 그렇다면 우리는 이 약이 위약보다 효과가 있다고 믿어야 할까, 아니면 이런 차이가 우연히 생겼을 수도 있을까? 이 문제를 이렇게 생각해볼 수 있다. 우리가 이런 임상시험을 여러 번 반복한다고 할 때, 만

약 약이 아무런 효과가 없다고 하면 21명 이상의 환자가 개선되는 경우가 몇 번이나 생길까 하는 것이다.

여기서 통계가 아주 유용하다. 통계검정에서는 P값을 계산하는데, 이는 약이 효과가 없을 때 21명 이상의 차이가 날 확률을 의미한다. 이 경우 P=0.04이다. 의학 논문은 P값으로 가득한데, 전통적으로 P값이 0.05보다 작으면, 그 차이가 통계적으로 유의하다고 하고 우리가 찾아낸 차이가 진짜라고 믿기로 결정한다. P=0.04 라는 것은, 약이 효과가 없다고 했을 때 시험을 반복하여 실행하면, 21명 이상이 차이 나는 경우가 100번 중 고작 4번뿐이라는 뜻이다.

시험약으로 상태가 개선된 환자 수가 너무 적으면, 즉 121명이 아니라 119명이라고 하면, 21명 대신 19명 차이로 별로 달라질 것이 없지만, 이 차이는 더 이상 통계적으로 유의하지 않게 된다(P=0.07).

이것이 시사하는 바는, 어떤 처방이 효과 있다는 '증거'라는 것이 환자 몇 명에 달려 있는 경우가 매우 빈번하다는 뜻이다. 예로 든 것처럼, 400명을 무작위 배정한 경우라 하더라도 말이다. 400명이면, 우울증의 경우 규모가 상당히 큰 임상시험이다. 보통 그다지 심하지 않은 편향으로도 통계적으로 무의미한 결과를 유의미한 결과로 바꿀 수 있다. 때때로 연구자들이나 제약회사에서는 P값이 0.05 이상이면 0.05 미만이 나올 때까지 데이터를 재해석, 재분석한다. 예를 들면 시험약으로 호전된 환자 수를 몇 명 늘리거나, 위약군에서 호전된 경우를 몇 명 줄일 수도 있고, 무작위 배정된 환자 일부를 분석에서 제외할 수도 있다.[5] 이런 건 정직한 과학적 접근법이 아니지만, 5장과 9장에서도 보게 될 텐데, 과학 연구의 진실성에 대한 위반은 매우 흔하게 일어난다.

이러한 연구 부정행위 외에도, 불충분한 눈가림 역시 효과 없는 약을 효과 있다고 믿게 할 수 있다. 눈가림은 환자가 스스로를 평가할 때뿐 아니라, 의사가 환자를 평가할 때도 중요하다. 우울증은 주관적인 항목이 많은 복잡한 측정 방식으로 평가된다. 환자가 어떤 처방을 받았는지, 즉 위약을 복용했는지 시험약을 복용했는지 안다면 의사가 평가를 할 때 영향을 받을 것이 분명하다.

2012년 로비아르트손과 동료들이 다양한 질병에 대한 임상시험들을 분석하여 이를 설득력 있게 보여주었는데, 그 임상시험들 중에는 평가변수에 대해 평가자가 눈가림된 시험도 있었고 그렇지 않은 시험도 있었다. 대부분 주관적 평가변수를 이용하는 그런 임상시험 21건을 검토했더니, 눈가림되지 않은 평가자가 눈가림된 평가자보다 효과를 평균 36퍼센트 과장하는 것으로 나타났다(교차비(odds ratio)로 측정함).[6] 우리가 이용하는 치료제 대부분의 표시 효과가 36퍼센트보다 훨씬 작다는 점을 감안하면, 이는 실로 엄청난 편향이다.

따라서 이중맹검 임상시험에서 눈가림이 제대로 이루어지지 않으면, 약의 효과는 실질적으로 과장될 수 있다. 앞에서 든 항우울제 임상시험의 예에 적용해서 알아보자. 계산이 간단하도록 모든 환자에 대해 이중맹검이 실패했다고 가정해보자. 교차비를 계산하기 위해 숫자를 재배열하여 관례대로 교차비가 낮으면 약에 이로운 효과가 있다는 의미가 되도록 했다(표 4.2).

표 4.2 표 4.1과 같은 결과를 재배열함

구분	개선됨	개선되지 않음	전체
시험군(시험약)	79	121	200
대조군(위약)	100	100	200

유의미한 효과에 대한 교차비는 $(79 \times 100)/(121 \times 100) = 0.65$이다. 여기서 이 효과가 36퍼센트 과장된 것으로 가정하고 진짜 효과를 계산해볼 수 있다. '36퍼센트 편향'은 편향된 교차비와 진짜 교차비 사이의 비율이 0.64라는 의미다. 따라서 진짜 결과는 0.65/0.64, 즉 교차비 1.02이다.

교차비가 1에 가까우므로, 이 항우울제는 효과가 없다는 의미가 된다.

이 예는 물론 지나치게 단순화한 것이다. 이중맹검이 모든 환자에 대해 실패하는 경우는 별로 없다. 그렇다고는 해도 정신이 번쩍 드는 결과라 하겠다. 환자 몇 명에 대해서만 이중맹검이 실패해도 무의미한 결과가 유의미한 것으로 바뀔 수 있다. 실제로 로비아르트손과 동료들은 앞서 말한 연구에서, 눈가림되지 않은 평가자들에 의한 36퍼센트의 치료 효과 과장이, 임상시험 1건당 고작 중간값 3퍼센트의 환자에 대해 임상시험 평가 변수를 잘못 분류하여 생긴 것이라는 사실에 주목했다(위의 예에서 전체 환자 400명 중 12명에 해당한다).

즉 아주 약간만 이중맹검이 실패해도 효과가 전혀 없는 약이 상당히 효과적인 것으로 보일 수 있다.

이 발견이 환자들에게 얼마나 중요한 의미인지는 말할 필요도 없다. 약에는 대체로 눈에 띄는 부작용이 있기 때문에, 위약 대조 임상시험 대부분에서 다수의 환자에게 이중맹검이 실패하리란 것은 의심의 여지가 없다. 죽어가는 사람을 살리기 위해 약을 쓸 때는 이중맹검이 깨져도 상관이 없다. 환자가 살아 있는지 아닌지는 확실하게 구별되는 문제이므로. 그러나 그런 경우는 거의 없다. 대개 우리는 환자가 겪는 증상을 완화하거나 합병증의 위험을 줄이려고 약을 사용한다. 그리고 그 평가변수는 주관적인 것이 대부분이다. 예를 들면 우울이나 정신분열의 정도, 불안, 치매, 통증, 삶의 질, 기능적 능력('일상생활력'이라고도 한다.), 메스꺼움, 불면, 기침, 호흡곤란 같은 것들이다. 환자가 심근경색을 앓은 적이 있는지 여부조차 상당히 주관적일 수 있다(5장 참고).

무작위 배정 임상시험은 가장 믿을 만한 치료제 평가 방식이다. 하지만 우리는 임상시험이 이중맹검이고 주요 결과가 유의미한 P값을 가지면 그 시험에서 나온 것들을 신뢰해야 한다고 너무 쉽게 인정해 버렸다.

이것이 심각한 문제인 이유는, 모든 약에는 해로운 부작용이 있는데 우리가 사용하는 많은 약은 효과가 전혀 없기 때문이다. 따라서 우리는 좋은 의도로 어마어마한 수의 환자들에게 해를 입히고 있다. 무작위 배정 임상시험으로는 어느 약이 효과가 없는지 구별해낼 수 없기 때문이다.

제약회사들이 자기네 약이 그 작용 기전으로 영향을 미칠 것 같은 질병에 대해 효과가 있다고 보여준 다음, 전혀 상관없는 많은 질병에 대해서도 연구를 수행해 역시 효과가 있다고 하는 것이 어째서 가능한지도 이런 맥락에서 쉽게 이해할 수 있다. 눈가림을 하지 않음으로써, 신약을 개발하는 것보다 새로운 적응증을 개발하는 것이 훨씬 쉬워진 것이다.[7,8] 아울러 임상적 관련성(clinical relevance)은 거의 없지만 뛰어난 마케팅 부서가 알아서 만들어내는 상당한 효과를 단순하거나 더 정교한 차원에서 입증하는 것도 쉬워졌다.

내가 다니는 골프 클럽의 옛 회원 한 사람이 내게, 자신이 먹는 치매 약이 효과가 있는지 잘 모르겠다고 말한 적이 있다. 그 사람은 약 복용을 중단해야 하는지 고민하면서 내게 조언을 부탁했다. 나는 어지간해서는 환자들에게 조언하지 않는다. 내가 주치의도 아니고, 질문 받은 분야의 전문가도 아니고, 환자의 병력이나 성향에 대해서도 아는 바가 없기 때문이다. 그런데 그 사람은 약 부작용에다 약값까지 비싸서 괴롭다고도 했다. 치매 약의 효과가 대단한 것도 아닌 데다, 제약회사가 후원한 임상시험을 통해 매우 주관적인 평가변수로 평가된 약이라는 점과, 제약회사 임상시험의 다른 여러 편향을 생각해서, 나는 예외적으로 조언을 했다. 나라면 약을 먹지 않을 거라고 이야기해 주었다. 치매가 상당히 진행된 터라 그 사람이 내 조언을 잊어 버리지 않고 따랐는지는 알 수 없다.

이중맹검이 제대로 실시되지 않으면 의사들은 지금보다 훨씬 더 주의해야 한다. 인내심을 갖고 기다려 봐야 하며, 환자에게 약을 처방하기 전에 한 번 더 생각해야 한다. 약으로 얻고자 하는 것이 무엇인지, 기간도 포함해서 정확히 기록해 두고, 목표가 이루어지지 않으면 잊지 말고 투약을 중단해야 한다.

임상시험의 결과를 액면 그대로 믿기로 한다고 해도, 약으로 도움을 받는 환자들이 얼마나 적은지 알 수 있는 쉬운 방법이 있다. 개선율을 치료 효과 발현 치료증례수(Number Needed to Treat, NNT)로 변환하는 것이다. 치료증례수는 위험차(risk difference)의 역이다. 즉 항우울제를 복용한 환자 60퍼센트가 호전되고, 위약을 복용한 환자 50퍼센트가 호전됐다고 하면 치료증례수는 1/(60%-50%)=10이다.

환자 10명을 항우울제로 치료하면 1명만 효과를 본다는 의미이다. 위약효과가 무시할 수 있을 만큼 작다는 의견을 수용하면,[3] 나머지 9명의 환자가 항우울제를 통해 얻을 수 있는 효과는, 부작용과 비용까지 포함할 경우 더욱 적어진다. 위약이 일반적으로 별로 효과가 없다는 연구 결과를 수용하지 않는다고 해도, 항우울제로 이득을 보는 환자는 여전히 아주 적다. 실제 상황은 이보다 더 나쁘다. 이중맹검이 제대로 안 될 뿐 아니라, 10퍼센트의 차이라고 하는 것도, 주도면밀하게 설계하여 시험약에 반응을 더 잘할 것 같은 유형의 환자들을 모집한 제약회사의 임상시험에서 도출된 결과이기 때문이다(17장 참고).[9] 실제 치료에서는 치료증례수가 10보다 훨씬 높다.

예방 쪽으로 주의를 돌려보면, 즉 질병을 앓고 있는 환자들이 아닌 건강한 사람들의 경우를 보면, 치료증례수는 훨씬 더 높아진다. 스타틴(statin)은 매우 인기 있는 약으로, 혈중 콜레스테롤 수치를 낮추어 준다. 1994년 한 임상시험에서, 심근경색 위험이 높은 환자가 심바스타틴(simvastatin)을 5년 동안 복용하면, 30명당 1명의 사망을 막을 수 있다는 결과가 나왔다.[10] 주목할 만한 결과였지만, 1990년대 심바스타틴은 특허

약품이어서 매우 비쌌다. 그래서 나는, 시험에 참여한 환자들에 대한 설명이 있는, 그 임상시험 보고서의 표1을 살펴보았다. 환자 80퍼센트가 임상시험에 참여하기 전에 심근경색을 경험했지만, 그중 3분의 1만 아스피린 처방을 받고 있었다. 그게 생명을 구하는 길인데도 말이다. 게다가 4분의 1은 흡연자였는데, 모두가 협심증을 앓거나 심근경색 전력이 있었다. 즉 아스피린의 필요성을 담당의들에게 일깨워줌으로써 매우 저렴한 비용으로 많은 생명을 구할 수도 있었던 것이다. 또 금연에 대해 환자들에게 좀 더 이야기할 필요가 있었다. 간단한 대화만으로도 흡연자들에게 영향을 줄 수 있다.[11]

현재 스타틴은 건강한 사람들을 대상으로 맹렬한 마케팅이 펼쳐지고 있다. 제약회사뿐 아니라, 일부 열광적인 의사들도 마케팅에 앞장선다. 그러나 스타틴을 심혈관 질환의 1차 예방으로 사용하여 얻을 수 있는 이득은 매우 적다. 8건의 임상시험에서 나온 데이터를 코크란연합의 체계적 고찰에서 종합해보니, 스타틴은 '모든 원인에 의한 사망률(all-cause mortality, 전 원인 사망률)'을 16퍼센트 낮추는 것으로 나타났다.[12] 상당히 높은 효과인 것처럼 보인다. 이것이 제약회사가 홍보하는 방식이다. 그러나 사실 이런 결과로 예방 효과에 대해 알 수 있는 것은 전혀 없다. 스타틴을 복용하지 않은 집단의 사망률을 알지 못하기 때문이다. 연구자들은 임상시험 참가자(내가 건강한 사람들을 환자라고 부르지 않는 것에 주목하기 바란다. 건강한 사람들은 환자가 아니기 때문이다.) 중 2.8퍼센트가 사망했다고 보고했다. 이 보고서에서 빠진 것은 치료증례수이다. 2.8퍼센트 비율에서 16퍼센트를 제하면 2.35퍼센트이고, 치료증례수는 1/(2.8%-2.35%)=222이다.

이 결과가 무슨 의미인지를 이해하려면, 전체 보고서를 꼼꼼히 읽어봐야만 한다. 참가자들의 평균 연령은 57세였고, 애초에 실제로 그다지 건강하지 않았다. 어떤 임상시험에서는 당뇨, 고혈압 또는 고지혈 환자들만 모집했다. 또 다른 임상시험에서는 여기에 더하여 심혈관 질환 병력이 있는 환자들을 포함했다. 게다가 흡연자의 비율이 10퍼센트 내지 44퍼센트나 됐다. 치료 효과가 나타나는 데 어느 정도 기간이 소요되는지도 알아야 하는데, 대부분의 임상시험이 수년에 걸쳐 실시됐다. 마지막으로, 나는 임상시험이 제약회사의 후원을 받은 것인지, 공공자금에 의한 것인지를 항상 확인했다. 제약회사의 임상시험은 결과가 실망스러우면 절대로 발표되지 않기 때문이다. '모든 원인에 의한 사망률' 데이터를 공개한 임상시험 중 단 하나만이 공공자금 후원을 받았다. 내가 보기에, 보고 논문 저자들도 '논의(Discussion)'에서 이를 확인했는데, '모든 원인에 의한 사망률'이 16퍼센트 감소했다는 건 크게 과장된 것 같다. 예를 들어 공공자금 후원을 받은 대규모 임상시험인 ALLHAT-LLT(심근경색 예방을 위한 항고혈압제 및 지질감소제 임상시험)는 환자 중 10퍼센트 이상이 심혈관 질환 병력이 있는 경우여서 체계적 고찰에 포함되지 않았는데, 사망률의 감소가 나타나지 않았다. 위험비(risk ratio)는 0.99였다(95퍼센트 신뢰구간 0.89~1.11, 진짜 효과는 전체 사망률 11퍼센트 감소와 11퍼센트 증가 사이에 위치하는 값이라는 것을 95퍼센트 확신한다는 의미이다.).

보고 논문 저자들은 스타틴을 1차 예방으로 사용하는 데 있어서 주의할 것을 충고하면서, 일부 임상시험이 효과가 큰 초기에 조기 종료됐으며 평가변수의 선택적 보고가 빈번했다고 지적했다. 또한 유해반응이 전혀 없지 않았을 텐데 많은 임상시험에서 유해반응이 전혀 보고되지 않은 점에도 주목했다. 그런데 안타깝게도, 대부분의 사람들이 읽는 보고서의 일부분인 초록에서는 다른 결과를 보여주고 있다. 초록에는 '모든 원인에 의한 사망률'이 감소했고, 스타틴 처방으로 심각한 위해가 발생하거나 삶의 질에 영향이 미친다는 분명한 증거가 없었으며, 과도한 근육 통증도 없었다고 언급되어 있다.

하지만 이 정보는 신뢰할 만한 것이 아니다. 스타틴은 근육통과 근육 약화를 유발한다. 이쯤에서 또 골프장에서의 일화를 이야기해야겠다. 내

골프 파트너 중 한 사람은 물리학자였는데, 자신이 심근경색을 겪은 적이 있어서 남은 평생 스타틴을 복용해야 한다고 내게 말했다. 그 사람은 그런 상황에 크게 침울해 있었고, 근육통 때문에 18홀을 걷는 것을 힘들어했다. 그 사람은 또 자기가 아는 스타틴 복용자는 모두 근육통이나 근육 약화, 또는 둘 다로 고생한다고 했다. 그는 직접 연구 문헌을 찾아보고 임상시험에서 근육통을 보고한 환자가 거의 없었다는 것에 당혹스러워했다. 그 시점에서 나는 내가 의학 연구자임을 밝혔고, 그 사람은 환자가 경험하는 것과 문헌에 나오는 것이 왜 그렇게 다르냐고 물었다. 나는 제약회사가 얼마나 터무니없이 임상시험을 조작하는지 설명했는데, 특히 약의 위해성과 관련해서는 더욱 그렇다고 말했다. 그 사람은 내 말에 전혀 놀라지 않았다.

사실상 내 골프 파트너의 경험이 무작위 배정 임상시험보다 믿을 만했다. 2012년 나는 활력(energy)과 노작성피로(exertional fatigue)에 스타틴이 미치는 영향에 관한 논문을 발견했다.[13] 그 논문은, 많은 관찰 보고서에 스타틴 복용에 따른 피로와 노작성피로가 언급되어 있으나 이 문제를 다룬 무작위 배정 임상시험은 없다고 하면서, 남성 20퍼센트, 여성 40퍼센트가 활력 저하 또는 노작성피로 악화를 경험한 무작위 배정 임상시험 결과를 보고하고 있다. 콜레스테롤 수치가 어떻든 간에, 대부분의 사람이 남은 평생 스타틴을 복용해야 한다고 열성적으로 주장하는 동료 의사들 중에 이 문제를 언급하는 사람은 본 적이 없다. 사람을 스타틴에 절여야 한다고 말하는 의사들은 스타틴이 효과는 확실하고 부작용은 없다고 주장한다.

많은 약의 임상시험에 있어, 부작용 때문에 이중맹검이 실패하는 근본적인 문제는 비교적 쉽게 해결할 수 있다. 이른바 '활성위약(active placebo)'이란 것을 사용하면 된다. 용어가 다소 오도의 여지가 있는데, 질병에 대한 약리적 활성물질을 함유한다는 의미가 아니라, 시험약과 유사한 부작용을 나타내는 물질이 위약에 들어 있는 것이다. 항우울제와 관련해서 아트로핀(atropine)을 함유한 위약으로 임상시험이 실시된 적이 있다. 아트로핀은 항우울제와 마찬가지로 입 안을 마르게 한다. 예상대로 그런 임상시험에서는 '활성위약'을 사용하지 않은 경우보다 시험약 처방군과 위약 대조군 사이의 차이가 훨씬 작았다.[14]

불충분한 이중맹검으로 일어나는 편향은, 의사들이나 환자들이 언제나 예상되는 행동만 하지는 않기 때문에 더 심해진다. 대개 정신과 의사는 환자 한 명이 임상시험에 등록할 때마다 돈을 받는데, 해밀턴 우울증 평가 척도(Hamilton Depression Rating Scale)의 모든 항목을 환자와 함께 점검하지 않을 가능성이 있다. 시간이 오래 걸리기 때문이다. 대신 환자에게 물어보지 않고 전체적인 인상만으로 항목에 점수를 매기거나 기억에 의존해서 나중에 점수를 매긴다.[9]

일부 환자들은 우울증이 아닌데 우울증 임상시험에 참가한다. 돈 때문이다. 어떤 건강한 사람이 기차에서 만난 의사에게 이렇게 말했다고 한다.[15]

"전 우울증 아니에요.… 임상시험 광고가 있더라고요. 자원하면 하루에 최고 100파운드라는 거예요. 20일이면 2,000파운드잖아요.… 정기적으로 친구들도 만나고 좋죠, 뭐."

아트로핀 임상시험은 오래전에 실시됐으며, '활성위약'은 더 이상 사용되지 않는다. 이유는 뻔하다. 위약 대조 임상시험은 대부분의 제약회사들이 실시하는데, 자기네 약이 효과가 없다는 걸 보여주는 데 관심이 있을 리가 없다. 나는, 임상시험에 반드시 활성위약을 사용해야 할뿐더러 기존 위약을 사용한 임상시험에 근거하여 약을 허가해서는 절대 안 된다고 생각한다. 기대 효과가 크지 않고 평가변수가 주관적인 분야에 대해서라도 그렇게 해야 한다.

제약회사들은 여기에 그치지 않고, 독자적인 연구를 하려는 독립 연구자들에게 활성위약이 아닌 기존 위약을 제공하는 것조차 거부하곤 한다.[16] 덴마크 제약회사 노보노르디스크(Novo Nordisk)가 위약 제공을 거부해서 연구자들은 위약 없이 연구를 진행할 수밖에 없었다. 연구 논문이 발표되자 이런 커다란 허점에 대한 비판을 면치 못했다. 또 다른 사례에서 노보노르디스크는 리라글루타이드(liraglutide, 빅토자(Victoza), 당뇨병 치료제)가 과체중을 줄여주는지 연구하려는 계획을 포기할 것을 연구자들에게 요구하기도 했다. 또한 건선(psoriasis)에 좋을 법한 효능과 관련된 일부 연구를 수정할 것도 요구했다. 노보노르디스크가 빅토자를 과체중 치료제로 허가받으려고 애쓰고 있었기 때문일 것이다. 독립 연구자들이 노보노르디스크가 보고한 것과 다른 결과나 더 많은 유해반응을 찾아낸다면 노보노르디스크에게 불리할 테니까.

제약회사들은 위약 제공에 비협조적인 것으로 비치지 않으려고, 거부하는 대신 위약에 터무니없는 가격을 부르기도 한다. 위약을 제조하는 데 드는 비용은 0에 가까운데도. 그런 초과 금액에 대해 학술 연구자들이 공공자금에서 연구비를 지원 받기가 불가능함을 알고 그러는 것이다. 한번은 세계 최대의 제약회사가 위약 값으로 4만 유로를 부른 적도 있다. 의욕적인 임상시험 계획을 좌절시키기에 충분한 액수다.

그러니 이것을 유념하라. '의사와 환자는 임상시험으로 제약회사를 돕지만, 제약회사는 임상시험으로 의사와 환자를 돕지 않는다.' 이런 비대칭은 비윤리적이다. 제국주의의 식민지 착취가 비윤리적인 것과 마찬가지다. 제약회사가 독립 연구자에게 위약을 저가에, 즉 제조 원가에 공급하는 것을, 제품 출시에 따르는 조건으로 의무화해야 한다.

제약회사들은 자기네 이익에 위협이 되는 중요한 연구를 여러 방법으로 중단시킬 수 있다. 시프로플록사신(Ciprofloxacin)은 항생제로, 내성이 생기기 쉽다. 2000년 항생제 내성에 대한 연구를 하던 한 미생물학자가 바이엘에 [첨가 물질이 들어가지 않은] 순수한 시프로플록사신을 요청하자, 바이엘은 자신들의 서면 허가 없이는 연구 논문을 발표하지 않는다고 명시한 서류에 서명할 것을 요구했다. 미생물학자는 유럽위원회에 이런 사실을 알렸지만, 위원회에서 할 수 있는 일은 '이러한 유형의 연구가 공익에 기여할 가능성'을 업체들에게 상기시키는 것뿐이라는 답변이 돌아왔다.[17] 이런 상황을 용납해서는 안 된다. 순수 약물(pure drug) 역시 제약회사가 독립 연구자들에게 제조 원가에 공급하도록 의무화해야 한다. 순수 약물 견본을 무상 제공하거나 판매하라는 요청을 제약회사에서 딱잘라 거절했다는 이야기를 한두 번 들은 게 아니다.

5장

사회적 계약을 저버린
임상시험

임상시험이 상업적인 것이 되어 사리사욕이 공공의 이익보다 앞서고 욕망
이 과학을 압도하면, 의학 진보를 위해 인체를 연구 대상으로 삼는 것을 허락
한 사회적 계약이 깨진다.

— 조너선 퀵(Jonathan Quick, WHO 필수의약품정책국장)[1]

연구자와 환자 사이의 사회적 계약은 WHO 국장이 2002년에 위와 같
은 경고를 하기 훨씬 전에 이미 깨졌다. 유행병학자 얀 판덴브라우커(Jan
Vandenbroucke)는 제약회사가 후원한 임상시험이 왜 연구가 아니라 마케
팅인지를 다음과 같이 설명했다.[2]

일반적인 임상 연구나 유행병학 연구에서는 다른 연구자들이 해당 연구를
반복 수행한다. 다른 설정과 다른 방법을 이용하면서 편향이나 결함 그리고
그 해결책을 찾고, 편향이 해결됐는지 아닌지 끝없이 논쟁한다. 이것이 열린
과학 토론과 비판의 정수이며, 이것만이 진보에 이르는 확실한 길이다. 하지

만 의약품에 대해서는 더 이상 이것이 가능하지 않다. 제약회사가 자사의 제품에 대한 연구를 독점하여 오로지 편파적인 연구만 이루어지고, 다른 쪽에서 접근한 연구를 통해 의문을 제기하는 것이 불가능하기 때문이다. 더구나 이런 편파성조차 공개된 기록에서는, 즉 발표된 논문에서는 볼 수가 없다. 공개적인 논의가 가능하지 않으면 과학은 더 이상 존재하지 않는다.… 의약품 규제당국에 제출된 모든 데이터는 일반에 공개되어야 한다. 발표된 논문에 실린 데이터와 다르기 때문이다. 임상 연구가 독립적인 기금으로 후원된다면 더욱 좋을 것이다.

과학철학자 칼 포퍼(Karl Popper) 역시 같은 결론을 내릴 것이다.[3] 『열린 사회와 그 적들(*The Open Society and Its Enemies*)』에서 포퍼는 전체주의의 닫힌 사회를 융통성 없이 고정된 상태로, 표현의 자유와 주요 문제에 대한 토론을 무자비하게 억압하는 곳으로 묘사했다.

내가 제약회사에 대한 불편한 진실을 학술지에 발표하려고 할 때마다 거의 매번 학술지의 변호사를 거쳐야 했다. 내가 한 말이 다 맞고 남들보다 먼저 말했다는 것을 문서로 모두 증명한 후에도, 종종 중요한 부분이 삭제되거나, 소송이 제기될지 모른다는 두려움 외에는 별다른 이유 없이 논문이 거절당하곤 했다. 이것이 내가 이 책을 쓰기로 한 이유 중 하나이다. 책을 쓸 때는 훨씬 자유롭다는 걸 알았다.

포퍼는 제약회사를 열린 사회의 적으로 보았을 것이다.[3] 엄정한 과학은 스스로 조작될 위험을 극복해야 하며, 이런 과정은 과학적 이해를 저해하려는 자들, 이를테면 자사의 약에서 위해성을 밝혀내는 사람들을 위협하는 제약회사들로부터 보호되어야 한다(19장 참고). 특정한 가설을 관철시키기 위해 의도적으로 수정하는 것, 예를 들면 후원사에서 결과를 본 후에 측정된 평가변수나 분석 계획을 말없이 바꾼다든지, 또는 임상시험을 반박이 여의치 않도록 설계하는 것은 가설을 사이비과학의 영역에 두

는 짓이다.[3]

보건의료계에서 열린 민주주의 사회는 기업들의 과두정치로 변했다. 이런 기업들의 이익 단체는 업계의 이윤 추구를 도모하여 공공정책을 좌지우지한다. 여기엔 약화된 규제당국의 정책도 한몫한다. 정부는 제약업계를 통제하는 데 실패했다. 제약업계의 영향력은 점점 강해지다 못해 전능할 지경이다. 또한 정부는 과학적 객관성과 학문적 탐구심을 상업적인 세력으로부터 보호하는 데도 실패했다.

20세기 전반(前半)에는 판매 허가가 나기 전에 이루어지는 신약 연구가 매우 부실했다. 치료 효과나 예방 효과가 있다는 것을 보여줄 필요도 없었다. 가장 중요하게 본 것은 지나치게 유해한지 아닌지 정도였고, 그조차도 제대로 조사하지 않았다. 그 결과, 약물로 인한 수많은 재앙이 발생하기 시작했고, 많은 사람들이 다치고 죽은 후에야 위험한 약물이 시장에서 회수됐다.

탈리도마이드(thalidomide) 참사는 의약품 규제에 있어서 분수령이 된 사건이다. 이 약은 독일 제약회사 그뤼넨탈(Grünenthal)에서 생산한 것으로, 입덧을 포함한 광범위한 적응증에 대해 마케팅이 이루어졌는데, 임신한 동물을 대상으로 적절한 검증을 거치지 않았다.[4] 얼마 지나지 않아, 아이들이 극히 희귀한 바다표범손발증(phocomelia, 팔다리짧은증)이 생겨 팔이나 다리가 없이 태어났다는 첫 번째 보고가 그뤼넨탈에 접수됐다. 그뤼넨탈이 이를 무시하고 아무런 조치를 취하지 않는 사이, 보고는 계속해서 밀려들었다. 환자보다 이익을 앞세운 전형적인 사례이다. 아이들의 기형이 얼마나 심한지, 그런 아이들이 얼마나 많은지는 상관없었다. 제약회사는 그저 그런 보고를 어떻게든 비밀로 숨기기만 하면 됐다.

미국에서는 FDA의 예리한 과학자가 그 약에 우려를 표하면서 허가를 거부했다. 그 과학자가 올곧은 고집을 부린 덕에 탈리도마이드는 미국 시장에 진출하지 못했지만, 미국 국민들이 완전히 안전했던 건 아니다. 허가를 받지 못했음에도 그뤼넨탈에서 미국 전역에 약 견본을 배포했던 것이다. 탈리도마이드는 1962년 전 세계에서 판매가 중지됐다. 이 사태로보다 광범위한 동물실험에 대한 요구가 일었고, 신약은 무작위 배정 임상시험을 통해 효능을 입증하는 것이 의무화됐다. 이런 요구는 신약의 효능과 안전성에 중요한 영향을 주었다. 환자들은 이제 의사가 처방한 약이 자신에게 이롭다고 더 확신할 수 있었다. 그러나 제대로 검증하지 않았던약의 재고가 엄청났으며, 여전히 널리 사용됐다. 수십 년이 지나서야 이런 약이 대부분 사라졌는데, 아직도 일부는 우리 곁에 남아 있다. 효과가 있는지 없는지, 어떤 유해한 작용이 있는지 없는지 모르는 채로.

FDA는 새로운 권한들을 갖게 됐지만 제약회사들이 놀랄 일은 아무것도 하지 않았다. FDA가 한 일은 약의 분류를 바꾸고, 판촉용 자료에 다음 문장을 조그맣게 인쇄하라고 제약회사에 요구한 게 전부였다.

"식품의약국은 이 제품이 '효과가 있을 것(possibly effective)'으로 판단했다."

이런 옛날 약은 효과가 없을 거라고 말하는 것이 사람들의 눈을 속이지 않는 더 정직한 표현이다. 약유행병학자(drug epidemiologist) 제리 에이번(Jerry Avorn)은 위 문장이 사실은 이런 뜻이라고 설명했다.[5]

> 지구상 어디에도 이 약이 인간이나 짐승에게 어떤 용도로든 필요하다는 확고한 증거는 눈곱만큼도 없지만, 제약회사는 그걸 알아볼 시간을 몇 년 더 버는 데 성공했으며, 우리에겐 그 참을 수 없을 만큼 길고 질질 끄는 과정이 끝나기 전에 이 약을 시장에서 퇴출시킬 정치적 영향력이 없다.

무작위 배정 임상시험을 요구하는 주 목적은 필요 없는 약이 시장에 들어오는 것을 확실하게 막기 위함이었다. 그러나 규제당국의 요구 조건에는 문제가 있었고, 50년이 지난 지금도 그대로다. 어떤 약이 효과가 있다는 걸 입증하는 데는 위약 대조 임상시험 2건에서 통계적으로 유의한 효과가 발견되기만 하면 된다. 앞서 3장에서 설명했듯이 이런 조건은 아무런 이로운 효과가 없는 약에서도 종종 충족이 가능하다.

제약회사들은 규정대로 하는 것처럼 보인다. 임상시험관리기준(Good Clinical Practice)을 포함한 무작위 배정 임상시험에 대한 요구 사항을 준수하는 것처럼 보인다. 예를 들면 적합한 무작위 배정법을 사용하고, 이중 맹검을 실시하고, 보고되는 결과가 정확한 것인지 확인하기 위해 임상시험 현장을 점검한다.

하지만 제약회사는 셀 수 없이 많은 방법으로 임상시험을 조작하여 결과가 영업에 유리하도록 만들 수 있다. 정직한 과학적 접근으로 어떤 결과가 나오는가는 중요하지 않다. 이러한 조작은 너무도 흔하고 심각해서, 내 동료 중 한 사람은 제약회사의 임상시험 보고서는 제품 광고로 봐야 한다고 말했다. 나는 담담하게 제약회사의 임상시험은 광고에 대한 유럽연합의 요구 사항조차 충족하지 못한다고 말해주었다.[6]

"의약품 광고는 제품의 특성을 과장 없이 객관적으로 제시하여 제품의 합리적인 사용을 독려하는 것이 아닌 경우 게시할 수 없다."

제약회사가 결과를 조작하는 건 놀라운 일이 아니다. 정직한 데이터 분석과 정직하다고 할 수 없는 분석의 차이는 세계 시장에서 수십억 유로의 가치에 해당할 수 있다(14장 CLASS 연구 참고). 그러므로 제약회사가 자사의 제품에 대해 사심 없이, 신약이 위약이나 훨씬 싼 대체 약보다 나은 점이 있는지 알아내려는 목적으로 연구를 수행하기를 기대하는 것은 순진한 생각이다. 제약회사에 그런 목적이 정말로 있다면, 자사의 약을 '활성 위약'과 비교하는 부담을 감내할 것이고, 독립 연구자들의 임상시험도 허용할 것이다.

'최고'의 약들은 그저 최고로 파렴치하게 편향된 데이터를 제시한 것일 수 있다. 편향은 대개 임상시험 설계 단계에서 이미 시작되며, 만약 독립적인 의사가 설계에 의문을 제기하면 제약회사와의 계약이 취소될뿐더러 다른 제약회사들 사이에서도 '협조적'이지 않다는 부정적인 평판을 얻을 수 있다.[7]

우리가 편향된 결과에 대항할 수 있는 최고의 안전장치는 임상시험 중앙심의위원회(central adjudication committee)를 조직해 이중맹검 상태에서 약의 유해반응이 일어나는지 여부를 살피는 것이다. 그렇지만 그런 위원회에 후원사가 편향되고 선택적인 정보를 제공한다면, 결국 기만적인 임상시험에 허가 도장을 찍어주게 될 것이다. 이런 일이 주요 심혈관 임상시험 3건에서 발생한 것 같다. 3건 모두 제약회사들이 선호하는 학술지인 《뉴잉글랜드의학저널》에 발표됐다.[8-10] 그런데 독립 연구자들이 《뉴잉글랜드의학저널》에 발표된 논문에서 중앙심의위원회가 보고한 심근경색 발생 횟수를, FDA에 보고된 동일한 임상시험에 나타난 횟수와 비교했다.[11] 그랬더니 3건 모두에서, 발표된 내용들이 오도성이 심할뿐더러 대조약보다 후원사의 약에 유리하게 되어 있음이 밝혀졌다.

이 3건은 다이이치산쿄(Daiichi Sankyo, 第一三共)와 일라이릴리의 프라수그렐(prasugrel) 임상시험 TRITON,[8] 글라소스미스클라인의 로시글리타존 임상시험 RECORD,[9] 아스트라제네카의 티카그렐로(ticagrelor) 임상시험 PLATO[10]이다. 각각의 임상시험에 대한 FDA 기록과 비교해보면, 중앙심의위원회는 TRITON 임상시험과 PLATO 임상시험에서 후원사의 약과 대조약 사이의 심근경색 발생 횟수 차이를 두 배 이상으로 보고했다. TRITON 임상시험의 경우 후원사 약은 72회였고 대조약은 145회였으며, PLATO 임상시험의 경우 후원사 약은 44회였고 대조약은 89회였다. 한편 RECORD 임상시험에서도 후원사 약에 유리하게 심근경색 발생 횟수가 24에서 8로 줄어들었다.[11]

이 차이는 실로 엄청난 것이다. PLATO 임상시험에서의 차이가 우연히 일어날 확률은 너무도 작아서, 이 임상시험을 5조 번 시행하면 겨우 한 번 발생할 수 있고,[11] 200억 년에 한 번 정도 일어날 수 있다. 200억 년이면 우주의 나이보다 많다. TRITON 임상시험에서는 심근경색의 정의가 임상시험 종반으로 갈수록 두루뭉술해지더니, 대조군의 심근경색 발생률이 난데 없이 10퍼센트까지 상승했다. 역시 매우 미심쩍은 일이다. 결국에는 FDA의 과학자가 RECORD 임상시험에서 유해반응 심의에 심각한 오류가 있었음을 밝혀냈다(16장 참고).

그리 멀지 않은 과거에, 상황이 오히려 나았었다. 당시에는 독립적인 임상 학술 연구자들이 임상시험을 설계하고 환자를 모집하고 데이터를 해석하는 데 핵심 역할을 했다.[12] 25년 전 나는 에이즈 임상시험 북유럽조정실(Nordic Coordination Office)의 책임을 맡았는데, 북유럽의학연구위원회(Nordic Medical Research Council)로부터 후원을 받아 임상시험을 수행했다.[13] 그러고 나서 우리는 한 제약회사와, 그 회사 제품으로 후원을 받아 임상시험을 실시하는 것에 대해 협상을 벌였다. 회사 측 대표들과 세계 각국에서 모인 학술 연구자들 간의 회의에서, 나는 임상시험 프로토콜을 바꾸자고 제안했다. 약이 환자의 삶의 질에 미치는 명백히 부정적인 영향을 밝힘으로써 환자에게 이득이 되도록 하자고 했다. 그러자 호주의 한 대학 교수가 내 제안이 회사의 이익에 최선이 아니라고 말해서 나는 깜짝 놀랐다. 임상시험에 환자를 등록할 학술 연구자가 그렇게 행동한 것에 너무나 당황한 나머지 지금도 그의 이름을 기억한다. 데이비드 쿠퍼(David Cooper). 휴식 시간에 나는 쿠퍼가 환자보다 이익을 우선시하는 것에 나만큼이나 질겁한 동료들 몇몇과 이야기를 나누었는데, 한 사람이 쿠퍼가 그 제약회사로부터 '자문료' 명목으로 받는 돈의 액수을 추측해서 알려주었다.

결국 우리는 북유럽에서만 또 다른 대규모 에이즈 임상시험을 수행하는 것으로 결론을 냈다. 우리의 학문적 자유가 돈으로 살 수 있는 것이 아니라는 사실을 존중한 제약회사 브리스톨마이어스스퀴브가 연구비를 후원하기로 했다. 그래서 우리가 직접 임상시험의 모든 것을 다 했다. 프로토콜을 설계하고, 임상시험을 감시하고, 결과를 분석하고, 발표할 보고서를 작성한 후, 코네티컷에 있는 브리스톨마이어스스퀴브 본사를 방문해 연구 결과를 전달했다.[14] 브리스톨마이어스스퀴브는 우리가 진행한 과정 어디에도 끼어들지 않았다. 내가 생각하기에 이상적인 방식으로 제약회사와 협업이 이루어진 드문 예였다.

오늘날 학술 연구자들은 임상시험 설계에 거의 또는 전혀 참여하지 않으며, 원자료(raw data)에 접근이 불가능하고, 자료 해석에도 제한적으로만 참여한다.[12] 이오시프 스탈린의 말을 빌리자면, "투표하는 사람은 아무것도 결정하지 못하고, 개표하는 사람이 모든 것을 결정한다." 제약회사는 마케팅 목적으로 임상시험을 장악함으로써 임상 연구를 엉터리 헛수고로 만들고, 이 강력한 도구를 악용하고, 임상시험에 자원하는 환자들의 신뢰와 이타심을 저버린다.[12]

나와 동료들은 학문적 자유의 결핍과, 과학적 탐구의 정직성 결여에 대해 조사했다. 1994년부터 1995년까지 코펜하겐에서 연구윤리위원회의 승인을 받은 제약회사 후원 임상시험은 44건이었고, 이 임상시험들은 이후 실시되고 발표됐다. 제약회사가 후원한 그 임상시험 44건 중 22건의 프로토콜에는, 데이터 소유권이 후원사에 있다거나 보고서 원고가 후원사의 승인을 거쳐야 한다는 조항이 있었으며, 둘 다 포함된 경우도 있었다.[15] 그러나 연구자들이 학문적 자유를 억압당한 채 임상시험에 참여했을 뿐만 아니라 결과나 해석이 후원사에 기껍지 않으면 발표되지 않을 수도 있다는 조건을 받아들인 사실을 언급한 임상시험 보고서는 44건 중 단 한 건도 없었다.

이런 조사 결과를 《미국의학협회저널》에 제출하자, 이것들은 오래된 임상시험이고 지금은 훨씬 개선됐다는 제약업계의 통상적인 변명이 돌아왔다. 그래서 우리는《미국의학협회저널》편집자와 협의해서 2004년 이후 진행 중인 연구의 프로토콜을 표본조사했다. 제약업계의 관행은 개선되지 않았다. 더 악화됐다. 새로운 프로토콜 44건 중 27건에 데이터 소유권 또는 발표 권한이 언급되어 있었다. 1994~1995년과 유사한 수준이었으며, 이제 제약회사들은 자기들이 하는 짓을 숨기려고 애쓰는 것처럼 보였다. 13건의 프로토콜에는 발표와 관련 있는 별도의 약정이 언급되어 있었다. 1994~1995년에는 한 건도 이런 경우가 없었으며, 연구윤리위원회에 제출된 문서에서는 이런 비밀 약정을 전혀 찾아볼 수 없었다.

보안 문제라는 명분 때문에, 우리가 새로운 프로토콜에서 볼 수 있는 것은 발표 권한을 언급한 페이지들뿐이었다. 오래된 프로토콜은 전체를 볼 수 있었는데, 임상시험 통제권이 후원사에 있는 것이 명백했다. 16건의 프로토콜에 명시된 바에 따르면, 중간 분석이나 데이터 및 안전성 감시 위원회에 참여하는 방식 등으로 후원사는 누적되는 데이터에 접근할 수 있었다. 후원사의 이런 접근을 임상시험 보고서에 밝힌 경우는 한 건뿐이었다. 또 다른 16건의 프로토콜에는 후원사가 임상시험을 어느 시점이든, 어떤 이유로든 중단할 수 있다고 명시되어 있었는데, 발표된 임상시험 보고서에는 이에 대한 언급이 없었다. 이 임상시험들 중 32건(73퍼센트)에서 후원사는 진행 중인 임상시험에 사실상 통제권을 행사했다. 후원사가 누적되는 데이터를 자꾸 들여다보면, 임상시험이 후원사의 입맛에 맞을 때 중단될 위험이 있다. 조기에 종료된 것으로 보고된 임상시험은, 조기에 종료되지 않은 동일 치료제의 임상시험에 비해 치료 효과가 39퍼센트나 과장됐다.[16]

프로토콜과 발표된 보고서 어디에도, 연구자들이 임상시험에서 나온 데이터 전체에 접근권이 있다거나, 후원사의 승인 없이 발표 결정을 내릴 최종 권한이 있다는 언급은 없었다.

이러한 조사 결과는 너무나 우려스럽다. 조사한 프로토콜 가운데 절반은 후원사가 발표를 거부할 권리가 있었고, 나머지 대부분에서는 실질적, 법적 제재를 강구할 수 있었다. 미국 의과대학을 대상으로 실시한 설문 조사[17,18]를 보면, 대학이 임상시험 설계, 데이터 열람, 발표 권한에 관한 학술지 편집 지침을 따르지 않는, 제약회사가 후원하는 연구에 빈번하게 참여하는 것으로 나타났다.[19]

2005년에 실시된 조사 결과는 특히 충격적이다. 의과대학의 80퍼센트가 데이터 소유권을 후원사에 부여하는 다기관(multicentre) 임상시험 계약에 동의할 의사가 있었고, 50퍼센트는 발표용 결과를 후원사가 작성하고 연구자들은 원고를 검토하여 수정 제안을 하는 방식에 동의할 의사가 있었다.[18] 데이터 소유권은 어려운 문제다. 25퍼센트는 이 문제에 대한 협상이 무척 힘들었다고 답했다.

계약서에 서명을 한 다음에도, 의과대학의 82퍼센트는 계약 기간 5년 동안 어려움을 겪었다. 한 사례에서는 후원사가 최종 연구비 지급을 거절했는데, 결과가 마음에 들지 않았기 때문이다!

설문 조사를 실시한 연구자들은 임상시험 계약서를 직접 조사할 수 없었는데, 대개 후원사들이 연구 기관에 계약서의 기밀 유지를 요구했기 때문이다. 그러므로 문제의 정도가 저평가됐을 가능성이 높다. 자신이 속한 연구 기관이 수상쩍기 그지없는 행위를 허용했다는 사실을, 녹음되는 전화 인터뷰에서 인정하는 건 불편한 노릇이니까. 그럼에도 행정 담당자의 69퍼센트는 연구 기금 유치 경쟁이 계약 조건에 타협하는 압력으로 작용했다고 고백했다.

이 조사를 보면 미국에서 학술적 의약품 연구가 제약회사에 의해 거의 완전히 부패해 버렸다는 것을 알 수 있다. 제약회사는 여러 학술 기관 사이에서 쇼핑하듯, 거북한 이의 제기를 하지 않을 곳을 고른다. 미국의과대학협회(Association of American Medical Colleges)는 회의를 열어 제약회사 임원들과 표준 계약 조건 설정 가능성을 타진해 보려 했으나, 제약회

사 임원들이 완강히 거부해 결국 논의가 무산됐다.[19]

이런 부정부패의 결과로 나타난 예가 있다. 2003년 FDA는 '선택적 세로토닌 재흡수 억제제(SSRI)'의 소아 및 청소년 사용에 대한 미발표 연구 자료를 검토하고 있었다. 약이 자살 위험을 높이는지 알아보려고 했다. 이 계통의 약들에 대해 긍정적인 결과를 발표한 의과대학 연구자들은 안절부절못했으며 2004년 1월에 약효를 변호하면서 자살 행동 증가의 증거를 반박하는 보고서를 내놓았다. 그러나 FDA는 이후에 자살 행동 증가 위험이 존재한다고 결론을 내렸다(18장 참고). 의과대학의 연구자들은 자신들이 생성한 데이터에 접근하기 위해 제약회사들에 자료 열람을 요청했는데, 일부 제약회사들은 데이터를 넘겨줄 수 없다고 했다. 하지만 그들의 결정에 이의를 제기할 수 없었다. 의과대학이 임상시험 실시에 동의하면서 제약회사가 데이터를 비밀로 하는 조건이 달린 계약서에 서명했기 때문이다.[19]

미국제약협회의 자체 규정에 따르면, 후원사는 연구 데이터베이스를 소유하며,

> 누가 데이터베이스에 접근할 수 있는지 결정할 재량권이 있고… 후원사는 연구 결과를 요약하여 연구자들에게 제공한다. 또한 다기관 임상시험에 참여하는 연구자는 연구 전체에 관한 통계표, 도해, 보고서를 후원사의 시설이나 기타 상호 합의한 장소에서 열람할 수 있다.[20]

제약회사의 임상시험에서 나온 모든 자료를 본 사람이 이 세상에서 제약회사 직원들뿐이라는 사실이 무섭지 않은가? 나는 무섭다.

만약 이런 모든 사전 조치에도 불구하고 예상치 못하게 경쟁사의 약이 낫다는 결과가 나오면, 가장 쉬운 방법은 해당 임상시험을 묻어 버리는 것이다. 한 제약회사 내부자의 말에 따르면, 이런 곤란한 상황이 닥치자

무척이나 안타깝게도 제약회사는 무작위 배정을 엉망으로 만들었고, 그래서 비교 중이던 두 항암제 가운데 어느 것이 어느 환자에게 투여됐는지 알 수 없게 됐다. 연구자들은 그저 그렇게 됐다는 통보만 받았다. 연구 발표에 대한 논의는 시작할 필요도 없게 된 것이다.

상황은 실제로 악화되고 있다. 1980년 미국에서 생의학 연구의 32퍼센트를 제약회사들이 후원했는데, 2000년에는 62퍼센트로 늘었다.[21] 현재 임상시험 대부분을 제약회사들이 후원하고 있다. 유럽연합과 미국에서 모두 그렇다.[18,22] 반면, 제약회사의 연구 사업이 대학 의료 기관에 의뢰되는 비율은 급격하게 감소했다. 1994년에 63퍼센트이던 것이, 2004년에 26퍼센트가 됐다.[20] 지금은 주로 '임상시험수탁기관(contract research organisation, CRO)'이라는 비공개 기업에서 임상시험을 실시하며, 그들 중 일부는 마케팅과 광고를 함께 진행하기도 한다. 이것은 제약회사들의 임상시험이 마케팅 술책에 지나지 않는다는 것을 보여주는 또 하나의 증거이다.

대학 의료 기관들은 이러한 임상시험수탁기관과 경쟁하기 위해 임상시험 전담실을 설치하고, 대놓고 제약회사의 환심을 사기 위해 임상 의료진의 서비스와 환자 접근이 용이한 점을 내세운다.[23] 즉 학술 기관들이 학문의 진실성이 부패하는 것에 대항해 싸우기는커녕 윤리의 밑바닥을 향한 경주에 뛰어든 탓에, 외부인이 임상시험 데이터를 볼 기회가 점점 줄어들고 있다.

의사들은 자신이 더 이상 임상 연구의 동등한 협력자가 아니라는 사실을 받아들였다. 그저 임상시험에 환자들을 공급해 주고, 그 대가로 발표되는 논문에 이름을 올리고, 여러 혜택을 누리고, 무엇보다 다른 연구에 쓰이거나 개인 살림에 보탬이 될 수도 있는 경제적 지원을 받는다. 전문의들은 임상시험에 환자 한 명을 등록하고 4만 2000달러까지 받을 수 있다는 것이, 미국 보건복지부의 「임상시험 피험자 모집: 제약회사가 후원하는 임상 연구의 강압성」이라는 제목의 보고서에 나타나 있다.[24] 그런 막대한 금액의 돈이 달려 있으니, 환자에게 임상시험 참여를 강요하지 않으리라 믿기는 어려운 노릇이다.

1975년 내가 제약회사에서 일을 시작했을 때는, 직원들 사이에 아직 의사에 대한 존경심이 꽤 있었고, 해서는 안 되는 일에 대한 기준도 존재했다. 회사 연구자들에게도 합당한 수준의 학문적 자유가 보장됐고, 임상시험 부서에서 일하는 것이 마케팅 부서에서 일하는 것보다 가치 있는 일이라는 인식이 있었다.

하지만 1980년대 들어 분위기가 급속히 바뀌었다. 마케팅을 담당하는 사람들의 목청이 더 커졌고, 더 공격적으로 변했다. 내부적으로도 그랬고 의사들한테도 그랬다. 그리고 임상시험은 마케팅 영역으로 통합됐다. 과학이나 의학을 거의 또는 전혀 모르는 신식 영업관리자나 영업사원들이 (냉장고 또는 자동차 영업자, 하급 군인 같은 경력을 가진 이들도 있었다.) 연구 책임자 자리를 꿰차고 임상시험뿐 아니라 기초연구까지 관리하게 되면서 신약 개발에 처참한 결과를 초래했다. 한 제약회사 내부자에 따르면, 헤르페스 약 아시클로비르(acyclovir), 에이즈 약 지도부딘(zidovudine), 위궤양 약 시메티딘(cimetidine) 같은 매우 유용한 약들이, 영업관리자들이 그 수요에 대한 식견이 없어 시장에 나오지 못할 뻔했다.[25] 합병의 광풍은 일정표와 업무흐름도(flowchart)와 의사결정계통도(decision tree)로 이루어진 (과학자들의 일하는 방식과는 전혀 다른) 딱딱하고 관료적인 기업 문화를 만들어냈고, '대박' 제품에 대한 광적인 집착 때문에 관심의 초점이 신약에서 유사약 (me-too drug)으로 옮겨갔다.

스웨덴 의학계의 원로인 심장병 전문의 라르스 베르셰(Lars Werkö)의 자서전에도 비슷한 이야기가 있다. 베르셰는 아스트라에서 수년간 뛰어난 성과를 올려 제약 부문의 책임자가 됐다. 그런데 영업사원 출신의 최고경영자가 나타나자 회사의 질이 떨어졌고, 회사는 기침약과 여타 특판용 제품에 집중하기 시작했다. 심근경색이나 뇌졸중으로 죽는 사람들을 살리는 대신에 말이다.[26] 베르셰는 의학 연구에 대해 거의 아무것도 모르는 최고경영자가 연구에 관해 내놓은 제안이 그릇된 가정에 기초하고 있다고 몇 차례 지적했다가 이사회에서 쫓겨났다. 베르셰는 자서전에서 설명하기를, 과학적 사실을 방법론적으로 입증하는 것은 어렵고 시간이 걸리는 일이니, 중요한 것은 아이디어를 이해시켜 적절한 지원을 얻어내는 것이라고 했다. 학문의 세계에서는 토론을 할 수 있고, 자기 주관을 설명할 수 있고, 다른 사람으로부터 비판을 받더라도(대체로 그렇다) 자신의 사례를 논증할 수 있다. 하지만 이런 종류의 일이 아스트라의 이사회에서는 상상조차 할 수 없는 것이었다. 거기선 회의 시작 전에 이미 결정이 내려졌다. 과학적 사실이나 결정에 명백한 오류가 있어도, 이의 제기는 환영받지 못했다. 체면을 지키는 게 더 중요했다.

나는 베르셰를 안다. 베르셰는 내가 1993년 북유럽코크란센터를 설립할 때 자문위원 위촉 제안을 받아들였다. 베르셰의 책에서 이런 일들을 접하니 실망이 너무나 크다. 과거에는 정말로 환자를 도우려고, 꿈과 이상을 지닌 과학자들이 제약회사를 설립하기도 했다. 예를 들어 조지 머크(George Merck)는 1950년 어느 연설에서 머크 사(社)는 약이 사람들을 위한 것임을, 이윤을 위한 것이 아님을 절대로 잊지 말아야 한다고 말했다.

과학은 서서히 자취를 감추어 마케팅으로 바뀌었고, 대학 교수들은 판촉자(promoter)가 되어 버렸으며, 일부 제약회사 과학자들은 자신들이 관여한 임상 연구에 넌더리를 냈지만[27] 할 수 있는 게 아무것도 없었다. 올바른 방식은 영영 사라지고, 탐욕이 다른 모든 것을 누르고 표준이 됐다. 제약회사의 판매 제품당 수익은 언제나 타 업계보다 훨씬 높았다. 예를 들어 1960년의 수익률을 비교해 보면, 제약회사는 11퍼센트였고 거대 제약회사를 포함한 포춘 500 기업 전체는 6퍼센트였다.[28] 그런데 1980년대가 되면서 영업자들이 득세하게 되자, 제약회사의 수익률이 급등하더니

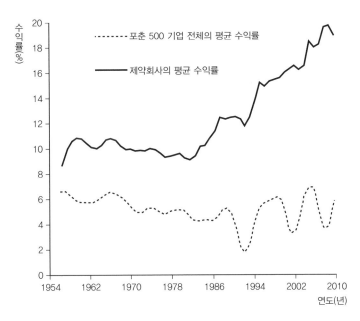

그림 5.1 포춘 500(Fortune 500, 미국 경제 전문지인 《포춘》이 매년 발표하는 매출액 기준 미국 최대 기업 500개 옮긴이) 기업(제약회사 포함)의 평균 수익률(퍼센트)과 제약회사만의 평균 수익률 비교

2011년에 19퍼센트가 됐다(그림 5.1 참고). 2002년에는 포춘 500 기업 중 10개 제약회사의 수익을 합친 것이 나머지 490개 기업의 수익을 모두 합친 것보다 컸다.[29]

제약 마케팅은 번창해서 1996년과 2001년 사이 단 5년 동안 미국 내 영업 인력이 두 배가 됐다. "약장수들(The drug pushers)"이라는 의미 있는 제목의 논문을 보면, '의료인 대면 판촉 행위(detailing)'에 사용된 1달러당 평균 수익이 무려 10달러나 됐다![30]

무작위 배정 임상시험은 무용한 약으로부터 우리를 보호하려고 시행한 것인데, 얄궂게도 거대 제약회사들한테 지식 생산의 막강한 권력을 주고 말았다. 그리하여 이제 제약회사들은 임상시험을 이용해 거의 또는 전혀 가치 없고 간혹 매우 해롭기도 한 약을 허가받는다.

《뉴잉글랜드의학저널》의 편집인이었던 마샤 에인절(Marcia Angell)은 2010년에 "발표되는 임상 연구를 신뢰하고, 저명한 의사의 판단이나 권위 있는 의료 지침에 의지하는 것이 이제는 가능하지 않다. 이런 결론은 결코 달갑지 않지만, 편집인으로 일한 20년 동안 서서히, 의지와는 상관없이, 이에 도달할 수밖에 없었다."라고 말했다.[31]

경험 많은 임상시험 연구자인 커트 퍼버그(Curt Furberg)는 제약회사와의 협력 과정에 학문적 자유가 없는 것을 이렇게 개탄했다.

"회사는 강경한 입장을 취할 수 있다. 그렇지만 대부분의 연구자들은 맞대응할 수가 없다. 제약회사에다 의견 제시를 해 달라고 논문을 보내는데, 그것은 위험한 일이다. 제약회사의 수정 요구를 잘 처리할 수 있을까? 조금씩, 조금씩, 물러나다 결국 모두 수용해 버리지 않을까? 더 많은 연구를 하기 위해 돈이 필요한 사람들에게는 어려운 문제."[32]

내가 알기로, 특정 회사의 상업적 이익이 아니라 의학의 진보를 위해 임상시험에 자원한 환자와의 사회적 계약을 깨버린 시스템에 대해 가장 설득력 있게 설명한 사람은 《미국의학협회저널》의 부편집장 드러먼드 레니이다.[33]

'임상시험(trial)'이란 무엇인가? 허가 절차는 임상시험에서 나온 증거에서 시작된다. 법정에서 이루어지는 재판(trial)과 비교해 보는 것이 도움이 될 수 있다. 내가 보기에 기본적으로, 재판이 신뢰성과 강제력이 있고 사람들로부터 존중받는 것은 판사, 배심원, 상대측 변호인, 증인, 경찰 같은 여러 당사자들이 서로 완전히 독립적이기 때문인 것 같다.

임상시험은 그와 다를 수 있다. 임상시험 과정에서는, 가급적 많은 이익상충(conflict of interest, 이해상충)을 조장하면서 모든 임상시험 참가자들을 예속시키는 것이 시험약 후원사나 제조사의 이익에 매우 중요하다. 허가 절차에 앞서, 후원사는 임상시험을 기획한다. 시험할 약을 선택하고, 대조약(또는 위약)의 용량과 투여 방식을 결정한다. 임상시험은 하나의 평가변수를 지정하기만 하면 되니까, 대조약을 불리하게 만든다 한들(틀린 용량을 투여하거나 틀린 방법을 적용한들) 이상할 게 있겠는가? 후원사는 증거를 모으는 사람들, 즉 의사와 간호사에게 돈을 준다. 그러니 그들이 결과에 갖가지 방법으로 영향을 준다 한들 이상할 게 있겠는가? 모든 결과는 후원사로 흘러들어간다. 후원사는 증거를 분석하고, 입맛에 맞지 않는 것은 빼 버리고, 모든 걸 비밀로 한다. 임상시험을 실시한 의사들에게조차도. 제약회사는 FDA에 증거의 일부분만 제출하고, FDA[판사]에 돈을 주며 비밀로 해달라고 한다. 대개 후원사로부터 자문료를 받는 패널[배심원]들이 FDA 허가를 결정한다. 종종 돈을 받은 민간 환자 단체가 로비 목적으로 회의장을 가득 메우기도 한다(이 수법은 '인조 잔디 깔기(astroturfing)'라고 한다.). 이런 조건 하에서, 임상시험에서 약이 효과가 있다는 게 증명되면, 후원사는 하청업체에 외주를 주어 연구 보고서를 작성하고, 원하는 대로 첨삭을 가한다. 그 다음 '저명한' 학자들에게 돈을 주고 그들의 이름을 '논문 저자'로 올려 신뢰도를 높인다. 그리고 나서 존립 자체를 후원사에 의지하는 학술지를 통해 연구를 발표하곤 한다. 약에 이로운 효과가 없거나 해로운 것으로 밝혀지면, 임상시험을 묻어 버리고, 참가자들에게 비밀 유지 계약을 상기시킨다. 임상시험이 이런 방식으로 기획되지 않으면, 후원사는 후원을 거부한다. 설령 원하는 대로 기획이 되더라도, 후원사는 환자들과 의사들을 내버려둔 채 갑자기 손을 뗄 수도 있다.

　요컨대, 우리는 피고와 증거 조사자, 경찰, 판사, 배심원, 그리고 법정서기까지 모두를, 신약에 유리한 하나의 판결로 유도하는 시스템 속에 있다.

　의사들은 이것이 제약회사 임상시험의 신뢰도에 어떤 의미를 갖는지 아주 잘 알고 있다. 가상의 임상시험에 대한 초록을 제시했을 때, 의사들은 그 임상시험이 제약회사의 후원을 받은 것이면 과학적 엄격성을 낮게 보았으며, 국립보건원(National Institutes of Health, NIH)이 지원한 임상시험에서 연구한 경우에 비해, 제약회사 임상시험으로 연구한 약을 처방하겠다고 답한 비율은 절반 정도였다.[34]

이 연구는《뉴잉글랜드의학저널》에 발표됐는데, 편집장 제프리 드레이즌(Jeffrey Drazen)은 사설을 통해 그것을 평가절하했다. 신뢰 부족의 이유가 제대로 밝혀졌는지 이의를 제기하면서, 이러한 추론은 "제약회사가 연구 발표를 악용한 몇몇의 예를 언론에서 크게 다루면서 심해졌으며, 임상시험의 설계나 결과를 잘못 보도한 것과 관련이 있다."고 주장했다.[35] 또한 드레이즌은 국립보건원의 후원을 받는 연구자들도, 연구를 통해 임상에 변화를 일으키도록 하기 위한, 학술 정책 지원과 포상을 포함한 상당한 인센티브를 받는 점을 언급했다. 드레이즌의 주장은 제약업계와 그 옹호 세력이 주장하는 바와 매우 유사하여 사리에 맞지 않는다. 언론 탓이 아니다. 우리는 단지 몇몇 예만 거론하는 게 아니라 제약회사들에 의한 연구 문헌의 조직적인 왜곡을 이야기를 하고 있으며, 학문적 동기는 경제적 동기만큼 강한 왜곡 요인이 아니다.

드레이즌의 주장은 사실상, 유력한 의학지에 만연해 있는 이익상충을 드러내고 있다(다음 장에서 다룰 것이다.). 예가 하나 있다. 체계적 고찰을 통해 살펴본 결과, 유력한 학술지에서 임상시험의 부집단(subgroup, 아집단) 분석이 더 많았다. 1차 평가변수에 대해 통계적으로 유의한 결과가 나오지 않은 임상시험들에서는, 제약회사가 후원한 경우가 그렇지 않은 경우보다 부집단 분석이 2배 정도 더 많았으며, 부집단 가설을 사전에 명시하지 않은 경우도 2배 정도 많았다.[36] 이건 정말 나쁜 짓이다. 기본 분석에서 통계적으로 유의한 결과가 나오지 않았다고 부집단 분석을 실시하는 것은 엉터리 과학이다. 이렇게 데이터를, 그중 일부가 어쩌다 뭔가를 보여줄 때까지 샅샅이 훑는 것을 '데이터 주무르기' 또는 '낚시질'이라고 부른다. 낚싯줄을 아주 오랫동안 드리우면, 하다못해 신발 한 짝이라도 걸리기 마련이다.

드레이즌의 주장에도 일리는 있다. 학자들도 제약회사들만큼 정보 공개를 꺼릴 수 있다(보통은 그렇지 않지만). 정보공개법과 데이터 공유가 인류의 건강 증진에 필수적이라는 국립보건원의 성명에도 불구하고, 국립보건원이 지원한 임상시험의 데이터에 접근할 수 있는 사람이 있는 것 같진 않다.[37] 주의력결핍과다활동장애(ADHD)가 있는 아동의 뇌가 그렇지 않은 아동보다 작다는 연구가 발표되고, 비평가들이 그 원인으로 약을 의심했을 때, 데이터 접근 요청이 받아들여지지 않았다.

'낚시질'의 한 예로, 1990년 국립보건원이 척수 외상 환자 487명을 대상으로 실시한 고용량 스테로이드 연구를 들 수 있다.[38] 《뉴잉글랜드의학저널》에 실린 초록에 발표된 데이터는 무작위 배정된 피험자들의 부집단 결과였으며, 외상 후 8시간 이내에 치료 받은 환자들의 신경학적 평가변수에 효과가 있음을 보여주었다. 이것은 정말 신뢰할 수가 없다. 데이터의 연구 포함 기준은 12시간 이내에 치료 받은 환자이기 때문이다. 그렇다면 이런 기준에다 임의로 시간 범위를 추가한 이유가 뭔가? 모든 환자를 분석하면 유의미한 효과가 나타나지 않은 것으로 드러났다. 이 부분에 비판적인 연구자들은 데이터에 접근할 수 없었다. 공동 연구자 한 사람은 "내가 찾아내지 못한 무언가를 늘 찾으려고 하는" 주저자와 연을 끊었다고 언론에 밝히기도 했다.[37]

14년 후, 심각한 뇌 손상 환자 1만 명을 대상으로 한 대규모 스테로이드 임상시험인 CRASH(Corticosteroid Randomization After Significant Head injury)가 《랜싯》에 발표됐다. 이를 통해 스테로이드가 매우 유해하다는 것이 밝혀졌다. 위약과 비교했을 때, 스테로이드로 치료한 환자 31명당 사망자가 1명 더 많았다.[39] 척수 외상이나 뇌 손상을 입은 환자 수천 명이 실제로 스테로이드를 투여 받아 사망한 것이다. 《뉴잉글랜드의학저널》의 '낚시질'이 그들 대다수의 죽음에 책임이 있다.[40] 정직하지 못한 과학은 사람을 죽일 수 있으며, 그런 일이 자주 일어난다.

임상시험에 자원한 환자와의 사회적 계약은 깨졌다. 실제로 유럽과 북미에서는 광고 회사나 홍보 업체가 임상시험을 실시한다.[41] 제약회사에서 연구와 마케팅을 구별하지 않는다는 가장 명확한 증거이다. 그러므로 제약회사 임상시험의 환자 동의서에는 이런 문구가 있어야 할 것이다:

본인은 이 임상시험 참가에 동의하며, 이 임상시험이 과학적 가치가 없고 회사의 마케팅에 도움을 주는 것임을 이해한다. 또한 결과가 회사의 선호에 부합하지 않으면, 부합하도록 조작 및 왜곡이 이루어질 것이며, 그렇게 해도 소용이 없는 경우엔 회사 외부에 노출되지 않도록 결과를 매장할 것임을 이해한다. 마지막으로, 약에 심각한 유해반응이 있을 경우, 임상시험을 발표하지 않을 것임을, 또는 환자들에게 경각심을 일으키거나 약 판매를 감소시키지 않도록 유해반응으로 인정하지 않을 것임을 이해한다.

6장

이익상충을 먹고사는 의학지

책임의 시대라고 하지만, 학술지 편집자들은 지금껏 마치 왕처럼 무책임해 왔다. 의학지의 모든 것이 부패했다. 소유주들이 중요한 연구에 접근을 제한 하는 일로 돈을 벌기 때문이다. 그 대부분은 공공자금이 투입된 연구들이다.
— 리처드 스미스(《영국의학저널》전 편집장)[1,2]

이익상충은 보통 '1차적 이익(환자의 복지, 연구의 타당성 등)과 관련된 전 문적 판단이 2차적 이익(금전적 이득 등)에 의해 대체로 과도한 영향을 받는 일련의 상황'으로 정의한다.[3]

국제의학지편집자위원회(International Committee of Medical Journal Editors, ICMJE)는 "연구자는 데이터에 대한 접근, 독립적인 데이터 분석, 논문 원 고 작성 및 발표를 간섭당하는 계약을 맺어서는 안 되고" "편집자는 후원 자가 저자의 발표할 권리에 영향력을 행사할 경우 해당 논문을 검토하지 않을 수 있다."고 선언한 바 있다.[4] 그러나 이런 선의의 선언에도 불구하 고, 의학지들은 제약회사 임상시험에 실질적으로 학문적 자유가 전혀 없는 현실을 그냥 받아들인다.

최고로 권위 있는 학술지들도 제약회사 임상시험을 다루면서 심각한 이익상충을 경험한다. 너무 비판적인 입장을 취하면 재쇄 판매 기회를 놓쳐 큰 손실을 볼 수 있기 때문이다. 《영국의학저널》의 전 편집장 리처드 스미스는 "의학지는 제약회사의 또 다른 마케팅 무기"라는 제목의 논문을 썼다.[5] 스미스의 설명에 따르면, 제약회사들은 잡지사에 연구 논문을 제출하고 나서 전화를 해, 논문이 실리면 잡지 재쇄를 사겠다고 한다.[2] 편집자는 무서우리만큼 냉혹한 이익상충에 직면하게 된다. 임상시험을 발표해 주고 10만 달러의 수익을 올리느냐, 아니면 연말에 예산을 맞추기 위해 편집자를 하나 해고하느냐.[5] 스미스는 학술지가 겪는 이러한 이익상충에 대해 주목할 만한 해결책을 제시했다. 학술지가 임상시험의 발표를 중단하고, 대신에 웹사이트에 프로토콜, 결과, 전체 데이터를 올려놓는 것이다.[6] 이렇게 하면 학술지가 제약회사에 신세를 질 일이 없으며, 임상시험을 발표하는 일 말고 임상시험을 비판적으로 설명하는 데 집중할 수 있게 된다.

광고도 이익상충을 유발한다. 2004년 《영국의학저널》이 한 호 전체에 걸쳐 이익상충을 다루면서, 표지에 의사들을 연회에서 잔뜩 먹고 있는 돼지로, 제약회사 영업사원들을 도마뱀으로 묘사했을 때, 제약회사들은 7만 5000파운드의 광고를 빼겠다고 위협했다.[2] 미국 《내과학연보(Annals of Internal Medicine)》는 제약회사 광고에 대해 비판적인 연구 논문을 실었다가 100만~150만 달러로 추산되는 광고 수익을 놓쳤다.[7,8]

이 문제에 대한 해결책은 간단하다. 약 광고를 싣지 않는 것이다. 이것은 흠 잡을 데가 없는 유일한 방법이다. 약 광고는 환자에게 해롭다(9장 참고). 그리고 광고 없이 살아남을 수 없는 학술지는 그냥 폐간되게 내버려두면 된다. 그런 학술지라면 살아남을 가치가 없으며, 폐간되는 편이 오히려 이로울 것이다. 가치가 거의 또는 전혀 없는 논문들로 연구 문헌이 오염되는 것을 크게 줄일 수 있을 테니까. 그러면 문제에 맞는 답을 구하려고 할 때 연구 문헌을 찾아보기가 훨씬 수월해질 것이다.

제약회사들이 선호하는 학술지는 《뉴잉글랜드의학저널》이다.[9] 예전에는 이 잡지의 평가(review)와 논설 관련 정책이 매우 합리적이었다.

"평가와 논설의 본질은 문헌의 선택과 해석이므로, 본지는 논문의 저자들이 자신이 논하는 제품을 제조하는 회사(또는 그 경쟁사)와 어떠한 금전적인 이해관계도 없기를 바란다."[10]

그런데, 오오 통재라, 2002년 《뉴잉글랜드의학저널》의 편집자들은 이익상충이 없는 저자들을 찾기가 어렵다고 개탄하더니, 고액의 금전적인 이해관계만 금지하는 것으로 규칙을 바꾸면서 이를 1만 달러 초과로 규정했다.[10] 해당 제품을 논문에서 다루지 않는 경우에는 제약회사로부터 받는 금액에 제한이 아예 없었다. 이 잡지의 편집장이었던 제롬 캐시러(Jerome Kassirer)는 이런 결정에 실망했다고 하면서, 자신은 이익상충이 없는 모범적인 저자들을 항상 찾을 수 있었다고 덧붙였다.[11] 캐시러는 정곡을 찔렀다. 이 잡지에 대한 내 존경심은 사라졌으며, 다시는 회복되지 않았다.

《랜싯》은 제약회사들이 두 번째로 선호하는 학술지이다.[9] 《랜싯》의 편집장인 리처드 호턴(Richard Horton)은 《영국의학저널》의 리처드 스미스만큼이나 거침없는 발언을 하는 사람으로, "학술지들은 제약회사를 위한 정보 세탁 사업에 푹 빠졌다."고 말했다.[12] 호턴은 또 재쇄를 대량으로 구매하겠다고 하고선 동료평가가 비판적이면 논문을 게재하지 않겠다고 협박하는 제약회사의 방식도 설명했다.[13] 최고 수준의 학술지에서 재쇄 수입은 매우 크다. 2012년에 실시된 한 연구에서 밝혀낸 《랜싯》의 재쇄 주문액의 중간값과 최고값은 각각 287,353파운드와 1,551,794파운드였다.[14]

2001년 나는 동료와 함께 《뉴잉글랜드의학저널》에 위약의 효과에 관한 논문을 발표했다.[15] 동료는 재쇄본을 구매하고 싶어 했다. 그의 말처럼 "평생에 한 번 올 기회"니까. 배달된 잡지의 표지를 보니 우리 논문의 제목은 보통의 검은색이었고, 나머지는 전부 옅은 회색으로 인쇄되어 있었다. 제약회사 영업사원 입장에선 임상시험 보고서가 실린 이 잡지의 재쇄본을 의사에게 주는 것보다 효과적인 건 없을 것이다. 영업사원이 해야 할 한 가지 일은 그저 초록의 마지막 문장에 해당하는 '결론(Conclusions)'에 의사의 주의를 끄는 것뿐이다.

나는 《뉴잉글랜드의학저널》에 실린 의약품 임상시험 보고서 초록에서 이런 오도성 '결론'을(종종 '결과'도) 수없이 보았다. 내가 의사들을 대상으로 강연을 할 때, 이런 이야기를 하면, 대체로 적대적인 반응이 나온다. 어떻게 감히 의학지들 중에서 성배(聖杯) 같은 학술지를, 모든 연구자들이 평생 한 번만이라도 논문을 싣기를 바라는 바로 그 학술지를 비판할 수 있느냐는 것이다.

모든 일반 의학지 중에서 《뉴잉글랜드의학저널》의 영향력 지수(impact factor)가 가장 높다. 영향력 지수란 최근 2년간 발표된 논문의 1년 동안의 평균 피인용 횟수이다. 대다수의 의사들이 이 잡지를 가장 권위 있는 것으로 여기지만, 나는 동의할 수 없다. 왜 그런지에 대한 예를 두 가지 정도 들어보겠다(나중에 더 나온다. 5장도 참고하라). 화이자의 항진균제 보리코나졸(voriconazole, 브이펜드(Vfend))에 대해 코크란 체계적 고찰을 실시하여[16] 관련 연구 2건을 찾아냈는데, 2건 모두 《뉴잉글랜드의학저널》에 발표됐고, 오도성 초록이 실렸다.

한 건에서는, 사전에 명시된 분석 계획을 따른 결과 보리코나졸의 품질이 대조약 리포솜암포테리신 B(liposomal amphotericin B)보다 현저히 못했다. 이를 나중에 FDA 직원이 공문을 통해 지적하기도 했으나, 해당 논문에서는 보리코나졸이 적합한 대체 약이라는 결론을 내렸다.[17] 보리코나졸 투여군에서 더 많은 환자가 사망했으며, 보리코나졸을 지지하며 내세운 '돌발성' 진균 감염의 상당한 감소는, 분석에서 임의로 제외한 감염을 포함시키자 사라졌다. 초록에서는 조작된 결과를 통해 보리코나졸이 진균 감염에 크게 효과가 있을 뿐 아니라 신독성(腎毒性, nephrotoxicity)도 적다고 주장하며 오도했다. 후자의 결과는 혈청 크레아티닌이 1.5배 증가한 환자 수를 보고함으로써 나왔는데, 통상 2배는 증가해야 보고한다. 그렇게 하자 별 차이가 없었다(29명 대 32명).

다른 한 건의 연구에서는, 대조약으로 암포테리신 B 디옥시콜레이트(amphotericin B deoxycholate)를 사용했는데, 투여 기간을 84일로 계획했으면서도 정맥 주입 관련 독성을 줄이기 위한 예비 투약과, 신독성을 줄이기 위한 전해질 및 수분 대체를 실시하지 않음으로써 불리한 조건을 적용했다.[18] 보리코나졸은 평균 77일간, 대조약은 10일간만 투여했다. 애초에 의미 있는 비교가 불가능했다. 초록의 마지막 문장은 다음과 같다. "침습성 아스페르길루스증 환자들에게 1차 치료제로 보리코나졸을 사용한 경우, 기준 치료제인 암포테리신 B를 사용했을 때보다 반응이 좋았으며, 생존율이 높았고 심각한 부작용이 줄어들었다." 설계가 이렇게 잘못된 임상시험으로 이런 결론을 내려서는 안 된다.

《뉴잉글랜드의학저널》은 심각한 결함이 있는 이런 임상시험 보고서들을 발표해주면 재쇄 판매로 많은 돈을 벌 뿐 아니라, 영향력 지수 또한 높아진다. 특히 제약회사에서 이런 임상시험 보고서를 인용한 2차 발표 문헌들을 유령저자의 대필로 엄청나게 만들어 내기 때문이다.

실제로 발표 후 3년 동안 화이자의 보리코나졸 임상시험 2건은 놀랍게도 각각 192회, 344회나 인용됐다. 50 정도인 이 잡지의 영향력 지수를 고려할 때, 예상을 훨씬 상회하는 횟수다. 이 2건을 인용한 논문들을 각각 무작위로 25편씩 표본을 취해 살펴보니, 그 근거 없는 결론이 대부분 무비판적으로 전파되고 있었다.[19] 특히 실망스러운 것은, 대부분의 논문들이 화이자의 유령저자들에 의한 대필일 가능성이 높으므로 예상하지 못한 바는 아니었지만, 첫 번째 임상시험의 분석에 대한 FDA의 합당한 비판은 딱 한 번 인용됐고, 두 번째 임상시험의 명백한 설계상 결함을 언급한 경우는 25편 중 단 한 편도 없었다는 사실이다.

이전에도 우리는 화이자가 다른 항진균제 플루코나졸(fluconazole)에 대한 일련의 임상시험을 호중구감소증(neutropenia) 암 환자를 대상으로 실시하면서 결함 있는 설계와 분석을 통해, 암포테리신 B를 투여한 대조군에 불리한 조건을 적용한 사실을 기술한 적이 있다.[20] 기준 항진균제인 정맥주사용 암포테리신 B는 매우 효과적인데, 화이자의 임상시험에서 대부분의 환자는, 흡수가 잘 되지 않고 확립된 치료법이 아닌 암포테리신 B 경구 투여군에 무작위 배정됐다. 이 임상시험들 가운데 3건은 규모가 컸으며, 니스타틴(nystatin)을 투여한 제3군이 있었는데, 암포테리신 B의 결과가 니스타틴의 결과와 합쳐졌다. 이건 말도 안 된다. 니스타틴은 이런 조건에서 효과가 없는 것으로 알려져 있고, 니스타틴 임상시험들에 대한 별도의 메타분석(meta-analysis)으로 이를 확인한 바 있다.[20] 우리가 반복해서 요청했지만, 임상시험 보고서 저자들과 화이자 중 어느 쪽도 3개 군 각각에 대한 분리된 데이터를 공개하지 않았다. 뿐만 아니라, 화이자는 왜 대조약을 2가지나 썼느냐는 질문에 응답하지 않았다. 우리가 문의한 화이자 연구자들 중 한 사람이 니스타틴 임상시험들 중 하나의 보고서를 작성한 저자였는데도 말이다.

《뉴잉글랜드의학저널》에 실린 '오도성 강한' 초록의 다른 예는, 만성 기관지염 환자들에게 코르티코스테로이드가 이로운 효과가 있는지 알아보는 임상시험에 관한 것이었다.[21,22] 관련 시장이 거대한 만큼, 임상시험도 거대했다. 글락소스미스클라인은 환자 6,184명을 자사의 스테로이드(플루티카손(fluticasone))와 위약에 무작위 배정한 다음, 모든 환자를 자사의 천식 약 살메테롤(salmeterol)과 위약에 다시 무작위 배정했다. 이렇게 하면 4개 군이 생긴다. 위약 대조군, 살메테롤 투여군, 플루티카손 투여군,

살메테롤/플루티카손 병용투여군. 요인설계 방식이며, 올바로 분석했으면 플루티카손은 아무런 효과가 없었다. 비율비(rate ratio)는 1.00(95퍼센트 신뢰구간 0.89~1.13; P=0.99)이다. 그러나 해당 초록에는 이렇게 나와 있었다. "병용투여군에서 상대적 위험비(hazard ratio)는 위약 대조군과 비교하여 0.825였다(95퍼센트 신뢰구간 0.681~1.002; P=0.052, 중간 분석(interim analyses)으로 조정함)."

《뉴잉글랜드의학저널》의 편집자들은 글락소스미스클라인이 전체 환자의 반만 포함시켜 요인설계의 장점을 쓸모없게 만든, 완전히 부적절한 분석을 초록에 제시하는 것을 허락했다. 이런 오도성 초록은 임상의들에게 글락소스미스클라인의 2가지 약을 모두 써야 한다는 인상을 준다. 둘 중 하나는 효과가 없는데도 말이다. 이것은 연구 부정행위다.

의학지들은 과학의 정직성보다 금전을 중요하게 생각하는 것 같다. 이런 문제는 전문 학술지(specialty journal)에서 가장 심하다. 전문 학술지의 편집자들은 논문을 제출하는 제약회사와 관련 있는 주식 소유와 유료 자문을 포함한 경제적 이익상충을 빈번하게 겪는다. 또 일부 전문 학술지는 아예 그 학술지를 내는 해당 전문가 단체를 통해 제약회사로부터 경제적 후원을 받기도 한다.

다수의 전문 학술지들은 제약회사들이 후원하는 논문집을 펴내는데, 이런 유형의 논문은 최악이다. 보통 제약회사들이 돈을 내고 게재하며, 동료평가는 거의 이루어지지 않는다. 오도성 제목이 붙으며, 약의 일반명(generic names, 성분명) 대신 상표명(brand name, 상품명)을 사용하고, 다른 어떤 유형의 논문보다 더 열렬히 약을 찬양한다.[23,24]

우수한 동료평가가 3건이나 이루어졌는데도, 1등 신장학 학술지인 《이식과 투석(Transplantation and Dialysis)》의 편집장은 신장 질환 말기에 에포에틴(epoetin)을 투여하는 것의 가치에 의문을 제기하는 논설을 게재하지 않았다. 편집장은 논설 저자에게 마케팅부의 결정을 따를 수밖에 없었다고 인정했다. "귀하의 논설을 게재하는 것은 사실 일부 부서에서 허용하지 않을 수 있습니다.… 본지의 마케팅부가 수용할 수 있는 한계를 확실히 넘었습니다."[8]

척추 교정장치 제품에 대한 미국 의회의 조사로 2009년 정형외과 의사 토머스 스데블릭(Thomas Zdeblick)이 《척추 질환과 기술 저널(Journal of Spinal Disorders & Techniques)》의 편집장으로 있는 동안 메드트로닉으로부터 특허권 사용료로 2000만 달러 이상, 자문료로 200만 달러 이상을 받았다는 것이 밝혀졌다.[25] 메드트로닉은 척추 임플란트를 판매하고, 스데블릭의 잡지사는 거의 매호마다 메드트로닉의 척추 장치에 대한 논문을 게재했다. 그 논문들은 대체로 메드트로닉 제품에 호의적이었으며, 논문 저자와 메드트로닉 사이의 금전적 관계를 밝히지 않았다.

짜고 치는 고스톱인 셈이다. 특히 메드트로닉의 척추 융합 장치에 대한 논문들에서 외과의들이 관찰한 심각한 유해반응에 대한 언급이 모두 일관되게 빠져 있다는 점을 볼 때 더욱 그렇다. 제조사의 후원을 받아 환자 780명을 대상으로 안전성과 유효성을 시험한 결과를 다룬 논문 13건에서 장치 관련 유해반응은 단 한 건도 보고되지 않았다.[25] 하지만 FDA 문건에서는, 메드트로닉의 보고서에 모순이 있음을 밝히며 유해반응이 10~50퍼센트의 환자에게서 발생한 것으로 보았다. 생명을 위협하는 유해반응도 포함되어 있었다.[26]

우리는 기업의 후원을 받은 임상시험을 학술지에 게재하는 것이 학술지의 영향력 지수에 어떤 영향을 미치는지 분석해 보았다.[9] 예상대로 《영국의학저널》의 영향력 지수에는 거의 영향이 없었지만, 인용 가능한 논문으로 독창적인 연구 논문과 평가 논문만 가려내자 《뉴잉글랜드의학저널》의 영향력 지수가 24퍼센트 하락했다. 우리는 또 광고와 재쇄 판매 수익이 학술지 재정에 기여하는 정도를 물어보았다(비율로 물었으며 가급적 액

수는 묻지 않았다). 조사 대상에 포함된 미국 최고의 의학지 4개(《내과학연보》,
《내과학기록(*Archives of Internal Medicine*)》,《미국의학협회저널》,《뉴잉글랜드의학저널》)는
아무 데이터도 공개하지 않았다. 재정 정보를 공개하지 않는 것이 자기네
정책이라고 했다(재정 정보 공개를 요청한 게 아니라 그저 비율만 알려달라고 했을 뿐인
데!). 유럽 최고의 학술지 2개《영국의학저널》과《랜싯》은 데이터를 보내
주었다.《영국의학저널》의 수입에서 재쇄 판매가 차지하는 비율은 겨우
3퍼센트였으나,《랜싯》은 41퍼센트나 됐다.

　이런 데이터에 부합하게, 2005년 한 제약회사 내부자가《영국의학저
널》이 호락호락하지 않은 상대라고, 즉 '제약회사 입맛에 맞는' 연구 논
문을《영국의학저널》에 발표하는 것이 여타 학술지보다 훨씬 더 어렵다
고《영국의학저널》에 밝힌 바 있다.[27] 그렇지만 만약 성공하면 그 논문은
해당 제약회사에 2억 파운드 상당의 가치를 지니며, 그중 일부는 전 세계
학술회의장을 돌아다니며 자사 제품을 긍정적으로 판촉해 주는, 돈 잘 버
는 의사들에게 호화 접대를 하는 데 들어간다.

　이런 예들과 여타 많은 예를 통해 우리는 제약회사들이 의사와 의학지
편집자를 매수함으로써 의학을 건강 증진이 목표인 공공재에서, 금전적
이득을 최대화하는 것이 1차적 기능인 상품으로 변모시켰음을 알 수 있
다.[28] 주목할 만한 예외들이 있기는 하지만, 유감스럽게도 의학지는 의학
부패의 실질적인 원흉이다.

쉬운 돈벌이의 유혹과
의산복합체

20년 전쯤 제약회사가 자기편을 매수하는 방식을 알게 된 사건이 있었다. 여러 나라에서 온 임상 연구자들이 회의에 참석해, 제약회사와 연구자 둘 다 관심을 가질 만한 다양한 임상시험에 대해 논의했다. 제약회사에서 마련한 호화로운 저녁식사를 하러 가는 길에, 그 회사의 임상시험 담당자가 내게 봉투를 하나 건넸는데, 나는 나중에야 열어보았다.

봉투에는 그 하루짜리 회의에 내가 참가해서 도움을 준 것에 감사한다는 편지와 함께 1,000달러짜리 지폐가 들어 있었다. 1,000달러짜리 지폐를 보기는 그때가 처음이었다. 그리고 그 순간, 부패가 이런 식으로 시작된다는 걸 깨달았다. 조금씩 조금씩. 처음에는 스스로 정당화할 수 있는 만큼 이상은 받지 않는다. 말하자면 이런 식이다. '바쁜 일정을 쪼개서 하루 종일 제약회사에 전문적인 조언을 제공했으니 후한 사례금을 받는 게 당연하지 않은가?' 당시에 1,000달러면 상당히 큰돈이었다.

돈을 돌려보내지 않으면, 다음번에 그 회사에 큰 도움이 되겠다는 의향을 보이는 것이다. 제약회사 사람들이 자신에게 '너무나 중요하고 꼭 필요한 분'이라고 아첨을 해대면, 점점 더 많은 돈을 받으면서도 합리적인 금액이라고 스스로를 세뇌시키다 종국에는 액수가 터무니없이 크다는 걸 알아차리지 못하게 된다.

현금을 주면 흔적이 남지 않는다. 2000년 12월 나는 스위스 베른에서 강의를 한 적이 있다. 시내에서 점심을 먹다가 스위스 제약회사를 다녔다는 한 여성과 이야기를 하게 됐다. 그 사람은 상사로부터, 한 무더기의 갈색 봉투를 가지고 북유럽에 가서 고혈압 임상시험에 참여하는 의사들에게 전달하라는 지시를 받았다. 그녀는 이상한 업무라는 생각이 들어, 상사에게 봉투에 뭐가 들어 있는지 물어보았다고 했다. 달러화 지폐였다. 왜 그냥 온라인으로 송금하지 않느냐고 물었더니, 상사는 계속 질문할 거면 회사를 나가도 좋다고 말했다. 그녀는 봉투 전달을 거절하고 회사를 그만두었다. 12년이 지난 후, 사무실을 옮기면서 청소를 하다가 나는 그 사람에게 이름을 적어달라고 부탁해서 받은 메모를 발견했다. 인터넷으로 이름을 검색하니 전화번호가 나오기에 전화를 걸어보았다. 그 사람은 내 기억을 확인해 주며, 지금은 제약업계를 떠나 공중보건 분야에서 일한다고 말했다.

다른 내부자들도 비슷한 이야기를 하며, 그런 관행이 일상화됐다고 설명했다.[1] 제약회사에 있는 내 친구 한 사람도 의사들에게 현금을 주는 것이 흔한 일이라고 확인해 주었다. 유명한 남성 종양학자 한 사람은 '카펫 H'(이름은 밝히지 않겠다)라는 별명이 있다. 페르시아 양탄자가 깔린 방에서 돈을 받는 걸 좋아해서 붙은 별명이다. 이 의사는 이치에 맞지 않는 설득력 없는 주장을 펼쳐서, 원래의 항암제와 똑같은 약리적 활성물질이 들어 있는 더 싼 복제약이 자기네 병원에 들어오는 것을 막았다.

이게 이 의사에게 무슨 이익이 되는지 의아할 수도 있지만, 간단한 문제다. 기존 약을 시장에 출시하고 나서 수년 전 특허가 만료되어 훨씬 싼 값의 복제약이 나왔는데도 여전히 너무 비싼 가격을 고수하는 제약회사에 '충성'함으로써 이 의사가 그 회사로부터 받는 혜택이 유지된다. 파블로프의 개와 마찬가지다. 기대되는 행동을 하는 한 계속 보상을 받는다.

의사들 사이에 쉬운 돈벌이를 용인하는 문화가 있으며,[2-14] 제약회사들은 추적이 불가능한 방법으로 돈을 전달하겠다고 제안할 수 있다.[15] 2006년 국제투명성기구(Transparency International)는 『국제부패보고서(Global Corruption Report)』에서 보건의료 분야에 집중했는데, 부패가 만연해 있다는 것에 의심의 여지가 없었다. 대개는 제약회사들이 주동했지만, 장관을 포함한 공무원들과 의사들이 제약회사로부터 부당이득을 받아내기도 했다.[7]

영국 연구원들은 보험급여 의약품을 결정하는 폴란드 정부의 시스템에 심각한 문제가 있음을 발견했다.[16] 심장병 약 하나가 그 과학적 근거가 의심스러운데도 보험급여 품목으로 지정됐는데, 나중에 언론에서, 행정부 고위직 공무원의 친척이 제약회사가 '마련해준' 새 아파트를 갖게 된 후 그런 결정이 났다는 것을 알아냈다.

거대 제약회사들은 높은 자리에 있는 '자기편'이 많다. 미국 펜실베이니아 주 감사원 직원이 화이자와 얀센에서 무기명 계좌로 돈이 송금된 사실을 적발했다. 상부에서는 그에게 조사팀을 이끌라고 했다.[17] 나중에 그는 이 돈이 오래된 저렴한 약 대신에 값비싼 신약을 추천하는 지침을 만든 공무원들에게 전달됐다는 사실을 밝혀냈다. 그러자 그의 상사는 "제약회사는 적이든 아군이든 모든 정치인들에게 수표를 쓴다네."라고 말했고, 그는 사무실 밖으로 끌려나온 뒤 돌아오지 말라는 통보를 받았다.

제약회사들은 처음엔 조심스럽게 접근하지만, 의사가 자기네 회사에 쓸모있다고 판단되면 호의의 규모가 급속히 커진다. 자기편으로 포섭하는 흔한 방법은 수고비를, 심지어 하지 않은 수고에 대한 비용도 과도하게 지급하는 것이다.[6]

초기에 제공하는 피자와 펜라이트(penlight, 펜 모양의 진료용 조명등 옮긴이)는 예방접종 같은 역할을 한다. 이것은 의사들이 자신은 절대로 돈 때문에 부패하지 않을 거라는 자신감을 살짝 갖게 한다.[18] 그렇다면 제약회사들이 의사들에게 얼마나 터무니없이 큰돈을 주는지, 부패의 뿌리가 얼마나 깊은지 한번 살펴보자.

제약회사들은 영향력이 큰 일부 의사들이 다른 용도로 지급된 돈을 착복하는 걸 모른 척한다. 핀란드 신경학자들은 연구비로 지급된 돈을 현금으로 찾고, 실험 비용이나 연구원 봉급 같은 연구비는 환자와 지역사회, 대학에서 부담하도록 했다.[19] 한 사례에서는 횡령금이 수백만 유로에 달했고 은행 계좌 180개가 연루됐는데, 다수가 스위스 은행의 계좌였다. 아이러니하게도 이 사건에 연루된 대학 교수 두 사람은 국가적 과학 사업들의 윤리성을 감독하는 책임을 맡고 있었는데, 그중 한 사람과 그의 아들은 23건의 혐의가 유죄로 판결되어 징역형을 받아 수감됐고, 나머지 한 교수도 징역형을 받았다.

때때로 제약회사들의 접근법은 노골적이다. 산도스(Sandoz)는 1차 연구자에게 연봉 3만 달러의 자문직을 제의한 뒤, 고혈압에 쓰이는 자사의 칼슘 통로 차단제(calcium channel blocker) 이스라디핀(isradipine)이 대조약보다 합병증 발생률이 높았는데도 임상시험에서 호의적인 결론을 내리도록 했다.[3, 20] 요청하지 않은 1만 달러 수표와 함께 자기네 약만 처방할 것을 요구하는 '자문' 계약서가 들어 있는 셰링플라우에서 온 편지 역시 의심의 여지가 없었다.[21] 셰링플라우의 전략은, 의사들에게 큰돈을 주어 C형 간염에 자사 약을 처방하도록 하고, 의사들의 노력이 거의 필요치 않은, 얄팍하게 위장된 마케팅과 다를 바 없는 자사 후원 임상시험에 참여하도록 하는 것이었다. 셰링플라우는 '사이비 임상시험이 넘쳐나게' 했으며, 의사들이 인터페론을 처방하면 환자 1인당 1,000~1,500달러로 계산해 주었는데, 이는 결국 환자와 보험 가입자들이 부담하게 됐다.[10]

여기서 주목해야 할 한 가지 문제는 의사들이 의산복합체(醫産複合體, medico-industrial complex)에 깊이 말려들었을 때 받게 되는 엄청난 금액이다. 마찬가지로 중요한 다른 문제는 학문적 정직성의 부패가 얼마나 만연해 있는가이다.

관련 데이터를 보기 전에 한번 생각해보자. 전체 의사 중 몇 퍼센트나 제약회사들로부터 돈을 받는다고 생각하는가? 은퇴한 의사들과 일반의 (GP)들, 공중보건 분야에서 일하는 의사들, 약을 처방하지 않거나 스스로 중요한 결정을 내리지 않는 의사들, 예를 들면 정규 의사들의 지침을 따라야 하는 수천 명의 수련의들까지 포함해서 말이다.

덴마크에서는 의사가 제약회사의 일을 하려면, 그 회사가 후원하는 회의에서 일회성 강의를 하는 것처럼 사소한 것을 제외하고는, 의약품 규제 당국에 허가를 받도록 법으로 정해져 있다. 허가 목록이 공공 웹사이트에 게시되어 있는데, 최근까지도 규정이 잘 지켜지지 않았다. 2010년 6월 규제당국은 허가를 받지 않고 제약회사에 고용 상태로 있는 의사 650명에게 경고를 보냈다.[22] 당시 허가 목록에 올라 있는 의사의 수는 1,694명이었고, 허가를 받지 않은 650명을 포함하면, 덴마크 전체 의사의 12퍼센트가 제약회사의 일을 하고 있었다. 한 회사에서 여러 가지 역할을 맡은 의사도 있었고, 여러 회사의 일을 하는 의사도 있었는데, 최고 기록은 13개 회사였다.[22]

2010년 11월에 등록 현황을 살펴보니 총 4,036개의 역할이 기재되어 있었는데, 이는 덴마크 의사 5명당 1명에 해당하는 숫자이다. 이 숫자가 더욱 충격적인 이유는 덴마크는 세계에서 부정부패가 가장 적은 나라로 여겨지기 때문이다. 한 유력 정치인은 의사들이 이렇게 많은 주인을 섬기면서 의사로서 일상 진료까지 하자면 굉장히 힘들겠다고 논평했다.[22]

표 7.1은 의사들과 협업을 많이 한 제약회사 10개를 나타낸다. 이 중 7개 업체가 매출 10위 안에 든 것은 결코 우연이 아니다(3장 참고).

표 7.1 의사들과 협업을 많이 하는 제약회사 1~10위(덴마크)

구분	제약회사	의사 수(명)
1	화이자	586
2	아스트라제네카	334
3	머크	245
4	노보노르디스크	204
5	글락소스미스클라인	197
6	노바티스	190
7	사노피아벤티스	177
8	브리스톨마이어스스퀴브	166
9	베링거인겔하임	157
10	로슈	118

덴마크의학협회(Danish Medical Association)는 아무런 문제가 없다고 했다가, 의사들이 맡은 업무의 특성과 사례의 규모까지 공개하라는 더 큰 투명성에 대한 요구가 일자, 이것이 환자를 비롯한 외부인들과 상관없는 문제라는 거만한 발언으로 맞섰다.[23] 이것이 납득할 수 있는 주장인지 다음 장에서 살펴보겠다.

제약회사에 고용된
그 많은 의사들은 무엇을 하는가

사람들은 환자를 돕기 위해 의사가 된다. 일부는 제약회사에서 임상시험 연구 등 가치 있는 일을 수행함으로써 환자들을 이롭게 하고자 한다. 하지만 제약회사의 급여대장에 올라 있는 대부분의 의사들은 그렇지 않다. 너무나 많은 의사들이, 제약회사에 득이 되는 일을 하다 보니 환자에게 이로운 일을 할 수가 없다.

그 이유는 대부분의 의사들이 제약회사의 제품 마케팅을 돕기 때문이다. 2010년 덴마크 의사들이 제약회사에서 수행한 역할 4,036개를 살펴보면 그것이 명확하다(표 8.1 참고).[1] 연구직이 1,626개로 가장 많은데, 약물 치료의 실질적인 진보가 이루어진 경우는 아주 드물다. 2009년 프랑스 학술지《프레스크리르(*Prescrire*)》는 109종의 신약 또는 신규 적응증을 분석했는데, 3종은 미미한 '치료 효과 개선(therapeutic gain)'이 있었고, 76종은 전혀 새로울 것이 없었으며, 19종은 공중보건에 위해를 끼칠 가능성이 있었다.[2] 다른 학술지들은 신약의 11~16퍼센트가 치료 효과 개선이 있는 것으로 평가했는데,[3] 이것은 '개선'에 대해 너무 너그러운 정의를 적용한 결과였다. '개선'과 그것을 검증한 임상시험을 면밀히 검토해보면, 실제 개선은 그다지 없다.

표 8.1 덴마크에서 제약회사 겸직이 허가된 의사들의 역할(2010년 자료)

제약회사에서의 역할	인원(명)
연구자	1,626
자문위원	1,160
강사	950
주주	175
문헌 저자	36
기타	89
총계	4,036

제약회사에서 정말로 우수한 약을 개발했다면, 한두 건의 다국가 임상시험으로 그것을 증명하는 데는 그리 많은 의사들이 필요치 않다. 덴마크는 작은 나라여서, 덴마크 의사 5명 이상이 규제당국의 허가까지 받아가며 제약회사와 협업할 필요가 없다. 그렇지만 그 우수한 신약과 관련된 연구 사업들이 더 있을 테니 넉넉잡아 의사 50명이 필요하다 치고, 이 숫자를 위의 표에 나온 임상시험 연구자 1,626명과 비교해 보자. 무려 30배가 넘는다. 이 많은 의사들이 다 뭘 하는 것일까?

이 문제에 대해 사실 우리는 꽤 많이 알고 있다. 허술한 특허 제도와 마케팅의 무한한 위력 덕분에, 이미 출시된 약과 분자 구조가 유사한, 소위 유사약을 개발하는 게 매우 수지 맞는 장사가 됐다. 흔한 질환과 관련 있는 잠재시장은 크기 때문에, 100종이 넘는 약이 동일한 치료 분야에 개발되어 있기도 하다. 예를 들면 항히스타민제가 그렇다. 이런 약들은 이미 알려진 물질의 변형에 불과하므로, 사실상 신약이라고 할 수 없다. 볼보 자동차에 새로운 범퍼를 단다고 해서 다른 차가 되는 게 아닌 것과 마찬가지다.

이런 유사약이 새로운 치료 개선 효과를 지니는 경우는 매우 드물지만, 그런 것처럼 '보이는' 경우는 아주 흔하다. 제약회사들의 주요 속임수는 2가지다. 하나는 완전히 불필요한, 그러므로 당연히 비윤리적인 위약 대조 임상시험을 많이, 그것도 약효가 입증되고 나서 한참 후에 실시하는 것이다. 얼핏 보면 어리석은 일 같지만, 그렇지 않다. 편두통 치료에 쓰이는 값비싼 트립탄(triptan) 제제의 예를 보면 알 수 있다. 최초의 트립탄 제제는 글락소스미스클라인의 수마트립탄(sumatriptan)이다. 경구용 수마트립탄을 위약하고만 비교한 임상시험이 적어도 24건이 발표되어 있다.[4] 위약과 비교하여 상대적으로 큰 효과 때문에 의사들은 오래된 약보다 이 '신식' 약을 처방해야겠다고 마음먹게 됐다. 이런 전략이 효과가 있다는 게 이상하지만, 실제로 효과가 있다. 의사에겐 뭐든지 팔 수 있을 것 같아 보인다.

이런 술책은 1991년 수마트립탄이 출시된 이래 수년간 계속됐다. 2009년 한 연구자가 글락소스미스클라인이 수마트립탄에 대한 부정적인 임상시험 몇 건을 발표하지 않았다고 보고했다.[5] 그러자 덴마크 국립보건원(Danish National Board of Health)은 우리 사회가 20년 동안 이런 약들에 엄청난 돈을 낭비하고 난 후인 2011년에야 마침내, 아스피린이 트립탄 제제와 약효가 같고 가격이 훨씬 저렴하기 때문에 더 많이 사용되어야 한다고 발표하며 시간을 되돌리려 애썼다.[6] 이런 노력은 소용없을 게 확실하다. 제약회사들의 마케팅을 이길 수 없다. 게다가 20년이나 지난 뒷북이니 소용있을 리 없다.

앞서 설명한 대로, 제약회사가 신약이 기존 약보다 좋다고 믿도록 우리를 속이는 또 다른 방법은 2종의 시험약을 비교하는 직접비교 임상시험의 설계, 분석, 보고를 조작하는 것이다.

위약 대조든, 시험약과의 비교든, 제약회사들의 임상시험은 환자에게 가치 있는 경우가 드물다. 사실은 대체로 환자에게 부정적인 영향을 준다. 애초에 그 목적이, 이로울 것이 없거나 나중에 간혹 심각한 유해반응이 밝혀지기도 하는 값비싼 약의 마케팅을 뒷받침하는 것이므로.

소송을 통해 공개된 회사 내부 문서를 보면 제약회사에서 왜 임상시험을 실시하는지 알 수 있다. 환자를 돕는다는 헛소리는 모두 잊으라. 화이자의 내부 문서에는 이 점이 아주 명확히 나타나 있으며, "허가 외 데이터 유포"라고 부르는 '허가 외 용도' 마케팅에 대한 언급까지 있다.[7]

- 화이자가 후원한 연구는 화이자 소유이며, 어느 개인의 소유가 아니다.
- 데이터의 목표는 아래 용도를 통해 직접, 간접으로 우리 제품의 마케팅을 뒷받침하는 것이다.
  - 상품성 향상과 신약 허가 신청(New Drug Application, NDA)
  - 임상 현장에서의 사용을 위한 문헌
  - 허가 외 데이터 유포를 지원하는 데 이용될 수 있는 문헌
- 그래서 모든 데이터 유포 작업에 상업적 마케팅과 의사를 동원할 필요가 있다.

'연구자'로서 제약회사를 돕는 1,626명의 덴마크 의사 중 적어도 97퍼센트는 가치 있는 연구를 수행하는 게 아니라 제약회사의 마케팅을 돕는다고 봐야 할 것 같다. 이런 '연구' 중 최악은 파종 임상시험(Seeding Trial, 바이럴 마케팅을 위한 '씨뿌리기 임상시험' 옮긴이)이며, 의사와 제약회사의 야합 가운데 가장 음흉하다.

파종 임상시험

파종 임상시험은 보통 과학적 가치가 전혀 없으며, 대체로 대조군조차 존재하지 않는다. 제약회사는 신약을 의사들에게 주고, 환자들에게 시험

해본 후 결과를 기록해 달라고 요청한다. 그렇게 모은 데이터는 거의 쓸모가 없고, 발표되는 일도 드물다. 파종 임상시험의 진짜 목적은 가급적많은 의사들이 신약을 사용하게끔 꾀는 것이다. 의사는 환자 1인당 얼마씩 대가를 받게 되는데, 제약회사들은 이걸 '연구'라고 부르지만, 사실상뇌물 수수의 특성을 지닌다.

독일에서 실시된 조사에 따르면, 그런 '연구'의 3분의 2가 연구 계획이나 목적조차 없었으며, 발표에 대한 언급을 한 경우는 19퍼센트에 그쳤다.[8] 파종 임상시험의 판촉 대상 약은 보통 사용 중인 약보다 평균 10배가비쌌다. 독일의 기자가 이런 부정을 폭로하자, 노바티스의 최고경영자는직원들에게, 노바티스는 어떠한 경우에도 내규를 엄격하게 준수한다고쓴 공지를 띄웠다. 헛소리도 글로 쓰면 그럴싸해 보이는 법이다.

위해를 입을 수도 있는 연구에 자신의 환자를 고의로 등록하여 제약회사에 마케팅 상의 이익을 주려는 의사는 없으며, 거기에 동의하는 환자도없다.[9] 그러므로 파종 임상시험은 제약회사들이 자기네 진짜 목적을 누구에게도 공개하지 않기 때문에 가능하다. 우리에게 필요한 것은, 임상시험의 진짜 목적에 대해 이런 식으로 연구윤리위원회와 피험자들을 속이는 것을 비윤리적 행위로 규정하는 사회적 합의이다.

파종 임상시험의 전형적인 특징은 그리 많은 환자를 보지 않는 의사들을 엄청나게 많이 참여시킨다는 것이다. 나라마다 법이 다르지만, 파종임상시험은 연구윤리위원회나 의약품 규제당국의 허가가 필요한 경우는드물다. 연구가 아니라 허가 받은 의약품의 정상적인 사용으로 간주되기때문이다. 역설적이게도, 참여하는 의사들은 자신이 연구에 기여한다고생각한다. 일반적인 임상시험과 달리, 파종 임상시험은 마케팅 부서에서실시하는 게 보통이고, 영업사원들이 의사의 진료실을 방문해 데이터를수집하며 처방에 영향을 미치려고 노력한다.

2006년 덴마크의 연구자들은 의사들이 파종 임상시험에 참여하면 해당 제약회사의 약품 사용이 크게 증가한다는 것을 입증했는데, 일반의 26명 중 11명만 환자를 모집해서 사용량 증가 효과가 반감됐을 텐데도 그러했다.[11,12] 하지만 하나의 천식 약을 두 가지 다른 방식으로 투여하여 비교하는 임상시험에 이중맹검이 실시되지 않았기 때문에 논리적 근거가 매우 빈약했다. 아스트라제네카는 의사들에게 환자 1명당 800달러를 지급했다. 얼마나 많은 의사와 환자가 참여했는지는 알 길이 없다. 이 임상 연구가 2002년에 끝난 것으로 보이지만, 발표된 적이 없기 때문이다. 나는 다만 796명의 환자가 언급돼 있고 데이터가 철해지긴 했지만 날짜가 기록되지 않은 회사 내부 보고서를 찾아냈을 뿐이다.

박사 학위 논문 한 편에서 아스트라제네카가 파종 임상시험을 실시하는 목적이 드러났다. "[아스트라제네카는] 임상 근거를 만들어내는 일에 심혈을 기울였는데, 이 임상 근거는 새로 출시할 제품을 의사들에게 알리는 수단이면서, 추가적인 상업 마케팅의 필수 조건이었다." 그리고 "이런 파종 임상시험은 일일이 찾아가서 제품 사용을 설득하는 것보다 새로운 일반의들을 포섭할 수 있는 훨씬 쉬운 방법으로 보인다."[13]

이를 다룬 논설에서는, 액수에 상관없이 선물이나 성의 표시를 하면 받는 사람에게 부채감을 준다고 언급했다. 의식을 하건 하지 않건, 직접적인 보답을 해야겠다는 채무감이 행동에 영향을 준다는 것이다. 음식, 감언이설, 친분은 설득의 강력한 도구이며, 함께 사용하면 더욱 효과적이다.[12]

연구와 관련해 끝으로 주목할 한 가지가 있다. 학술 연구자들이 약에 대해 이른바 독립적인 임상시험을 할 때도 제약회사들은 거기에 관여하려고 한다. 일반에 알릴 의도가 전혀 없었으나 미국에서의 법정 소송을 통해 공개된 제약회사 내부 문서에서 흥미로운 사실이 드러났다.[7] 아스트라제네카의 내부 이메일에 다음과 같은 내용이 있었다.

일라이릴리는 매우 효과적인 대규모 연구자주도임상시험(Investigator-Initiated Trials, IIT) 프로그램을 운영하며… 상당한 재정 지원을 제안하고, 그 대가로 데이터의 관리권을 요구한다. 일라이릴리는 유능한 출판팀을 통해 동일한 데이터를 여러 방법으로 활용하는 것이 가능하다. 부정적인 데이터는 보통 꽁꽁 숨긴다.

브리스톨마이어스스퀴브의 연구자주도임상시험 프로그램은 진출 시장에서 급속히 성장하고 있으며… 대부분의 연구 제안서를 브리스톨마이어스스퀴브가 수정한다. 전략적 주안점은 약품의 미허가 적응증이다.

얀센에는 잘 조직된 연구자주도임상시험 계획이 있으며… 얀센의 허가 절차를 거치지 않고 연구자주도임상시험 데이터가 발표되는 일은 없고, 연구자들 간의 교신 역시 얀센의 관리 하에 있다. 호의적인 결과를 발표하는 연구자들에게 큰 혜택이 주어지긴 하지만, 그들은 그저 참여하기만 해도 충분한 보상을 받는다. 얀센은 일라이릴리보다 부정적인 데이터가 공유되는 것에 대한 염려가 덜해 보인다.

회사가 연구자주도임상시험을 실시하고 관련 프로그램까지 운영하고 있다는 게 내가 보기엔 상당히 수상쩍다. 그리고 얀센이 호의적인 결과를 발표한 연구자들에게 보상을 준다는 게 사실이면, 이건 부정부패다.

주축 오피니언 리더에게 '유료 조언'을 구하다

덴마크에서 적어도 1,160명의 의사가 제약회사들에 고용되어, 자문위원이라는 직함으로 하나 이상의 제약회사에 조언을 한다(표 8.1 참고). 이 어마어마한 숫자는 제약업계에서 일하는 사람들이 유난히 멍청해서 하루 종일 조언이 필요하다는 뜻이거나, 아니면 의사들을 매수할 만큼 영리하다는 걸 의미한다. 업계지 《제약 마케팅(*Pharmaceutical Marketing*)》에 그 답이 나와 있다.[14]

자문 진행 과정은 사람들과 가까워지고 영향을 주는 데 가장 강력한 수단이다. 전반적인 의학 교육의 틀을 잡는 데 도움이 될 뿐 아니라, 개인의 역량을 최대한 이용하는 방법을 평가하는 과정에도 도움이 된다. 사람들이 당신과 함께 일하고 싶어하도록 하는 데 도움이 된다. 또한 진행하는 내내 주요 메시지를 부지불식간에 전달할 수 있다.

이런 마케팅 안내서는 상당수가 대학 교수인 오피니언 리더들을 '훈련생'으로 부를 정도로 대담하다.

이런 자문의 대부분은 뇌물 수수로, 그런 자문가들은 사이비 자문가로 보는 게 가장 적절하다. TAP제약이 합의한 사기 사건 보고서를 보면, '자문가'들은 보고서를 작성하지 않았고, TAP제약에 청구서를 보내지도 않았다. 또한 '자문' 프로그램에 참석할 의사를 지명한 영업사원들은 향후의 자문 역할에 대해 의사들과 논의하지도 않았다.[15]

'자문'은 자기검열로 이어지는 경우가 아주 흔하다. 미국의 일반의인 존 에이브럼슨(John Abramson)은 《뉴잉글랜드의학저널》에 실린, 특정 스타틴 제제를 권장하는 임상시험에 결함이 있다고 설명했다. 그 약으로 뇌졸중 1건을 예방하는 데 드는 비용은 무려 120만 달러였다.[16] 에이브럼슨이 한 전문의에게 임상시험에 대한 비평을 함께 쓰자고 청하자, 그 전문의는 제안을 거절하며 자신이 '그 제약회사에 자문 같은 걸' 하고 있다는 이유를 들었다.

내가 아스트라신텍스에서 일할 적에 중요한 약은 관절염 약인 나프록센 한 가지여서, 회사는 류마티스병 전문의 한 사람을 자문가로 두었다. 자문에 대한 연간 사례비는 내 봉급 6개월 치에 해당했다. 해를 거듭해서 그 큰 금액이 계속 지급됐지만, 그 전문의가 하는 일은 약 2시간 동안 직원들에게 류마티스학을 강의하고, 마케팅부에서 제작한 브로슈어를 검토하는 게 다였다. 내가 900시간 일해야 벌 수 있는 만큼을 버는 데 5시간 이상 걸렸을 것 같지 않다. 나의 이 경험은 다른 사람들이 보고한 내용과 잘 들어맞는다. 우리 회사의 자문가는 우리 회사의 약에 대해 긍정적이었고, 마케팅부에서는 준 것 이상으로 돌려받았다고 판단한 것이 틀림없었다. 그렇지만 그걸 어떻게 안단 말인가? 난 좀 의심스러웠다.

그 류마티스병 전문의는 좋은 사람이었고, 종종 우리에게 자신이 받는 돈에 비하면 자신을 너무 안 써먹는다고 말하곤 했다. 그 사람이 먼저 우리에게 접근해서 자문을 제안했는지, 우리가 그랬는지는 기억이 나지 않는다. 그렇지만 영향력 있는 오피니언 리더들이 때때로 자신의 시장 영향력을 이용해 우리를 갈취하려고 해서, 우리가 매우 기분이 나빴던 것은 분명히 기억난다. 제약회사들을 비판할 때는 그들의 안팎 모두에 악당들이 있다는 점을 잊어선 안 된다.

제약회사들로서는 전문의, 특히 그들이 주축 오피니언 리더(key opinion leader)라고 부르는 이들을 매수하는 것이 매력적일 수밖에 없다. 오피니언 리더들은 다른 전문의와 일반의들의 처방약 선택에 상당한 영향을 주기 때문이다. 허가를 받고 제약회사들에 고용된 덴마크 의사들의 목록과 덴마크의사협회의 전문의 인증 목록을 결합하여 어느 분야 전문의들이 제약회사에서 많이 일하는지 알아보았다. '표 8.2'는 전문의 5명 중 1명 이상이 제약회사에서 일하는 분과를 나열한 것이다. 놀라울 것 없이, 비싼 약이 사용되고 시장 잠재력이 큰 분과가 상위에 있다. 예를 들면 내분비학, 종양학, 혈액학, 심장학이 그렇다. 왜 1위가 피부과인지는 잘 모르겠는데, 한 가지 이유는 피부과에서 스테로이드를 많이 사용하고, 새로 특허를 낸 스테로이드제 다수가, 이미 수십 년간 써오던 것들보다 전혀 나을 게 없음에도 매우 비싸기 때문일 것이다.

표 8.2 덴마크에서 제약회사에 고용 허가된 전문의의 전공 백분율(2010년 자료)

전공 분야	비율(%)
피부과 및 성병	39
내분비학	35
종양학	30
혈액학	29
심장학	27
감염질환	26
폐질환	21

호주에서 실시된 조사에 따르면, 2009년에 전체 전문의의 4분의 1이 제약회사의 자문위원으로 활동했다.[17] 그러한 전문의 대부분은 자문료로 1년에 4,000달러 미만을 받았다고 했으나, 다른 연구에서는 주축 오피니언 리더들이 제약회사 자문위원회에 앉아 있는 것만으로 1년에 5만 파운드를 받거나,[18] 8일 동안의 자문 대가로 40만 달러를 받은 것으로[19] 보고됐다.

옥스퍼드 의과대학의 흠정(欽定) 강좌 담당 교수인 존 벨(John Bell)은 2011년 로슈의 이사회에서 맡은 역할에 대한 보수로 322,450유로를 받았다.[20] 《영국의학저널》의 편집자는 2012년 벨에게 서신을 보내 로슈가 발표하지 않은 타미플루 임상시험 연구 결과를 코크란연합의 연구자들이 볼 수 있도록 하겠다는 약속을 지키지 않았다고 상기시키면서(3장 참고), 벨이 로슈의 이사로서 로슈의 행위에 책임이 있으며, 그렇게 공익과 크나큰 관련이 있는 데이터의 공개를 거부함으로써 벨은 로슈를 책임 있는 제약회사들의 울타리 밖으로 밀어냈다고 지적했다.[21] 벨은 그 서신을 로슈에 넘긴 것 말고는 별다른 응답을 하지 않았다.

인공 고관절과 인공 무릎관절의 최대 제조사 4곳은 2002년과 2006년 사이 의사들과의 '자문 계약' 6,500건에 8억 달러 이상을 썼다.[22] 유럽에서도 큰돈이 움직인다. 일부 종합병원 의사들은 학회 참석으로 9만 유로

까지, '자문료'로 60만 유로까지 벌 수도 있다.[23]

제약회사 내부 문서를 보면, 제약회사들이 수천 명이나 되는 자문가나 자문위원으로부터 들으려는 조언은 연구와 별 상관이 없고 마케팅과 깊은 관련이 있다.[24] 그런 의사들과의 회의에서 지역 사업부 책임자는 "저희는 선생님들과 긴밀한 사업 관계를 구축해 나가고자 합니다."라고 말했다.[25] 덴마크에서 이것은 불법이며, 다른 모든 나라에서도 그러해야 한다. 덴마크 법에 따르면,[26] 제약회사에서 일하기 위한 허가 신청은, 그 일이 마케팅에 일조하는 경우 보통 거부된다. 예를 들면 마케팅 자료 작성, 영업 교육, 영업용 문구에 대한 조언, 제약회사가 지원해서 의약품 광고가 실리는 의사용 리플릿 작성 등.

나는 대부분의 의사들이 이런 규정을 피해서 제약회사 마케팅을 돕는다고 확신한다. 그런 예를 문서로 보기도 했고, 역할극에서 영업사원들이 회사 제품을 팔려고 애쓰는 동안 까다로운 의사 역할을 하는 게 얼마나 우스웠는지 의사들끼리 이야기하는 것을 어깨 너머로 듣기도 했다. 의사들이 역할극에 참여한 것을 자랑스럽게 생각한다는 게 놀랍다.

이제 이어서 의사들이 약장수 역할을 하는 것을 살펴보자.

주축 오피니언 리더에게 '유료 교육'을 구하다

"지금까지 존경 받아온 정신의학자들이 월요일에는 이 약을, 화요일에는 저 약을 밀어주는 걸 보면 경악스럽다."

"명망 있는 영국 정신과 전문의를 만났었는데, '어떻게 지내세요?' 하고 물으니, 그 사람이 '오늘이 무슨 요일이죠? 오늘 밀어줘야 하는 약이 뭐였는지 생각 중이에요.'라고 대답하는 게 아닌가."

로빈 머리(Robin Murray, 런던 킹스칼리지 정신의학연구소 교수)[18,27]

제약회사에 고용된 덴마크 의사들이 하는 일 중 세 번째로 많은 것은 강연이다(표 8.1 참고). 거의 1,000명의 의사들이 제약회사가 후원하는 회의나 교육 행사에서 강연을 하기 위해 허가를 받았다. '연구자'이거나 '자문'을 제공하는 의사 수만큼이나 많은 이 숫자도, 이 의사들이 무엇에 이용되는지 알지 못하면 이해가 가지 않는다. 덴마크처럼 작은 나라에서 1,000명이면, 전체 의사 20명 중 1명이 강연을 한다는 뜻이다. 가끔씩 강연을 하는 경우엔 허가를 받을 필요가 없으므로, 대부분의 의사들은 1년에 수차례 강연을 한다. 다시 말해서, 의사들이 감당하기 힘들 만큼의 '교육'이 넘쳐나며, 미국에서는 의학연수교육(Continuing Medical Education, CME)의 60퍼센트 이상을 제약회사에서 비용을 부담한다.[28]

그토록 많은 수의 '교육자' 부대를 끌어모으는 힘은 당연히 넉넉한 사례비다. 2002년에 실시된 조사에 따르면, 미국 정신과 전문의들은 심포지엄 강연으로 3,000달러 정도를 받았는데, 일부는 1만 달러까지 받기도 했다.[27] 같은 해 미국심장협회(American Heart Association) 회의에서 30회의 '무료' 심포지엄이 제약회사 또는 의료기기 회사의 후원으로 열렸는데, 유명 심장 전문의가 한 번의 회의에서 심포지엄 강연으로 10만 달러 넘게 번 적이 있다고 자랑하기도 했다.[15] 《뉴잉글랜드의학저널》의 편집장이었던 제롬 캐시러는 동료들로부터, 강연을 후원하는 제약회사의 제품을 밀어주기 위해 강연 내용을 바꿔가면서 전국을 순회하는 의사들에 대한 이야기를 여러 번 들었는데, 그들은 그런 의사들은 '마케팅 매춘부'라고 불렀다.[15] 같은 식으로, 제약회사 영업사원들은 여러 제약회사를 위해 일하는 의사들을 '제약 매춘부'라고 부른다.[29] 때로는 임상시험 참여에 대한 '보상'으로 그런 거래가 이용되기도 하는데, 그럼으로써 의사들은 임상시험을 수행하는 동안 경제적 이익상충이 없다고 말할 수 있게 된다.[15]

제약회사는 늘 자기네는 교육 내용에 영향을 줄 수 없고, 조직위원회에서 결정한다고 하지만, 그런 말을 믿고 안심해서는 안 된다. 교육 내용은 편향되어 있으며, 참석자들은 교육 후에 후원사의 약을 선호한다.[30, 31] 유출된 문서를 보면, '교육'의 개념을 일반의들에게 공격적으로 선전하는 브로슈어에는 "모든 교육 내용은 독립적이며, 후원사의 영향을 받지 않는다."는 주장이 있지만, 의학 교육 전문 기업이 제약회사에 강사를 추천해 달라고 요청했음을 알 수 있다.[32]

한편, 제약회사들은 의학 교육 전문 기업에다 강사가 교육 중 적당한 시기에 자기네 회사 제품을 소개할 것을 확실히 해달라고 요청한다. 이를테면 의학 교육 전문 기업이 여성 건강 세미나에서 강연할 의사 두 명을 받아들이자, 호르몬 제제를 판매하는 제약회사인 오르가논(Organon, 셰링 플라우에 합병됨)은 의학 교육 기업에 다음과 같은 회신을 보냈다.

"행정적인 도움을 주신 것에… 주제와 강사 제안을 호의적으로 고려해 주신 것에 다시 한 번 깊은 감사를 드립니다."

'우대' 수준도 중요한 것 같다. '플래티넘' 후원사들은 대개 '강사와 프로그램 주제를 함께 결정할' 기회를 갖는다.

놀랍게도, 호주와 영국의 제약회사 단체들은, 대체로 불리한 건 뭐든지 부정하지만, 이에 대해 자기네 사업 방식이라고 인정한다. 강의를 아무리 잘해도 제약회사가 기대한 강의를 하지 않는 의사는 다시는 강연 요청을 받지 못한다. 이것은 명백한 사실이다.[24]

영국제약협회(Association of the British Pharmaceutical Industry, ABPI)의 학술이사는 마케팅이라고 부르건, 교육이나 연구라고 부르건 사실 모두 마케팅이며, 제약회사들은 주축 오피니언 리더들에 대해 투자 대비 수익을 평가한다고 인정했다.

제약회사들은 돈 낭비를 하지 않으려고 많은 노력을 기울이며, 때로는 눈속임도 한다. 제약회사 내부 문서에 따르면, '조건없는 교육 후원금'이 영리를 추구하는 의학 교육 전문 기업에 전용됐다. 이 기업들은 제약회사가 강사와 강의 내용을 결정하는 교육 행사를 마련하며, 그런 행사에서는 해당 제약회사 약품의 허가 외 용도를 논하기도 한다. 또한 이 기업들은 미국 의학연수교육인증심의회(Accreditation Education Council of Continuing Medical Education)의 교육 인증도 받아내는데, 원래 제약회사가 직접 후원하는 행사는 인증을 받을 수 없다.[25] 이런 식의 교육 프로그램에서, 한 의학 교육 전문 기업은 위성 심포지엄을 통해 미국당뇨협회(American Diabetes Association)의 연차 총회에서 이루어질 강연의 개요를 본 후 고민에 빠졌다. 그러자 제약회사는 강사의 강연용 슬라이드를 '검토할 수 있도록' 복사해 달라고 요청했고, 미리 질문을 만들어 청중 가운데 질문할 사람을 심어놓고 강연 직후 약에 대한 부정적인 발언이 나오지 못하게 대응했다. 이 전략은 성공해서, 강사로 하여금 뉴론틴(Neurontin)의 긍정적인 면을 말하도록 유도했다.[25]

『의학 교육 실용 가이드(*Practical Guide to Medical Education*)』에 따르면, 의료계의 유력한 '제품 대변인(product champion)'들은 의사들의 사고에 결정적인 영향을 미치며, "핵심은 '제품 대변인'들의 관점과 영향력을 평가하여, 특별히 설계한 관계 구축 활동에 그들을 영입시킨 후, 그들이 강의하기에 적합한 교육 프로그램을 제공하는 것이다."[33] 한 의학 교육 전문 기업은 "의학 교육은 주요 청중들에게 귀사의 메시지를 전달하고, 그 청중들이 귀사의 제품에 이로운 행동을 취하도록 할 수 있는 강력한 수단이다."라고 말했다.[15]

의학 교육 전문 기업들의 브로슈어에도 같은 이야기가 나와 있다. 2009년에 진행된 '주축 오피니언 리더의 발굴 및 관리'라는 제약회사 직원 교육 과정에서는 주축 오피니언 리더를 찾아내 그들과 교류하고 그들을 '성장'시키고 전략적으로 관리하는 법을 다루었다.[34] 최고의 의사들을 제약회사들이 기르는 작고 귀여운 애완견으로 본 것이다! 브로슈어의 첫 페이지에는 '사업과 정보의 연계'에 대한 언급과 함께, 조기 등록하면 200파운드를 절약할 수 있다고 나와 있었다. 5쪽을 더 지나서야 전체 금액이 나왔는데, 2일 과정에 1,299파운드이고, 모든 강의를 CD-ROM으로 다시 보지 않고 견딜 수 없다면 573.85파운드를 추가로 내야 했다.

나 같은 생물학자가 보기에 충분히 말이 되는 상황이다. 제약회사라는 기생충은 우리 사회에 기생하고, 다른 기생충이 거기에 또 기생하는 것이다. 자연에서와 마찬가지로.

제약회사 영업사원들은 주축 오피니언 리더와 함께 일하면서 그들을 '제품 대변인'으로 만들라는 조언을 듣는다. 또한 보다 젊은 사람들을 발굴하고 인지도를 키워 주축 오피니언 리더로 육성하라는 조언도 듣는다.[24] 마치 히틀러유겐트(Hitler-Jugend)와 비슷하게, 그렇게 하면 젊은이들이 설치고 다니면서 아직 당원이 아닌 사람들의 판단력을 흐리게 할 수 있다.

의사는 제약회사 영업사원보다 효과적인 영업 인력이다. 《월스트리트 저널(*The Wall Street Journal*)》이 입수한 머크의 슬라이드 자료에 따르면, 의사가 강연을 한 경우 머크의 투자 대비 수익은 1달러당 3.66달러였는데, 머크의 직원이 강연을 한 경우에는 1.96달러에 그쳤다.[35] 그래서 유능한 영업 인력인 의사들에 대한 사례비가 매우 크다.[15,27,36] 영국의 심장학자 피터 윔스허스트(Peter Wilmshurst)는 연구 사기 사건에 연루된 의사들과 전문 학술지 편집자들 여럿을 폭로한 내부고발자인데, 2000년에 다음과 같이 썼다.[36]

한 제약회사는 저명한 영국 심장학자 여럿을 고용해서 영국 전역을 순회하며 의사들을 대상으로 강연을 하며 자기네 약을 판촉하게 한다. 그 저명한 심장학자들은 제약회사 직원들 사이에서 '로드쇼(The Road Show, 순회 흥행)'라고 불렸는데, 각자 3,000~5,000파운드씩 받고… 하루 저녁 1시간짜리 강연을 하고, 거기에 여행 경비가 추가로 지급된다.… 로드쇼 강사 중 일부는 격주로 제약회사 홍보 강연을 한 결과, 매년 자신이 속한 병원이나 대학에서 받는 연봉보다 많은 금액을 받는다.… 그중 일부는 의약품 제조사와의 돈 되는 연구 계약을 유지하려고 약의 유해반응에 대해 입을 다문다고 나에게 실토했다. 제약 연구에 관여하는 일부 오피니언 리더들은 이제 너무 높은 강연비를 요구해서 에이전트를 통해 협상이 이루어진다.

한 의사는 자신이 동료들에게 와이어스(Wyeth)의 선택적 세로토닌 재흡수 억제제 벤라팍신(venlafaxine, 이펙사(Effexor))을 선전할 때 와이어스가 얼마나 관대했는지에 대해 다음과 같이 전했다.[37]

우리 모두는 회의실을 나설 때 봉투를 건네받았다. 봉투 안에는 750달러짜리 수표가 들어 있었다. 이제 시내에 나가서 즐길 차례였다.… 점심 시간에 다른 의사들하고 수다 좀 떨고 750달러짜리 수표를 받는 건 너무나 쉬운 돈벌이여서, 나는 정신을 못 차릴 지경이었다. 중독처럼, 그만두기가 무척 어렵다.

그러나 이 의사가 어느 강연에서 다른 약도 이펙사와 동일하게 효과적일 수 있다고 말하자, 바로 와이어스의 지부장이 방문해서 어디가 아프냐고 물었다. 그 순간 그 '영업자' 의사는 자신의 개인 진료보다 벌이가 좋았던 제약회사 후원을 받는 강사로서의 이력을 끝내기로 마음먹었다.

제약회사들은 매주 지역 의사들의 처방을 기록한 인쇄물을 받아보기 때문에, '영업자' 의사들이 얼마만큼 일했는지 확인할 수 있다. 약국에서는 대개 자료 수집 업체에도 의사들의 이름은 공개하지 않지만 마약단속국(Drug Enforcement Agency) 관리번호는 공개하며, 미국의학협회는 자료 수집 업체가 미국 의사 면허 파일을 관리번호와 대조해 보도록 허락하는 것으로 수백만 달러를 번다. 2005년 미국의학협회가 데이터베이스 판매

로 번 돈은, 의사 면허 정보로 번 미확인 금액을 포함해 4400만 달러가 넘었다.[38]

제약회사의 돈이 환자가 의사와 의료 기관에 기대하는 정직성을 부패시킨다는 사실은 1964년 미국 공중위생국이 흡연을 규탄하는 내용의 '흡연과 건강에 관한 보고서'를 발표했을 때에도 드러났다. 미국의학협회는 그 보고서를 지지하지 않은 유일한 핵심 보건의료 기관이었는데, 담배업계로부터 14년에 걸쳐 총 1800만 달러를 받았던 것이다.[39]

가장 타락한 학문적 매춘 행위는, 의사들이 제약회사가 환자들에게 해를 입히는 불법적 허가 외 용도 판촉 활동을 도울 때 일어난다.[25] 이건 형사 범죄로 다루어야 한다. 정말이지, 허가 외 용도 판촉은 전부 유해하다. 약을 허가 외 용도로 사용하면 어떤 유익함이 있는지는 모르지만, 어떤 약을 어디에 어떻게 쓰건 일부 환자들에게는 언제나 해를 입힌다는 것이 분명하기 때문이다.

수십만 명의 건강한 사람들에게 해를 준 허가 외 용도 사용의 악명 높은 예로는 이른바 호르몬 대체요법이 있다. 이 치료 명칭은 여성들이 폐경기 즈음만이 아니라 남은 생애 동안 호르몬 처방을 받아야 한다는 개념을 정당화한다. 호르몬 대체요법은 거의 모든 것에 효과가 있는 것처럼 홍보됐다. 관상동맥성 심장 질환 예방에도 효과가 있다고 선전됐으나, 무작위 배정 임상시험을 실시하자 오히려 호르몬이 심장병을 유발하는 것으로 드러났다.[40] 와이어스는 은밀하게 많은 사건의 배후에 있었는데,[41] 예를 들면 『영원한 여성성(Feminine Forever)』이라는 책을 쓴 미국 의사와, 독립적인 것처럼 보이는 여러 환자 단체에 자금을 지원했다.

호르몬 대체요법이 유해하다는 것이 밝혀진 후, 노보노르디스크는 독일 홍보업체를 통해 이 치료법의 위해성을 과소평가하는 공문을 의사들에게 보내도록 했다.[42] 셰링(Schering), 제나팜(Jenapharm), 오르가논 또한 엄청난 규모의 마케팅 캠페인을 시작해 호르몬 대체요법의 위해성 평가 결과를 폄하하고, 어떤 식으로든 독일에는 적용되지 않는다고 주장했다. 한 대학 교수는 독일의 모든 부인과 전문의들에게 해당 임상시험에 대한 '비판적 평가서'를 보냈는데, 29퍼센트에 달하는 심각한 심장 질환 위험 증가가 "심혈관 질환 위험의 감소가 없음"으로 바뀌었다.[8] 그 대학 교수는 거대 제약회사로부터 돈을 받았고, 그 그릇된 정보는 자신이 직접 작성한 것도 아니었다. 그 평가서를 작성한 주인공은 셰링이었다. 이 방법은 효과가 있었다. 미국에서는 호르몬 제제의 판매가 급락했지만, 독일에서는 별 타격이 없었다.

한번은 연수 프로그램에서 전문의들을 대상으로 이런 문제들에 대해 강연을 하는데, 한 의사가 내게 자신은 교수가 단 3명밖에 없는 작은 분과에 속해 있다고 말했다. 그 분야에서 경쟁하는 주요 제약회사는 2곳으로, 자신을 제외한 나머지 2명의 교수가 진행하는 강연에 참석하면 기분이 울적해진다고 했다. 어느 회사가 누구를 후원하는지가 뻔히 보인다는 것이다. 공교롭게도 그 교수 2명은 모두 연구부정행위로 고발당했는데, 내가 그 두 건 모두의 사정에 관여했다. 매우 흥미로운 건이지만, 덴마크 법에 따라 더 이상은 말할 수 없다.

나는 특정 질환 분야에 초점을 두는 국제 회의에는 참석하지 않지만, 에이즈 임상시험의 북유럽 조정실을 맡았을 때, 에이즈 연차 회의에는 참석했었다. 나는 왜 많은 동료 의사들이 자신이 만든 게 아니라 제약회사가 만들었다는 게 너무도 분명한 슬라이드를 발표하는지 알 수 없었다. 왜 최소한 자기가 만든 것처럼 보이도록 하지도 않는 건지 말이다. 특히 자신이 관여한 제약회사 후원 임상시험에 대해 이야기할 때는 더 학술적으로 보이는 것이 훨씬 확신을 주었을 텐데 말이다. 슬라이드에 제약회사 로고가 들어가 있거나, 여타 방식으로 제약회사의 영향이 느껴져, 보는 이로 하여금 광고를 보는 것처럼 씁쓸한 기분이 들게 했다.

나는 당시에 제약회사와 협업하는 의사들이 학문적 자유를 억압당한 채 일한다는 사실을 몰랐다. 나는 이런 의사들이 대체로 자신이 이용당한다는 것을 모른다고, 또는 그런 기분이 드는 것을 억누른다고 확신했다. 제약회사를 위해 강연하는 동료들과 토론을 해보면, 그들은 대체로 자신이 다른 의사들에게 추천하는 약이 좋다고 믿었으며, 심지어 너무 적게 사용되고 있다고 주장했다. 그러므로 자신이 동료들에게 좋은 일을 하는 것이라고 말했다. 이게 합리화인지 아닌지는 모르겠지만, 이런 논쟁에서 놓치고 있는 것은 그 약이 좋다는 생각이 애초에 어디서 온 것이냐 하는 문제다. 안타깝게도 의사들은 거기까지는 생각하지 않는다. 생각하지 않는 편이 그들에게 득이 된다.

의사들의 의견이 가장 높은 가격을 부르는 사람에게 판매되는 상품이라는 것을 확인한 드문 예가 있다. 캐나다의 류마티스병 학자인 피터 터그웰(Peter Tugwell)은 OMERACT라는 단체를 대표하여 주요 제약회사 몇 곳에 의학연수교육 학회에 자금 후원을 요청하는 서신을 보냈다.[43]

이 분야를 대상으로 하는 약에 국제적 관심이 있는 회사에는 이런 회의의 후원이 매우 수익성 높은 일이라고 할 수 있습니다. 워크숍에 초대되는 분들은 이 분야의 오피니언 리더로, 규제당국에도 영향력이 있는 분들이므로 후원의 효과가 매우 클 것입니다. 현재 저희는 미화 5,000달러와 1만 달러의 후원 약속을 해주실 주요 후원자를 모시고자 합니다. 주요 후원자에게는 참석자를 지명하여 제약회사의 관심사를 대변하도록 할 기회와 회의에 적극적으로 관여할 기회가 제공됩니다.

의학연수교육은 의학적 전문성에 대한 최고의 검증 기회가 되어야 한다.[43] 진료의 질을 높이기 위해 의사가 의사를 교육하는 것보다 중요한 게 있겠는가? 그런데도 의사들은 온전한 대가를 치르지 않은 채 뭔가 얻는

게 있기를 바라고, 상업적인 포식자들은 이런 바람을 이용하여 자기네 잇
속을 채운다.[43]

제약회사들이 미국정신의학협회(American Psychiatric Association) 예산
의 3분의 1을 후원하는데, 어느 인터뷰에서 협회 대변인은, 이런 자금 후
원이 없다면 필라델피아컨벤션센터 대신 YMCA 지하실에서 회의를 해
야 할 거라고 말했다.[43] 그러자 기자가 이런 영리한 질문을 던졌다.

"그렇다면 YMCA 지하실에서 회의를 하면 안 될 이유가 있습니까?"

게다가 정신과 의사들은 스스로 회의 비용을 부담할 수 있을 만큼 부
유하다.

지금까지 거의 주목 받지 못한 사실 하나는, 제약회사들이 각 분야에
서 가장 박식한 전문가들을 매수함으로써 동료평가 제도까지 오염시켰
다는 것이다. 학술지 편집자들은 연구 논문이 제출되면 전문가들에게 검
토를 의뢰하는데, 제약회사에 고용된 전문가들은 엉망인 연구도 좋게 평
가하게 마련이다. 많은 전문가들은 제약회사의 주식을 소유하고 있으며,
일류 학술지에 임상시험이 발표되는 것이 그 회사에 어떤 의미인지 아주
잘 안다.

또한 의사들이 제약회사와 부적절한 관계를 맺을 경우, 약물 관련 사
망이 의심되는 경우에 규제당국에 제대로 보고하지 않을 수도 있다. 예를
들면 보고서를 제출하기 전에 제약회사에 먼저 문의하는 식이다. 일부 의
사들은 제약회사와의 친밀한 관계 때문에, 보고서를 규제당국에 보내는
대신 제약회사에 보내는데, FDA와 유럽의약청은 제약회사들이 심지어
환자가 사망한 경우에도 보고서를 내지 않은 사례가 많다는 것을 알아냈
다.[44,45]

9장

교활하고 사악하고 탐욕적인 약장수

제약회사는 착취 행위를 숭고한 목적이 있는 것처럼 보이게 한다는 점에서 특별하다.

— 브리스톨마이어스스퀴브의 전 학술부 책임자(미국 상원 청문회에서)[1]

임상시험은 '위장 마케팅'이다

제약회사들이 하는 모든 일은, 그걸 뭐라고 부르건, 그 숭고한 동기에 대해 뭐라고 떠들건, 모두 한 가지로 압축된다. 약장사.

제약회사들은 학술 문헌과 마케팅에서 자기네 약에 대한 정보의 흐름과 종류를 철저히 통제함으로써 약장사를 매우 효과적으로 해낸다. 제약회사들의 임상시험은 진정한 의미의 연구라고 할 수 있는 경우가 거의 없으며(5장 참고), 연구로 위장한 마케팅이다. 임상시험은 대체로 그 설계부터 결함이 있으며, 데이터를 분석하는 과정에서 결함이 늘어나고, 정직하게 실시된 임상시험에서 나온 것처럼 보이려고 오도성 결과를 제시하고, 약의 판매를 증가시키는 데 도움이 될 만한 결론이 나오도록 한다.[2-8]

내 박사 논문은 제약회사가 발표하는 임상시험은 진실일 수가 없음을 보여주는 것이었다. 나는 류마티스관절염 환자들을 대상으로 새로운 비스테로이드항염증제(NSAID)를 기존의 비스테로이드항염증제와 비교한 이중맹검 임상시험 196건을 검토했다.[2] 류마티스관절염은 매우 가변적인 질환으로, 유사한 약 2가지 사이에서 차이점을 찾아내기가 어렵다. 그런데도 임상시험들은 대부분 미시적인 규모였고, 각 집단의 표본 크기 중간값이 환자 27명에 불과했다.[3] 그러므로 통계적으로 유의한 효과 차이들이 얼마인지 상관없이 실질적으로는 우연히 생길 거라 예측할 수 있다. 즉 5퍼센트의 차이가 통계적으로 유의하다고 하더라도, 2.5퍼센트는 신약 덕분이고, 2.5퍼센트는 대조약 덕분일 것이다.

그런데 예측의 3배에 달하는 14퍼센트의 차이가 통계적으로 유의했으며, 73건의 임상시험들에서 모든 차이가 신약에서 비롯됐고, 단 8건만 대조약에서 비롯됐다.[3] 통계 분석을 확인하는 것이 가능한 경우는 거의 없었지만, 임상시험 12건에서 통계적으로 유의하다고 주장한 차이가 통계적으로 유의하지 않다는 것을 확인할 수 있었으며, 5건은 그런 의심이 강하게 드는 것들이었다. 17건 모두에서는 가짜로 유의미한 결과 전체가 신약에 유리했다. 부작용 관련 결과는 이보다 더 놀라웠다. 부작용에 있어서 유의미한 차이가 있었던 임상시험 39건 전부가 신약에 유리했다.

따라서 새로운 비스테로이드항염증제들은 기존 약들보다 상당히 우수한 것처럼 보였다. 결론이나 초록에 제시된 의견은 더욱 엄청난 것이었다. 81건의 사례에서 신약에 유리한 편향된 결론이 나왔고, 단 1건만 대조약에 유리한 결론이 나왔다(P=3.4×10.23).

하지만 (논문의 '방법'에서 제시된) 데이터를 들여다보니 신약의 주목할 만한 우수성이 사라져버렸다. 가장 흔한 평가변수는 악력(grip strength)이었

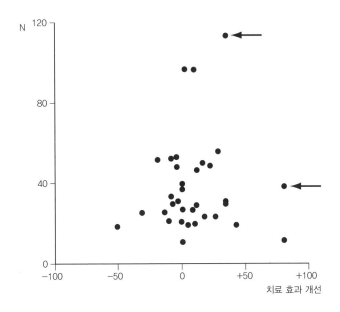

그림 9.1 교차 임상시험 34건에서의 새로운 비스테로이드항염증제를 선호하는 환자의 비율과 인도메타신을 선호하는 환자의 비율 차이(치료 효과 개선). 화살표로 표시한 동떨어진 2건의 임상시험은 조작이 의심된다.

는데, 평균적으로 신약과 대조약 사이에 차이가 없었다.[9]

나는 두 종류의 비스테로이드항염증제를 비교할 때 가장 중요한 평가변수는 환자에게 무작위로 두 가지 약을 모두 경험해 보도록 하는 교차임상시험(crossover trial)에서 환자들이 어느 약을 선호하는지 알아보는 것이라고 추론하였다. 특정 정도의 진통 효과와 거기에 수반하는 부작용을 저울질하여 가장 잘 판단할 수 있는 건 환자이기 때문이다. 대부분의 임상시험들에서 인도메타신(indomethacin)을 대조약으로 사용했다. 인도메타신은 1963년 출시된 오래된 약인데, 오류로 가득한 임상시험들과 제약회사들의 근거 없는 주장에 따르면 많은 부작용이 있는 약이다. 그러나 인도메타신 교차 임상시험에서 환자들은 인도메타신과 새로운 비스테로이드항염증제를 동일한 비율로 선호한 것으로 나타났다(그림 9.1 참고).[10]

그림을 보면, 임상시험의 규모가 클수록 두 약 사이의 차이 변동이 작다. 이는 통계 이론으로 예측할 수 있다. 적은 수의 환자를 무작위 배정하면, 어떤 때에는 인도메타신 투여군에 다른 집단보다 예후가 좋은 환자들이 더 많을 것이고, 또 어떤 때에는 예후가 좋지 못한 환자들이 더 많을 것이다. 많은 수의 환자들을 무작위 배정하면, 시험군과 대조군의 크기가 비슷해지고, 그에 따라 소규모 임상시험에서보다 결과가 더욱 정확해진다. 유사한 다수의 임상시험들에서 나온 결과가 좌우대칭의 깔때기 모양을 그릴 것으로 예측할 수 있는데, 실제로 그러하다. 2개의 결과만 동떨어져 있는데, 조작을 의심해 봐야 할 것이다.

34건 중 2건이면 높은 비율이다(약 6퍼센트). 내가 이 그래프를 제약회사에서 일하는 지인에게 보여주자, 그는 웃으며 임상시험 중 5퍼센트 정도는 조작, 즉 지어낸 것이라는 걸 모르는 사람이 없다고 했다. 자료 조작은 제약업계에 너무나 만연해서 그걸 지칭하는 속어가 있을 지경이다. 미국에서는 '뻔뻔한 상품 표시(dry labelling)' 또는 '검은 광내기(graphiting)'라고 하고, 일본에서는 '메이킹(making, 돈벌이)'이라고 한다.[11]

내가 1990년에 박사 학위 논문을 발표할 당시, 심사관 2명은 비스테로이드항염증제는 시장에서 경쟁이 심해서 특히 문제가 되는 분야라는 의견을 내놓았다. 내가 제시한 결과가 너무나 가당치 않아 보여서 무엇을 의미하는지 제대로 깨닫지 못했던 것이다. 그러나 그 이후, 철저한 조사가 이루어진 모든 치료제 분야에서 유사한 문제들이 발견됐다.

지질강하제(lipid-lowering drug) 시장도 경쟁이 심하다. 스타틴 제제의 직접비교 임상시험은 대개 이중맹검도 하지 않고, 치료제 배정을 숨기지도 않으며(즉 무작위 배정 원칙이 위반됐을 가능성이 있으며), 추적 관찰도 부실하고, 치료의도(intention-to-treat, ITT) 분석도 없는 경우가 많았다(이러면 무작위 배정된 환자 전체에서 나온 결과를 가지고 중도 탈락한 환자까지 설명함).[12] 대조약 제조사가 아닌 시험약 제조사로부터의 후원금은 더 유리한 결과(교차비 20)

그리고 더 유리한 결론(교차비 35)과 관련이 있었다. 스타틴의 직접비교 임상시험이 공정하게 설계되지 않았음을 고려하면 놀랄 일도 아니다. 대부분의 임상시험들에서 비교하는 용량이 동일하지 않았다.[13] 게다가 관상동맥 질환같이 임상적으로 관련 있는 평가변수에 대해 각기 다른 스타틴 제제를 비교한 양질의 임상시험은 아예 없었다. 반면, 그런 질환에 대한 위약 대조 임상시험은 29건 넘게 있었는데, 이것은 그런 임상시험 중 다수가 비윤리적이었음을 시사한다. 위약 대조군의 환자들에게 유효한 약을 주지 않았기 때문이다.

48건의 논문을 대상으로 한 코크란 체계적 고찰을 통해 수천 건의 개별 임상시험을 종합하여 높은 곳에서 바라보자, 제약회사가 후원하지 않은 연구보다 후원한 연구에서, 시험 대상인 약과 의료기기에 유리한 효능 결과, 유해반응 결과, 결론이 빈번하게 나왔다.[14]

제약회사들의 수많은 속임수는 불가능한 것을 가능하게 한다. 논문의 제목만으로 모든 걸 알 수 있는 경우는 거의 없는데, 여기 그러한 예가 하나 있다.[15]

"왜 올란자핀이 리스페리돈보다 좋고, 리스페리돈이 쿠에티아핀보다 좋으며, 쿠에티아핀이 올란자핀보다 좋은가. 2세대 항정신병약의 직접비교 연구에 대한 탐색적 분석."

수학적으로 이건 도무지 말이 안 된다. A가 B보다 크고, B가 C보다 크다면, C는 A보다 클 수가 없다.

논문 대필

제약회사가 발표하는 연구 논문에 실린 오도성 정보는 이후 수많은 유령저자가 대필하는 평론과 다른 2차 논문을 통해 선전된다. 유령저자의 논문 대필은 의사들을 오도해 약의 유익성과 위해성을 제대로 알지 못하게 하기 때문에 공중보건에 매우 해롭다.[16] 또 의사들을 고의로 속이는 것이므로 사기 행위이다. 독자에게 누가 논문을 썼는지 밝히지 않는 목적은, 논문이 후원 기업의 것이 아니라 이해관계가 없는 저명한 학자의 논문인 것처럼 보이게 하기 위함이다.

유령저자가 대필한 논문을 판촉 자료와 또 다른 대필 논문들에 인용하여, 그 약이 효과가 있고 안전하며 다른 약보다 좋다는 독립적인 근거를 제시하는 것처럼 꾸민다. 즉 마케팅 인력들이 자기네가 사용할 대필 논문을 만들어내는 것이다. 의심 없는 의사들을 아주 감쪽같이 속여서 선도적인 의사들이 쓴 논문이라고 믿게 만드는 것이다.

그런 기만이 의도한 것이 아니라면, 제약회사는 저자가 누구인지를 밝혀서, 저자가 돈을 받고 논문을 썼음을 확실하게 하고, 그 저자의 이름으로 논문을 발표할 것이다. 그러나 제약회사는 온갖 짓을 다해서, 사기 친 것을 감추기 위해 이름을 빌려 줄 학자를 찾아내고, 실제 저자의 기여는 '감사의 글(acknowledgment, 謝辭)'에서조차 언급하지 않는다. 학자는 일하지 않은 것에 대해 돈을 받는다. 그리고 제약회사의 신약을 칭송하는, 본 적도 없는 평론에 이름을 올리는 대가로 수만 달러를 제안하는 편지를 받을 수도 있다.[17]

논문 대필은 과학 교류에 필수적인 신뢰를 오염시킨다. 대필에 대해 아무에게도 발설하지 않는 것이 의사와 제약회사 양쪽에 윈윈(win-win)인 것처럼 보이지만, 소송 덕분에 모두가 그 더러운 짓을 살펴볼 기회가 생겼다. 먼저 이런 관행이 얼마나 흔한지부터 이야기하겠다.

화이자의 항우울제 서트랄린(sertraline, 졸로프트(Zoloft))에 관한 논문들을 연구한 결과, 3년 동안 55편의 논문이 의학 저술 대행사 '커런트 메디컬 디렉션스(Current Medical Directions)'에서 작성됐고, 이 업체를 통하지 않은 저자들이 작성한 논문은 다 합쳐서 41편뿐이라는 사실이 드러났다.[18] 55편 중 2편만이 저자로 이름을 올리지 않은 사람들의 기여를 '감사의 글'에 언급했는데, 모든 결과는 화이자에 유리한 것이었다.

2007년, 국제의약홍보기획전문가협회(International Society of Medical Planning Professionals, 유령저작 사업자 단체 편집자)는 연차 총회 때 워크숍도 열었는데, 여기서 한 자문가가 규제당국이 저작물 발표 계획을 보는 것의 위험을 다음과 같이 경고했다.

"그쪽에서, 뭐랄까요, '올해 약 하나에 대해 논문 80편을 낼 건데, 다 허가 외 용도에 관한 것이다. 그중 50편은 종설(review article)인데, 누군가를 고용해서 허가 외 용도에 대해 쓰도록 할 것이다.', 이런 저작물 발표 전략을 본다면 어떻게 되겠습니까?…"[19]

나와 동료들은 제약회사가 주도한 임상시험 44건의 프로토콜과 발표된 연구 보고서 모두를 볼 수 있었고, 이 샘플을 이용하여 논문 대필에 대해 연구했다.[20] 하지만 임상연구보고서나 원고가 임상시험 연구자에 의해 작성될 것이라고 명시한 어떠한 프로토콜이나 발표 문헌도 없었으며, 임상시험 연구자가 데이터 분석에 관여할 것이라고 명시한 프로토콜도 전혀 없었다. 조사한 임상시험 가운데 75퍼센트에서 대필 증거를 찾아냈는데, 저자가 될 만한 이가 저자로 오르지 않고 '감사의 글'에 언급된 경우까지 포함하니 91퍼센트로 늘어났다. 대부분의 임상시험에서 우리가 확인한 대필자는 통계 전문가였는데, 우리가 미처 알아보지 못하고 지나친 다른 사람들도 있었을 것이다. 우리는 아주 제한된 정보만 가지고 저자 자격이 있을 만한 사람들의 누락 가능성을 확인했기 때문이다. 임상시험 프로토콜은 중요한 문서인데도, 겨우 5건의 프로토콜에만 저자가 명시되어 있었다. 이 사람들(모두 제약회사에 고용된 사람들) 중 아무도 발표된 임상연구보고서에 저자로 기록되거나, '감사의 글'에 언급되지 않았다. 심지어 프로토콜 하나에는 '본 프로토콜의 저자는 저자 목록에 포함될 것이다.'라는 언급이 있었는데도 그랬다. 대필 유령들은 암흑 속에서 움직이며 환한 곳으로 나오길 꺼리는 것 같다.

유령저자와 객원저자의 성행을 막을 좋은 방법은 논문에 누가 무엇을 했는지, 영화 크레디트처럼 다 적는 것이다. 이 아이디어는 드러먼드 레니가 1996년 창안한 것으로, 1997년《랜싯》에서 처음으로 도입했다.[21] 예를 하나 살펴보자.

"양크(Ms. Yank)는 이 연구를 처음 구상 및 설계하고, 데이터를 수집, 분석 및 해석하고, 논문을 작성했다. 레니(Dr. Rennie)는 개념과 설계의 개선, 데이터 수집에 도움을 주고, 중요한 전문적인 내용에 대해 논문을 비판적으로 수정했다."

국제적으로 인정되는 저자의 기준에 따르면, 저자 목록에 이름이 들어가는 사람은 다음 3가지의 실질적 기여 사항을 모두 충족해야 한다. ① 논문의 구상 및 설계, 또는 데이터의 분석 및 해석, ② 논문 초안 작성 또는 주요 전문적 내용에 대해 비판적으로 수정, ③ 발표 전 논문의 최종 원고를 승인.[22] 이 기준으로《랜싯》에 실린 연구 논문 원본의 저자들이 저자 자격이 있는지 살펴볼 수 있다. 양크 등(Yank et al.)이 매우 느슨한 객원저자 정의를 적용했음에도 불구하고, 저자들 중 44퍼센트가 그 관대한 저자 자격 기준을 충족하지 못했다.[22]

사람들이 하는 말에 좌우되는 연구는 '사회적 바람직함 편향(social desirability bias)' 때문에 문제를 실제보다 축소하게 된다. 그럼에도 불구하고, 그런 연구 한 건에서 주요 의학지 6곳에 발표된 논문 중 유령저자의 비율이 13퍼센트, 객원저자의 비율이 21퍼센트로 보고됐다.[22]

영국 뱅거 대학교의 정신의학자 데이비드 힐리(David Healy)는 제약회사가 의사에게 얼마나 노골적인지 묘사한 바 있다.

"선생님이 발표하신 논문을 기반으로 저희의 대필자가 초고를 작성했습니다. 그 원고를 여기에 첨부했습니다."

힐리는 약을 극찬하는 평론이 마음에 들지 않아 수정을 제안했는데,

제약회사는 힐리가 '상업적으로 중요한' 핵심을 놓쳤다고 답하고는 그 논문을 다른 학자의 이름으로 발표했다.[23]

대필자의 정체가 조금이라도 보이는 경우에는 "XX가 편집에 도움을 주었음"이라는 형태로 나타나는데, 이는 'XX가 논문을 작성함'이란 뜻이다. 더 간단하게 저자들이 'XX의 도움에 감사한다.'고 언급하기도 한다. 무슨 도움이란 말인가? 과중한 업무에 시달리는 임상학자가 데이터를 분석하는 동안 커피를 타 줬을까? 그랬을 리 만무하다.

탁월한 마케팅 능력

결함투성이 문헌을 손에 잔뜩 쥔 다음에는 결정적인 마케팅 한 방을 어렵지 않게 실행할 수 있다. 그런 문헌이 없더라도 마케팅은 효과가 있다. 이와 관련 있는 의학 역사상 가장 악명 높은 예는 위궤양 치료제 사례일 것이다. 50년 전에는 위궤양을 수술로 치료했었다. 그런데 미국 제약회사 스미스클라인앤드프렌치(Smith Kline & French)의 제임스 블랙(James Black)이 위산 분비를 억제하는 약인 시메티딘을 만들어냈다. 시메티딘은 1977년 타가메트(Tagamet)라는 이름으로 출시됐고,[24] 블랙은 노벨상을 받았다.

스미스클라인앤드프렌치의 성공은 영국 제약회사 글락소에서 최고경영자 자리에까지 오른 재무관리자 폴 지롤라미(Paul Girolami)에 의해 깨어질 운명이었다. 글락소는 주로 유아용 우유 제품으로 알려진 회사로, 미국에 진출하지도 않았었다. 1983년 글락소는 아주 특이한 전략으로 시메티딘과 유사한 라니티딘(ranitidine, 잔탁(Zantac))의 마케팅을 시작했다. 타가메트보다 싼 가격을 매기지 않고 오히려 값을 50퍼센트 정도 더 비싸게 해서 사람들에게 잔탁이 더 나은 약이라는 인상을 주었다. 사실이 아니었지만, 지롤라미는 그때까지 없었던 고가의 공격적인 판촉 활동을 벌였다. 미국에서 로슈에서 일하던 영업사원들을 고용한 다음, '속쓰림'이란 질환을 그야말로 폭탄처럼 터트렸다. 갤럽(Gallup)은 돈을 받고 미국인들을 대상으로 조사를 실시해서 지롤라미가 원하는 결과를 충실하게 내놓았다. 미국인 중 절반 가까운 숫자가 매달 속쓰림으로 고통을 겪는다는 것이다. 이는 '미국의 속쓰림(Heartburn Across America)'이라는 캠페인으로 이어졌다. 또한 글락소스미스클라인은 유명 여배우를 고용해서, 잔탁이 자신에게 얼마나 도움이 됐는지 대중 앞에서 말하도록 했다.

출시된 지 3년이 지나자 잔탁은 판매에서 타가메트를 뛰어넘어, 지구상에서 가장 잘 팔리는 약이 됐다. 지롤라미는 엘리자베스 여왕으로부터 기사 작위를 받았다.

마치 상상력이 뛰어난 소설가가 만들어낸 음모론 같지만 안타깝게도 사실이며, 노벨상을 받은 수준의 연구라 해도 마케팅을 당할 수 없다는 걸 세상에 보여주었다. 이 일은 제약업계를, 동화책의 표현을 빌리자면 '그 후로 영원토록' 바꿔 놓았으며, 납세자들의 돈이 마케팅에 엄청나게 낭비되고 신약 개발에는 거의 쓰이지 않는 시대의 막을 열었다.

제약회사들은 기만을 제도화했으며,[24] 화이자는 도덕성의 바닥을 향한 경주에서 승리했다. 1849년에 설립되면서부터 화이자는 사람들에게 약을 더 많이 먹게 하는 데 재주가 있었다. 그러니 화이자가 세계 최대의 제약회사가 된 건 놀랄 일이 아니다. 화이자의 최고경영자는 2000년 은퇴하면서, 최근에 배를 샀는데 둘 곳이 없어 정박지도 샀다는 말을 남겼다.[24]

엄격한 정보 통제는 대부분의 의사가 눈치 채지 못하게 이루어지지만, 환자는 생각이 다를 수도 있다.[25]

"여성 환자 한 사람이 내가 준 처방전을 훑어보더니, 내가 처방전에 서명할 때 쓴 멋진 펜을 흘긋 보았다. 양쪽에 같은 상표가 찍혀 있었다. 그 환자는 아무 말도 안했지만, 나는 그 사람이 무슨 생각을 하는지 알 수 있었다."

일반의들은 제약회사를 주요 정보의 출처로 의지한다.[11, 26, 27] 한 연구에서, 일반의의 86퍼센트가 제약회사 영업사원을 만난다고 했으며,[27] 오스트레일리아에서는 86퍼센트의 전문의가 지난 1년 사이 영업사원을 만났다고 답했다.[28] 영업사원은 의사를 방문할 때 대개 약의 무료 견본을 주는데,[29] 그런 견본은 의사가 비싼 약을 사용하도록 만드는 데 아주 효과적이다. 견본 약값이 2004년에 제약회사들이 쓴 마케팅 비용 중 전체의 4분의 1 정도를 차지하는 이유도 바로 이것 때문이다.[30] 알약 상자 하나를 무료로 주는 건 친절한 행위인 것 같지만, 일부 의사들은 그 견본 약을 환자에게 팔거나 정부에 보험급여를 청구하기도 한다.[31, 32]

의사들은 놀랄 만큼 순진해서 자신이 어느 정도로 조종당하고 있는지 깨닫지 못한다. 의사들 대부분은 제약회사들로부터 얻은 정보가 자신에게 도움이 된다고 믿는다.[27, 33, 35] 인터뷰에서 의사들은 제약회사의 객관성에는 의문을 제기했지만, 그럼에도 제약회사에서 준 정보가 사실상 옳은 것이라 여기며 자신이 오도성 정보와 믿을 수 있는 정보를 구별할 수 있다고 생각했다.[27] 진실은, 이미 여러 연구에서 증명이 됐듯이, 의사들은 오도성 정보와 올바른 정보를 구별할 수 없다는 것이다.[26, 33, 35] 의사들이 그들로부터 접하는 게 오도성 정보뿐인데, 어떻게 구별 따위를 할 수 있겠는가?[35]

의사들은 자신의 행동이 약의 우수성에 근거한다고 믿지만, 연구 결과를 보면 그런 믿음은 제약회사의 마케팅 주장에 가깝다. 전체의 3분의 1이 내과 전문의인 의사 85명을 대상으로 한 조사에서, 71퍼센트가 대뇌혈류장애(impaired cerebral blood flow)가 노인성치매의 주요 원인이라고 믿었으며, 3분의 1은 뇌혈관확장제가 노인성치매 환자들에게 도움이 된다고 말했다.[26] 하지만 치매는 혈류장애 때문에 생기는 게 아니며, 약은 효과가 없었다! 또 85명의 의사들 중 절반은 모르핀 유도체인 프로폭시펜(propoxyphene)이 아스피린보다 효과적이라고 믿었다. 하지만 그렇지 않다. 프로폭시펜은 위약보다도 나을 게 거의 없다.

이 의사들이 개인적으로는, 제조사가 더 싼 식기세척기와 비교해 봤더니 자기네 것이 최고라고 주장했다는 이유만으로 10배 더 비싼 식기세척기를 사진 않을 것이다. 하지만 보건의료 분야는 다르다. 의사들은 자신의 선택에 경제적으로 책임질 필요가 없으니 종종 기존 약보다 10배 이상 비싼 약을 처방한다. 자신이 그 약에 대해 아는 정보라고는 제조사에서 온 것뿐인데도 말이다.

마케팅이 너무나 효과가 좋기 때문에, 제약회사들은 엄청난 돈을 쏟아붓는다. 이미 20년 전에 미국에서 제약회사들이 의사 각 1명에게 쓰는 금액이 매년 8,000~15,000달러였다.[36] 현재 미국의 1년 치 마케팅 비용은 10억 달러가 넘는다. 병원 의사 5명당 영업사원이 1명씩 있으며, 무작위 표본추출한 의사들의 12퍼센트가 제약회사의 연구에 참여하고 금전적 대가를 받은 경험이 있었다. 우리가 내는 돈으로 이루어지는 일이다. 과도한 마케팅 비용뿐만 아니라, 약값의 보험급여도 우리가 부담한다. 약값이 너무 비싸서 그냥은 사람들이 감당할 수 없기 때문이다.

제약회사 영업사원과의 만남은 그 회사의 약에 대한 처방전 발급 증가로 이어지는데, 이 처방약이 기존 약들보다 치료 효과 개선이 거의 또는 전혀 없더라도 그렇다. 약값 상승이 따라오고, 복제약 처방은 감소하며, 그 밖의 다른 식의 비합리적 처방 행위로 이어진다.[33] 한 연구에 따르면, 제약회사 영업사원들을 만나거나(교차비 13), 그들로부터 돈을 받은(교차비 19) 의사들은 그렇지 않은 의사들보다 대체로 해당 제약회사의 약을 더 많이 처방했다.[37]

제약회사들이 하는 식사 접대도 처방전 발급 증가로 이어지는데, 식당

테이블 사이로 퍼져나가는 후원사의 약과 경쟁사의 약에 대한 정보가 부정확한 것일 때도 그렇다.[33] 영업사원이 자신의 말이 녹음된다는 것을 아는 상황에서 이루어진 한 연구에서, 자사의 약에 대한 언급 중 11퍼센트가 부정확했으며 자사 약에 유리한 방향이었다. 경쟁사의 약에 대한 언급 중 경쟁사의 약에 유리한 것은 전혀 없었다.[34] 증인이 없는 일대일 상황에서는 훨씬 심하리라 예상할 수 있다.

용량-반응 관계에 대한 연구에서는 언제나 관계가 있는 것으로 나온다 (즉 독성 물질의 투여량이 많아지면 치사율도 높아진다 옮긴이).[33] 그러므로 의사가 제약회사 사람들을 많이 만날수록 환자와 국가 경제에 나쁜 영향을 주게 된다.

소위 교육 행사라고 부르는 것도 나을 게 없다. 후원사의 약이 언제나 우선적으로 집중 조명을 받으며, 이후 의사의 처방 행위도 후원사의 약을 선호하는 쪽으로 변화한다.[33]

제약회사가 할 수 있는 최고의 접대는 의사들을 호화 리조트에 초대하는 것이다. 카리브해 연안으로 경비가 전액 지원되는 여행을 간 의사들에게 새로운 정맥주사용 항생제와 심혈관 제제가 소개된 적이 있다.[38] 여행을 간 20명의 의사들 중 단 한 명만 그런 여행이 처방 결정에 영향을 줄 가능성이 있다고 인정했고, 나머지 19명은 부정했다. 그러나 이후 그 의사들이 일하는 병원에서 사용량을 살펴보니, 그 두 가지 약에 대한 나라 전체의 사용 패턴은 별 변화가 없는 반면 그들의 사용량은 항생제가 3배 이상, 심혈관 제제는 2배 이상이었다. 흥미롭게도, 그 신약들이 기존 약들을 대체한 것은 아니었다. 그냥 그 약들의 전체 사용량이 증가했는데, 이는 다른 분야에서도 마찬가지다. 예를 들면 비스테로이드항염증제(14장 참고)와 선택적 세로토닌 재흡수 억제제(17장 참고)의 경우도 그랬다. 어떤 이유에서인지, 그 두 가지 신약의 이름은 공개되지 않았는데, 병원 소유주들과 납세자들이 낸 돈이 제약회사가 그런 여행에 지출한 비용보다 몇

배는 많았을 것이다.

제약회사의 주요 수입원이 유사약이라는 사실은 놀랍지 않다. 이런 유사약은 기존 약보다 나은 경우가 드물지만,[2,39] 우리는 보통 이 사실을 모른다. 제약회사들이 유사약의 직접비교를 피할뿐더러, 설령 비교하더라도 수시로 조작이 이루어지기 때문이다.[2-15,40,41] 독립적인 연구자들이 공공자금을 후원 받은 임상시험으로 신약을 기존 약과 비교한 예들을 보면, 보다 저렴한 대체 약보다 전혀 나을 게 없는 약에다 엄청난 금액의 돈을 낭비했다는 사실이 심심찮게 드러난다.[40-45]

브리티시컬럼비아 대학교 의대에서 실시한 연구에 따르면, 치료 효과 개선의 구성 요건에 대한 느슨한 정의를 적용해도, 1996년과 2003년 사이에 상승한 약값 지출의 80퍼센트는, 새로 개발되고 특허를 받았지만 실질적으로는 향상된 것이 없는 약들이 원인이었다.[39] 그런 유사약의 절반만이라도 기존 대체 약들과 경쟁이 되는 가격이 매겨졌다면, 주 정부는 처방약에 들어간 비용의 4분의 1을 절약할 수 있었을 것이다.

의사들은 의학지에 실린 광고를 진지하게 보지 않는다고 말하지만, 영향을 받는다. 그렇지 않다면 광고가 실릴 이유가 없다. 2003년 한 논문에서 항고혈압제와 지질강하제 광고 287건을 분석했는데, 출처가 달린 판촉 문구 125개를 확인했다.[46] 그러나 출처 중 23개는 검색이 불가능한, 내부 자료(data on file)이거나 찾아보기 어려운 단행본 형태의 논문(monograph)이었다. 나머지 102개 중 45개의 문구는 해당 출처에 실려 있지 않았다. 즉 광고가 '과학적'으로 보이게끔 하기 위한 겉치레에 불과했다. 10대 유명 학술지에 실린 전면 광고 109개를 분석한 결과, 의사에게 약에 대해 다른 정보가 없다면, 그중 절반 정도가 부적절한 처방을 유도할 가능성이 있었다.[47]

나와 동료들은《영국의학저널》에 동일 질환, 동일 의약품에 대한 코크란 체계적 고찰과, 제약회사가 후원한 메타분석을 비교한 논문을 발표했는데,

이에 응답하여 제약회사 내부자 한 사람이 검색이 불가능한 참고문헌과 관련하여 '제약회사의 거짓말'이라는 제목으로 재미있는 증언을 해 주었다.[49]

우리에겐, 세계 각국에서 경비가 전액 지원되는 1등석 비행으로 오스트레일리아에 날아와 어떤 약이 얼마나 우수한지 말해줄 의사들이 있다. 제약회사 유인물에 작은 글씨로 인쇄된 걸 보면 대부분의 참고문헌이 '내부 자료'이거나, 다르푸르(수단 서부 도시) 심혈관학회(Darfur Cardiologists Conference) '심야 회의'에서 발표된 것으로 되어 있다. 제약회사 학술부 책임자로 있으면서 나는 어떻게 하면 논문이 학술지에 게재되는지, 어느 학술지가 1부당 10달러로 재쇄본 2,000부를 사면 논문을 실어주겠다고 약속하는지 보고 배우게 됐다.

요컨대, 58건의 연구에 대한 체계적 고찰을 실시한 결과 제약회사들로부터 나온 정보는 처방의 빈도와 비용을 높이고, 처방의 질을 낮추는 것으로 드러났다.[50] 의약품 마케팅이 해로운 만큼, 우리는 정치권에 그것의 금지를 요구해야 한다.[33-38,51,52] 담배 마케팅이 해로워서 담배 광고가 금지된 것처럼.

제약회사들은 자유주의를 미사여구로 내세우며 자기네한테 광고할 권리가 있다고 주장하는데, 자유주의란 사람들이 자신이 좋아하는 것을 남에게 해를 주지 않는 범위 내에서 할 수 있는 권리를 말하는 것이지, 제약회사들이 아무런 처벌도 받지 않고 이 사회와 사람들에게 엄청난 해를 끼칠 권리가 있다는 뜻은 아니다.[11]

실제로 대부분의 의사가 제약회사 영업사원이 강사로 나서는 것은 금지해야 한다는 데 동의한다.[23] 그러나 그들 대부분이 영업사원을 매주 만난다는 점에서 일관성이 크게 부족하다.[33] 상황은 계속해서 나빠지고 있다. 2004년 한 해에 미국에서 제약회사의 후원으로 열린 각종 강연회의 수는, '영업자' 의사를 강사로 한 경우가 23만 7000회, 제약회사 영업사원이 강사로 나선 경우가 13만 4000회였다. 6년 전만 해도 의사와 제약회사 영업사원을 다 합쳐 6만 회 정도였다.[53]

은밀하게 주입되는 메시지도 있다. 제약회사에 고용된 블로거들은 제약회사의 자료를 네티즌 의견인 것처럼 배포하며, 대부분의 주요 언론사는 제약회사에 연결고리가 있다. 예를 들면, 미디어 재벌 뉴스코퍼레이션(News Corporation) 회장 루퍼트 머독(Rupert Murdoch)의 아들인 제임스 머독(James Murdoch)은 글락소스미스클라인의 이사회에 있었고, 타임(Time Inc's)의 최고경영자 로라 랭(Laura Lang)은 화이자와 브리스톨마이어스스퀴브에서 일한 경험이 있다. 제약회사의 '기적의 신약' 관련 보도자료를 '복사하기 후 붙여넣기' 한 수준의 완전히 무비판적인 기사가 언론 매체에 왜 그토록 자주 등장하는지 알 수 있다. 제약회사들과 마찬가지로 언론도 영향력이 엄청나다. 그러니 그 둘이 힘을 합치면, 거짓이 최고조에 이른다. 제약회사들은 위키피디아(Wikipedia)에도 손을 뻗어 자기네한테 우호적인 정보가 나타나도록 수정하려고 한다.

팔고, 팔고, 또 팔기

구역과 구토에 작용하는 약과 관련하여, 10만 명의 환자들이 임상시험에 자원한 노력이 형편없는 연구 행위 때문에 물거품이 된 일이 있다. 온단세트론(Ondansetron)에 관한 이야기다. 임상시험 보고서 108건을 보다 면밀하게 검토하자, 그중 14건이 새로운 임상시험이 아니라 이전에 보고된 적이 있는 동일한 환자들의 시험 결과를 포함한 것으로 드러났다.[54] 이런 추가 보고서들 중 어느 것도 원래의 보고서를 분명하게 상호참조하지 않았다. 의무 사항인데도 말이다. 또 일부는 완전히 새로운 저자 목록을 제시했다. 일부는 2건의 임상시험에서 나온 데이터를 합쳐 놓기도 하고, 새로운 투여군이나 데이터를 추가하기도 했으며, 다른 마취제를 사용하거나 환자 수를 바꾸기도 했고, 환자 특성을 원 보고서와는 다르게 보고한 경우도 있었다. 이미 다른 곳에 발표된 동일한 임상시험에 새로운 투여군이 있거나 다른 마취제를 쓰는 것이 가능하다고 생각하는 사람은 없을 것이다.

한 번이 아니라 여러 번 발표된 임상시험은 가장 긍정적인 결과가 나온 것들이었다. (한 번만 발표되어) 복제되지 않은 임상시험에서 위약과 비교한 구토 예방 치료증례수는 16이었는데, 복제된 것들에서는 3에 불과했다. 독자들에게 약을 오인하게 만드는 이런 조작이 대체로는 눈에 띄지 않는다. 논문과 교과서에서도 똑같은 임상시험을 마치 다른 임상시험인 것처럼 몇 번이나 인용하기 때문이다.

글락소웰컴(GlaxoWellcome)은 처음에 온단세트론을 항암 화학요법 후의 구역, 구토 증상에 대해 마케팅했는데, 나중에는 수술 후 구역, 구토에도 이 약을 팔고자 했다. 1993년 《영국의학저널》에 "수술 후 구역, 구토 치료의 역사를 만들다(Making history of postoperative nausea and vomiting)" 어쩌고 하는 광고가 실렸는데, 5개의 출처 모두가 항암 치료에 관한 것이었다.[55] 1994년에는 수술 후 증세에 대한 온단세트론의 위약 대조 임상시험 18건이 발표됐는데, 활성위약과 비교한 임상시험은 4건뿐이었다. 효과적인 의약품이 이미 여럿 나와 있는 상황을 고려하면, 위약 대조 임상시험을 이렇게 많이 실시하는 것은 윤리적이지도 않고, 의사나 환자에게 도움이 되지도 않는다. 하지만 글락소스미스클라인의 뛰어난 마케팅 담당자들에게는 확실히 유용한 것이었다. 온단세트론은 매우 고가임에도 다른 훨씬 싼 대체 약보다 훨씬 많이 사용됐다.

온단세트론의 특허가 만료되자, 그 약효는 마치 하룻밤 사이에 증발한 것 같았다. 특허를 받은 새로운 '세트론'들이 훨씬 더 비싼 가격으로 등장했던 것이다. 그중 하나는 그라니세트론(granisetron)이다. 이 약의 수술 후 구역 예방 효과는 당시까지 실시된 것들 중 최대 규모의 코크란 체계적 고찰을 통해 평가가 이루어졌다.[56] 보고서는 785쪽에 달했으며, 위약 또는 다른 약과 비교하거나 용량과 투약 시간을 달리하여 비교한 임상시험 737건(환자 103,237명)을 포함했다. 엄청난 자원의 낭비였으며, 의학 연구에 대한 환자의 신뢰를 상업적 목적으로 악용한 것들이었다. 훨씬 적은 수의 임상시험과 환자들로도 충분히 필요한 정보를 얻을 수 있는 것들이었다. 이 임상시험들에서는 오히려 사기와 데이터 조작 같은 것들이 우연히 드러났다. 이 임상시험들은 '그림 9.1'과 같은 대칭 패턴을 보이지 않으며, 그라니세트론과 위약을 비교한 임상시험들은 매우 심하게 편향되어 있다(그림 9.2 참고). 약효가 아주 좋게 나타난 것은 주로 소규모 임상시험이었는데, 효과가 미미하거나 위약이 더 좋게 나온 소규모 임상시험은 그냥 은폐됐을 것이 분명하다. 그라니세트론을 값싼 기존 약인 드로페리돌(droperidol)과 비교한 임상시험도 비슷한 정도로 심하게 편향되었다. 논문을 많이 발표한 요시타카 후지(Yoshitaka Fujii)라는 연구자가 실시한 임상시험도 역시 심하게 편향되었는데, 이 사람은 후에 126건의 무작위 배정 임상시험이 포함된 172건의 연구에서 데이터를 조작한 것이 탄로나기도 했다.[57,58] 단연 세계 최다 기록이다.

방대한 양의 데이터에도 불구하고, 코크란 체계적 고찰로 의약품 간의 차이에 대해 어떤 결론도 내릴 수 없었다. 이 역시 연구의 낭비 면에서 일종의 기록일 것이다. 10만 명의 환자와 737건의 임상시험에서 아무런 신뢰할 만한 결론이 나오지 않았다. 수술 후 구역, 구토 증세를 연구하는 것은 무척 간단한 일인데도 말이다!

나는 내가 일하던 병원의 의약품선정심의위원회 위원으로 20년 동안

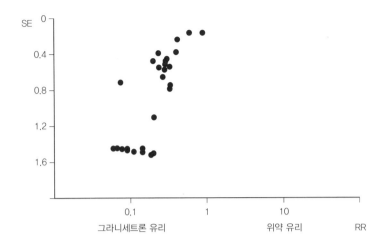

그림 9.2 수술 후 구역, 구토 증세에 대해 그라니세트론과 위약을 비교한 임상시험들의 편향. 구조 항구토제(rescue antiemetic) 사용에 대한 결과를 나타냄.

활동했는데, 2012년 임상의들이 새로운 구토방지제 몇 종의 사용 허가를 신청했다. 그중 하나는 팔로노세트론(palonosetron)이었는데, 온단세트론 보다 44배, 그라니세트론보다 17배 비쌌다. 판매 허가를 받기 위해 당국 에 제출된 임상시험에서, 강도 높은 항암 화학요법의 경우 팔로노세트론 은 기존 세트론계 약들과 유사한 효과를 보였으나, 화학요법으로 인한 구 역, 구토 증세가 덜한 경우엔 약간 더 나은 효과를 보인 것으로 나타났다 (구역과 구토가 각각 81퍼센트, 69퍼센트에서 나타나지 않았다). 나는 심의회에 참석 할 수 없었지만, 위원장에게 가장 긍정적인 결과만 선택적으로 발표됐을 가능성에 대해 주지시켰다. 그리고 우리가 발표되지 않은 임상시험과 프 로토콜을 입수해야 하고, 그 신약들이 저렴한 기존 약들보다 나은지를 알 려면 코크란 체계적 고찰이 필요하다고 말했다.

심의회 회의록에는 강도 높은 화학요법이 시행된 경우(팔로노세트론도 효 과가 없는 경우인데도) 비싼 신약의 사용을 허용하기로 했다고 기록되어 있었다. 신약 중에는 가장 싼 것보다 300배나 비싼 것도 있었는데, 심의회는 임상의들이 이런 약의 사용을 신중히 고려할 것을 요구했지만, 경험상 그런 권고로 비싼 약의 사용을 막을 수 있는 경우는 거의 없다. 300배 비싼 약이 300배 효과 있는 게 아닌데도 말이다.

20년 동안 거듭된 실망에, 나는 의약품선정심의위원회에서 탈퇴했다. 근거가 얼마나 불확실하고 비합리적이건, 신약이 얼마나 비싸건, 의약품선정심의위원회는 거의 언제나 임상의들을 만족시키는 결정을 내리곤 했다. 문제를 일으키지 않으려고 그러는 것으로 보였다. 각 분과 과장들은 영향력이 막강하며, 제약회사와 고용 관계에 있는 경우가 흔하다. 불만이 너무 많이 생기면, 경영진에서는 고용 계약을 갱신하지 않을 수도 있다. 그리고 신약 사용을 거부하자면 시간이 오래 걸린다. 저항이 뒤따를 가능성이 높기 때문이다. 높은 자리에 있는 사람들은 늘 시간이 부족하다. 이런 문제를 다른 병원의 의약품선정심의위원회 위원장들과 의논해 보았더니, 그들도 인기 없는 결정에는 행정 지원이 잘 이루어지지 않는 경험을 했다고 입을 모았다.

의사들이 직업적 사명을 따르지 않고 있다. 제약회사 영업사원이 각 분과 과장을 찾아와 의약품선정심의위원회에 사용 허가 신청을 해달라고 요청하는데, 거절하면 다음 학회에서 눈 밖에 날 것이라는 암묵적인 이해가 바탕에 깔려 있다. 그런 식으로 굴러간다.[59]

의사와 제약회사의 상호관계는 최근까지 주로 의료윤리학자들의 관심사였지만,[60] 이제는 더 이상 그렇지 않다. 《뉴잉글랜드의학저널》의 두 전임 편집장, 마샤 에인절과 제롬 캐시러, 그리고 《영국의학저널》의 편집장이었던 리처드 스미스는 각각 사직 후 다음과 같은 제목의 책을 한 권씩 펴냈다.

『제약회사의 진실: 그들은 우리를 어떻게 속이는가, 그리고 우리는 어떻게 대처해야 하는가(*The Truth About the Drug Companies: How They Deceive Us and What to Do About It*)』[32] (한국어판 제목 "제약회사들은 어떻게 우리 주머니를 털었나")

『뇌물 수수: 의산복합체는 어떻게 당신의 건강을 위험에 빠뜨릴 수 있는가(*On the Take: How Medicine's Complicity with Big Business Can Endanger Your Health*)』[61] (한국어판 제목 "더러운 손의 의사들")

『의학지들의 문제(*The Trouble with Medical Journals*)』[62]

너무 비싼 약값

나는 효능에 비해 터무니없이 비싸지만 그럼에도 사용되는 약들이 과연 얼마나 비싼지 알아보았다. 덴마크에서 환자 한 사람을 생물학 제제 (biologic agent)로 치료하는 데에는 1년에 최고 1만 6000유로가 드는데, 이는 기존 약을 사용하여 치료할 때 드는 비용의 120배에 해당한다.[63] 생물학 제제는 류마티스관절염에 널리 사용되는데, 2010년에 실시한 메타분석에 따르면 관절 손상을 지연시키는 데 있어 생물학 제제가 값싼 질병 조절 항류마티스제(disease-modifying antirheumatic drug, DMARD) 2종을 혼합하여 사용하는 것보다 나을 것이 없었다.[64] 안타깝게도 이 메타분석은 너무 늦게 나왔다. 4개월 앞서, 유럽류마티스학회(European League Against Rheumatism, EULAR)는 DMARD 1종으로 치료했을 때 반응이 충분하지 않은 관절염 환자에게는 DMARD 혼합 요법을 시도하지 말고 바로 생물학 제제로 치료해야 한다는 새로운 권고 사항을 발표했다.

유럽류마티스학회의 권고 사항은 이미 발표된 연구 중 일부만을 검토한 결과를 바탕으로 한 것이었는데, 일단 기관에서 새로운 지침을 발표하고 나면 수정이 지극히 어렵다. 이 경우처럼 매년 수십억 유로를 절약할 수 있다 해도 말이다(2011년 생물학 제제에 들어간 비용은 덴마크에서만 1억 3000만 유로에 달했다). 메타분석 보고서의 저자들은 최근 더 정교한 네트워크 메타분석을 실시하여 이전의 분석 결과를 확인했다(그라우들(Graudal)과 개인적 연락을 통함).

2010년《영국의학저널》은 새로운 백신(암 예방 약이 아니라, 전이성전립샘암 치료제)의 FDA 허가를 보도했다.[65] 이 약의 3회 용량 가격은 9만 3000달러였다. 예상한 효과의 징후가 보이지 않으면 의사들은 몇 회분을 더 써보자고 할 수도 있었다. 하지만 그 효과란 환자의 생명을 단지 4개월 연장하는 것이었다.

2012년 덴마크 정부는 전이성흑색종(metastatic melanoma) 약의 보험급여를 결정했는데, 비용이 환자 1명당 10만 달러에 달하는 그 약의 생명 연장 효과는 3.5개월이었다.[66] 종양학자들은 환자의 10퍼센트가 완치될 것이라고 주장하여 대중을 납득시켰는데,[67] 이런 관대한 해석을 어떤 식으로든 정당화하는 임상시험은 존재하지 않았다. 보험급여를 결정한 실무진 중 한 사람은, 그 결정으로 이득을 볼 제약회사로부터 자신이 돈을 받은 것이 문제임을 모르는 것 같았다.[68] 2006년에는 새로운 두경부암(head and neck cancer) 약의 1년 치 비용이 11만 달러에 달하기도 했다.[69]

지금껏 본 경우 중 가장 허무한 것은 췌장암 치료에 쓰이는 엘로티닙(erlotinib)이다. FDA와 유럽의약청 모두 이 약을 허가했는데, 이 약의 생명 연장 효과는 단 10일이며, 독성이 강한 데다 1년의 생명 연장(환자 36명에 대해 1명당 고통스러운 10일의 연장)에 드는 비용이 거의 50만 달러나 된다.[70]

더 비싼 약의 예가 뒤의 '20장'에 나오긴 하지만, 여기서는 효과도 없는데 비싼 약 한 가지만 살펴보자. 몇몇 나라에서는 알파-1 항트립신(alpha-1 antitrypsin) 정맥주사를 '유전성 알파-1 항트립신 결핍증'으로 인한 폐질환 환자에게 사용한다. 덴마크에서도 일부 폐질환 전문의들이 이 약의 보험급여에 동의하도록 의회의 다수당을 로비했다. 그 비용은 환자 1명당 1년에 11만 6000유로에 달했는데, 이 환자들의 폐 기능 저하가 서서히, 흡연자가 아닌 경우에는 매우 서서히 이루어지기 때문에 이 약의 사용 기간은 상당히 길었다. 결정이 내려지기 전에, 나에게 임상시험을 검토해 달라는 요청이 왔고, 나는 이 약이 효과가 있다는 확실한 증거가 존재하지 않는다는 것을 알아냈다. 검토 보고서를 쓰는 데는 4주면 충분했다. 이 보고서는 나중에 학술지에 발표되기도 했다.[71] 보고서를 본 정치인들은 이 약의 보험급여를 거절했고, 덴마크 납세자들은 매년 적어도 3000만 유로를 절약할 수 있게 됐다.

우리가 우선순위를 매기는 방식이 뭔가 잘못되어 있다. 가장 집중적이고 값비싼 치료가 생의 마지막 며칠 혹은 몇 주 동안 실시된다. 이 귀중한 시간을 사랑하는 사람들과 의미있게 보내는 것이, 이길 수 없는 싸움에서 화학요법의 독성 부작용에 시달리는 것보다 훨씬 나을 것이다.

이런 단순한 생각이 이해집단에서는 강한 반발을 불러일으킨다. 저명한 의사들이 자신이 치명적인 암에 걸린다면 생명 연장을 위한 화학요법을 포기할 것이라고 공개적으로 선언하자,[72] 덴마크암협회(Danish Cancer Society) 회장 프레데 올레센(Frede Olesen)은 그들이 환자와 의사 사이의 신뢰를 해치고 있다고 질책했다.[73] 그런데 그렇지 않다. 그들은 일반인에게 매우 건전한 조언을 했다. 왜 환자들이 건강 전문가들과 동일한 권리를 가져서는 안 된단 말인가? 종양학자나 간호사들 중에서 자기 부모가 눈곱만큼의 이득도 없는 화학요법을 감내하도록 권하는 사람은 거의 없다.[74] 노인 환자들에게 공격적인 치료를 하는 것은 더욱 적절하지 않다. 노인들에게 무엇보다 중요한 것은 독립성과 존엄성을 유지하는 것이지,[75] 고통스러운 몇 주의 생명 연장이 아니다.

더 주목해야 할 것은 암협회에서 좋아하지 않는 신중한 사고방식이 환자의 삶의 질을 높여줄 뿐만 아니라 환자가 더 오래 살게 할 수도 있다는 사실이다. 전이성비소세포폐암(metastatic non-small-cell lung cancer) 진단을 받은 지 얼마 되지 않은 환자들을 대상으로 한 무작위 배정 임상시험 한 건에서 조기에 완화치료(palliative care)군에 배정되어 공격적인 치료를 덜 받은 이들이 3개월을 더 산 것으로 나타났다.[76] 목숨이 거의 다한 사람들도 약 때문에 죽을 수 있다.

도를 넘은 고혈압 약

신약의 폭증하는 가격과 위해성에 제동을 거는 데 꼭 필요한 건 독립적인 임상시험이다. 그런 독립 임상시험인 2002년의 ALLHAT 연구를 보면 의산복합체의 대응력이 얼마나 대단한지 알 수 있다. ALLHAT 연구는 환자 33,357명을 대상으로 한 사상 최대 규모의 고혈압 임상시험으로,[42] 4종의 약을 비교했다. 독사조신(doxazosin, 화이자의 알파-차단제), 암로디핀(amlodipine, 화이자의 칼슘 통로 차단제), 리지노프릴(lisinopril, ACE 억제제, 즉 안지오텐신 전환 효소 억제제(angiotensin-converting enzyme inhibitor)), 클로르탈리돈(chlorthalidone, 이뇨제). 독사조신 투여군은 치료가 조기에 중단됐는데, 이 약이 유해하다는 게 명백했기 때문이다. 그러자 화이자는 피해 대책 활동을 시작했는데 그 효과가 아주 뛰어났다. 같은 해에 이 약의 판매가 줄어들지 않았다. ALLHAT 연구는 캘리포니아에서 열린 큰 회의에서 발표됐는데 화이자는 의사들에게 관광을 시켜주면서 연구 결과를 알지 못하도록 했다.[77]

미국심장학회(American College of Cardiology)는 언론 발표를 통해 의사들에게 독사조신 '사용 중단'을 촉구했는데, 화이자가 학회에 연락을 취한 후 몇 시간 만에 이는 독사조신 사용을 '재검토'해야 한다는 것으로 바뀌었다.[77] 이제 막 위해성이 증명된 약에 대한 조언으로는 적절하다고 보기 어렵다. 여기에는 화이자가 이 학회에 매년 내는 기부금이 50만 달러가 넘는다는 사실이 작용했을 것이다. ALLHAT 연구에 따르면, 시험 대상 네 가지 중 가장 싼 약인 이뇨제가 가장 좋은 약이기도 했다. ALLHAT 운영위원회 위원장 커트 퍼버그는 값비싼 칼슘 통로 차단제와 ACE 억제제를 사용함으로써 80억~100억 달러의 비용이 추가 지출되는 것으로 추정하면서, 이로 인해 환자가 얻게 되는 이점은 없으며 일부에서는 위험이 증가한다고 밝혔다. 유해한 약을 사용해서 미국에서 4만 명의 환자가 심부전을 일으켰는데, 게다가 약값을 20배나 더 지출해야 했다.[78]

아니나 다를까, 이런 결과는 큰 '논란'을 일으켰다. 독립적인 것처럼 보이지만 사실은 제약회사에 고용된 청부업자인 타락한 의사들이 셀 수 없을 만큼 많은 공문과 논문을 써댔다.

2003년에 나온 논문에 따르면, 화이자의 다른 ALLHAT 시험약 암로디핀은 노르웨이에서 가장 많이 팔린 항고혈압약이었는데, 이뇨제보다 10배나 비쌌으며, 심장 질환 예방 효과를 뒷받침하는 증거는 존재하지 않았다.[79] 의사들이 암로디핀 대신 이뇨제를 사용했다면, 독일, 영국, 미국에서 매년 7억 5000만 달러를 절약할 수 있었을 것이다.[80] 1996년에 암로디핀은 《뉴잉글랜드의학저널》에 가장 많이 광고된 약이었는데, 이뇨제 광고는 한 편도 없었다.[32] 그런데 ALLHAT 연구는 《뉴잉글랜드의학저널》이 아니라 《미국의학협회저널》에 발표됐다.

2009년에 나온 논문 기사에 따르면, ACE 억제제 중 가장 비싼 것은 가장 싼 것의 30배이고, 가장 싼 것을 사용하면 덴마크 전체에서 연간 절약되는 금액이 약 4000만 유로나 된다.[81] 쉬운 문제같이 보이지만, 그렇지 않다. 덴마크고혈압학회(Danish Society for Hypertension) 회장 한스 입센(Hans Ibsen)은 혈압이 잘 조절되고 있는 환자의 약을 교체할 때는 매우 조심해야 한다고 주장했는데, 다른 고혈압 전문가 이브 아빌드고르 야콥센(Ib Abildgaard Jacobsen)은 자신의 환자 여럿에게 아무 문제없이 약을 교체해 왔다고 말했다. 이 두 전문가 중에서 제약회사에 고용된 사람은 누구일까? 이거야말로 쉬운 문제이다!

1년 후 입센은 역시 우리 예상대로였다. 입센은 처음에는 로사르탄(losartan)의 사용을 지지했는데, 이 약은 최초의 안지오텐신 Ⅱ 수용체 길항제(angiotensin Ⅱ receptor antagonist)이자 입센을 후원하는 또 다른 제약회사인 머크의 약이었다.[82] 유사한 신약들이 시장에 나오자, 입센은 로사르탄 대신 10~20배 비싼 신약을 추천하면서 값비싼 약을 사용하지 않으면 덴마크에서 고혈압 연구는 사라질 거라는 주장을 했다. 이 부분에서 입센은 자신의 후원사인 노바티스 소속 학술부 책임자의 지지를 받았다. 이 임원은 노바티스가 자기네의 제품을 시장에 소개해서 사용되도록 하기 위해 연구를 실시하는 것이므로, 판매로 이어지지 않는다면 덴마크에서 임상시험의 미래는 밝지 않다고 말했다. (고가의 새로운 안지오텐신 Ⅱ 수용체 길항제를 판매하는 회사 중 하나인) 노바티스는 대담하게도 자기네 '연구'가 연구가 아니라 마케팅이라는 사실을 숨기려 하지 않은 것이다. 나와 같이 '후원 받지 않는 의사들(Doctors Without Sponsors)'의 회원인 한 동료 의사는 이 놀라운 고백에 대해, 연구의 목적이 지나치게 값비싼 약을 쓰도록 의사들을 길들이는 것이라면 그런 연구는 딴 데 가서 하는 게 낫겠다는 논평을 남겼다.[82] 만약 모든 의사들이 기존의 로사르탄을 사용했다면, 우리는 1년 만에 6700만 유로를 절약할 수 있었을 것이다.[83] 덴마크같이 작은 나라에서는 엄청난 금액이다.

이 이야기를 하는 이유는, 사람들이 자신의 구린 동기에 대해 그토록 솔직했던 다른 예를 떠올릴 수가 없어서이다. 한번은 입센이 학술지를 통해 나를 공격하면서, 내가 제약회사들을 보다 긍정적으로 대해야 할 뿐만 아니라 성실한 연구자들이 성실한 제약회사와 협력하여 이룬 중요한 업적을 인정해야 한다고 말했다. 그에 대한 응답으로 나는 입센이 말하는 성실한 회사가 어떤 의미인지 물었다. 그리고 입센이 협업한 제약회사는 머크, 화이자, 아스트라제네카, 노바티스인데, 모두 사기죄로 기소되어 막대한 벌금을 부과 받은 경험이 있으며, 머크와 화이자의 부정행위로 수만 명의 환자가 목숨을 잃었다는 점을 지적했다.[84] 그들의 사망 원인은 고혈압 전문가들이 피하려고 애쓰는 심혈관성 불상사였으므로, 입센은 은퇴할 때까지 그런 제약회사들을 '성실한 회사'라고 부르지 말고 그들과의 협업을 거절해야 마땅했다. 의사들은 사실을 받아들이지 않는 능력이 탁월하다. 그러나 유족들은 사랑하는 가족이 필요하지도 않은 약을 먹었기 때문에 죽은 사실을 받아들이지 않을 수가 없다.

환자 단체

의약품 상술을 다루면서 환자 단체를 언급하지 않고 지나갈 수는 없다. 환자 단체는 대개 거대 제약회사의 자금 후원을 받는다. 그래서 제약회사와 같은 목소리를 낸다. 2006년 범유럽 암 캠페인 '한마음 암 극복(Cancer United)'은 유럽연합 전체에서 암 치료에 동일한 접근권을 보장하려는 의사, 간호사, 환자 연합체에 의한 선구적 노력으로 소개됐는데,[85] 로슈가 전체 자금을 댄 캠페인이었다. 로슈는 의약품 상술에 있어 세계적으로 선두에 있는 회사로(3장 참고), 항암제를 제조한다. 그중 일부는 유방암 약 헤르셉틴(Herceptin), 대장암 약 아바스틴(Avastin)처럼 극도로 비싸다. 로슈의 홍보업체가 캠페인 사무국이었으며, 캠페인에서 선전하는 주장의 근거가 된 주요 연구 역시 로슈가 후원한 것이었다. 연구 보고서는 스톡홀름에 있는 카롤린스카연구소(Karolinska Institute)의 닐스 빌킹(Nils Wilking)과 스톡홀름 경제대학원(Stockholm School of Economics)의 벵트 옌손(Bengt Jönsson)이 작성했는데, 언론의 큰 주목을 받았으나 결함투성이였으며, 데이터가 결론을 뒷받침하지 못했다.[86] 그 결론은 다음과 같았다.

"암 환자에게는 새롭고 혁신적인 약물 치료를 가능한 빨리 받는 것이 최고의 이익임이 명백하다. 항암제에 대한 접근을 축소하거나 지연하는 것은 환자의 생존에 실질적인 타격을 준다."

전형적인 제약회사의 화법이다. 캠페인 자료에는 캠페인의 목적이 100만 명의 서명을 받아 유럽위원회를 압박하여 범유럽적 전략을 세우는 것이라고 되어 있었다. 유럽암환자연합(European Cancer Patients Coalition)의 회장은 자신이 이 캠페인의 이사회에 동의 없이 등록되어 있는 것을 발견하고, 유럽의회(European Parliament)의 회원들과 함께 이사회에서 탈퇴했다. 캠페인 이사회의 회장 존 스미스(John Smyth) 교수는《유럽암학회저널(*European Journal of Cancer*)》의 편집장으로 있으면서 나와 동료들이 수행한 유방암 검사에 관한 연구와 관련 있는 부정행위를 저지른 사람인데,[87] 카롤린스카 보고서의 서문을 썼다. 스미스는 캠페인이 자신의 아이디어라면서, 사람들이 제약회사들을 더 이상 적대시하지 않았으면 좋겠다는 자신의 소망을 피력했다.

피 흘리는 군인들에게 노보세븐을

2011년 노보노르디스크는 혈우병 치료제 노보세븐(NovoSeven)의 불법 판촉에 따른 민사 책임에 대해 2500만 달러에 합의하기로 했다.[88] 혈우병은 매우 희귀한 질환인데, 노보노르디스크는 VII 인자를 함유한 그약을 보건의료 전문가들에게 외상 환자용 혈액응고제 및 유사 용도로 불법 판촉하였으며, 그로 인해 원래는 보험급여가 불가능한 정부의 보건의료 프로그램에 허위 청구를 야기했다. 이 사건과 관련해서 내부고발자가 소송을 제기했고, 노보노르디스크는 보건복지부와 광범위한 기업준법약정을 맺었다.

법무부 소송에서는 노보노르디스크가 영향력 있는 미국 육군 군의관들에게 부적절한 돈을 주어 노보세븐을 사용 및 판촉하도록 하고 연구자들에게도 불법 사례비를 제공했다는 혐의가 제기됐다.[89] 노보노르디스크는 '리베이트와 허가 외 용도 판촉을 이용하는 사기 계획'으로 이 약의 매출을 신장시켰다. 매출은 5년 사이 3배가 되어 2004년에는 7억 5000만 달러가 됐고, 2007년에는 10억 달러를 넘어섰다. 구체적인 판촉 활동은 미국육군외과연구소(US Army Institute of Surgical Research) 연구자들을 대상으로 한 강연 계약, 자문위원 위촉, 조건없는 연구 기금 제안이었다.

2005년 출혈이 심한 외상 환자 301명을 대상으로 한, 심하게 조작된 임상시험이 지명도가 낮은 학술지에 발표되어 노보세븐이 효과가 있다고 주장했다.[90] 정말로 효과가 있었다면, 커다란 반향을 일으켰을 것이고, 그 임상시험은 《뉴잉글랜드의학저널》이나 《랜싯》에 게재되어 대량 재쇄 주문이 이어졌을 것이다. 초록은 오도성이 심했으며, 임상시험 2건이 언급됐지만, 실제로는 단 1건의 임상시험이었다. 데이터 분석에는 심각한 결함이 있었는데, 프로토콜에 명시되지 않은 새로운 평가변수를 추가하고, 수혈 회수를 임의로 줄이고, 48시간 이내에 사망한 환자를 분석에서 제외했다. '데이터 주무르기'를 너무 엉망으로 해놓아서 사실 이 임상시험은 어떤 효과도 입증할 수 없다는 것이 뻔히 보였다.

물론 이 임상시험은 노보노르디스크로부터 자금 후원을 받았고, 저자 중에는 노보노르디스크의 직원과 노보노르디스크에 고용된 의사 4명이 포함되어 있었다. 이 임상시험은 전문가들의 신랄한 공격을 받았는데, 발표된 학술지에서도 '정보 세탁'을 언급하는 공격이 있었다.[91] 하지만 노보노르디스크의 학술부 책임자 마스 톰센(Mads Krogsgaard Thomsen)은, 자사 약에 긍정적인 결론을 지지한 것은 의사들이고 노보노르디스크는 연구 논문에 개입이 제한되어 있었다는 입장을 견지했다.[92] 믿기 어려운 이야기다. 통계학자도 노보노르디스크 소속이었다. 우리 병원의 의사 한 사람이 그 임상시험의 프로토콜을 입수해서 조작을 명확히 확인할 수 있었다. 그런데 과학을 흉내 내기만 한 이 임상시험을 믿은 사람도 있었으며, 노보노르디스크는 새로운 임상시험에 착수했다. 우리 병원은 참여를 거절했다. 이미 본 것만으로도 충분했다.

2006년 FDA 소속 의사 5명이 노보세븐과 관련 있는 혈전색전증 185건의 발병을 보고했다.[89] 2011년 4월에는 2건의 대규모 연구에서 이 약이 허가 외 용도로 사용됐을 때 생명을 연장한다는 증거가 없다는 결론이 나왔다. 그리고 일부 뇌졸중 및 심장 수술에 대한 연구에서는 노보세븐이 뇌졸중과 심근경색의 위험을 높였다.

소비자 단체 퍼블릭시티즌의 시드니 울프(Sidney Wolfe)가 무엇보다 분하게 여긴 것은 수년에 걸쳐 노보노르디스크가 의사들로 하여금 노보세븐의 허가 외 용도를 환자들에게 추천하게 압박한 후에, 혈우병 환자가 아닌 사람이 이 약을 사용하면 치명적인 혈전 생성이 유발될 수 있다는 경고가 나왔다는 사실이다. 노보노르디스크는 노보세븐을 군인들을 대상으로 판촉하면서, 2005년과 2007년 사이에 다음과 같은 제목으로 학회와 세미나를 개최했다.

"출혈을 막아라! 군대 외상 치료에 있어서의 출혈 관리"

"이라크에서의 응급 소생법"

"전투 부상 환자의 생존에 있어서 혈액 제제의 효과"[93]

노보노르디스크는 많지 않은 벌금을 내고 쉽게 빠져나갔다. 아무도 감옥에 가지 않았다. 노보노르디스크는 잘못을 인정하지 않았다.[89] 2008년 덴마크 라디오 인터뷰에서 마스 톰센은, 과학적으로 문서화되지 않았을 뿐 전문가들은 노보세븐이 효과가 있다는 것을 알았으며, 그것이 이 약이 광범위하게 사용된 이유라고 말했다.[94] 헛소리로 베스트셀러를 만들어낸 제약회사의 학술부 책임자가 보여준 흥미로운 견해라 하겠다. 대체의학 지지자들이 하는 방식과 같다.

10장

부패하고 무책임한
규제당국

미국인들이 FDA에서 무슨 일이 일어나는지를 알면 바이엘 아스피린 말고
는 아무 약도 먹지 않을 것이다.

— 렌 러트워크(Len Lutwalk, FDA 과학자)[1]

안전한 약은 없다. 제약회사의 관리 감독은 제약업계에 의해 이루어진
다고 봐야 한다. 정치인들은 수년에 걸쳐 규제 요건을 완화시켜 왔다. 환
자의 안전보다 돈을 더 생각하기 때문이다. 규제 기관에는 이익상충이 있
어서, 규제 제도는 신뢰에 바탕을 두지만 우리는 제약회사들이 거짓말을
한다는 것을 안다. 문제가 생기면 규제당국은 그게 소용없다는 걸 알면서
도 '가짜 해법'을 사용한다.

나는 규제 기관의 양심적인 과학자들을 매우 존경한다. 그 과학자들이
많은 쓸모없고 해로운 약의 허가를 막고, 시장에서 퇴출시켰다. 그렇지만
그들이 소속되어 일하는 시스템에는 근본적인 결함이 있으며, 무죄추정
의 원칙이 환자가 아닌 제약회사를 보호하는 구조이다.

약을 차에 비유해보면 명확해진다. 나의 15년 된 차는 2년에 한 번씩 검사를 받아야 한다. 검사를 받으러 갈 때 내가 차를 가져가지 않고 10미터짜리 문서를 들고 가서, 검사관들에게 차를 검사하는 대신 내가 내 차를 세심하게 시험한 결과를 기록한 서류 더미를 살펴보라고 말하면 그들은 내가 제정신이 아니라고 생각할 것이다.

그렇다면, 제약회사들이 바로 이렇게 하도록 허용하는 제도를 우리가 용납하는 것은 제정신인가? 약 3종에 대한 임상시험 서류만 해도 쌓아올리면 70미터나 되는 바인더가 필요하다(11장 참고). 자동차 이야기로 돌아가면, 서류 높이가 10미터쯤 되면 브레이크에 문제가 있다는 기록을 어딘가 슬쩍 숨겨도 검사관들이 절대 찾아내지 못할 것이다. 마찬가지로, 법정에서 밝혀진 바에 따르면, 제약회사들이 산더미 같은 서류 속에 심각한 유해반응을 숨겨 두면 규제당국이 절대 찾아내지 못했다. 차이가 있다면, 내 차의 브레이크가 말을 듣지 않으면 나와 다른 사람 몇 명이 죽을 뿐이지만, 제약회사가 약의 치명적인 위해성을 숨기면 수만 명이 목숨을 잃는다는 것이다. 그러니 우리는 차보다 약에 훨씬 더 큰 주의를 기울여야 하지만, 그러지 않고 있다.

대체 왜 우리는 제약회사들이 스스로 판사 역할까지 하는 말도 안 되는 제도를 만들어 낸 것일까? 의약품 검사는 공기업에서 해야 하는데 실상은 그렇지 않으며, 제약회사들의 돈이 미치지 않은 곳이 없다. 규제 기관들조차 제약회사들로부터 돈을 받고 있으며, 제약회사들이 원하는 결과를 주기 위해 경쟁까지 한다.

또 다른 근본적인 난제는, 어떤 약이 그 이점에 비해 너무 위험한가 하는 것이, 과학적 문제가 아니라 가치 판단의 문제라는 것이다. 어떤 약이 상대적으로 아주 적은 수의 사람을 사망에 이르게 하는 동시에 많은 환자의 상태를 개선한다면 어찌해야 하는가? 이러한 판단에 절대적인 기준은 존재하지 않으며, 선을 어디에 그어야 하는지 결정하는 데 있어 규제 담당 공무원들이 일반 시민들보다 나은 것도 아니다. 안타깝게도 규제당국은 공공의 의견을 묻지 않고 해당 의약품을 소유한 제약회사의 직원이나, 자신이 평가하는 약과 관련된 경제적 이익상충이 있는 전문가처럼 이권이 걸려 있는 사람들의 의견을 묻는다. 규제 담당자 본인이 경제적 이익상충이 있는 경우도 있으며, 설령 그렇지 않다 해도 긍정적인 결정을 내리면 제약회사로부터 보수 좋은 일자리라는 보상을 얻을 수 있다.

규제당국의 이익상충

의약품 규제당국에는 경제적 이익상충이 만연해 있으며,[1,2] 규제 담당관들은 제약회사와 규제 기관을 이리저리 왔다 갔다 할 수 있다. 이른바 '회전문' 현상이다. FDA 국장 레스터 크로퍼드(Lester Crawford)는 바이옥스(Vioxx) 스캔들 이후 FDA를 떠났다(13장 참고).[3] 크로퍼드는 머크의 약품인 바이옥스를 허가해주었고 사임 후에는 머크의 홍보업체인 폴리시 디렉션스(Policy Directions Inc.)의 고위 자문위원이 됐다.[4] 나중에 크로퍼드는 9만 달러의 벌금형을 받았는데, FDA 규제를 받는 제약회사들의 주식을 보유하고 있으면서 팔았다고 허위 신고한 것 때문이었다.[5] 크로퍼드는 비만의 원인으로 꼽히는 탄산음료와 정크푸드를 판매하는 펩시코(Pepsico)의 주식도 보유했는데, 그러면서 FDA의 비만위원회를 이끌었다.[6]

덴마크에서는 니코메드(Nycomed)를 레티겐(Letigen)이라는 이름('다시 가볍게'라는 뜻)의 체중감량제로 허가받도록 도운 규제 담당관이 그 약을 출시하려고 준비하는 제약회사의 고위직으로 바로 채용되어 사람들이 눈살을 찌푸렸다. 레티겐은 나쁜 약이었다. 에페드린(ephedrine, 혈관을 수축시켜 혈압을 상승시키는 약물 옮긴이)을 함유하고 있어서, 심혈관계 위해성 때문에 나중에 결국 시장에서 퇴출됐다.

의약품 규제당국의 자문위원들도 과학의 정직성을 오염시키는 데 한 몫한다. 자문위원 중 일부는 양쪽에서 모두 일하면서 제약회사에 이례적으로 높은 자문료를 청구하는 식으로 돈을 갈취한다. 약의 허가를 바라는 제약회사로서는 그런 요구를 거절할 수 없는 노릇이다.[2] 분명한 것은, 제약회사로부터 돈을 받고 자문회의에서 그들을 대변하는 사람들은 환자들의 입장까지 동시에 대변할 수는 없다는 것이다. 즉 '독립적인 전문가' 역할이 불가능하다.

의약품 규제당국은 행정 공정성에 관한 법을 지키지 않는다. 그리 어려운 일처럼 보이지 않는데도 그렇다. 예를 들어 덴마크에서는 전문가가 자신이 제공하는 전문적인 조언에 영향을 줄 만한 이익상충이 있는 문제에 대해 조언하는 것이 금지되어 있다. 단, 이익상충이 없으면서 자격을 갖춘 전문가로부터 조언을 구하는 것이 불가능한 경우에만 허용된다. 몇 년 전, 덴마크 의약청이 정신과 전문의 벤테 글렌토이(Bente Glenthøj)를 의약품등록위원회 위원으로 임용하면서 언론에 큰 논란을 불러 일으켰다. 조언만 하는 게 아니라 신약의 허가를 결정하는 자리였다.[7] 글렌토이는 제약회사와 관련해 수많은 이익상충이 있었지만, 이것이 문제라고 인식하지 못했다. 사실 세상 모든 사람들이 자신의 금전적 이익상충을 이런 식으로 평가한다.

'문제 없음(no problem)'

의약품청은 이익상충이 있는 사람들을 제외하면 필요한 전문성을 확보할 수가 없다는 변명을 늘어놓았다. 도저히 받아들일 수 없는 주장이었다. 2011년 당시 덴마크에 등록된 정신과 전문의는 1,201명이었고, 이 중 제약회사에서 일하기 위한 허가를 받은 사람은 92명(8퍼센트)뿐이었다. 의약품청은 나머지 1,109명의 정신과 전문의 중 자격 있는 사람이 아무도 없다고 하는 것을 우리더러 믿으라고 하는 꼴이었다.

어쨌건, 보건부는 글렌토이가 공정성에 의심이 생길 수 있는 사례에는 참여하지 않는다는 조건으로 법 적용의 예외로 했다. 잠깐, 이게 무슨 소리인가? 글렌토이가 자기 전문 분야인 정신과와 관련된 사례에 참여하지 않는다면 의약품청에 있을 필요가 뭐란 말인가? 하지만 역시 아무 변화가 없었다. '가짜 해법'이었던 것이다.

덴마크의 사례는 전형적이다. 전 세계의 의약품 규제당국은 이익상충이 있는 전문가의 임용을 피하지 않고 그런 인사에게 이익상충이 있음을 공표하라고 요청한다.

이런 비유를 드는 것을 양해해주기 바란다. 그러나 관련이 있는 비교라고 본다. 범죄자가 (자신의 친구가 범죄를 저질렀기 때문에) 자신은 사건이 절대 해결되지 않기를 바라는 이익상충이 있다고 공표한 후, 형사가 그 범죄자를 경찰 업무에 일상적으로 참여시킨다면 경찰을 신뢰할 수 있겠는가?

규제 기관의 과학자들은 제약회사의 권력에 부딪힐 뿐 아니라, 결코 이상적이지 않은 동기를 가진 상관이나 자문위원회와도 종종 부딪힌다. 상관들은 허가 수수료와 정치적 호의를 중시하기 때문에, 또 위해성에 대한 문제 제기는 말썽을 야기하기 때문에 대개 알고도 모른 척한다. 평범한 시민들이 의약품심의위원회에 있었다면 동의하지 않았을 결정이 내려지는 문화가 생긴 것이다.

이것을 규제포획(regulatory capture)이라 한다. 규제 담당관들이 규제 대상인 기업과 가깝게 일하다 보면 친밀한 관계 형성이 불가피하고, 익명의 환자들보다는 기업의 문제와 입장을 잘 이해하게 된다. 그러면 기업은 더 이상 효과적으로 규제되지 않으며, 규제당국은 공중보건이 위협받을 때 조치를 취하는 대신 기업과 우호적인 협상을 내키는 대로 오래 끈다.[1,3] 그래서 FDA 내부의 문화는 위협 아니면 공포, 그리고 전반적인 기업 친화로 일컬어진다.[1,2,8-12] 일반 대중은 의약품의 위험성에 대한 문제 제기와는 격리되어야 할, 신경질적이고 비이성적인 군중으로 여겨진다.[8] 시민들이 도시 계획에는 민주적인 방식으로 참여하면서도 의약품 규제당국에서 무슨 일이 일어나는지는 전혀 알지 못해야 한다는 것은 이상한 노릇이다.

2006년 미국 국립과학원 산하 의학연구소(Institute of Medicine, 현재 명칭은 '보건의료부')는 비판적인 보고서를 통해 급진적인 변화를 제안했다.[13] 하지만 FDA의 반응은 적절하지 못했다. 게다가 의약품 안전 문화를 만드는 데 요구되는 변화의 중요성에 대한 이해가 거의 전무함을 보여주었다.[14] FDA 과학자가 심각한 위해성의 징후를 발견하면, 상관들은 그것을 무시하거나 위협을 가하고, 심지어 약의 치명적인 위해성 적발 사실을 자문위원회 회의에서 발표하지 못하게 막기도 하며, 다른 보직으로 발령을 내기도 한다.[1, 8-10, 15] 그게 다가 아니다. 3장에서 설명한 대로, FDA는 조작된 것임을 아는 안전성 데이터와[12] 약이 안전하지 않다는 사실을 증명하는 데이터를 용인해 주기도 했다.[16]

약이 허가된 후에 어떤 일이 일어나는지를 살펴보아도, 역시 무턱대고 규제당국을 믿을 수 없다는 것이 드러난다. 약의 치명적인 위해성 보고에 대한 규제당국의 대응은 너무나 느리다. 대응을 하기라도 한다면 말이지만.[1, 9, 12, 15, 17-19] 한 가지 원인은, 매우 안타깝게도, 의약품 규제가 예방을 원칙으로 하지 않고, 무죄추정의 원칙이 늘 환자가 아닌 제약회사에 유리하게 되어 있는 관대한 원칙에 기초하기 때문이다. 예를 들면 FDA는 바이옥스가 심혈관계 위험을 높인다는 '완전한 확실성'이 없다는 이유로 그 약을 허가했는데,[9] 그 위험성은 이 약의 작용 기전을 기초로 예상할 수 있는 것이었다(13장 참고). 또 다른 이유는 체면 문제이다. 약에 대한 경고나 회수 조치는 당국이 허가할 당시 잘못을 저질렀다는 의미가 된다.[20]

한 설문 조사에서 FDA 소속 과학자 중 70퍼센트가 FDA가 허가한 제품의 안전성을 확신할 수 없다고 답했다. 실로 무서운 일이다.[9, 21] 66퍼센트는 시판 의약품에 대한 FDA의 안전성 감시를 믿을 수 없다고 답했다.[22] 일반인들의 시각도 비슷했다. 한 여론 조사에서 응답자의 76퍼센트가 FDA에서 안전성 관련 정보를 효과적으로 전달하지 않는다고 우려했다.[23]

이런 우려는 사실로 입증되고 있다. 51퍼센트 이상의 의약품이 시판 후 발견된 주요 안전성 문제로 약품설명서를 수정했으며, 20퍼센트는 블랙박스 경고(black box warning)가 추가됐고, 20종 중 1종 이상이 회수됐다.[24-26]

실상은 이보다 훨씬 심각하다. 시판 후 연구는 드문 데다 대체로 수준이 형편없으며, '자발적인 유해반응 보고'는 심각한 유해반응을 탐지하는 데는 크게 부적합한 방법이다. 그러므로 우리가 접하는 약 중 다수가 위험하다는 것에는 의심의 여지가 없는데, 문제는 어떤 것이 위험한지 알지 못한다는 것이다. 데이비드 그레이엄(David Graham) 부국장은 FDA 의약품안전사무국(Office of Drug Safety)에서 40년 동안 일했는데, 규제 무능을 매우 날카롭게 설명했다.[9]

FDA가 안전성 문제에 접근하는 방식은 사실상 문제를 무시하는 것이다. FDA는 시판 후 조사로 모든 문제를 관리할 수 있다고 믿는다.… 항우울제와 자살 경향(suicidality) 사례가 그 완벽한 예다. FDA가 이 문제에 어떻게 대처했는가? 약품설명서를 수정하도록 했다. FDA는 약품설명서 수정이 의사들의 진료 행위에 영향을 주지 않는다는 것을 안다. 그럼에도 경고문을 바꾸면서 마치 공익에 대단한 기여를 한 것처럼 굴었다.… 95퍼센트의 확신으로 약이 안전하다고 하는 대신 FDA가 진짜로 하는 이야기는 이런 것이다. '이 약이 당신을 사망에 이르게 한다고 95퍼센트 확신할 수 없으므로, 그렇지 않을 것이라고 생각합니다.' 그러고는 시판되도록 허가한다.… 우리가 안전한 약을 원한다면, 바로 내일이라도 가질 수 있다. 그런 연구를 설계하는 건 어렵지 않다. 그러나 FDA는 그런 일에 관심 없다.

책상 앞에만 앉아 있는 사람들은 현실에 도움이 되는 결정을 내리지 못한다. 그들은 그것을 알면서도 그렇게 한다. 이에 대해서는 21장에서 더 자세히 이야기하겠다.

규제당국의 부패

제약회사는 의약품 규제당국 담당관들에게 뇌물을 주려는 유혹을 굉장히 크게 느낀다. 어마어마한 액수의 돈이 걸려 있기 때문이다. 신약 허가는 제약회사 입장에서는 생사를 가르는 문제일 수 있다. 이런 문제를 보여주는 사례가 최근에 있었다. 부정행위가 있었다고 주장하는 것은 아니고 그저 정보를 전달하는 것이다. 2012년 덴마크 회사 룬드벡과 일본 협력사 다케다는 미국에 선택적 세로토닌 재흡수 억제제(SSRI) 보티옥세틴(vortioxetine)의 정부 허가를 신청했다.[27] 이미 수많은 항우울제가 있으므로 대수로울 것 없어 보였지만, 룬드벡에는 중요한 문제였다. 룬드벡의 베스트셀러인 에스시탈로프람(escitalopram)의 특허가 곧 만료될 예정이었던 것이다. 룬드벡의 대변인은 FDA가 이 약을 허가하면 다케다로부터 단계별 기술료 4300만 달러를 받게 될 것이라고 말했다.

규제당국의 부패에 대해 우리는 잘 알지 못한다. 그런데 이 책에서 내가 하는 이야기 중 일부에서는 어떤 식으로든 돈이 관련되어 있다고밖에 생각할 수 없다. 그 금전적 보상은, 향후 제약회사에서 보수 좋은 일자리를 준다거나, 제약회사 주식의 부당 내부 거래(아래 참고) 같은 식이 될 수도 있다. 예가 하나 있다.[28] 2006년 FDA는 새로운 약품설명서 규정을 도입했는데, 5년의 고시 기간이 지나자 FDA는 환자가 약 때문에 해를 입었을 때 제약회사를 상대로 법적 책임을 추궁하는 것이 사실상 불가능하도록 하는 내용을 슬그머니 추가했다.

FDA는 FDA 승인을 받은 모든 약품설명서가 "기존 형식과 신규 형식 둘 다… 제조물 책임 소송 목적의 법정 판결을 미연에 방지한다."고 밝혔다. 이 면책 관련 조항은 제약회사가 이미 알려진 위험을 처방 의사나 환자들에게 적절히 경고하지 못한 경우에도 적용된다. 환자가 제약회사에서 고의로 사기를 저질렀다는 것을 입증하지 못하는 한 말이다. 이것이 격분을 일으키는 부분이다. 사기성이 있는 것만으로는 부족하고 고의성이 있어야 한다니. 환자가 제약회사 임원의 머릿속에서 무슨 일이 일어나는지 어떻게 안단 말인가? 궁금한 노릇이다. 환자가 어떻게 그게 사기란 것을 입증한단 말인가?

데이터는 제약회사의 문서고에 있을 수 있다. 그런데 그러하다고 해서, 데이터를 분석해 세상에 공표하지 않은 것이 사기로 입증되는 것은 아니다. 당연하게도, 몇몇 정치인들이 이 조항에 격렬히 반대하면서, 이런 규정을 최종적으로 결정하기 전에 논의할 기회가 없었다는 사실에도 강하게 항의했다. 수년간 제약회사들은 소송을 막을 면책이 될 법의 제정을 위해 노력했는데, 미국 의회에서 계속 거부해 왔다. 그런데 갑자기 하늘에서 뚝 하고 떨어진 것이다. 그것도 미국인들의 건강을 최우선 과제로 하는 바로 그 기관에서. 이걸 어떻게 설명할 수 있을 것인가? 주도면밀하게, 극도로 비밀스럽게, 고시 기간이 만료된 후 이루어졌다. 부정부패를 의심할 수밖에 없다.

2009년 FDA 과학자 9명이 오바마 대통령 앞으로, 몇몇 국장을 포함한 FDA 고위층에 만연한 부정부패에 대해 쓴 서신을 보냈다.[4.29] 이 과학자들은 좌절하고 분노하면서 수많은 부정부패 사례를 들었다. 그리고 이것이 조직적일 뿐만 아니라, 법을 위반하는 것이라고 설명했다. 그들의 말에 따르면, FDA에는 정직한 직원이 부정직한 직원을 두려워하는 분위기가 있으며, 상관들은 과학적, 기술적 발견과 결론을 숨기거나 바꾸고, 권력과 권한을 남용하고, 이의를 제기하는 사람들을 대상으로 위법적인 보복을 일삼았다.

2012년에 FDA 운영진이 소속 과학자 5명의 컴퓨터에 스파이웨어 (spyware)를 설치한 사실이 드러났다. 이 과학자들은 FDA에 안전성 문제를 제기했다가 아무 소용이 없어서 정치권에 알렸던 이들이다.[30] 이 일은 그 과학자들의 컴퓨터에 있던 수천 건의 기밀문서가, FDA에서 고용한 사 문서 관리업체의 실수로 공개 웹사이트에 게시되는 바람에 세상에 알려졌다. FDA에서 해고된 어느 과학자가 자신의 취업에 장애가 될지 모를 부정적인 공개 정보가 떠도는지 확인하려고 구글 검색을 하다가 우연히 그런 문서가 게시된 것을 발견했다.

2012년에는 다른 폭로가 이어졌다. FDA 소속 과학자였던 로널드 카바나(Ronald Kavanagh)가 FDA의 범법 행위와 조직폭력배 같은 운영 방식을 공개했다.[31]

내가 FDA에 있을 때, 의약품 심의관들은 제약회사에 질문하지 말라는 지시를 분명히 받았으며 우리의 임무는 약을 허가해 주는 것이었다.… 우리가 허가를 지연시키거나 막을 수 있는 의문을 제기하면(이것은 당연한 의약품 심의 업무지만) 경영진은 우리를 질책하고, 다른 업무에 배정하고, 비밀 회의를 열고, 그 밖의 더 나쁜 처우들을 했다. 당연히 그런 환경에서는 몸을 사리게 된다.… 인체 대상 임상시험들은 대부분 너무 단기간이고, 피험자의 수도 너무 적어서 심각한 위험을 제대로 밝혀내기가 어렵다. 그래서 단 하나의 사례도 심각하게 받아들여야만 한다.… 제약회사들이 여기에는 이 데이터를 제출하고, 다른 곳에는 다른 데이터를 내고, 안전성 정보는 또 다른 곳에다 내고 해서 한곳에 모이지 않도록 한 다음, 심의 회의에 참석해서 안전성 문제는 무시해도 될 정도라고 주장하며 동의를 얻어내는 것을 꽤 자주 보았다.… 심의관이 거슬리는 말을 하면 회사에서 불만을 품고 윗선에 연락해 해당 의견을 기각하거나 문제의 심의관을 심의에서 빼버린다. 한번은 회사 측에서 내게 자기네가 윗선에 연락해서 원치 않는 허가 요건을 없애도록 하겠다고 말하기도 했는데, 그 후 정말로 그렇게 됐다. 또 어떤 회사는 회의에서 자기네가 "허가 수수료를 지불했다."고 분명히 말했다.… 때때로 우리는 정말로 100~150쪽짜리 요약본만 읽은 채, 실제 데이터는 검토하지 말고 제약회사의 주장을 받아들이라는 지시를 받기도 했다. 여러 차례 나는 실제 데이터가 요약본과 정확히 상충하는 것을 발견했다. 또 어떤 때에는 제출된 서류의 특정 부분을 검토하지 말라는 지시를 받았는데, 예외 없이 안전성 문제가 있을 만한 부분이었다.… 예상되는 위험들 대부분에 대한 FDA의 반응은 그냥 무시하고 나서 시판 후 반박할 수 없는 증거가 나올 때까지 기다렸다가 약품설명서에다 시시한 경고문이나 추가하는 거다.… 잠재적 안전성 문제를 진짜로 제기했을 때, 고위 운영진들이 매번 하는 말은 "그래서, 길거리에 죽은 사람들이 널려 있나?"였다. 그 말은 내가 이해하기로는 언론에서 문제 삼을 때만 뭔가를 하겠다는 뜻이었다.… 나중에 나는 내가 한 분석과 똑같은 결론을 싣고 있지만 자문위원회에는 공유하지 않은 내부 문서가 FDA에 있다는 걸 알았다.… 내가 특정 문제를 의회로 가져간 사실을 FDA 운영진에서 안 후에, 내 사무실에 누군가 들어와 컴퓨터에 손을 댄 것을 알았다. 책상 앞에 앉아 서류를 보던 중에 컴퓨터 화면의 커서가 저절로 이상하게 움직이는 것을 본 적이 있는데, 감시당하고 있는 증거라는 생각이 들었다.… 협박은 감옥에서보다 더하면 더했지, 덜하지 않았다. 관리자 한 사람은 이제 겨우 네 살, 일곱 살인 내 아이들을 위협했고, 한번은 직원 회의에서 나를 '반동분자'라고 칭하기도 했다. 이 밖에도 여타 일들로 보아, 나는 의회와 범죄 수사관에게 이야기한 것 때문에 죽을 수도 있겠구나 싶었다.… 나는 제약회사 주식의 내부 거래 증거를 발견했는데, 그것은 FDA 운영진에서만 알 것 같은 정보였다. 나는 또한 문서 변조, 사기, 위증, 증언 방해, 증인에 대한 보복을 포함한 공갈 등과 관련된 증거 자료를 가지고 있다.… 사실 '처방약 허가 신청자 비용 부담법(Prescription Drug User Fee Act, PDUFA. 제약회사가 신속 허가를 위해 심의 급행료를 내는 제도)'이 있기도 한 탓에, 탈리도마이드가 지금 나온다 하더라도 막을 수 없을 것이다.

50년쯤 전에 FDA 항생제 분과의 과장이었던 헨리 웰치(Henry Welch)는 항생제의 효능과 안전성을 인증하면서 제약회사들로부터 개인적으로 25만 달러 이상을 받아 챙겼다.[32] 웰치는 학술지 편집도 했는데, 제약회사에다 논문을 보여준 뒤 "재쇄 주문을 하면 제안을 받아 논문을 수정해 주겠다."고 말하고 광고 수익도 끌어들였다.[33] 약 허가 대가로 뇌물을 받은 이름난 FDA 인사들의 예는 이 밖에도 더 있다. FDA가 보유한 경쟁사의 기밀 정보를 전달한 FDA 직원과 해당 제약회사 직원이 둘 다 징역형을 받기도 했다.[34]

내가 제약업계에서 일할 때, 동료 한 사람은 자기가 전에 다녔던 회사에서는 어느 임상 약리학자에게 1년 치 연봉 정도를 주고 허가 신청 서류를 당국에 제출하기 전에 살펴보도록 했다는 이야기를 했다. 며칠 분량 일거리에 큰돈을 준 것이다. 그가 나중에 규제당국의 심의관으로 앉아서 자신이 이미 살펴본 신청서를 평가할 때 그런 전후관계에 대해 입을 열지 않았음은 물론이다.

이탈리아 보건부 제약과의 과장이었던 두일리오 포지올리니(Duilio Poggiolini)는 1993년 쓸모없는 의약품의 도입을 비호한 것과 관련된 일련의 공문서 위조 및 뇌물 수수 혐의로 체포됐다.[35] 이 스캔들에는 보건부 장관도 연루됐는데, 장관은 제약회사가 뇌물을 이용해 약을 허가 받고 '적정' 약값에 팔 수 있는 길을 터주었다.[36] 부패의 네트워크에는 약에 유리한 전문가 조언을 해주는 대가로 뇌물에서 자기 몫을 챙긴 학자들도 포함됐다. 그런 약 중 일부는 유해한 것이었으며 지나치게 비싼 값에 판매됐다. 이런 쓸모없는 약들 중 5종만 시판을 막았더라도 이탈리아 전체에서 1993년에만 30억 달러를 절약할 수 있었을 거라는 계산이 나왔다. 포지올리니는 감옥에 갔지만, 보건부 장관은 국회의원 면책특권으로 무사했다. 2012년에 포지올리니에게 500만 유로의 벌금이 부과됐는데, 수사 당국에서 애초에 포지올리니가 30년에 걸쳐 1억 8000만 달러를 부정 축재한 혐의를 제기한 점을 고려하면 아주 적은 금액이다.[37] 보건의료 분야에서의 범죄는 확실히 남는 장사다.

2008년 이탈리아의약품관리청(Agenzia Italiana del Farmaco, AIFA) 부청장이자 유럽의약청 이탈리아 고위 대표 중 한 사람인 파스콸리노 로시(Pasqualino Rossi)가 체포됐다.[38] 제약회사 로비스트 6명도 함께 체포됐는데, 현금을 받고 임상 데이터를 위조한 혐의와 관련된 사건이 도청과 비밀 촬영을 통해 드러났다. 검찰은 이 부정행위 때문에 생명을 위협하는 약품들의 유해반응이 은폐됐다고 말했다. 이 사건은 시작부터 통속 드라마였다. 의약품관리청은 직원 중에 조사를 받고 있는 사람은 없다는 공식 발표를 했다가, 언론에서 체포된 고위급 인사의 이름을 언급하자 발표 내용을 삭제하고 새로운 입장 발표를 준비했다. 제약회사들이 덜미가 잡혔을 때 하는 방식과 똑같았다. 일단 전면 부인. 명백한 증거가 코앞에 있어도 그렇게 한다.

영국 정신과 전문의 스튜어트 몽고메리(Stuart Montgomery)가 규제당국에서 일하면서 화이자에서도 일한 사실을 고의로 알리지 않았다는 것은 화이자의 내부 문서를 통해 드러났다. 몽고메리는 서트랄린(졸로프트) 허가 신청에 관해 규제당국이 어떠한 판단을 하고 있는지, 허가 받으려면 어떻게 해야 하는지를 화이자에 조언해 주었다.[39]

다른 나라들은 이런 스캔들을 미국처럼 많이 공개하지는 않는데, 많지 않은 예로도 미국과 같은 상황임을 확인할 수 있다. 독일 의약품 관리 기관(Paul Ehrlich Institut)의 한 과학자는 다른 대부분의 나라에서 회수 조치한 위험한 항생제의 등록 취소를 요구했다가 갑자기 경력이 막다른 길에

닿게 됐다. 기관장 칼 위베라(Karl Überla)는(나중에 부패한 관리라는 것이 밝혀졌다.) 그 과학자를 '아직 실시된 적이 없는 연구'를 관리하는 자리로 발령했다.[40] 그 항생제는 독일 제약회사 훼히스트(Hoechst)에서 판매했는데, 미국 담배업계를 위해 로비를 한 적이 있는 위베라가 훼히스트의 호의를 받아들였던 것이다.

규제가 심할수록 규제당국을 매수하는 횟수도 잦아진다. 그래서 일부 아시아 국가에서는 적은 돈으로도 의약품 등록을 보장받을 수 있다.[8]

17장에서는 항우울제 프로작(Prozac)이 스웨덴에서 뇌물을 통해 허가된 과정을 이야기하겠다.

참을 수 없는 정치인의 가벼움

제약회사들은 정치권에도 손을 뻗어 부정부패의 씨앗을 뿌리고 있다. 미국에서 제약회사들은 선거 운동 자금을 넉넉하게 기부하고, 의원 한 사람 한 사람에게 1명 이상의 로비스트를 붙인다. 그래서 제약회사들의 로비는 워싱턴 D.C.에서 가장 심하다.[41, 42] 제약회사들은 또 정치 후원금도 후하게 낸다. 후원금은 대부분 공화당으로 간다.[41] 1998년과 2006년 사이 제약회사들이 로비와 정치 후원에 쓴 금액은 12억 달러에 달했으며,[43] 1994년에는 공화당에서 FDA를 아예 해체하고 제약회사들의 자체 규제를 허용하려고도 했다![33]

로비는 벨기에 브뤼셀에서도 강력한 힘을 발휘하여 2010년까지[44] 유럽의 의약품 규제는 비밀에 가려 있었다.[45, 46] 로비는 성공적이어서, 이제 FDA 운영진은 미국 국민들이 아닌 제약회사들을 자기네 고객으로 여기며[1, 2, 15] 운영 목표에 대해 제약회사들과 의견을 조율할 지경에 이르렀다.[22] 정치인들이 끊임없이 FDA를 이런 방향으로 압박해 왔다. 예를 들어

1990년대 클린턴 대통령은 FDA 국장에게 제약회사들을 '적이 아닌 동반자'로 신뢰해야 한다고 역설했다.[15]

2002년 앨러스테어 우드(Alastair Wood)의 신임 FDA 국장 지명이 마지막 순간에 철회됐는데, 한 상원의원은 우드가 약의 안전성을 너무 강조한다고 평했다.[2,47] 아주 공정한 처사다. 미국 의약품 규제 기관의 최고 직위를 제안 받은 사람의 관심사가 약의 안전성이라니, 죽을죄가 틀림없다. 우드를 대신해 신임 국장이 된 이는 마크 매클레런(Mark McClellan)으로, 약값이 비싼 것은 개발 비용이 많이 들기 때문이라는 제약회사들의 허위 주장을 앵무새처럼 따라하고(20장 참고),[2,48] 약값 통제에 반대하는 주장을 펼친 사람이다.[2,49] 《보스턴 글로브(Boston Globe)》의 기사 제목을 보면 무슨 일이 일어났는지 명확히 알 수 있다.

"제약회사들 때문에 FDA 국장 자리를 잃은 의사"[47]

제약회사들이 그들의 전능함을 다시금 증명한 것이다.

이 예로 알 수 있듯이, 정치권의 간섭은 FDA 업무의 도덕적 타락에 일조했다. 유럽에서는 덴마크 의회와 유럽연합 의회의 정치인들로부터 거대 제약회사 영업자들이 어떤 식으로 그들을 끊임없이 쫓아다니는지 생생히 들었다. 제약회사들은 로비와 후원금을 통해, 그리고 때로는 노골적인 뇌물(이것에 관한 이야기도 직접 들었다.)을 통해 정치권에 압박을 가한다. 그래서 수익을 위해 공중보건을 희생시키는 새로운 법을 만들도록 한다. 납세자들은 세법 조항을 작성하지 않지만, 제약회사들은 의약품 규제 법안을 상당 부분 직접 작성하는 셈이다.[8]

미국에서 정치권은 의약품 심의 기간의 단축을 요구했으며, 그 결과 약의 안전성에 대한 평가는 더욱 표면적인 것이 되고 말았다. 이는 시판된 약도 마찬가지다. 약의 안전성과 관련된 일에서 인력이 점점 더 줄고 있기 때문이다. 약이 빨리 허가되도록 하는 것에 초점을 맞춘 것이다. 그리하여 수출을 통해 국가 경제를 활성화할 수 있도록 말이다.[15,25] 이것의 영향으로 의약품 규제의 질이 현저하게 악화됐다. 1993년부터 1996년까지 허가된 약 중에서 나중에 심각한 유해반응 때문에 시장에서 회수된 약은 1.6퍼센트에 불과했으나, 1997년부터 2000년까지 허가된 약 중에서는 5.3퍼센트로 증가했다.[25.26] 공식 마감 시한(official deadline, 정치권에서 압력을 가해 FDA가 받아들였는데, 대부분의 의약품에 대해 면밀한 평가를 하기에는 턱없이 부족한 시간이다.) 직전에 허가된 약의 경우, 시한을 지키지 못하고 마감을 넘겨 허가된 약보다 시장에서 회수되는 비율이 2배나 높았다.[50.51]

FDA에 접수된 의약품 유해반응 보고 역시 의약품 안전성의 퇴보를 보여준다. 1998년에서 2005년까지, 심각한 유해반응 보고는 2.6배, 치명적인 유해반응 보고는 2.7배 증가했다. 또 심각한 유해반응 보고 건수는 전체 외래 처방 건수보다 4배나 빠른 비율로 증가했다.[52] 진통제와 면역조절제 처방이 크게 늘었고, 여타 약들의 처방도 상당히 증가했다.

FDA가 안전성보다 속도에 집중하면서 생긴 뜻밖의 결과를 확인할 수 있는 데이터는 또 있다.[15] 1988년에는 FDA가 최초로 허가하여 세계 시장에 진입한 신약의 비율이 전체의 4퍼센트에 불과했는데, 10년 후 이 비율이 66퍼센트가 됐다. 1990년대 말 FDA는 신약 허가 신청 가운데 80퍼센트 이상을 받아들였는데, 1990년대 초만 해도 60퍼센트였던 것과 비교되는 수치이다. 한때 안전성 감시에 있어서 세계 최고의 권위를 자랑하던 FDA였지만, 1990년대 후반에는 유럽의 보건 당국이 금지한 몇몇 신약의 회수 조치에서 가장 마지막까지 능장을 부렸다.

캐나다의 상황도 비슷하다.[53] 1995년부터 2010년까지 허가된 새로운 약리적 활성물질 가운데 이후 심각한 안전성 문제가 생긴 비율은 24퍼센트였으며, 주목할 만한 치료 효과 개선도 없으면서 신속 심의 우선 대상에 오른 약의 경우 그 비율이 36퍼센트나 됐다.

FDA의 이러한 가사(假死) 상태는 1992년 '처방약 허가 신청자 비용 부담법'과 함께 시작됐다. 이 법의 발효로 FDA가 하는 업무에 제약회사들이 돈을 내게 됐다.[54] 처음 10년 동안은 의회에서 FDA가 의약품 허가 후 안전성 평가에는 신청자 비용 부담을 적용하지 못하도록 금지했었다.[55] 그러자 FDA는 의약품안전사무국의 과학자 수를 줄여 조직을 감축하고 심의 시간을 단축했으며, 대리 평가변수(surrogate outcome)에 대한 효과에만 기초하여 약을 허가했고(이것이 어떤 문제인지는 나중에 설명하겠음), 구명의약품(life-saving drug, 응급 상황이나 중증 희귀 질환 등에 필수적인 의약품 옮긴이)의 요건을 확대 해석해 신속 허가 프로그램을 적용했다.[14,54] 이런 의약품에 흔한 만성 질환 약까지 포함하게 됐는데, 그런 약이 생명을 구한다고 보기는 매우 어렵다. 더구나 그중 일부는 안전성 문제로 이후 회수되기도 했다. 당뇨병 치료제 트로글리타존(troglitazone, 레줄린(Rezulin)), 비만 치료제 덱스펜플루라민(dexfenfluramine, 리덕스(Redux)), 진통제 로페콕시브(rofecoxib, 바이옥스) 등이 그 예이다. 내가 볼 땐 언어도단이다. 살 빼는 약이나 진통제가 생명을 구한다는 이야기는 들어본 적이 없다. 그렇지만 생명을 위협한다는 이야기는 많이 들었는데, 이에 관해서는 나중에 더 이야기하겠다.

당연하게도 FDA 과학자들의 사기는 저하되어 있다. 애석한 일이다. 의약품 규제당국의 과학자보다 중요한 직업은 별로 없다. 그들이 오판하면 비교적 건강한 국민 수천 명이 죽게 될 수도 있기 때문에 책임이 막대하다. 그러므로 규제당국의 과학자들은 예외적으로 넉넉한 급여를 받아야 한다. 그리고 상관이나 정치인, 제약회사와 거기에 속한 환자 압력 단체의 부적절한 영향으로부터 실질적으로 보호받아야 한다. 또한 허가 신청을 면밀히 심의하기에 충분한 시간이 보장되어야 하고, 난감한 문제 제기도 할 수 있어야 한다. 이런 제안이 현실에서는 거의 농담처럼 느껴질 지경이지만, 2007년 FDA 전임 국장 4명은 FDA 운영비가 제약회사들이 아닌 재무부에서 나와야 한다는 데 동의했다.[54] 그러나 아무 변화도 일어나지 않았다. 정부는 예산을 확보할 수 없다고 주장했는데, 틀린 말이다. 신청자 비용 부담 제도는 아무런 이점도 없는 값비싼 약들을 너무 많이 허가하게 만들었다. 그러니 규제당국이 제약회사들의 비위를 맞출 필요 없이 자기네 업무를 좀 더 철저하게 할 수 없다면 국민의 부담이 더욱 커질 수밖에 없다. 그리고 거기에 드는 예산은 처방전에 세금을 약간만 붙여도 확보할 수 있다. 0.5퍼센트만 부과해도 충분하다.

정치인들은 FDA의 의사 결정에 직접적으로 끼어드는데, 판사의 판결에 끼어드는 것과 마찬가지로 용납할 수 없는 짓이다. 설문 조사에 따르면, FDA 과학자 중 61퍼센트가 그러한 정치권의 간섭을 인식하고 있다.[21] 2009년 FDA 보고서에 그러한 예가 언급되어 있는데, 하원의원 4명과 FDA 전임 국장 앤드루 폰 에센바흐가 과도한 영향력을 행사하여 기능이 불량한 무릎 패치가 허가됐다. FDA 자문 과학자들이 그 패치가 제 기능을 못하는 경우가 많아 재수술을 하게 만들기 때문에 안전하지 않은 제품으로 여겨진다고 수년 동안 반복해서 만장일치로 조언했음에도 허가가 난 것이다.[56] FDA 보고서에는 비정상적이고 극심하고 지속적인 압력이 있었다는 언급이 있다. 하원의원들이 그 패치의 제조사로부터 정치 후원금을 받은 직후에 시작된 일이었다. 하지만 언제나 그렇듯 당사자들은 돈에 영향 받은 사실이 없다고 주장했다. FDA 관리자 한 사람은 에센바흐가 심의 절차를 신속히 하라고 했을 뿐 아니라 유리한 평가변수까지 요구했다고 말했다. 결국 패치가 허가되고 1년도 채 지나지 않아 FDA는 결정을 재검토한다고 발표했다.

의료기기의 경우 환자 안전성이 특히 부실하다. 심혈관계 의료기기는 무릎 패치보다 위험성이 훨씬 높으므로 매우 엄격한 평가가 요구된다. 하지만 허가 요건이 너무나 간단하다. 심혈관계 기기는 인체에 이식되어 약처럼 배출되지 않기 때문에 약보다 허가 요건이 까다로워야 할 텐데도 그렇다.[57] FDA에서 '시판 전 허가(premarket approval)'를 받은 심혈관계 의료기기의 허가 신청서 78건을 검토해 본 결과, 관련 임상시험 중 27퍼센트만 무작위 배정이 실시됐고, 허가 신청 기기 중 65퍼센트는 단 1건의 연구에 기초한 것이었으며, 31퍼센트는 대조군 분석이 후향적(retrospective, 기존 데이터를 이용함 옮긴이)이었다. 이는 새로운 치료제가 거의 언제나 좋게 보이는 매우 부실한 연구 설계이다.[57] 엎친 데 덮친 격으로, 미국 대법원은 FDA가 허가한 의료기기로 피해를 본 환자는 제조사를 고소할 수 없다는 판결을 내렸다!

경피적대동맥판막삽입술(Transcatheter Aortic Valve Implantation, TAVI)은 너무 고령이거나 상태가 위중해서 기존의 대동맥판막치환술을 받을 수 없었던 환자들에게 희망을 주었으며, 도입된 이래 4만 건의 수술이 시행됐다.[58] 그런데 이 수술은 비용이 매우 많이 드는 데다, FDA가 인정한 추적 연구에 따르면 효과도 의심스러웠다. 연구 결과를 보면 기준 치료법 대신 경피적대동맥판막삽입술을 시술받은 환자들 중에 사망이 더 많았던 것이다. 이 임상시험은 발표되지 않았으며, FDA와 임상시험 후원사는 독립 연구자들의 데이터 접근 요청을 묵살했다.

환자에 대한 존중은 눈 씻고 찾아봐도 없다는 사실(일부 환자들은 이런 의료기기 때문에 목숨을 잃었다.)은 도무지 믿기 어려울 정도이다. 유감스럽게도 정치권에서 나서서 우리가 보다 나은 시스템을 만들 수 있도록 도울 것 같지는 않다. 영국 하원 보건위원회가 2004~2005년 제약업계를 철저히 조사한 후,[17] 의회는 규제당국이 공중보건의 수호자로서 역할을 다하기에 역부족이라고 보았다. 하지만 정부는 공청회를 거부했다. 임상시험 데이터 전체를 공개할 때까지 약을 출시할 수 없도록 하자는 권고 역시 거부했다.[59] 제약회사에다 임상시험 데이터 공개를 요구하지 않는 것에 대한 변명으로 유럽연합 규정을 수정해야 하기 때문이라고 했는데, 눈속임에 불과했다. 임상시험 데이터가 공개되기 전에는 약을 판매하지 못하게 하거나 보험급여를 지급하지 않겠다고 얼마든지 결정할 수 있었으며, 그렇게 할 경우 큰돈을 절약할 수 있었다. 신약 물질 허가 직후 몇 년간 발표되는 연구 문헌에서 볼 수 있는 것은 규제당국에 제출된 전체 결과 가운데 심하게 편향된 일부일 뿐이다.[60]

유럽연합에서도 제약회사들의 로비 때문에, 환자에게 이익이 되지 않는 이상한 제안이 나왔다. 2007년 유럽위원회는 마치 한 편의 희비극 같은 「공중보건 보호 강화 전략(Strategy to Better Protect Public Health)」이라는 문건을 발표했다.[61] 유럽위원회는 허가 신청자에 의해 그 치료 효능이 충분하게 입증되지 않은 경우 약의 마케팅을 불허한다는 조항을 삭제하자고 제안했다! 효과가 불확실한 약이 시장에 진입하도록 허용하는 것이 어떻게 공중보건 보호를 강화한다는 것인지 도무지 납득이 가지 않는다. 대규모 소비자 단체인 국제건강운동(Health Action International, HAI)의 유럽 지부에서 위의 제안을 포함한 많은 여타 해로운 제안에 반대했는데, 예를 들면 신약을 빨리 출시해서 투자 수익을 빨리 회수하도록, 위급한 치료 수요가 있는 예외적인 상황에만 적용되는 조건부 허가를 표준 절차로 하자는 제안도 있었다.[62] 이 유럽위원회 문건은 정말 끔찍하게도, 끊임없이 환자 안전성을 약화시키는 제안을 한다. 제약회사 스스로 시판 후 데이터 수집, 분석, 경고문 공표, 유해반응 고지 의무를 다하도록 신뢰해야 한다는 제안 따위는 공중보건에 재앙을 불러오는 비법이라고 할 만하다. 유럽위원회가 내놓은 여러 제안은, 의사 결정의 매 단계마다 제약회사들이 끼어들 틈을 제공하여, 제약회사들이 피고인 동시에 판사 역할도 할 수 있도록 하는 것이었다. 국제건강운동은, 어떠한 경우에도 제약회사의 약물 감시 시스템이 국가의 약물 감시 시스템을 대체할 수 없으며 후자가 공공의 이익을 확실하게 추구한다는 점에서 그러하다고 강조했다.

또한 유럽위원회는 시판 후(허가 후) 연구에 대해서도, '연구 결과에 근거해 약품설명서를 변경할지 말지' 또는 '약품의 유익성이 큰지 위해성이 큰지'를 제약회사가 판단해야 한다고 제안했다. 정치인들이 현실과 명백한 사실에서 이토록 멀리 떨어져 있다는 것이 놀라울 따름이다. 이 책 전체는 제약회사들을 스스로 판단하도록 내버려뒀기 때문에 엄청난 피해를 입은 환자들에 대한 이야기나 다름없다. 국제건강운동 유럽 지부는 유럽위원회의 제안을 강도 높게 비난하고 이 위원회가 공공의 이익 수호에 다시금 집중할 것을 촉구했으며, 유럽공동체조약 제125조를 준수해 유럽 시민을 보호하기 위한 소임을 다하라고 촉구했다. 소비자 단체가 이런 당연한 소리나 하게 만들다니, 한심한 노릇이다. 이러한 어리석은 제안 때문이 아니더라도, 미국과 유럽에서 아무리 강조해도 지나치지 않는 사실은, 약이 주요 사망 원인 중 심장 질환과 암에 이어 3위라는 것이다(21장 참고).

전문성 없고 파벌적인 정치인들이 공중보건에 해를 입히는 또 다른 예는 덴마크에서 연구부정행위 혐의를 다루는 제도와 관련이 있다. 덴마크에는 사실 세계에서 가장 오래된 훌륭한 제도가 있었다. 그런데 2005년 과학에 대해 아는 게 전혀 없고 덴마크에 프로 축구를 도입한 인물인 과학부 장관 헬게 산더(Helge Sander)가, 개별 연구자나 기업은 조사에 동의하는 경우에만 부정행위위원회에서 부정행위 혐의를 다루고, 공공단체 소속 연구자는 좋든 싫든 무조건 조사를 받도록 결정했다.[63] 사회 각계에서 반대의 목소리가 드높았는데, 심지어 노보노르디스크에서도 대변인을 통해 연구가 사적이건 공적이건 모두 제대로 이루어져야 한다는 성명을 발표했다. 장관의 입장은 무엇이었을까? 덴마크 제약회사들의 연구가 공무원들에 의해 좌지우지 되어서는 안 된다는 것이었다. 이 멍청한 발언으로 완전히 아수라장이 되고 말았는데, 이에 대한 장관의 반응은? 묵묵부답이었다.

노보노르디스크의 말이 옳긴 했지만, 덴마크제약협회(Danish Association of the Pharmaceutical Industry)는 이 기회를 놓치지 않고 파렴치하기 그지없는 반응을 내놓았다. 협회는 연구 결과를 왜곡했다고 협회의 회원사를 언론에 제보하는 의사들에게 진절머리가 난다고 말했다(이 '의사들'은 사실

다름아닌 한 사람, 바로 나다!).[64] 협회는 회원사들이 연구 결과를 왜곡했다는 것은 전혀 사실이 아니며, 연구 발표의 책임은 의사들에게 있다고 덧붙였다. 또 협회는 유명 제약회사가 실시하는 임상시험을 비판하는 의사들에 대해서도 심의위원회가 연구부정행위 가능성을 조사하기로 약속한다면 자기네 회원사를 조사하는 것에 동의하겠다고 했다. 이렇게 파렴치하고도 무시무시한 이야기는 별로 들어본 적이 없다. 제약회사들은 자기네가 발표하는 데이터를 아무렇지도 않게 조작하는데, 이걸 어떤 의사가 언론에 제보하거나 연구 논문이 발표된 학술지 편집장에게 서신을 보내 비판하면, 그때마다 그 의사는 위원회에 회부되어 연구부정행위 조사를 받아야 한다는 말이 아닌가. 옛 소비에트연방에서 권력자를 비판하는 사람들에게 정신과 검사를 실시해 경우에 따라 평생 감금하거나, 바로 처형해 버리던 것이 연상되는 이야기이다.

미국에서 정치권이 의약품에 대한 소비자직접광고(direct-to-consumer advertising)를 허용한 것 역시 공중보건에 해로운 일이다. 약이 처방약(전문의약품)에서 일반의약품으로 전환되면, 위해성과 금기(禁忌, contraindication)에 대한 정보가 사라져 버릴 수 있다.[65] 이런 균형 잡힌 정보가 없으면 이미 과잉 처방되고 있는 상황에서 위험해질 수 있다. 국민 대부분의 건강을 위협하는 이런 유해한 소비자직접광고를 허용하지 않는 나라들에서도 그럴 수 있다.

미국의 의약품 텔레비전 광고를 보면 비위가 상한다. 그 광고들은, 마치 비행기 승무원이 다음에도 자기네 항공사를 선택해 달라고 하는 기내 방송과 비슷한 부드러운 여성의 목소리 아니면, 제품에 대한 확신을 심어주기 위한 굵은 남성의 목소리로 전달된다. 이런 광고는 으레 "리리카(Lyrica)가 당신에게 적합한지 주치의와 상담해 보십시오."나 "본인도 모르는 질병이 있을 수도 있습니다."라는 말로 끝맺는다. 동의한다. 나에게는 분명 암이 있을 것이다. 암은 아주 철저하게 조사하기만 하면 50세가 넘은 모든 사람에게서 찾아낼 수 있다.[66,67] 그렇지만 나는 알고 싶지 않다. 내게는 '질병'이 없고, 그런 가성암(假性癌, pseudocancer) 치료제는 모두 다 위해성이 있기 때문이다.

미국에서는 유명 인사들이 의약품 광고에 널리 이용된다. 텔레비전 뉴스나 토크쇼 같은 곳에서는 제약회사의 후원이 드러나지 않아서 약에 대한 증언이 진짜인 것처럼 보인다.[41] 덴마크에는 이런 것이 없지만, 2004년에 유명 인사의 희한한 의약품 광고를 본 적이 있다. 미국 최상류층이 직접 들여온 광고랄까.[68] 머크는 자사의 골다공증 치료제 알렌드로네이트(alendronate, 포사맥스(Fosamax))가 보험급여 최대 한도(maximum reimbursement, 최대상환가) 대상에 들지 못한 것이 불만스러워 덴마크 정부를 법정으로 끌고 갔었다. 또한 머크는 덴마크의 보건의료와 보험급여제도에 대해 논의해 봐야 한다는 명목으로 덴마크 보건부 장관과 미국 전 국무장관 매들린 올브라이트(Madeleine Albright)의 회담을 주선했다. 회담 이틀 전, 올브라이트는 머크 덴마크 지사의 지사장이 배석해도 되는지 물었고, 요청이 받아들여졌다. 그런데 덴마크 보건부 장관이 참석하지 못한 그 회담에서 올브라이트는 자신이 복용하는 골다공증 치료제에 대해 언급했다. 올브라이트는 이 쇼로 그다지 많은 공감을 얻지 못했다. 그것은 덴마크에서는 적절치 못한 행동 방식이었다. 덴마크 국민들이 느낀 당혹감이 신문기사에 드러났다.

"거대 제약회사가 덴마크에서의 의약품 소송에 미국의 압력을 휘두르다"[68]

간간이, 조금씩 발전이 있기도 하다. 최근까지 유럽의약청은 유럽연합의 기업산업총국(Directorate General for Enterprise and Industry) 산하였으나,[46] 지금은 보건소비자총국(Directorate General for Health & Consumers)으로 옮겨왔다. 그리고 2007년 새로운 법안의 입법으로 FDA의 대응력이

보다 강화됐다.[69] 한편으로는 나쁜 쪽으로 발전되기도 한다. 2012년 미국 상원은 '획기적 신약(breakthrough drugs)'이라는 새로운 범주를 만들어 신속 심의를 더욱 확대할 것을 제안했다.[70]

신뢰에 바탕을 둔 의약품 규제

경제학 이론의 예측에 따르면, 기업들은 이익이 비용을 상회하면 어김없이 근거중심주의(evidence base)를 와해하는 쪽에다 투자한다. 규제 기관이 그 것을 적발하기가 어려워지면, 근거중심주의의 와해가 광범위하게 일어날 것 이다.

— 앨런 메이너드(Alan Maynard, 영국 요크 대학교 보건경제학 교수)의 미발표 원고

의약품 규제당국은 규제 시스템이 신뢰에 기초한다고 내게 말했다. 그 들은 제약회사들이 부정행위를 했다가 적발되면 너무나 치명적인 결과 가 초래되므로 신뢰에 기초한 시스템이 잘 돌아간다고 생각한다. 앨런 메 이너드의 설명에 따르면, 신뢰에 기초한다는 주장은 설득력이 없다. 게다 가 지금까지 우리가 살펴본 대로, 대형 제약회사는 대형 범죄를 저지른다. 사회 어느 분야에서 범죄자들의 말을 신뢰한단 말인가? 독성 연구에서 실 험쥐들은 아예 존재하지도 않았거나, 1마리 이상 죽었을 수 있다. 아니면 실험쥐들이 사망했는데도 보고서에는 건강한 것으로 기술됐을지 모른다. 또 조직 견본은 아예 누락되고, 데이터는 조작되고, 실험동물들은 약인성 (drug-induced) 암이 발생하기 전에 조기 사망했을 수도 있다.[8,16]

제약회사들은 서로를 신뢰하지 않는데, 규제당국은 모든 제약회사를 신뢰하도록 되어 있다.[16] 규제당국은 사실 제약회사를 신뢰할 수 없다는 것을 잘 안다. 반대로 말하는 것은 겉치레일 뿐이다. 규제당국은 제출되

는 산더미 같은 서류 중 극히 일부밖에 검토하지 못한다. 극단적인 예로, 타미플루 임상연구보고서 중 하나는 총 8,545쪽이었으며, 논문으로 발표된 것의 1,000배나 됐다.[71] 당연히 규제담당자 대부분은 요약본만 읽었다. 내가 알기로, 제출된 데이터에 대한 자체 통계 분석을 기본적으로 실시하는 곳은 FDA뿐인데, 유럽의약청도 이제 그렇게 할 계획이라고 한다(11장 참고).

수천 쪽의 보고서에서 상당 부분은 거의 쓸모없다. 나는 제약회사들이 일부러 규제당국자들을 데이터에 질식시킨다고 확신하는데, 그렇게 하면 제약회사 입장에서는 두 가지 이점이 있다. 첫째, 심의관들이 약의 허가를 막거나 약품설명서에 경고문을 넣게 해 판매를 저해할 수 있는 무언가를 찾아낼 위험을 줄인다. 둘째, 문제가 생길 경우 제약회사들은 자기네가 아무것도 숨기지 않았으며, 그러므로 비난 받아야 할 대상은 규제당국이라고 주장할 수 있다. 이 주장이 완전히 진실이라고는 할 수 없지만, 법정에서는 통할 수 있다.

이렇다 보니 심의관들은 해야 할 일이 너무나 많아서 심의해야 하는 항목이 모두 있는지조차 확인하지 못한다. 그런데 중요한 첨부 문서가 생략되거나 보고서 중간에 몇 쪽이 누락된 경우가 많다. 심지어 임상시험이 통째로 누락되기도 한다. 예를 들면 아동 대상의 SSRI 연구에서 부정적인 결과가 나온 7건 중 2건이 누락됐는데,[72] 이는 분명 위법이다.

신약의 심각한 위해성을 알아보지 못하고 간과한다 해도 놀라운 일이 아닌 것이, 등록 신청서와 여타 제출 서류에 잘 숨겨져 있어서 찾아내자면 시간 소모가 크기 때문이다.[1, 73, 74] 천식 치료용 지속성 베타항진제(long-acting beta-agonist)가 한 예다. 1990년대에 이 계통의 약이 천식 사망을 감소시키기보다 오히려 증가시킨다는 문제 제기가 있었다. 그래서 FDA는 글락소스미스클라인에 살메테롤의 대규모 임상시험을 지시했다. 이것이 SMART(Salmeterol Multicenter Asthma Research Trial)이다.[73] 그런데 글락소스미스클라인의 임상시험 진행 능력은 좀 지나치게 '스마트 (smart)'해서, FDA에 조작한 결과를 보냈다.

2003년에 그 임상시험 결과가 흉부내과 학회에서 발표됐는데, 글락소스미스클라인은 결과가 아직 잠정적인 것이라고 주장했지만, 그것은 오도성 주장이었다. 이 임상시험의 데이터안전성감시위원회(Data and Safety Monitoring Board)는 계획된 60,000명의 환자 중 26,000명이 등록한 후 임상시험 종료를 권고했다. 살메테롤 투여군에서 위약 대조군보다 천식 관련 사망이 더 많았기 때문이다. 하지만 임상시험은 종료되지 않았고 환자가 10,000명이나 더 모집됐다.[73]

임상시험 기간은 28주였는데, 연구자들은 필요할 경우 추가 6개월 동안 발생한 심각한 유해반응을 보고할 수 있었다. FDA는 당연히 심의에서 검토한 데이터가 엄격하게 통제된 무작위 배정 이중맹검 임상시험에서 나온 것이라고 여겼다. FDA가 제약회사에다 어떤 데이터를 제출한 것인지 따져 물었을 때서야 비로소 글락소스미스클라인은 자기네가 추가 6개월 동안의 후속 데이터까지 포함시켰다는 사실을 밝혔다. 그 차이는 매우 컸다. 후속 데이터를 포함시켰을 때는 천식 관련 사망에 통계적으로 유의한 증가가 없었지만, 임상시험 데이터만 보았을 때는 사망 위험이 4배 높았고 통계적으로 유의했다. 독립 연구자들은 FDA의 자문위원회 회의가 투명하지 않았다면 이런 속임수가 절대로 일반에 알려지지 않았을 거라는 결론을 내렸다.[73] 일이 폭로되자 글락소스미스클라인은 자신들이 "책임감 있고 투명하게 했다."고 답변했다.[74]

그런데 이게 다가 아니었다. 임상시험이 끝나고 거의 3년이 지나도록 임상시험 보고서가 발표되지 않았다. 임상시험 SMART의 결과는 글락소스미스클라인이 이미 1993년에 실시하여 발표한 대규모 임상시험 결과에 부합하는 것이었다.[75] 글락소스미스클라인은 살메테롤과 자사의 단기 작용 약인 살부타몰(salbutamol)을 비교했는데, 장기 작용 약인 살메테롤 투여군에서 사망자 수가 3배나 됐다(이 차이에 대한 P=0.11). 2006년에는 SMART 연구를 포함한 메타 분석에서 장기 작용 베타항진제가 천식 관련 사망을 증가시킨다는 것이 확인됐다.[76] 표면적으로 언뜻 보면 절대적인 사망 위험은 높지 않아서, 1년 동안 복용할 경우 환자 1,000명당 1명에 불과하다. 그러나 살메테롤은 세계에서 가장 많이 처방되는 약 중 하나로, 이런 비율이면 이 약 때문에 미국에서만 매년 4,000~5,000명이 더 사망하게 된다.[76]

2005년 7월, FDA는 장기 작용 베타항진제의 회수 여부를 고려했다. 하지만 그 대신 강력한 경고를 하고, 다른 천식약이 듣지 않을 경우에만 이 약을 사용하라고 권고하는 쪽을 택했다.[76] 2010년 FDA는 다시 한 번 경고를 발표했는데, 이번에는 천식 증상이 극도로 악화되어 입원과 사망에 이를 위험이 있다고 하면서, 이 약을 단독 투여하지 말고 흡입용 코르티코스테로이드와 병용해야 한다고 말했다.[77] 그러나 흡입용 코르티코스테로이드를 병용시키는 것으로 문제가 해결되지 않았다. 이를테면 입원 위험이 여전히 2배로 증가했다. FDA는 또한 임상시험을 추가로 실시해서 지속성 베타항진제와 흡입용 코르티코스테로이드를 병용하는 경우에 대한 안전성 평가를 보강하라고 제약회사에 지시했다.

이상한 일이다. FDA가 추가 연구를 요구하면 제약회사들은 무시하기 일쑤이고, FDA는 강제력을 행사하지 않는다. 이 약은 위험하며(스테로이드와 함께 써도 마찬가지일 것이다.), 우리는 이 약이 필요하지 않다. 대체 왜 시장에서 퇴출하지 않는가?

글락소스미스클라인이 마침내 임상시험 SMART을 《체스트(Chest, 흉부학)》에 발표했을 때, 천식 관련 사망의 증가를 언급하긴 했는데, 초록의 마지막 두 문장이 흥미로웠다.[78]

"부집단 분석 결과로 보면, 백인보다 흑인 환자들에게 위험이 클 수 있다. 이런 위험이 생리적 치료 효과, 유전 요인, 평가변수 악화를 유발하는 환자의 행동을 포함한(하지만 이것들로 한정할 수는 없는) 요인들 때문인지는 밝혀지지 않았다."

교묘한 속임수다. 논문은 수상하기 짝이 없다.

"부집단은 기저 특성(baseline characteristic), '예를 들면'(내가 강조함) 흡입용 코르티코스테로이드 병용 및 연구 단계 등에 기초했다. 아울러, 평가변수 유해반응 분석은 백인과 흑인 환자들을 별도로 실시했다."

'예를 들면'이라니? 글락소스미스클라인은 약이 흑인에게만 해롭다고 믿도록 독자들을 속일 수 있는 부집단 결과를 찾으려고 '데이터 주무르기'를 몇 번이나 했는지조차 제대로 알려주지 않았다. '심지어 데이터 주무르기조차도 오도성이 있었다.' 상호작용 검증이 없었다. 2개의 부집단 결과 사이에 차이가 있다고 말하려면 상호작용 검증이 필요하다. 그리고 사실 천식 관련 사망의 상대적 위험은 백인과 흑인 사이에 차이가 거의 없었다. 논문의 '논의' 부분에는 단 하나의 부집단에 대한 언급만 있었는데, 그것도 오도성 내용이었다.

"'사후 분석'을 실시한 결과 백인 집단에서… 치료제들 사이에 의미 있는 차이가 나타나지 않았다."

글락소스미스클라인은 분명한 유해반응을 '유해반응 없음'으로 바꿔 버린 것이다. 뭐라 할 말이 없다. 이 예를 보면 우리가 어째서 제약회사가 후원하는 임상시험을 신뢰할 수 없는지 잘 알 수 있다. 저자 5명 중 2명은 글락소스미스클라인 소속이었고, 나머지 세 사람도 글락소스미스클라인으로부터 보수를 받았다.

글락소스미스클라인은 환자가 아닌 자사의 약을 보호하기 위해 할 수 있는 일을 한 것 같다.[79] 《뉴잉글랜드의학저널》에 실린 통렬한 사설에서 편집자는 글락소스미스클라인이 국립보건원의 살메테롤 임상시험에 위약 흡입기 제공을 거부했다고 밝혔다. 그에 따라 국립보건원은 세금 90만 달러를 들여 시험약을 재포장하고 겉보기에 똑같은 위약을 만들어야 했다. 편집자는 또한 다음과 같이 썼다.

> 글락소스미스클라인이 말하는 목표는 '인류의 삶의 질 향상'인데, 제약회
> 사가 의약품을 개발하고 판매할 수 있는 것은 오로지 사회의 자원을 이용할
> 수 있기 때문이다. 그 자원이란 바로 기꺼이 위험을 감수하며 임상시험에 참
> 여하는 환자들이다. 그러므로 당연히 제약회사들은 적법한 제3자가 연구할
> 수 있게 자사 제품을 기꺼이 제공해야 한다. 그렇게 하지 않는 것은 용납할 수
> 없는 이중성이다.

제약회사는 허가 신청서를 제출할 때만 당국을 속이는 게 아니라 직접
질문을 받을 때도 거짓말을 한다. 2005년 FDA 청문회를 대비하여 작성
한 문서에서 화이자는 자사의 비스테로이드항염증제 셀레콕시브가 심근
경색을 유발한다는 것을 부인하며, 그 근거로 환자 44,000명을 분석한 자
료를 제시했다.[80] 하지만 제약회사들이 방어 태세를 취하며 큰 숫자를 제
시할 때는 속임수인 경우가 많다. 화이자는 반대의 증거가 되는 것은 발
표하지 않았는데,[80,81] 1999년의 알츠하이머 임상시험이 그런 예이다. 화
이자의 한 임원이 인터뷰에서, 화이자의 분석에는 자사 약이 심장에 문제
를 일으킨다는 것을 보여주는 외부 연구는 포함되지 않았다고 인정했다.
그런 외부 연구 중 하나는 화이자도 알고 있는 것이었고[82] 국립보건원에
서 실시한 임상시험이었으며, 고용량의 셀레콕시브가 심근경색과 뇌졸
중의 발생을 3배 넘게 증가시킨다는 것이 밝혀진 후 중단됐다.

다른 제약회사들도 자사의 약이 치명적인 유해반응을 유발한다는 것
을 보여주는 결과와 연구를 숨김으로써 FDA를 속였다.[1,8,16,73,83-85]

우리가 약의 위해성에 대해 아는 것이 별로 없는 데에는 또 다른 이유
가 있다. 임상의는 심각한 유해반응을 당국에 보고하도록 되어 있지만,
일반적으로 1퍼센트 정도만 보고가 이루어지는 것으로 추정된다.[86] 의사

들은 바쁜 데다, 유해반응이 약과 관련 있는 것이 아니라고 생각하는 경향이 있어 무시해 버리곤 하는데, 그러는 것이 편하기 때문이다. 유해반응을 보고하는 의사는 다시는 그러지 말아야겠다는 교훈을 얻을지도 모른다. 제약회사에서 계속 사람을 보내 환자에 대해, 그리고 환자가 복용한 다른 약 등에 대해 온갖 질문을 하며 괴롭힐 것이기 때문이다. 약의 위해성에 진짜로 관심이 있는 사람은 아무도 없는 것처럼 보인다. 피해자를 제외하고는 말이다. 감염내과에서 일할 때 나는 제약회사가 후원하는 에이즈 임상시험에서 다수의 심각한 유해반응이 보고되지 않는 이유를 알게 됐다. 보고서 양식은 길고 복잡했으며, 의사들은 제약회사와 끊임없는 토론을 벌일 만큼 한가하지 않았다.

부실한 신약 검증

임상약리학 연수 프로그램에서 의사들에게 강연을 하면서 신약 규제 요건이 왜 불충분하고 약의 효능과 안전성을 보장하지 못하는지, 또 어떻게 제약회사가 빈번하게 연구를 조작하는지 설명하면, 청중의 반응은 엇갈린다. 일부는 열렬히 동의하고, 다른 일부는 꽤 적대적인데, 마치 어린 아이에게 산타클로스가 없다고 말한 것 같은 느낌이랄까. 이런 반응은 우려스럽다. 이 의사들이 규제당국이나 제약회사에서 일할 가능성이 높기 때문이다. 때로는 이들에게 사리에 맞는 말을 하기에 이미 너무 늦은 것 같은 느낌이 든다.

우리에게는 지금보다 훨씬 더 공중보건을 잘 보호하고 돈 낭비를 피할 수 있는 쉬운 방법이 있다. 몇 가지 예를 들어보겠다.

위약 대조 임상시험 2건만으로는 부족하다

규제당국에서는 2건의 위약 대조 임상시험에서 효과가 나타나는 경우 효능이 입증된 것으로 간주한다. 4장에서 설명했듯이 이것은 모든 질환에 대한 거의 모든 약에서 쉽게 가능한데, 약에는 부작용이 있어서 그것이 주관적 평가변수의 평가를 편향시키기 때문이다. 표본 크기가 충분히 크면, 어떤 효과라도 통계적으로 유의한 것으로 나타나며, 약은 독성이 너무 크지만 않으면 허가를 받는다.

첫 2회의 시도에서 성공하지 못하면, 제약회사는 인정되는 2건이 나올 때까지 임상시험을 더 실시할 수 있다. 이런 사정으로 볼 때, 덴마크 보건부 장관이 어느 정치인의 질문을 받고 나서 의약품 규제당국과 의논한 후에, 신약이 허가 받기 위해 기존 약보다 반드시 나아야만 하는 것은 아니지만 최소한 동일해야 하고 어떤 경우에도 기존 약보다 못해서는 안 된다고 답한 것은 우스운 노릇이다. 위약 대조 임상시험만 요구되는 상황에서는 신약이 기존 약보다 나쁜지 좋은지 알 방법이 없다.

제약회사는 신약 허가를 신청할 때 자기네가 실시한 모든 임상시험의 결과를 제출할 법적인 책임이 있는데, 문제는 우리가 제약회사를 신뢰할 수 없다는 것이다. 임상시험은 누락될 수 있으며, 공공 기관의 감독이 거의 없는 국가에서 실시된 경우에는 그런 임상시험이 존재했는지조차 모를 수 있다.

기침약은 효과가 없다.[87,88] 하지만 제약회사들은 수많은 기침약을 허가받는 데 성공했으며 판매율도 높다.[89] 4세까지의 아동 전체 가운데 최소 20퍼센트가 터부탈린과 같은 천식 약을 처방받은 경험이 있는데, 이는 아스트라에서 일할 때 나도 참여한 적이 있는 수상한 마케팅이 매우 효과적이었음을 나타낸다(2장 참고).

미국에서 기침 감기에 대한 일반의약품을 사용한 가정은 3년 동안 전체의 39퍼센트였다.[90] 다수의 제품이 의약품 통제가 확실하지 않았던

1972년 이전에 출시된 것이었는데, 독성물질통제센터에서는 그런 제품과 관련된 신고 전화가 7년 동안 75만 건이 넘었다고 보고했으며, FDA는 자체 데이터베이스에서 6세 미만 아동의 사망 123건을 확인했다. 기침 감기 약들의 유해반응으로는 심부정맥, 환각, 의식 저하, 뇌병증이 있다. 제조사의 광고에서는 그런 약들을 안전하고 효과적이다라고 설명하는데, 사실은 안전하지도 효과적이지도 않다.

FDA에 약을 검토하라는 탄원서가 접수됐지만, 제약회사에서는 부모 교육을 통해 사고를 예방할 수 있다고 주장했다. 끔찍한 거짓말이다. 2011년 FDA는 2세 이하의 유아에게는 이 제품들을 사용해서는 안 된다고 발표하면서, "FDA는 여러 제조사에서 이 연령대를 대상으로 판매되는 기침 감기 약을 자발적으로 회수한 것을 강력히 지지한다."고 말했다.[91] 왜 FDA는 이런 효과 없고 위험한 제품을 회수하지 않았던 것일까? 그리고 왜 4년 후에도 FDA는 여전히 안전성을 검토 중이었고, 그들의 말대로 조만간 권고 사항을 전할 것처럼 보였을까? 하지만 효과 없는 약이 우리 아이들을 죽음으로 내몰 때조차 규제당국은 조치를 취하지 않았다. 그런가 하면 효과 있는 다수의 약을, 상대적으로 사망자 수가 적었음에도 불구하고 회수하기도 했다. 의약품 규제에 일관성이 없다.

한번은 규제당국자와 기침 치료법에 대해 논의했는데, 그는 신약 허가 신청서 중에서, 기침약의 효과를 입증하고자 하는 연구에 대해 내게 알려주었다. 그것은 내가 본 논문들 중에서 가장 이상한 논문이었다(나는 논문을 정말 많이 보았다.). 연구는 인도에서 실시됐는데, 프록터앤드갬블 (Procter & Gamble)에서 개발한 고감도 초소형 마이크를 환자의 코에 부착해서 기침, 또는 기침으로 발전할 수 있는 모든 소리를 기록했다.[92] 시험한 약 3종(과이페네신(guaiphenesin), 브롬헥신(bromhexine), 덱스트로메토르판 (dextromethorphan)) 모두 효과가 있었다. 왜 아니겠는가? 그 소리 녹음은 환자들에게 아무런 의미가 없었다. 2종의 약은 가래의 양을 늘리기도 했다. 이것을 어떻게 해석할 수 있을까? 가래의 생성을 증가시킨다면, 가래의 양으로 측정하는 '거담 효과' 역시 증가하게 되지만, 결국 이로운 효과가 아닌 해로운 효과일 뿐이다. 이 연구는 《폐약리학(*Pulmonary Pharmacology*)》이라는, 한 번도 들어본 적 없는 무명 학술지에 발표됐다. 이런 허튼짓을 받아들여야 하는 것은 규제당국의 잘못이 아니다. 그것은 환자에게 실질적 의미를 갖는 평가변수를 제약회사에 요구하지 않은 정치인들의 잘못이다.

부정부패가 만연한 나라에서의 임상시험

요즘에는 임상시험이, 감독이 소홀하고 부정부패가 만연한 국가로 아웃소싱되는 추세이다. 임상시험을 통제할 수 없는 국가 상황에서 결과가 위조됐는지 여부를 어찌 안단 말인가? 과학자, 윤리학자, 소비자 단체의 상당한 반발에도 불구하고 2008년 FDA는 제약회사들이 국외에서 실시한 임상시험을 미국에서의 의약품 허가 신청 근거 자료로 제출할 경우 앞으로 헬싱키선언(Declaration of Helsinki)을 따를 필요가 없다는 결정을 내렸다.[93] 이런 말은 좀 그렇지만, FDA가 완전히 정신이 나간 게 아닐까? FDA 지도부는 뉘른베르크 원칙(Nürnberg principles)에 대해 들어본 적이 없는 것일까? 헬싱키선언이 문제가 되지 않는 곳에서 미국 죄수들에게 실시된 의학 실험은? 터스키기 사건은 어떤가? 앨라배마 주 터스키기에서 연구자들은 매독의 자연 경과를 연구하기 위해 매독에 걸린 흑인 남성 399명을 40년 동안 치료하지 않고 추적 조사하면서, 다른 환자들이 받는 치료를 받지 못하게 막았다. 그래서 그들 중 다수가 매독으로 사망하고 아내들이 감염됐으며, 선천성 매독에 걸린 아이들이 태어났다.[94] 제약회사들이 빈곤 국가에서 특히 위험한 약을 연구하는 이유가, 가난한 농부들은 피해를 입어도 거대 제약회사를 고소하지 않을뿐더러 '고지에 입각한 동의' 규정이 아예 존재하지 않거나 강제력이 약하기 때문인 것은 또 어떠한가?[8] 제3세계 사람들을 기니피그로 이용한 가장 유명한 예는 경구용 피임약이다. 처음에는 푸에르토리코에서, 나중에는 아이티와 멕시코에서 시험했는데, 미국에서 시험했을 때에도 빈곤 계층이 선정되어, 피험자의 90퍼센트가 멕시코인이거나 아프리카계였다.[8]

이런 보호 받지 못한 상황들과 달리, 미국 고등법원은 얼마 후 화이자가 나이지리아에서 실시한, 부모들이 자녀가 임상시험에 참여했다는 것을 몰랐던 수막염 임상시험에 대해 헬싱키선언이 충분히 유효한 관습적 규범을 구성한다는 판결을 내렸다. 법원은 국경없는의사회(Médecins Sans Frontières, MSF)를 통해 더 나은 약의 무상 제공이 가능한 상황에서 화이자의 임상시험 항생제 트로바플록사신(trovafloxacin)을 투여 받아 사망하거나 상해를 입은 아동들의 가족이 제기한 소송을 기각한 1심을 파기했다.[95] 화이자는 탐정들을 고용해서 나이지리아 법무장관이 비리를 저질렀다는 증거를 찾아, 그가 법적 조치를 취하지 못하게 막으려고 했다.[96] 계획은 뜻대로 되지 않았고, 화이자는 사망한 아동들의 가족에게 배상금을 지불해야 했다. 이 약은 아프리카에서 쓰려고 만든 약이 아니었다. 화이자는 그 약을 미국과 유럽에서 판매할 계획이었다. 하지만 유럽에서는 간 독성에 대한 우려 때문에 허가가 취소됐다.

대리 평가변수에 대한 효과로는 충분하지 않다

의약품 규제에서 가장 해로운 관행 중 하나는 약을 대리 평가변수에 대한 효과에 기초하여 허가하는 것이다. 이 때문에 이미 수십만 명, 어쩌면 수백만 명의 환자가 목숨을 잃었다(아래 참고). 규제당국에서 실질적 평가변수에 대한 증명된 효과를 요구하지 않는다는 것은 이해하기 어려운 일이다.

예가 하나 있다. 내가 의사가 된 지 겨우 2년이 지났을 때, 다른 병으로 소화기내과에 입원한 노인 환자에게 경미한 제2형 당뇨병 진단을 내렸다. 나는 그 환자의 진료기록부에, 톨부타미드(tolbutamide)를 처방하는 것이 통례이나 현재까지 실시된 유일한 대규모 톨부타미드 임상시험이 심혈관 사망 과잉 유발로 조기 중단됐고 일별 복용량을 준수한 환자들의 심혈관 사망 발생률이 가장 높았기 때문에 톨부타미드를 처방하지 않는다고 적었다. 그런데 상급자가 그 기록을 보고 내게 불같이 화를 냈다.

"감히 내분비학 지침을 어기고 톨부타미드를 처방하지 않았단 말이지?"

나는 차분하면서도 자신감 있게 내가 이 약에 대해 내분비학과 의사들보다 더 많이 알고 있다고, 임상시험 보고서와 관련 문건을 꼼꼼히 읽어보았으며 이 문제를 논의한 책도 읽었다고 설명했다. 내가 찾아본 대학교 집단당뇨연구프로젝트(University Group Diabetes Project, UGDP)는 제약회사들과는 무관하게 독립적으로 실시됐으며, 수많은 논쟁을 불러왔고, 이 연구에 참여하지 않은 다른 연구 단체들에서 재분석을 하기도 했다. 나는 누가 옳은지에 대해 추호의 의심도 없었다.

톨부타미드는 혈당을 낮추는데, 이것은 대리 평가변수이다. 환자를 치료하는 목적은 혈당을 낮추는 게 아니라 당뇨 합병증, 특히 심혈관 질환을 예방하는 것이다. 그러므로 나는 당시에 그리고 지금까지도, 심혈관 합병증에 대해 연구한 유일한 임상시험에서 이 약이 환자들을 사망에 이르게 해 시험이 중단됐는데도 톨부타미드가 사용된다는 게 이상했다. 복약 순응도(compliance)가 높은 환자들의 사망률이 그 반대의 경우보다 높았다는 사실은 특히 확실한 증거였다.[97] 보통은 의사 지시를 잘 따르는 환자들이 더 건강하고, 그에 따라 생존율이 높다. 심지어 약이 위약인 경우에도 그렇다. 지질강하제 클로피브레이트(clofibrate)의 임상시험에서 이 사실을 알 수 있다.[98] 시험약과 위약의 사망률에 차이가 없었다. 처방된 약을 80퍼센트 이상 복용한 환자들의 사망률은 15퍼센트에 그쳤지만, 80퍼센트 미만 복용한 환자들의 사망률은 25퍼센트나 됐다(P=0.0001). 이 결과가 약의 효능을 증명하는 것은 물론 아니다. 동일한 차이가 위약 대조군에서도 나타났다. 15퍼센트 대 28퍼센트(P=5×10⁻¹⁶).

톨부타미드의 제조사인 업존(Upjohn)은 UGDP의 신빙성을 떨어뜨리기 위해 높은 보수를 지불하며 고용한 저명한 학자들을 이용해 공격적인 대응 활동을 시작했고, 논쟁은 인신공격으로 번졌다.[99] 제약회사는 소송을 걸어서 FDA가 약품설명서에 이 연구 결과를 표시하게 하려는 것을 막으려고 했다. 심지어 FDA는 조사를 실시해서 이 연구의 데이터가 조작된 것이 아니라는 것을 입증해야만 했다![97]

톨부타미드는 일시적으로라도 회수를 해서, 임상시험 결과에 회의적이었던 이들이 다른 임상시험을 할 동안 사용이 중단됐어야 옳다. 그러나 FDA는 업존에 이를 요구하지 않았고, 약 사용이 중단되지도 않았다.

의약품 규제와 관련해서는 아무도 역사를 통해 아무것도, 아니면 적어도 조금이라도 배울 생각이 있는 것 같지 않다. 역사는 계속해서 되풀이된다. UGDP 임상시험 이후 40년간 제약회사들은 자기네 당뇨 약이 심혈관 이상을 증가시킨다는 것을 보여줄지 모를 임상시험을 그냥 중단해 버렸고, 규제당국은 제약회사들이 그렇게 빠져나가도록 방치했다.[99] 매우 수상쩍은 일이다.

혈당에 대한 효과에 기초하여 허가 받은 당뇨 약의 최근 예로 로시글리타존이 있는데, 이 약도 예방해야 할 심혈관계 합병증을 증가시켜서 2010년 유럽에서 회수되기 전까지 수천 명의 목숨을 앗아갔다(16장 참고).

다른 치료 분야에도 비슷한 이야기들이 여럿 있다.[100] 심장부정맥억제 임상시험(Cardiac Arrhythmia Suppression Trial, CAST)은 2종의 시험약 엔케나이드(encainide)와 플레케나이드(flecainide)가 환자들을 사망에 이르게 해서 조기 중단됐다. 이 임상시험은 원래 시험약이 효과가 있거나 없거나 할 것으로만 예상돼 단측(one-sided)으로 설계됐다. 심장학자들은 두

시험약이 유해할 것이라고는 상상도 하지 못했다.[101] 1980년대 후반 가장 많이 사용되던 시기에 이 항부정맥제제는 미국에서만 매년 5만 명 정도를 죽음에 이르게 했을 것으로 추정되는데, 이 숫자는 베트남전쟁에서 사망한 미국인 수와 자릿수가 같다.[102] 이 약들은 대리 평가변수인 심전도(ECG)에 효과가 나타났기 때문에 널리 사용됐는데, 안전성에 대한 심각한 우려에도 불구하고 FDA가 제약회사의 압력에 굴복해서 (충분히 예측 가능한 대로) 우리 대부분이 지닌 양성 심전도 장애를 보이는 완전히 건강한 사람들까지 이 약들을 사용하게 됐다.

또 다른 흔한 오도성 대리 평가변수는 종양 수축이다. 암 환자의 1차적 관심사는 살아 있는 것이지만, 암의 크기를 줄이는 일부 치료는 사망률을 증가시킨다. 예를 들면 유방암 검사를 통해 유방암 진단을 받은 여성들에 대한 방사선요법이 그렇다.[103] 대부분 혹은 다수의 항암제가 그러하다. 고용량으로 투여하면 암에 대한 효과는 좋아질 수 있지만 동시에 더 많은 환자를 죽일 수도 있다. 충분히 고용량으로 사용하면 암세포를 모두 죽일 수 있지만, 환자도 모두 죽을 것이다. 이것을 보면 대리 평가변수라는 것이 얼마나 불합리한 것인지 알 수 있다.

2008년 FDA는 베바시주맙(bevacizumab, 아바스틴(Avastin))을 전이성 유방암 치료제로 신속 허가하였는데, 이 약은 실제 생존율이 아닌 무진행생존율(progression-free survival)만 증가시켰다.[104] 무진행생존율은 대리 평가변수일 뿐 아니라 편향이 생기기 쉬운데, 질병의 진행 여부를 판단하는 문제가 상당히 주관적이기 때문이다. FDA는 제약회사에 임상시험을 추가로 실시하도록 했는데, 그러자 무진행생존율에 대한 효과는 나타나지 않고 사망을 포함한 심각한 유해반응이 나타났다. 3년 후, 자동차 몇 대 값과 맞먹는 8만 8000달러 정도가 매년 들어가는 이 약의 유방암에 대한 허가가 취소됐다.[105]

안전성 데이터가 부족한 것을 용인해서는 안 된다

알려진 유해반응이 있는 약을 충분한 안전성 데이터 없이 허가해 주는 것은 의약품 규제에서 엄청난 부실이다. COX-2(cyclooxygenase-2, 염증 유발 물질인 프로스타글란딘의 합성에 쓰이는 효소^{편집자}) 억제제들이 딱 들어맞는 예이다. 이 약들의 작용 기전을 보면 심혈관 사망 위험이 증가하리라 예측할 수 있다. 이 문제를 규제당국자와 의논했더니 그 사람은 규제당국에서 제약회사에 그런 데이터를 요구하면 중요한 약의 출시가 수년이나 지체될 거라고 답했다.

나는 그런 주장에 속지 않는다. 제약회사는 쉽게 COX-2 억제제의 대규모 임상시험을 실시해서 위험성이 무엇인지 알려줄 수 있으며, 절차를 무시한 채 빠져나갈 수 있다고 생각한다면 그건 잘못된 생각이다. 로페콕시브(바이옥스)를 관련 환자군에서 연구했다면, 그 위해성을 매우 신속하게 탐지해낼 수 있었을 것이다. 비율로 볼 때, 1년 동안 처방해서 심근경색 발생 1건을 확인하는 데 필요한 환자 수가 70명에 불과했기 때문이다.[19] 또한 다른 무엇보다 중요한 윤리적 문제가 있다. 이는 현실성이나 수입 손실 가능성 같은 사소한 주장 때문에 침해되어서는 안 된다. 하지만 안타깝게도 규제당국은 제약회사들의 입증할 수 없는 주장에 넘어가고 만다.

바이옥스는 2004년 회수됐고, 발데콕시브(벡스트라)는 2005년에 회수됐다. 벡스트라가 회수되기 전, 제약회사와 유착관계에 있었던 FDA 자문위원 10명 중 9명은 허가 유지에 표를 던졌다![106]

2008년 FDA는 향후 심혈관 이환율(morbidity)과 사망률(mortality) 같은 실질적 평가변수에 대한 시판 후 연구를 요구하려고 했다.[107] 그러나 그런 연구 중 실제로 수행된 것은 3분의 1에 불과했으며,[46] FDA는 권한이 부족해 그들에게 강제할 수가 없었다.[22] 2007년부터 시판 후 연구를 수행하지 않거나 약품설명서 변경 요구를 따르지 않으면 벌금을 내게 됐지만,

벌금은 최대 1000만 달러까지만 가능하다.[54] 이 정도 금액은 거대 제약회사에겐 껌 값이나 마찬가지니, 이 또한 겉치레 눈속임, 가짜 해법에 지나지 않는다. 시판 후 연구가 실시된다고 해도, 이미 약으로 수천 명의 환자가 사망했다는 결과를 보여주는 것일 수 있다. 즉 약의 허가 여부를 결정하기 '전'에 실질적 관련이 있는 임상시험을 요구한다면 피할 수도 있었을 결과 말이다. 그러므로 시판 후 연구는 시판 전 허가 거부와 비교하면 형편없는 생각이다. 우리에게는 치료 목적이 같은 모든 신약들에 관한 유의미한 데이터가 필요하다. 다른 비슷한 신약 10종은 그렇지 않은데 어떤 신약 하나는 사람들을 죽일 수도 있기 때문이다.

또 다른 문제는 시판 후 연구는 무작위 배정일 필요가 없으며 그냥 관찰연구여도 된다는 것이다. 관찰연구는 유해반응 징후를 찾아내기가 매우 어렵다. 치료를 받는 환자들은 치료를 받지 않는 대조군과 여러 가지로 다르며, 고령 인구에서 심근경색 발생률이 두 배로 높아진 경우 단순히 이 환자들이 다른 환자들보다 심근경색을 일으킬 경향이 높아서 그럴수도 있다. 예를 들면 류마티스관절염이 있는 환자들은 동일 연령대의 다른 사람들보다 심근경색이 발생할 확률이 높으며, 따라서 COX-2 억제제 때문에 사망한 것인지 구별하기가 어렵다.

시판 중인 의약품의 심각한 유해반응을 규제당국에 자발적으로 신고하도록 하는 것 역시 위해성을 알아내기에 좋은 방법이 아니다. 2010년 FDA는 화이자 본사에 대한 6주간의 조사를 실시한 후 12쪽짜리 공문을 보내서, 화이자가 자사 의약품의 예상치 못한 심각한 잠재적 부작용을 신속하게 보고하지 않은 것에 대해 경고했다.[108] 화이자는 "타당한 이유 없이 심각한 유해반응을 심각하지 않은 것으로 낮추거나 잘못된 분류를 했다." 그리고 비아그라(Viagra, 실데나필(sildenafil))와 그 유사 의약품들 때문에 발생한 실명(blindness)을 FDA가 정한 15일 시한 이내에 신고하지 않았다. 화이자는 2009년에도 경고를 받은 적이 있는데, FDA는 화이자의 유해반응 보고 지연이 갈수록 심하다는 것을 알았다. FDA는 화이자가 문제를 시정하지 않으면 통보 없이 법적 조치를 취하거나 현재 심의 중인 약의 허가가 지연될 것이라고 경고했다.

2012년에는 로슈가 8만 건에 달하는 자사 약의 유해반응을 신고하지 않아서 유럽의약청으로부터 질책을 받았다. 그 유해반응에는 미국에서의 사망 15,161건도 포함됐다.[109] 규제당국은 로슈가 임상시험에 참가한 환자 23,000여 명과 일반 자원자 600명에게서 유해반응으로 추정되는 반응을 평가하여 규제당국에 신고한 것에 추가 누락이 있었음을 확인했다.

너무 많은 경고와 너무 많은 약

모든 약의 설명서에는 경고(Warnings), 금기(Contraindications), 주의(Precautions)가 길게 나열되어 있다. 이를테면 약을 복용하는 것이 위험할 수 있는 환자의 종류나 상태, 또는 같이 복용해서는 안 되는 약 등을 설명한다. 의학지에 실린 광고를 한번 들여다보면, 그런 주의 사항이 얼마나 많은지 놀랄 것이다. 하나의 약에 20가지 이상의 경고가 있을 수 있다. 예를 하나 들어보겠다.

스타틴

내 동료들 중 일부는 콜레스테롤에 대한 강박이 있어 50세가 넘는 사람은 현재 콜레스테롤 수치가 어떻든지 모두 스타틴을 복용해야 한다고, 그래야 사망 위험을 줄일 수 있다고 믿는다. 이들은 또한 스타틴에는 언급할 만한 부작용이 없다고, 심지어 아예 부작용이 없다고 말하기도 한다.[110] 2012년 9월 19일자 《미국의학협회저널》의 첫 페이지에 실린 광고를 한번 살펴보자. 이 광고는 이렇게 말한다.

"리발로(LIVALO®)로 LDL-C를 낮추고, 여타 지질 지표를 개선하세요."

이것이 스타틴 복용을 고려할 이유는 아니다. 그렇지 않은가? 죽을 위험을 줄이려고 약을 복용하는 것이지 검사 수치를 개선하는 게 목적은 아니다. 그렇다면 특정 스타틴이 사망 위험을 감소시킬 것이라고 확신할 수 있을까? 그렇지 않다. 스타틴은 혈장 지질에 대한 효과에 기초하여 허가를 받은 것이기 때문이다. 이 약은 심장병으로 인한 사망 위험을 낮출 수 있을지는 몰라도 다른 원인으로 인한 사망 위험은 높일 수 있다. 리발로를 복용할 때와 그렇지 않을 때 생존 확률이 어느 정도인지는 알 수가 없다.

광고의 첫 두 줄만 읽어도 나는 이 약을 사양하겠다. 사망 위험을 높이는지 낮추는지 모르는 채 '구명의약품'을 복용해서는 안 된다.

그래도 계속 살펴보자. 광고의 두 번째 페이지에는 이런 말이 있다.

"약물 치료는 지질 성분(lipid profile)에 조절이 필요한 개인에게 다중위험요소중재(multiple-risk factor intervention)의 한 방법이 되어야 합니다. 지질개선제(lipid-altering agent)는 포화지방과 콜레스테롤을 제한하는 식이요법에 추가하여, 식이요법과 여타 비약리학적(nonpharmacological) 수단의 효과가 불충분한 경우에만 사용되어야 합니다."

그래, 알았다. 사람 좋은 내 동료들이 스타틴을 거의 물 마시듯 먹어야할 정도로 권할 때 한 말은 이런 게 아니었다. 나는 식이요법도 하고 있지 않고, '여타 비약리학적 수단'(이게 도대체 뭐지?)을 취하고 있지도 않다. 그리고 내 지질 성분에 조절이 필요한지 어떻게 판단할 수 있단 말인가? 이모든 게 얼마나 주관적인지, 의약품 규제에 사용되는 언어가 얼마나 불분명한지 알겠는가?

그 다음에 내가 알고 싶었던 게 나오는데, 요상하게도 '사용의 제한(Limitations of use)'이라는 소제목 아래에 있다.

- 시판 전 임상 연구에서 리발로의 복용량이 1일 1회 4밀리그램을 초과하는 경우 중증의 근질환 위험 증가와 관련이 있었습니다. 이 약을 1일 1회 4밀리그램을 초과하는 용량을 투여하지 마십시오.
- 심혈관 질환 이환율과 사망률에 대한 리발로의 효과는 밝혀지지 않았습니다.

이럴 줄 알았다! 리발로에 우리가 원하는 효과가 있는지에 대해선 아무런 실마리가 없다. 대신 심한 근육 손상을 입을 위험이 있다. 사람들이 약을 흡수하고 대사하는 정도는 저마다 다 달라서 일부는 하루에 4밀리그램 이하로 복용한다 해도 심한 근육 손상을 입을 것이 확실하다. 내가 그럴 수도 있다. 이 지점에서, 나는 이 약의 이름(LIVALO)을 이렇게 해석하겠다. 날 좀 내버려둬(LEAVe me ALOne)!

광고의 첫 페이지에는 약의 유익성에 대한 이야기가 없다. 광고 표제에서 언급한 지질에 대한 효과뿐인데, 이건 쓸모없는 것이다. 나머지는 모두 위해성에 관한 것인데, "주요 안전성 정보"라고 되어 있다. 나는 점점 더 회의적이다.

"미오글로빈뇨(myoglobinuria)에 이어 이차적으로 급성신부전을 동반하는 근질환 및 횡문근융해(rhabdomyolysis) 사례가 리발로를 포함한 HMG-CoA 환원 효소 억제제에 대하여 보고됐습니다."

이런 효과는 복용량에 따라 증가하며, 다른 증가 요인으로는 고령(65세 초과), 신장 장애, 적절히 치료되지 않은 갑상선기능저하증, 피브레이트(fibrate) 또는 니아신의 지질 조절 용량(lipid-modifying dose, ≥1그램/일) 병용 투여가 있다. 그 다음에는 진짜로 어려워진다.

"CK 수치가 현저히 상승하거나 근질환 진단이 내려지거나 의심되는 경우에는 투여를 중지해야 합니다."

"환자에게 원인 불명인 근육통, 압통, 쇠약이 나타나면, 특히 권태감과 발열을 동반하는 경우 바로 알리도록 조언하고, 이런 징후 및 증상이 나타날 경우에는 이 약의 투여를 중지합니다."

세상에, CK는 크레아틴 키나아제(creatine kinase)로 근육 효소이다. 스타틴을 복용하는 환자들은 종종 저런 증상을 보이는데[111] (광고에서는 드물다고 틀리게 말하고 있지만), 그렇다면 환자가 대체 어떻게, 언제 리발로 복용을 중단할지를 안단 말인가?

간 손상에 대한 이야기도 있는데, 간 효소 검사는 치료 시작 전에, 그리고 간 손상의 증상이나 징후가 나타나는 경우에 해야 한다. 이미 간이 손상된 후에 간 효소를 측정하면 좀 늦은 거라고 봐야 할 것이다.

"시판 후 조사에서 드물게 치명적이거나 비치명적인 간부전이 피타바스타틴(pitavastatin)을 포함한 스타틴을 복용하는 환자들에게서 보고됐습니다."

이 약은 아무래도 날 죽일 것 같다.

그리고 리발로는 혈당을 높일 수도 있다. 다시 말해 심혈관계 이상으로 사망할 위험을 증가시킨다는 뜻인데, 이건 리발로가 막아야 되는 게 아니던가?

일단 여기서 그만하겠지만, 약이 절대로 안전하지 않다는 것을 깨닫는 게 중요하다. 배에 탈 때 구명조끼를 가지고 있는 건 좋은 일이다. 구명조끼는 위급할 때 목숨을 구해 줄 수 있으니까. 구명조끼 때문에 목숨을 잃지는 않는다. 그런데 약은 그렇지 않다. 스타틴을 복용하면 심장병으로 죽을 위험은 줄어들 수 있지만, 동시에 다른 이유로 죽을 위험이 커질 수 있다. 많지는 않지만, 스타틴 중 하나인 세리바스타틴(cerivastatin, 베이콜(Baycol))이 근육 손상과 신부전으로 환자들이 사망한 후에 시장에서 퇴출됐다.

우리 모두는 약을 복용하는 것의 장단점을 고려해 보아야 하며, 의사가 언제나 가장 잘 아는 것도 아니다. 의사 대부분은 제약회사에 세뇌 당했으며, 뇌물을 받는 사람도 많다. 우리가 알고자 하는 것은 이것이다.

'이 약을 복용하면, 평균적으로, 얼마나 더 오래 살 수 있는가?'

나이가 많을수록 이득이 적다. 심장병으로 사망하지 않는다면 분명히 다른 이유로 사망하게 된다. 65세 남성 비흡연자의 경우, 최고 혈압이 140mmHg이고 콜레스테롤 수치가 5mmol/L일 때, 남은 생애 동안 스타틴을 복용하면 3개월을 더 살 것으로 예상한다.[112] 그리 큰 이득이 아니다. 특히 그 3개월의 보너스가, 요양원에서 치매와 대소변실금인 상태로 지내면서 차라리 그런 비참한 시간을 줄여줄 수 있는 약을 바라는 시기에 온다면 더욱 그렇다. 그래서 우리는 환자의 경험을 물어보아야 한다. 스타틴을 복용한 사람들 1만 명에 대한 조사에서 근육 부작용을 경험한 비율은, 과거에 복용했던 경우에는 60퍼센트, 현재 복용 중인 경우에는 25퍼센트로 나타났다.[110]

다른 지질개선제도 흥미롭다. 고밀도지단백(high-density lipoprotein, HDL)을 증가시키면 이로울 것으로 예상됐지만, 이런 작용을 하는 약이 관상동맥죽상경화(coronary atherosclerosis)의 진행에 아무 효과가 없다는 것이 약 1,000명의 환자를 대상으로 한 임상시험에서 나타났다.[107] 그 약의 성분명은 토르세트라핍(torcetrapib)인데, 이 이름을 발음하고 기억할 수 있을까? 제약회사에서 짓는 성분명이 이렇게 어처구니없는 이유 중 하나는, 그래야 의사들이 상표명을 사용하고, 그에 따라 약이 특허 만료가 됐을 때 더 저렴한 복제약을 처방할 확률이 적기 때문이다. 다행히, 토르세트라핍의 제조사에서는 1만 5000명의 환자를 대상으로 대규모 임상시험을 실시했고, 그 임상시험에서 약이 사망을 유발한다는 것이 드러나면서 약 개발이 중단됐다.

또 다른 지질개선제 에제티미브(ezetimibe)는 혈중 저밀도 콜레스테롤 수치를 15퍼센트 감소시키는 것으로 2002년 FDA에서 허가를 받았다.[107] 2007년 미국에서 이 약의 매출액은 50억 달러에 달했지만, 아무도 이 약이 이로운지 해로운지는 알지 못한다.

경고는 '가짜 해법'이다

약을 안전하게 처방하는 데 필요한 모든 약 정보를 임상의가 알아낼 수 없으므로, 당연히 의사들은 의학적 오류를 많이 범한다. 근본적인 문제는 규제당국이 약을 하나하나 별개로 볼 뿐, '의사들이 자기가 사용하는 약들에 관한 모든 경고를 다 알 수는 없다.'는 사실을 고려하지 않는 것이다. 규제당국에 중요한 건 이것이다. '우리 잘못 아님. 우리는 경고했음.'

모든 의사들은 항응고제인 와파린(warfarin)이 다른 약이나 일부 식품과 위험한 반응을 일으킬 수 있다는 걸 알지만, 그럼에도 이 약을 안전하게 사용하지 못 한다. 한 연구에서 환자의 65퍼센트에게 와파린 관련 출혈 위험을 증가시킬 수 있는 약 1종 이상이 함께 처방됐다는 결과가, 다른 연구에서는 환자의 약 3분의 1이 그런 약을 받았다는 결과가 나왔다.[113]

시사프라이드(cisapride, 존슨앤드존슨의 프로펄시드(Propulsid))는 위배출(gastric emptying)을 촉진한다는 약이었는데, 사망을 초래하는 심부정맥을 유발해서 지금은 시장에서 사라졌다. 1998년 FDA는 '블랙박스 경고'를 추가하며 이 약의 '금기'에 대해 경고했고, 제조사의 '의사용 공문(Dear Doctor Letter)'을 통한 추가 경고가 의사들에게 전달됐다. 이런 경고는 거의 아무런 효과가 없었다.[114] 규제 조치가 있기 전 해에 시사프라이드가 '금기'에 사용된 경우는 세 곳의 연구 현장에서 각각 26퍼센트, 30퍼센트, 60퍼센트였고, 규제 조치가 취해진 해에는 24퍼센트, 28퍼센트, 58퍼센트였다. 존슨앤드존슨은 이 약으로 매년 10억 달러가 넘는 매출을 올렸다. 허가되어서는 안 되는 약이었는데도 그러했다. FDA가 2000년 공청회를 열자, 이 회사의 한 임원이 자기네가 약의 효과를 입증하지 못했다는 것을 인정했다.[85] 또다시 규제 부실 때문에 실제로 비극적인 일이 일어났다.[115]

"바네사는 건강한 아이였다. 음주도 흡연도 마약도 하지 않았다. 다만

한 가지 약을 먹기는 했다. 지난해 바네사는 주기적으로 시사프라이드를 복용했다. 프리펄시드(Prepulsid, 프로펄시드의 미국 내 상표명 편집자)라는 이름으로 판매되는 위산역류방지제였다. 의사는 바네사에게 경미한 과식증이라는 진단을 내리고, 바네사가 위산역류와 식후 복부팽만감이 있다고 하자 그 약을 처방했다. 의사도 약사도 위험성에 대해 언급하지 않았다."

2000년 3월 19일 바네사의 아버지는 자신의 열다섯 살 난 딸이 집에서 마룻바닥에 쓰러지는 것을 목격했다.

"바네사는 급히 병원으로 이송됐으나, 다음 날 사망했다. 원인은 심정지였다."

5개월 후 그 약은 시장에서 회수됐다. 바네사에겐 너무 늦은 조치였다.

딸을 잃고 바네사의 아버지는 정치에 뛰어들어 캐나다 국회의원 선거에서 당선됐다. 그는 의약품 규제를 변화시키고자 했다. 그는 처방약이 다른 공공 안전성 위협 요인만큼 엄격하게 규제되지 않는 것에 대한 불신을 이렇게 표현했다.

"교통부 장관은 안전하지 않은 차량의 운행을 막는 데 있어서 화물운송업자들과 '협상'하지 않습니다."

법에 따르면, 의사들은 위반 차량을 신고해야 하고, 그렇게 하라고 돈을 받는다. 약을 시장에 신속히 출시하는 것은 '항공관제사에게 비행기를 보다 빨리 착륙시키라고 하는 것'과 같다. 딸의 사인이 규명된 지 11년이 지났지만, 그의 주요 개혁 요구 중 아무것도 실행되지 않았다.

우리가 이용할 수 있는 약은 수천 종이다. 왜 아무도 이렇게 많은 약을 이용하는 것이 이롭기보다 해롭지 않을까에 대한 연구를 하지 않는지 궁금하다. 나는 그것이 해롭다고 확신한다. 그렇지 않다면 약이 사망 원인 3위가 되지는 않았을 것이다.

의사들은 약의 위험에 대해 다 알 수 없다. 나는 이 책이 많은 사람들을 분노하게 만드는 데 기여해서, 정치인들이 꼭 필요한 개혁을 시작할 때까지 사람들이 저항하고 행동했으면 한다.

우리는 '다중약물요법'에 대해 잘 모른다

환자들 대부분은 여러 종류의 약을 한꺼번에 처방받는다(이것을 다중약물요법(polypharmacy) 또는 다제투여, 다약제병용이라고 한다 편집자). 노인 환자들은 특히 그렇다. 스웨덴에서 요양원에 거주하는 노인 762명을 대상으로 실시한 연구에서 67퍼센트가 10종 이상의 약을 처방받고 있었다.[116] 3분의 1은 3종 이상의 항정신병약을 복용하고 있었고, 절반 정도는 항우울제나 신경안정제를 처방받고 있었으며, 5분의 1은 항콜린제(anticholinergic drug)를 복용하고 있었다(예를 들어 요실금 등에 대해). 이 약들은 모두 인지 장애, 착란, 낙상을 유발할 수 있는데, 노인들에게는 꽤 높은 사망률을 유발하는 증상이다. 그리고 대개 환자 본인과 보호자들은 그런 증상을 고령 때문이라고 생각하거나, 치매나 파킨슨병 같은 질환의 징후로 잘못 해석한다. 하지만 의사가 약 처방을 중단하면 환자들 중 다수는 분명히 몇 살쯤 젊어져서, 균형을 잡지 못해 사용하던 바퀴 달린 보행보조기를 치워버리고 다시 활동적인 모습으로 돌아간다. 미국에서 실시된 연구에 따르면, 메디케어 환자 중 거의 18퍼센트가 노인들에게 안전하지 않은 약을 복용하는 것으로 나타났다.[85]

규제당국자들처럼 의사들도 한 번에 한 가지 문제만 보기 때문에 대개는 문제가 보일 때마다 약물 치료를 시작한다. 그리고 매우 자주, 더 이상 필요치 않은 약을 중단하는 것을 잊어버린다. 나는 내과 치료를 하면서 새로 입원하는 환자들에게 복용 중인 약을 중단시키는 것을 가장 중요하게 여겼다. 하지만 그 환자들이 다음 번에 입원하러 올 때 보면 대부분은 일반의가 처방한 똑같은 약에 절어서 오곤 했다. 확실히 힘든 싸움이다.

우리는 환자가 여러 약을 한꺼번에 복용할 때 무슨 일이 일어나는가에 대해 아는 것이 거의 없지만, 조치를 취해야 할 만큼은 안다. 약 하나하나가 여러 가지 생체 기능에 영향을 주는데, 의도하지 않은 작용을 일으키거나, 예측할 수 없는 방식으로 상호작용을 할 수도 있다. 또한 우리는 노인들이 지나친 과잉 진료를 받고 있어서 해로운 결과가 유발된다는 것도 안다. 무작위 배정 임상시험에서 약물 치료의 감소가 사망률과 입원율 모두를 감소시킨다는 결과가 나왔으며, 환자 70명을 대상으로 한 후속 연구에서는 복용하던 약을 환자당 평균 7.7종에서 4.4종으로 줄이자 88퍼센트가 전반적인 건강 상태 개선을 보였고, 대부분 인지 기능이 향상됐다.[117] 전형적인 이야기가 하나 있다. 극히 일부의 노인들만 이런 운을 누린다는 사실은 제외하고 말이다.[118]

내 아버지가 88세였을 때, 아버지는 어지럼증으로 입원했는데, 복용 중인 약이 늘어나면서 생긴 증상이었다. 병원에서는 더 많은 약을 주었다. 그러자 아버지는 착란 증세를 보이며 겁에 질려 알아듣지 못할 말을 하기 시작했다. 의사는 아버지를 요양원으로 옮기도록 했다. 그곳에서 아버지는 지저분한 모습으로 울면서 사람들에게 손을 잡아달라고 애원했다. 아버지는 DNR(Do Not Resuscitate, 심폐소생술 거부) 목록에 이름을 올리고 더 많은 약을 복용했다.

나는 요양원의 의사를 설득하여 모든 약을 중단하도록 했다. 그리고 외부 간병인을 고용해서 아버지가 과일, 야채, 곡물, 콩, 견과류, 씨앗 종류가 풍부한 유기농 식단을 드시게 했다. 3일이 지나자, 아버지는 기적처럼 회복해서 병동 간호사가 알아보지 못할 정도였다. 전화를 걸었더니 아버지는 이전의 상태로 돌아와 있었고, 심심해서 카드 게임을 하려고 한다는 말을 했다. 아버지는 다음 날 퇴원해 수년 동안 집에서 편안히 쉬다가 세상을 떠나셨다.

역시 88세였던 한 여성의 이야기도 소개한다. 이 여성은 설사와 어지럼증을 한 차례 겪은 후 입원했다.[119] 가족들은 곧 이 환자의 건강이 급속히 악화돼서, 망상을 포함한 이상한 새로운 여러 증상이 나타나자 충격을 받았다. 환자를 깨울 수도 없었다. 가족들은 환자에게 신약 여러 종이 투여되고 있는 것을 알게 됐는데, 거기에는 진통제와 항우울제가 포함되어 있었다. 하지만 환자는 우울증에 걸린 것이 아니라, 병실에 갇혀 지내게 되어 이전의 삶을 잃어버린 것에 당연한 슬픔을 느끼고 있었다. 그런데 정신과 전문의는 이 환자에게 알츠하이머 진단을 내리고 도네페질(donepezil, 아리셉트(Aricept)) 복용을 제안했다. 환자의 며느리는 이를 거부했고, 또 몇 종의 약을 중단시켰다. 그러자 극적인 효과가 나타났다. 환자는 자기 자신을 되찾았다. 이 경험으로 환자의 며느리는 환자 대변인으로 활동하게 됐다.

"나는 장기 요양 시설에 있는 다른 사람들을 바라보았다. 가족들은 문제를 모르고 있거나 문제를 일으키고 싶어 하지 않았다. '도대체 누가 이 사람들을 위해 목소리를 낼 것인가?' 하는 생각이 들었다."

현대 의학은 노인들을 위해서는 제대로 돌아가지 않는다. 임상의는 누구나 관절염, 알츠하이머, 혈청 콜레스테롤 수치에 강박이 있는, 치료 받고 있는 80세 노인들을 보게 된다. 이런 환자를, 신체 상태는 같지만 무릎이 안 좋고 기억력에 문제가 있다는 사실을 그냥 받아들이는 다른 사람과 비교해 보라. 둘 중 누가 잘 살고 있는가?[120]

11장

모든 의약품 연구 자료를
공개하라

제약회사는 원한다면 결과가 부정적인 연구를 발표할 수 있다. 하지만 제
약회사는 결과가 부정적인 연구를 발표하고 싶어 하지 않는다. 과학자와 의사
를 비롯한 수많은 사람들이 그 데이터를 보지도 않고 데이터에 대해 이야기하
는 걸 보면 웃음이 나온다.

— 러셀 카츠(Russel Katz, FDA 신경약리학과장)[1]

약을 합리적이고 안전하게 처방하는 데 중요한 데이터를 공개하지 않
아야 상업적으로 성공할 수 있다면, 우리의 보건의료 우선순위에 근본적
인 문제가 있는 것이다. 의사와 일반 대중이, 환자와 건강한 자원자들에
게 이루어진 모든 임상시험에서 생성된 데이터 전체에 접근할 수 있게 보
장하는 것은 공중보건에 있어 매우 중요하다. 지금처럼 일부 편향된 견본
만을 볼 수 있어서는 안 된다.

전체 데이터에 접근하는 데 있어 가장 좋은 출발점은 제약회사가 규제
당국에 제출하는 데이터이다. 그런 데이터에 대한 접근권이 있는 스웨덴

의약품 규제 기관의 수석 통계학자 한스 멜란데르(Hans Melander)와 동료들은 2003년 의약품 허가 신청 때 제출된 임상연구보고서와 공식 발표된 선택적 세로토닌 재흡수 억제제 임상시험 보고서를 비교해서 후자에 심각한 결함이 있다는 걸 밝혀냈다.[2] 기관에 제출된 42건의 임상시험 중 한 건을 제외한 전체에서, 제약회사는 치료의도(ITT) 분석과 프로토콜기반(per-protocol, PP. 임상시험을 중단한 환자들을 제외함) 분석을 모두 실시했다. 그러나 발표된 보고서 중에서 단 2건에만 두 가지 분석이 모두 나와 있고, 나머지에선 제약회사에 더 유리한 프로토콜기반 분석만 나와 있었다. 이는 약의 효과에 대한 큰 오해를 낳았다(그림 11.1).[3] 게다가 서로 별개인 임상시험들이 이따금 동일한 임상시험인 것처럼 발표됐고, 동일한 임상시험의 중복 발표에 대한 상호 참조가 누락됐으며, 동일한 임상시험의 중복 발표에서 공통된 저자 이름이 없는 경우도 있었다.

2008년 실시된 항우울제에 대한 다른 연구에서는, FDA에 제출된 데이터와 비교했을 때 공식 발표된 데이터에 심각한 오류가 있다는 것이 확인됐다.[4] 발표된 임상시험에서 나온 효과는 FDA가 보유한 전체 임상시험에서보다 32퍼센트가 컸고, 발표되지 않은 임상시험과 비교하면 2배가 넘었다. 게다가 결과에 손을 댄 것도 있었다. FDA가 미심쩍다고 여긴 임상시험 6건의 결과가, 나중에 발표됐을 때는 긍정적인 것으로 되어 있었고, 부정적인 결과의 임상시험 24건 중 8건이 발표됐을 때는 5건이 긍정적인 것으로 바뀌어 있었다. 33종의 신약 허가 신청에 포함된 164건의 임상시험에 대한 또 다른 연구에서도, 발표된 데이터와 FDA에 제출된 데이터가 다르다는 것이 확인됐다.[5]

규제당국에서는 터무니없는 근거를 내세워 연구자들에게 미발표 임상시험과 데이터 열람을 거부해왔다. 이제는 자살을 예방해야 할 약을 복용하던 중 발생한 자살을 기업 비밀로 간주하는 지경에 이르렀다.[6]

제약회사의 주장도 마찬가지로 터무니없고 환자를 이용해먹는 것들

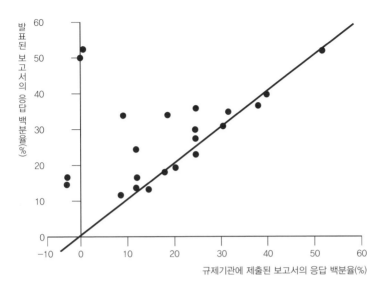

그림 11.1 스웨덴 의약품청이 보유한 임상연구보고서에 언급된 SSRI와 위약 사이의 응답 백분율 차이와, 동일 임상시험에 대해 발표된 보고서에 언급된 응답 백분율 차이. 선 위쪽에 위치한 점들은 발표된 보고서에서 효과가 과대평가됐음을 의미한다.

이다. 모든 임상시험을 등록해서 미발표된 것도 알 수 있도록 하자는 제안은 2000년 제약업계 대표단으로부터 거부당했는데, 그들은 임상시험의 존재 자체가 기업 비밀이라고 주장했다![7] 《미국의학협회저널》의 부편집장 드러먼드 레니는 어째서 임상시험 등록에 대한 논쟁에서 FDA가 완전히 빠져 있고, 학술지에 실린 것이 FDA가 사실로 알고 있는 것과 직접적으로 상충하는데도 왜 정정하라고 하지 않는지 궁금해했다. FDA가 댄 핑계는 자신들이 일반에 공지할 의무는 없다는 것이었다. 틀렸다. FDA의 의무는 바로 그걸 하는 것이다. 공중보건을 수호하는 것.

코크란연합을 설립한 이언 차머스는 연구의 축소보고(underreporting)를 데이터 위조와 동일하게 심각한 연구부정행위로 여겼다.[8] 동의하는 바이다. 실제로 환자에게 미치는 영향은 엄청나게 크며, 그 이유는 그런 일이 너무나 흔하기 때문이다. 평균적으로 전체 연구의 절반 정도만이 발표되는데,[9] 실상은 훨씬 더 나쁠 수도 있다. 기존 5종의 비스테로이드항염증제 때문에 일어나는 소화불량에 대한 연구를 검토해 본 결과, 발표된 위약 대조 임상시험이 15건이었고, FDA 웹사이트에 나와 있는 미발표 임상시험이 11건이었다.[10] 발표되기도 하고 FDA에 제출되기도 한 임상시험은 단 1건이었는데, 발표된 논문의 저자들은 FDA 보고서에 기재된 연구자들과 완전히 달랐다.

어떤 유형이든 과학 부정행위가 보건의료계에서 왜 그토록 흔하게 사방에서 일어나는지 궁금하지 않은가? 어떤 연구에서 연구자들이 원했던 결과가 나오지 않아서 그 결과의 반을 삭제하고 나머지만 발표한다면, 우리는 그것을 과학부정행위라고 한다. 그런데 연구가 통째로 사라져 버리는 건 아무렇지도 않게 여긴다. 환자들에 대한 도리를 완전히 저버리는 일인데도 말이다.[7, 11] 결과의 선택적 보고도 과학부정행위이다.[12] 덴마크 제약협회도 이를 인정했다.[13] 제도권 기관들은 전반적으로 우리에게 실망을 안겨주었다. 기관 중 어느 한 곳도 그들의 권한을 이용해 과학부정행위를 근절시키겠다고 나서지 않았다. 예외가 하나 있는데, 영국 제약의학교수회(Faculty of Pharmaceutical Medicine)라는 회원 수 1,400명 정도의 작은 단체이다.[11]

2010년 유럽의약청에 혁신을 일으키다

2007년 박사 과정 학생인 안데르스 예르겐센(Anders Jørgensen)과 나는 의약품 규제당국의 비밀 유지 정책을 더 이상 참을 수 없어서 유럽의약청에 있는 미발표 연구에 대한 접근권을 확보하기 위해 할 수 있는 건 다 해보기로 했다. 실패하면, 그럴 것으로 예상했는데, 우리가 경험한 것, 특히 규제당국의 주장을 발표해서 비밀 유지 정책이 얼마나 비윤리적인지를 온 세상에 알리고, 거기서부터 다시 싸움을 해 나갈 생각이었다. 성공할 때까지.[14]

우리는 비만 치료제를 시범 사례로 선택했다. 비만 치료제는 위해성이 높아 대부분이 심각한 유해반응을 유발한 후 회수됐기 때문이다. 우리는 유럽의약청에 제출된 리모나반트(rimonabant)와 오를리스타트(orlistat)의 임상연구보고서와 해당 임상시험의 프로토콜에 대한 열람을 요청했다.

우리는 연구 계획의 개요를 보여주고 독립 연구자들이 유럽의약청에 제출된 문서를 볼 수 있게 하는 것이 꼭 필요하다고 설명했다. 향후 이 약들이 널리 사용될 가능성이 있고, 발표된 보고서에 나타난 과체중에 대한 효과는 상대적으로 작으며, 심각한 안전성 문제가 제기됐기 때문이다. 사실 리모나반트는 독립 연구에서, 심한 우울증과 자살 위험 증가를 포함하는 유해반응이 제조사 사노피아벤티스의 자체 임상시험에서 나타난 것보다 심각하고 빈번한 것으로 밝혀져 유럽 시장에서 회수됐다.[15]

우리는 임상시험 보고 편향이 만연해 있어 비밀 유지가 환자에게 이익이 되지 않는다고 주장했다. 또한 앞서 검토한 제약회사 주도 임상시험의 프로토콜 44건에서 제약회사의 상업적 이익에 손해를 끼칠 만한 정보를 발견하지 못했다는 점을 지적했다. 유럽의약청의 최우선 목적이 공중보건의 수호임에도, 유럽의약청은 (우리의 논증에는 아무런 논평 없이) 상업적 이익을 떨어뜨릴 수 있어 문건을 공개할 수 없다고 답했다.

우리는 유럽의약청 청장 토마스 뢴그렌(Thomas Lönngren)에게 탄원서를 보내, 왜 의약청에서 제약회사들의 상업적 이익을 환자의 안녕보다 우선시하는지 설명해달라고 요청했다. 우리는 설득력 있는 실제 예를 들어가면서, 유럽의약청이 지금의 입장을 고수하면 의사들이 약의 진짜 유익성과 위해성을 알지 못해 환자들이 효과가 좋지 않고 유해할 수 있는 약을 처방받거나 무고히 사망하는 결과를 초래할 거라는 주장을 전달했다.

뢴그렌은 유럽의약청이 처음에 보내온 것과 비슷하게 짜깁기된 답장을 보내왔다. 그리고 우리의 해명 요청은 무시한 채, 유럽연합 행정감찰관 니키포로스 디아만도로스(Paraskevas Nikiforos Diamandouros)에게 우리의 불만을 제기할 수 있다고 알려주었다. 우리는 그렇게 했다.[14]

문제가 해결되기까지 3년이 걸렸다. 우리는 그 과정을 《영국의학저널》에 기고하고[14] 행정감찰관과 유럽의약청 그리고 우리 사이에서 돌고 돈 문서 27건과 이 건에 대한 포괄적인 보고서를 우리 웹사이트에 게시했다(www.cochrane.dk/research/EMA).

임상 연구 자료 공개를 거부하려고 유럽의약청이 내세운 주요 주장은 다음 네 가지였다. 상업 이익의 보호, 공익 관련성 없음, 관련 행정 업무 부담, 유럽의약청이 수정한 데이터의 무용성(無用性).[14] 뢴그렌은 분명 자신이 만든 방어벽이 공고하다고 여겼겠지만, 행정감찰관까지는 계산에 넣지 못했던 것 같다. 감찰관은 뢴그렌의 주장을 모두 기각했다. 감찰관은 상업적 이익에 손해가 발생할 수는 있지만 이익이 훼손될 위험이 반드시 합리적으로 예측할 수 있어야지 순전한 가설이어서는 안 된다고 했다. 그러면서 임상연구보고서 열람 때문에 상업적 이익이 명확하게 실질적으로 훼손된다고 볼 수 없다고도 했다. 런던의 유럽의약청에서 관련 보고서와 프로토콜을 조사한 후 감찰관은 문서에 상업적 기밀 정보가 포함되어 있지 않다는 결론을 내렸다.[14]

감찰관은 또한 우리가 공익 관련성을 입증했다고 인정했지만 이것은 임상연구보고서 공개 때문에 상업적 이익이 훼손되는 경우에만 답변이 요구되는 문제임을 강조했다. 그는 유럽의약청에 공익 관련성이 없다는 주장의 타당성을 입증하라고 했다. 하지만 뢴그렌은 답변을 회피하면서 우리가 공익성의 증거를 제시하지 않았다고 말했다. 물론 우리는 증거를 제시했고, 그의 발언은 완전 딴소리였다. 사건이 발생한 날의 알리바이에 대해 질문을 받은 용의자가 다른 사람의 알리바이를 묻는 것으로 상황을

회피할 수는 없는 법이다.[14]

행정 업무 부담과 유럽의약청이 수정한 문서의 무용성에 대해 감찰관은 해당 문서에 환자의 성명이 아닌 식별 번호와 임상시험 센터 번호만 나와 있다는 점을 지적하면서, 유일한 신상정보는 임상연구보고서 저자들과 주요 연구자들에 대한 것이므로 이를 수정하는 것은 시간이 많이 걸리지 않는 쉬운 작업이라는 결론을 내렸다(그런데 막상 우리가 문서를 넘겨받고 보니 아무것도 수정되어 있지 않았다.).

유럽의약청이 계속 우리의 주장과 감찰관의 결정을 완강히 거부하며 파렴치하고 오만한 태도를 보이자, 감찰관은 마지막 카드를 꺼냈다. 우리가 처음 요청한 시점으로부터 3년이 지났을 때였다. 감찰관은 공식 언론 발표를 통해 유럽의약청의 행정 실책을 고발했다. 그러자 유럽의약청은 태도를 180도 바꿨다. 마치 언제나 문서 공개에 찬성하고 감찰관의 논리에 동의했다는 인상을 주면서 동일한 원칙이 향후의 열람 신청에도 적용될 것임을 강조했다. 이것은 제약회사들이 대응하는 방식과 같다. 자료 공개 요청에 격렬히 버티다가 막다른 곳에 이르면, 늘 공개에 찬성했던 척한다. 대체로는 한 걸음 더 나아가 자료 공개가 애초에 자기네 생각이었던 것처럼 군다.

제약회사의 이익과 환자의 안녕 및 생명을 동시에 보호하는 것은 명백히 불가능하다. 양자택일의 문제이다. 그리고 우리의 사례를 보면, 유럽의약청이 제약회사들 편이어서 영리를 환자보다 우선시한다는 것은 의심할 여지도 없다. 더구나 유럽의약청은 일관성도 없다. 우리는 공문을 통해 이 문제도 지적했다. 유럽의약청은 성인 환자에 대한 임상시험 데이터 열람은 거부하면서 소아과 임상시험 데이터는 열람할 수 있도록 했다(유럽연합 법률에서 강제하고 있기 때문이다.).

더욱 화가 나는 건, 역시 우리가 공문을 통해 지적한 사항인데, 제약회사들이 헬싱키선언을 위반하고도 무사하도록 유럽의약청이 도왔다는 사실이다. 헬싱키선언은 연구자들에게 인체를 대상으로 하는 연구의 결과를 공개할 의무가 있음을 분명히 했다.[16] 우리는 또한 이런 보편적인 인권을 침해함으로써 유럽의약청이 환자를 상업적 이득을 위해 이용하는 일에 연루됐다고 언급했다. 환자를 목적을 위한 수단으로 이용했으며, 최선의 치료를 하지 않은 것이다. 둘 다 용납할 수 없는 행위이다.

나아가 우리는 헬싱키선언의 "인체 실험을 수반하는 의학 연구는… 철저한 과학적 문헌 자료의 지식에 바탕을 두어야 한다."는 조항에 주목할 것을 요구하고 기반 지식이 불완전하면 환자가 피해를 입을 수 있고, 제대로 된 고지에 입각한 동의가 불가능하다고 주장했다.[17] 따라서 유럽의약청이 비밀 유지 입장을 고수한 것은 향후의 연구 역시 비윤리적으로 이루어지도록 묵인한 셈이었다. 무엇보다 나쁜 점은, 의사와 환자가 근거 자료를 볼 수 없어서 약의 유익성과 위해성과 비용 사이에서 균형 잡힌 최상의 치료법을 선택할 수 없게 된 불행한 상황에 자기네가 원인을 제공했다는 사실을 유럽의약청이 전혀 아무렇지도 않게 여겼다는 것이다. 미발표 자료가 일반에 공개됐더라면 매년 수만 명의 부질없는 죽음을 막을 수 있었을 거라는 사실 역시 유럽의약청에는 전혀 관심 대상이 아니었다.[17-24]

우리의 사례는 공중보건에 중요한 혁신을 가져왔다. 2010년 11월 유럽의약청은 임상연구보고서와 프로토콜을 포함한 문건의 일반 공개를 확대하겠다고 발표했다.[25] 그러나 여기까지 오는 길이 이토록 험난해서는 안 되는 것이었다. 유럽연합의 바탕이 되는 다음과 같은 기본 원칙을 생각하면 더욱 그렇다.[26]

유럽연합의 시민과 회원국에 거주 중인 자연인 또는 사업자 등록을 한 법인은 본 규정(Regulation)에서 정의하는 원칙, 조건 및 제한의 대상이 되는 기관의 문서를 열람할 권리가 있다.

개방성(openness)은 시민이 의사 결정 과정에 보다 긴밀하게 참여할 수 있도록 하고, 행정이 적법성을 확보하고 민주주의 체제 하의 시민에게 보다 큰 효율성과 신뢰성을 갖도록 보장한다. 개방성은 유럽연합 조약의 6항과 유럽연합 기본권헌장(Charter of Fundamental Rights of the European Union)이 규정하는 기본권의 존중과 민주주의의 원칙을 강화하는 데 기여한다.

린그렌 때문에 내가 지도하는 박사 과정 학생은 우리가 계획한 일을 할 수 없었다. 린그렌은 제약회사들의 상업적 이익을 보호하려는 노력을 다한 후에 유럽의약청에서 사직했는데, 역시 파렴치한 방식이었다. 린그렌은 유럽의약청으로부터, 재임 기간인 2년 동안 제약회사에 제품 관련 자문을 해주거나 제약회사에서 관리직이나 임원, 자문가로 일할 수 없다는 말을 들었음에도, 2010년 11월 새로운 회사(Pharma Executive Consulting Ltd.)의 이사가 됐는데, 당시 그는 아직 유럽의약청에 적을 두고 있었다![27]

1년 후 유럽의약청은 본부에서 '역사에 남을' 워크숍을 개최했다.[28] 새로운 수장 귀도 라시(Guido Rasi)는 "우리는 임상시험 데이터를 발표할지 말지를 결정하려고 여기에 온 것이 아닙니다. 어떻게 발표할지만 결정하면 됩니다."라는 말로 시작했다. 제약회사 대표들은 얼어붙었다. 그들이 늘 주장하는 비밀 유지 근거는 논의 중에 산산조각 나 버렸는데, 그 와중에 영국 의약품건강제품규제청(Medicines and Healthcare products Regulatory Agency, MHRA) 청장 켄트 우즈(Kent Woods)는 유럽의약청의 개방성과 투명성 쇄신이 꼭 필요한 건 아니라는 주장을 펴려고 애쓰는 바람에 구시대 인물로 보였다. 그날 오후 나는 그 막강한 제약회사들이 공개적인 전투에서 완전히 패배하는 모습을 처음으로 보았다. 유럽의약청 웹사이트에 두 부분으로 나누어진 워크숍 동영상이 있는데, 총 3.5시간이나 되지만 정말 볼 만한 가치가 있다.[28]

우리보다 앞서 정보 공개를 요청한 다른 사례도 있었다. 리엄 그랜트

(Liam Grant)는 아들이 여드름 치료제 이소트레티노인(isotretinoin, 로아큐탄(Roaccutane))을 복용하다가 자살한 후, 로슈에서 판매 허가 전에 당국에 어떤 유해반응을 보고했는지 알아내려고 했다. 유럽의약청은 보고된 유해반응에 대한 열람을 2010년에 허용했다. 2002년에는 덴마크 언론이 덴마크 의료 관리 당국의 이른바 「정기안전보고(Periodic Safety Update Reports, PSUR)」에서 로아큐탄의 유해반응에 대한 보고를 열람하고자 했다. 당국은 기꺼이 열람을 허용하려 했으나, 로슈 측에서 상당한 손해를 입을 실질적인 위험이 발생한다는 이유로 이를 저지했다. 로슈는 심지어 정보 공개로 회사의 상업상 이익이 침해되면 덴마크 정부를 고소하겠다고 협박했다![29, 30] 약 때문에 죽을 수도 있다는 걸 환자들이 알아서 약이 잘 안 팔리면 정부를 고소한다고? 보건의료가 얼마나 더 망가져야겠는가? 갱단의 방식과 똑같다.

'헤로인 판매에 방해되는 짓을 하면 가만 두지 않겠다.'

이 비교는 적절하다. 로슈는 헤로인과 모르핀의 불법 판매로 막대한 이윤을 챙겨 부를 축적한 회사이다(3장 참고). 로슈가 환자와 그 가족들이 보고한 유해반응을 회사의 사유재산으로 여긴다는 사실은 환자와 인간 생명에 대한 끔찍한 모독이다. 특히 이 사례가 심각한 우울증과 자살에 관련된 것이라는 점에서 더욱 그렇다. 말문이 막힐 따름이다.

다른 의약품 규제당국에서의 데이터 열람

2010년 우리는 스웨덴 의약청의 수석 통계학자 한스 멜란데르에게 연락을 취해 당국에 제출된 3종의 SSRI(시탈로프람, 에스시탈로프람, 벤라팍신)에 대해 위약 대조 임상시험과 프로토콜의 열람을 요청했다.

우리는 원하는 것을 다 확보할 수 있었지만 문제가 있었다. 그 보고서들은 스웨덴 어딘가에 있는 산 속의 동굴 같은 곳에 보관되어 있었는데, 그 높이가 70미터에 달했다. 이걸 다 옮겨서 웁살라 시에 있는 의약청에 다시 가져다 놓으려면 비용이 5만 유로쯤 드는데, 의약청에서 관대하게 그 비용을 부담하겠다고 했다. 그 다음엔 우리가 스웨덴 의약청으로 가서 자료를 열람하거나, 장당 0.13유로에 복사본을 받거나, 아니면 복사비를 내지 않고 우리가 직접 복사해서 덴마크로 가져올 수 있었다. 계산을 해 보니 바인더 70미터면 대략 50만 쪽쯤 되고 복사비는 7만 유로 정도가 들 것 같았다. 이 자료를 조사하려면 먼저 스캔을 해야 하는데, 표도 인식할 수 있는 특별한 소프트웨어를 이용해야 했고, 그 후 검색이 가능한 텍스트로 변환해야 했다.

나는 멜란데르에게 우리가 둘록세틴(duloxetine, 심발타(Cymbalta))에 대한 예비 연구를 하는 동안 좀 기다려 달라고 했다. 1년이 넘는 시간에 걸쳐 유럽의약청으로부터 둘록세틴에 대한 자료를 받았다. 그리고 다른 선택적 세로토닌 재흡수 억제제에 관한 문서는 여전히 지체되고 있었다. 이 문서들은 PDF 파일이었는데, 받아서 우리가 검색이 가능한 텍스트로 변환할 수 있었다. 이렇게 하고도 우리 연구자 두 명이 1년 넘게 매달려서야 우리가 원하는 데이터를 추출해낼 수 있었다.

덴마크 규제당국도 기꺼이 열람을 허용했지만, 유해반응 관련 부분을 편집해서 파일을 보내주었다. 법원 판결에 따라 그렇게 할 수밖에 없었던 것이다. 그리하여 그 자료는 그다지 쓸모가 없었다.

1993년에는 약의 효능과 안전성에 관해 규제당국이 보유한 정보의 열람을 확대할 법안이 영국 의회에 제출됐으나, 제약회사들이 행정부에 포진한 옹호자들의 도움을 받아 즉각 부결시켜 버렸다. 아이러니하게도 영국 정부가 '열린 정부(Open Government)' 백서를 발표한 해에 이 일이 일어났다.[31]

유럽의약청에는 플루옥세틴(fluoxetine)에 대한 데이터가 없어서 영국 규제당국에 접촉했는데, 마치 영국 비밀 정보 기관 MI5에 접촉하는 느낌이었다. 우리가 받은 회신은 발신자가 익명으로 되어 있었고, 그 내용은 당국이 파일을 파기했다는 것이었다! 영국 의약품건강제품규제청은 "법이나 규제나 사업상의 필요가 있는 경우, 또는 지속적인 역사적 가치가 있는 경우가 아니면" 15년이 경과한 파일을 파기한다는 것이다.[32] 아직 시판 중인 약의 미발표 임상연구보고서에 법적 또는 역사적 가치가 없다니? 이보다 심한 아이러니가 또 있을까?

관료주의적 장애도 있었다.

"각각의 문서는 별도로 신청해야 하며, 공개 적합성에 관해 검토 및 평가를 거치게 됩니다."

우리는 당국이 보유하고 있다고 한 자료로 신청 범위를 좁혔다. 그러나 돌아온 대답은 "공공 기관은 보유 자원의 과잉 사용이라고 판단되는 요청에 대해서는 응하지 않도록 되어 있습니다. 정보공개법(FOIA)을 준수하는 데 소요되는 시간은 업무 시간 기준으로 24시간을 초과해서는 안 되며, 초과하는 경우 자원의 과잉 사용으로 간주합니다. 귀하의 요청은 이에 해당하여…"

나는 이에 굴하지 않고, 유럽위원회와 유럽의회가 '영국 의약품건강제품규제청이 15년 넘은 자료 파일을 파기했다'는 이야기에 충격을 받았다는 답신을 보냈다. 나는 영국이 플루옥세틴의 유럽연합 주관국이고 판매허가권자인 일라이릴리만 해당 파일을 보유하고 있으므로 당국에서 일라이릴리에 다시 파일을 제출하라고 요청할 것을 제안했다. 제약회사는 파일을 보유할 법적 의무가 있기 때문이다. 마지막으로 나는 다른 의약품 규제 기관과의 협업을 바탕으로 우리가 요청한 것이 절대로 24시간 내에 해결될 수 없다는 점에 주목하여 의약품건강제품규제청에 '유럽연합의 문서 공개 원칙'과 '영국도 유럽연합 회원국임'을 상기시켰다.

그런데 새로운 장애물이 등장했다.

"귀하의 요청에 대한 예비 평가 결과, 정보공개법에서 정한 20일 이내에 답변이 불가능할 것으로 판단됩니다. 동 법률의 43조(상업적 이익)가 요청하신 정보의 적어도 일부에 적용될 것으로 사료됩니다."

맙소사. 이 회신은 유럽연합 행정감찰관이 언론에 유럽의약청의 행정 실책을 고발하고 상업 이익 보호와 관련 없다고 한 때로부터 1년이 지난 시점에 왔다! 다음 서신에서 의약품건강제품규제청은 일라이릴리와 논의한 결과, 일라이릴리에서 문서 공유가 회사에 피해를 줄 가능성이 있어 공유를 거부했다고 말했다. 일라이릴리는 왜 그렇게 판단했을까? 뭔가 숨기고 있는 것은 아닐까? 그랬을 개연성이 매우 높다(17장, 18장 참고).

나는 전략을 바꿔서, 의약품건강제품규제청의 태도가 자신들의 이미지에 어떤 영향을 줄 거라 생각하는지 물었다. 그리고 의약품건강제품규제청이 내부 정책과 관행을 개선하여 유럽의약청의 최근 개방성 방침과 대등한 수준으로 끌어올릴 필요성을 깨닫고 있지 못하다고 지적했다.

그랬더니 효과가 있었다. 3개월이 더 지난 후, 즉 처음 요청한 때로부터 7개월 후에 의약품건강제품규제청은 우리에게 해당 문서를 보내겠다고 통보했다. 그러나 의약품건강제품규제청은 여전히 거대 제약회사의 충견이었다.

"귀하가 요청하신 정보의 양이 방대하여, 문서를 수정하고 판매허가권자와 협력해서 귀하에게 제공될 자료에 대한 충분한 이해를 구하는 데 상당한 시일이 소요됨을 양해해 주시기 바랍니다."

다행스러운 한 가지는, 덴마크 의약청에서 받은 파일과 달리, 유해반응이 가려지지 않은 것이었다. 서명, 성명, 주소, 연구자 이력, 윤리 위원회 정보, 임상시험 동의서만 가려져 있었다. 윤리 정책에 대한 부분은 왜 보면 안 되는 것일까? 일라이릴리의 임상시험이 비윤리적이었다는 것을 우리가 발견할까 봐 두려웠던 것일까? 우리는 이미 동의서에 거짓말이 관례적으로 포함되어 있다는 것을 알고 있다. 동의서에는 환자들이 과학 발전에 기여한다고 되어 있지만, 현실에선 다수의 결과가 그냥 묻혀버리기 일쑤이다.[11] 이런 건 상업상 기밀 정보가 아니며, 따라서 이를 삭제하는 건 말이 안 된다. 규제당국의 결정이 얼마나 제멋대로인지 보여줄 뿐이다.

FDA는 기꺼이 공개하는 편이 아니었다.[11] 데이터 열람 요청은 매우 구체적이어야 하는데, 뭐가 있는지 모르는 상황에서 그렇게 하기란 쉬운 일이 아니다. FDA 웹사이트에서 정보를 찾다 보면 명확한 제목도 색인도 없고, 제목 페이지가 따로 있지도 않으며, 검색이 불가능한 스캔 이미지로만 존재하는 문서들과 마주치게 된다. 이런 문서는 19쪽쯤 가서야 무엇에 관한 문서인지 알 수 있다.[11] 그리하여 많은 사람들이 포기하게 되는데, 우리도 그랬다. 게다가 데이터가 누락되거나 임의로 삭제되어 있다. 예를 들면 셀레콕시브(celecoxib, 쎄레브렉스(Celebrex)) 임상시험은 27건 이상인데, 연구자들이 정보공개법에 따라 요청한 FDA 보고서에는 16건만 포함되어 있었다.[33] 그럼에도 FDA 데이터를 열람한 독립 연구자들은 셀레콕시브의 심혈관 위해성을 확인할 수 있었다.[34]

다른 COX-2 억제제 발데콕시브(벡스트라, 시얼리(Searle))와 관련해서는, FDA가 독립 연구자들에게 문서를 보내기 전에 연속된 28쪽을 삭제했다. 이유는 "공개할 수 없는 기업 비밀 그리고/또는 기밀정보"를 포함하고 있다는 것이었다.[33] 터무니없는 이야기였다. 삭제한 쪽들은 발데콕시브에 대한 FDA의 통계 검토 및 평가 보고서에 있는 것들이다. 이런 보고서에는 공개할 수 없는 기업 비밀이나 기밀 정보가 있을 리 없다.

치명적인 체중감량제

체중감량제의 역사는 의약품 규제당국이 역사로부터 교훈을 얻으려하지 않는다는 사실을 보여주는 지독한 예이다. 펜터민(phentermine)은 1959년 미국에서 허가되어 아직까지 판매되고 있다. 이 약이 암페타민 (amphetamine, 소량 투여시 식욕 감퇴가 나타나는 향정신성 의약품 편집자)과 화학적으로나 효과 면에서나 유사한데도 말이다. 암페타민과 같은 효과가 있는 다른 식욕억제제인 아미녹사펜(aminoxaphen, 아미노렉스(Aminorex))은 1960년대 유럽에서 매우 인기가 있었다.[35] 그러나 이 약은 폐고혈압을 유발하여 7년 후, 수백 명의 환자가 끔찍한 상태로 사망한 다음 회수됐다.

1973년에 또 다른 암페타민 유사 약품 펜플루라민(fenfluramine, 폰디민 (Pondimin))이 미국 시장에 출시됐다. 이 약은 신경전달물질인 세로토닌 (serotonin)을 증가시키는데, SSRI도 같은 작용을 한다(17장 참고). 이 약은 1997년 회수됐다. 이 약도 폐고혈압과, 역시 치명적이고 심각한 심장판막 섬유증을 유발했다. 폰디민은 거의 허가받지 못할 뻔했는데, 허가 거부 공문을 썼던 FDA 과학자의 보직이 변경됐다. 이 일로 FDA의 부정행위에 대한 의회 조사가 실시됐고, FDA 고위 인사가 의회를 오도했다는 것이 밝혀졌다. 그래서 FDA를 떠난 이 인사는 제약회사의 '전문가 증인'이 됐다. 왜 아니겠는가. 의약품 규제에서 역사는 되풀이되기 마련이니.

1990년대 유럽에서 다수의 논문이 폰디민의 유해한 효과를 다뤘지만, 제조사 와이어스는 이런 보고를 FDA에 제출하지 않았다.[35] 와이어스에서 폰디민의 위험성을 알리지 않은 이유는 뻔했다. 와이어스는 유사하게 치명적인 다른 약인 덱스펜플루라민(리덕스)의 허가를 받으려고 애쓰던 중이었다. 이 약은 펜플루라민의 d-거울상이성질체일 뿐이다(펜플루라민과 덱스펜플루라민은 서로 마주하면 겹치는 거울상이성질체이다.). 세르비에(Servier, 프랑스 제약회사)에서 일하는 동안 이 약과 관련된 업무를 하던 연구자 한 사람이 개인적으로 FDA에 가서 펜플루라민과 덱스펜플루라민이 유인원과 바분에게서 뇌 손상을 유발한다는 연구 결과를 알렸는데, 그 직후 그 연구자는 해고됐고, 환자를 보호할 만한 아무런 조치도 없었다.

있으나 마나 한 의약품 규제 때문에 덱스펜플루라민이 유럽 시장에 등장했다. 그러나 1995년 프랑스 연구자들이 폰디민과 리덕스 모두 폐고혈압 위험을 10배까지 증가시킨다는 것을 입증한 후 리덕스의 사용이 극도로 제한됐다. 이런 연구 결과를 FDA는 오만하게 묵살해버렸고, 제약회사는 비판적인 FDA 직원에게 불만을 터뜨렸다. 그럼에도 FDA 자문위원회는 안전성 우려 때문에 약의 허가를 거부했다. 와이어스에서 불만을 제기했고, 불과 2개월 만에 새로운 회의가 열렸다. 매우 이례적인 일이었다. 위원회에는 리덕스를 지지하는 사람이 늘어나 있었고, 이 약은 1995년 11월 찬성 6표 대 반대 5표로 가까스로 허가됐다.[36] 하지만 폐고혈압 발생 사례가 빠르게 증가하자, FDA 소속 의사들은 '블랙박스 경고'를 약품 설명서에 넣어야 한다고 와이어스/인터뉴런(Wyeth/Interneuron)을 설득하려 애썼다. 그래서 제약회사가 친절하게 덧붙인 것은 리덕스가 탈모를 유발할 수 있다는 안내문이었다. 탈모 사례는 폐고혈압보다 드물었는데도 말이다![35]

환자에 대한 이 믿을 수 없는 범죄 이야기는 계속 이어진다. 리덕스가 허가되고 나서 4개월 후, 프랑스의 부정적인 연구 결과가 《뉴잉글랜드의학저널》에 발표됐는데, 여기에는 약을 칭찬하는 내용의 사설이 붙어 있었다. 그 사설에는 폐고혈압 위험이 높지 않으며 약의 이로움이 더 크다고 되어 있었다. 사설을 쓴 저자 2명이 제약회사로부터 돈을 받았다는 것은 전혀 드러나 있지 않았는데, 후에 《월스트리트저널》에서 이 사실을 폭로하자 《뉴잉글랜드의학저널》의 편집자들은 격분했다. 제약회사의 발표에 따르면, 그 이로움이란 것은 고작 3퍼센트의 체중감량 효과였다. 예를 들면 100킬로그램이던 사람이 97킬로그램이 되는 것이다. 그런데 다수의 환자들이 임상시험을 중도에 그만두며, 이에 대한 통상적인 통계적 조정에 결함이 있다. 제약회사는 가장 마지막에 기록된 체중을 임상시험 종료 때까지 이용한다. 하지만 초기에 감량된 체중은 후에 상당 부분 회복

되며, 더 중요한 사실은, 내약성(耐藥性)이 없는 환자는 약의 혜택을 볼 수도 없다는 것이다. 그러므로 처음의 기본 체중을 기준으로 하는 것이 보다 합리적이다. 우리가 수행한 리모나반트 연구에서는, 마지막 관찰 체중을 기준으로 계산하면 위약에 비해 6.4킬로그램 감량 효과가 있었지만, 기본 체중을 기준으로 계산하면 감량 효과가 1.5킬로그램에 그쳤다.[37]

환자들이 체중감량제 때문에 계속 사망하는 동안 마이크 와인트라웁(Mike Weintraub)이라는 학술 연구자가 텔레비전 프로그램 등에서 2종의 암페타민 유사 제품인 펜플루라민(폰디민)과 기존 약 펜터민을 복합 투여하는 치료법을 홍보하고 다녔는데, 이는 허가 외 용도 사용이었으며 FDA가 허가하지도 않은 것이었다. 이 복합 정제는 펜펜(Fen-Phen)이라 불렸고, 기억상실 우려를 제기한 논문에도 불구하고 높은 인기를 누렸다. 1996년에는 전체 처방전 발행 수가 1800만 건을 넘어섰다.[38] 그러나 1997년 여름, 펜펜 복용 중 심장판막 질환이 발생한 여성 환자 24명의 사례가 《뉴잉글랜드의학저널》에 발표됐는데,[38] 이번에는 이 약이 위험하다는 사실에 의심의 여지를 남기지 않는, 편집자가 작성한 사설이 달려 있었다. 이 논문에 기초하여, FDA는 와이어스/인터뉴런을 압박해 리덕스와 폰디민을 시장에서 퇴출했다.[35]

그러나 와이어스는 포기하지 않았다. 와이어스는 비판적인 의사들을 '중립화'할 계획을 세웠고, '모호화 작전'을 펼치기 시작했다. 포섭된 의사들이 결함투성이 연구 결과에 이름을 빌려 주었고, 전문 학술지, 특히 《미국심장학회저널(Journal of the American College of Cardiology)》이 지면을 할애해 이러한 부정을 도왔다. 환자들이 자신의 전공 분야에 해당하는 질병으로 사망했으니 심장학자들이 가장 근심스러워 해야 마땅한데도 그들은 그러했다. 그런 심장학자 중 한 사람인 닐 와이스먼(Neil Weissman)은 1999년 이 학술지에다 약에 문제가 없다고 주장하는 논문을 발표하고, 유사한 논문을 다른 학술지에도 발표했다. 와이스먼이 와이어스로부터 받은 연구비는 거의 1800만 달러에 달했다. 와이어스/인터뉴런으로부터 돈을 받은 미국비만협회(American Obesity Association) 회장 리처드 앳킨슨(Richard Atkinson)은 그 약을 강력히 옹호하면서 《뉴잉글랜드의학저널》에 실린 연구 논문이 부적절한 것이라는 의견을 발표했다. 미국심장학회는 보도 자료를 통해 환자가 약 복용을 중단하면 심장 관련 문제가 사라진다고 주장했다. 새빨간 거짓말이었다.

와이어스에 고용된 스파이 의사들이 자신의 정체를 밝히지 않고 동료 의사들에게 심장판막 질환 유발을 입증하는 진료 데이터를 요청했다. 심지어 FDA를 위해 일하는 척하기도 했다. 와이어스는 약의 재출시를 바라며 유해반응을 사소한 것으로 보이게 하는 홍보를 펼치기도 했다. 유명한 비만 전문가 조지 블랙번(George Blackburn)은 약을 옹호하는 강연을 여러 번 했다. 하지만 자신은 그런 강연을 한 적이 없으며 제약회사로부터 돈을 받은 사실도 없다는 선서진술서를 보스턴 법정에 제출했다. 자신의 거짓말과 행적이 드러나자, 블랙번은 아무것도 기억나지 않는다고 말했다.

와이어스는 유해반응에 대해 독립 연구자들보다 수년은 앞서 경고할 수 있었다. 다른 거대 제약회사 아메리칸홈프로덕트(American Home Products)도 폰디민을 판매했는데, 와이어스와 다를 바 없었다. 폐고혈압 사례를 160건이나 알고도 내부 정보로 묻어두었다. 그 사이 환자들은 계속 폰디민을 처방받았다. 1996년 4월부터는 "월별 폰디민 사망 목록"이라고 부르는 메모를 내부에서 공유하기도 했다. 이 회사는 수천 건의 문서와 이메일을 파기함으로써 법 집행을 방해했는데, 그러지 말라는 법원 명령이 나온 이후의 일이었다. 아메리칸홈프로덕트는 어떤 부정행위도 없었으며, 자신들이 폰디민의 위해성을 알고 있지 않았다고 혐의를 부인하면서 "우리는 폰디민 판촉 활동을 한 적도 없습니다."라고 말했다.

이 통속 드라마에서 빠진 건 죽은 환자들이 존재한 적 없다고 우기는 장면뿐인 것 같다. 어쩌면 이 회사조차 존재하지 않은 게 아닐까? 그저 사회 구성주의에 따른 상상력의 산물일지도 모르겠다.

원고 측 변호인단이 와이어스의 문헌 자료를 열람할 권리를 얻고 보니, 거의 300만 쪽의 문서가 검색 가능한 상태로 컴퓨터에 복사되어 있었다. 놀라운 업적이라 할 만하다. 300만 쪽을 쌓아놓으면 그 높이가 약 300미터나 된다! 변호인단은 폐고혈압 보고 101건과 50건이 넘는 판막 질환 사례를 찾아냈다. 와이어스는 이 정보를 다르게 표시해 두었다. FDA가 처음에 리덕스의 허가를 거부한 후, 와이어스는 FDA의 다른 부서에 폐고혈압 사례 52건을 작은 그래프에 잘 숨겨둔 40쪽짜리 문서를 보냈다. 와이어스는 이걸 '공개'라고 부를 만큼 뻔뻔했다.

와이어스 본사에 대한 FDA 조사에서는, 와이어스의 안전성 책임자가 메이요 클리닉에서 펜펜과 관련해 보내온 첫 판막 질환 보고서 13건을 고쳐썼으며 다른 약과 덜 심각한 유해반응에 쓰는 것과 같은 분류 번호를 사용한 것으로 드러났다.[35] 그러나 FDA는 범죄 수사는 하지 않고, 대신에 와이어스의 보고 체계로 봐서는 모든 보고서가 정확한지 확신할 수 없다는 공문을 와이어스에 보냈다. 순화하여 표현한 것이지만, 와이어스의 변호사는 항의했고, FDA는 두 번째 공문에서 첫 번째 공문에 대해 사과하며 와이어스의 행동 변화를 공손하게 촉구했다. 경찰이 살인자를 이런 방식으로 대한다면 우리 사회가 어떻게 될까?

"친애하는 당신께, 당신께서 그런 짓을 다시는 하지 않으시면 저희가 참 기쁠 것 같습니다. 저희 경찰관 중 하나가 당신을 살인 혐의로 고발한 것에 대해 저희의 깊은 사과를 받아주시기 바라며, 즐거운 하루 보내십시오."

다른 폭로도 있었다. 와이어스가 의사들에게 약의 신경 독성에 대해 경고하지 않으면 FDA가 하겠다고 FDA 직원이 압박하자, 와이어스는 FDA 고위층에게 연락했고, 경고 공문 발송은 없었다. FDA 고위층은 제약회사에 이득이 되는 일은 뭐든지 할 수 있는 것 같다. 1994년 FDA는 회의를 열어 폰디민에 폐고혈압 사례 약 50건을 언급하는 '블랙박스 경고'가 필요하다는 결정을 내렸으나 회의록의 부록에는 아무런 설명 없이 별다른 조치를 취하지 않는다고 되어 있었다. 1999년 FDA의 한 과학자가, 제약회사에서 판막 질환에 관해 정확히 어떤 정보를 언제 FDA에 제공했는지를 입증하는 보고서를 작성했는데, FDA 변호사들은 FDA에서 그 보고서를 서랍에 넣고 자물쇠를 채워도 죄가 되지 않는다고 확인해 주었다.

유해반응 보고에 관해서 이야기해 보자면, FDA는 제약회사가 유해반응의 심각성을 판단해서 무엇을 먼저 말할지를 결정하게 내버려두었다. 이는 FDA에 보고된 판막 질환 사례 중 다수가 보고서 맨 앞 장에 언급되지 않은 탓에, 인력 부족에 시달리는 FDA 안전성 담당 부서에서 간과되는 결과를 초래했다. 재판 진행 중에 좌측 판막 질환 52건(폐고혈압은 우측 판막에만 영향을 주므로, 폐고혈압으로 유발된 것이 아님)에 대한 논의가 있었는데, 이 가운데 단 한 건도 판막 질환으로 분류되어 있지 않았다. 와이어스는 애초에 동물실험에 대해서도 FDA를 속였다. 실험쥐의 심장 판막은 급격히 두꺼워지고 경화됐는데, 이런 사실은 '국소섬유증(focal fibrosis)'이라는 '무고한' 용어로 은폐되어 있었다. 가짜로 위장한 것에 지나지 않았다. 제약회사에서 FDA에 알린 것은 "쥐에서 암이 생기지 않았음"이라는 좋은 소식뿐이었다.

폰디민을 허가했던 매리언 핀켈(Marion Finkel)이라는 FDA 직원은 나중에 제약회사에 자문을 제공하는 일을 했는데, 자신의 고객이 좋게 보이도록 최선을 다했다.

폐고혈압은 끔찍한 질병이다. 약 복용을 시작한 지 불과 1주일 후면 증상이 나타날 수 있다. 예외 없이 치명적이며, 평균 생존율이 상당수의 암보다 낮다. 증상은 마치 목이 졸리거나 익사하는 것 같은 느낌이다. 판막 질환도 마찬가지로 무서운 병이다. 집단 소송이 제기됐을 때, 대략 4만 5000명의 미국 여성이 이 두 가지 병 중 하나 또는 둘 다에 걸린 것으로 추산됐으며,[35] 사망자 수 집계도 동일한 규모일 것으로 예상됐다.

이 약들은 2001년에 시부트라민(sibutramine)으로 대체됐다. 이 약은 뇌 속 세로토닌 농도뿐 아니라 노르에피네프린(norepinephrine)과 도파민(dopamine)도 증가시킨다. 이 약이 2010년 심혈관 위해성 때문에 시장에서 퇴출된 것은 전혀 놀라운 일이 아니었다. 2007년 우리는 덴마크 의약청에 이 약의 미발표 임상연구보고서 열람을 요청했는데, 1년 후 허가를 받았다. 그러나 제조사 애보트의 변호사가 덴마크 보건부에 항의해서 열람 허가를 다시 1년간 보류시켰다. 정보공개법을 이용해서 우리는 제약회사에 포섭된 심장학자 크리스티안 토르프-페데르센(Christian Torp-Pedersen)이 애보트가 보건부에 보낸 공문에 서명한 사실을 알아냈다. 틀림없이 신뢰도를 높이는 효과가 있었을 것이다. 우리는 그 심장학자가 자신의 환자들과 시부트라민의 심혈관 위해성을, 제약회사의 건재보다 중히 여겨야 하는 게 아닐까 생각했다.

도대체 무엇 때문에 그런 약들이, 그런 역사에도 불구하고 계속 허가를 받는 것일까? 그리고 어째서, 펜플루라민과 구조적으로 관련 있고 유해반응도 유사한 벤플루오렉스(benfluorex, 메디에이터(Mediator), 세르비에)는 2009년까지 판매됐던 것일까? 폰디민은 1997년에 퇴출됐는데 말이다. 태양 아래 새로운 것은 없었다. 전문가 자문위원들은 이익상충이 있었으며, 그에 더하여 제약회사들과의 '제도화된 협력', 즉 '대대적으로 선전되고 칭송받는 산학(産學) 동반자 관계'가 있었다.[39,40] 규제당국과 제약회사들 사이의 불건전한 관계도 드러났으며, 프랑스 회사인 세르비에가 과도하게 큰 정치적 영향력을 가졌다는 의혹도 일었다. 이 스캔들로 프랑스 규제 기관의 최고책임자가 사임했다.

체중감량제는 환자들이 선호하지 않아서 돈 안 되는 약이다. 그래서 임상시험에서 의사는 환자들을 계속 붙잡아 두면 금전적 인센티브를 받는다. 하지만 현실에서는 상황이 크게 다르다. 한 연구에서 시부트라민 또는 오를리스타트(지방 흡수를 억제하는 약)를 계속 복용한 환자는 1년 후 10 퍼센트 미만으로 급감했고, 2년 후에는 2퍼센트 미만이었다.[41]

최근의 결정을 보면, 의약품 규제당국들이 역사로부터 교훈을 얻으려 하지 않는다는 것을 더욱 분명히 알 수 있다. 2012년 FDA 직원들은 2종의 새로운 체중감량제 벨빅(Belviq, 로카세린(lorcaserin), 아레나제약(Arena Pharmaceuticals))과 큐시미아(Qsymia, 펜터민(phentermine)+토피라메이트(topiramate), 비버스(Vivus))를 허가한 이유를 설명했다.[42] 로카세린은 세로토닌 농도를 높였고, 쥐 실험에서 다발종양(multiple tumours)과 심장판막 질환 발생률을 증가시켰으며, 환자들의 심장판막 질환 발생률도 16퍼센트 증가시켰다. 토피라메이트는 임신 중에 복용하면 태아의 구순구개열(orofacial cleft, 입술입천장갈림증) 발생 위험을 증가시킬 수 있다. 이 문제를 FDA는 효과 없을 게 뻔한 '가짜 해법'으로 해결했다. 여성 환자에게 임신을 피하도록 권고할 것. 두 가지 약 모두 정신과적 장애와 여타 중대한 유해반응을 유발할 수 있다. FDA는 이 약들의 장기적 심혈관 안전성을 철저히 평가할 것을 요구했는데, 물론 FDA는 그런 요구를 강제하지 않았고 그럴 수도 없었다. 그저 또 하나의 '가짜 해법'이었을 뿐이다. 우리는 분명 또 다른 체중감량제 스캔들을 마주하게 될 것이다.

비만 전문가들은 줄곧 체중감량제를 옹호하면서, 체중 감량 효과가 크지 않더라도 많은 인구가 사용하면 목숨을 잃는 경우보다 구하는 경우가 많아서 약으로 인한 사망 위험 증가를 상쇄한다고 주장했다. 빈약한 주장이다. 첫째, 사실로 입증된 적이 없다. 둘째, 사실이라 하더라도 약 때문에 끔찍한 고통을 겪으며 서서히 죽어가는 것과 인구 수준에서의 이점 사이에 큰 차이가 있다. 건강하지 못한 생활방식을 갖는다면 일찍 죽을 수 있다는 건 피할 수 없는 현실이다. 우리 모두가 아는 사실이다. 비만으로 인해 죽는 사람들의 수를 줄이고 싶다면, 다른 무엇보다 식품 산업과 씨름을 해봐야 한다. 사람들에게 약을 주는 건 매우 위험한 '가짜 해법'이다. 2008년 펜플루라민 사용자 5,743명에 대한 연구에서 경증 대동맥역류 또는 중등도 및 중증의 승모판막역류가 여성의 20퍼센트, 남성의 12퍼센트에서 나타났으며, 위험은 복용 개월 수에 따라 현저히 증가했다. 약인성 판막 질환 환자 200명 중 1명꼴로 판막 수술을 받았다.[43] 그런데도 FDA는 유사한 약 하나를 또 허가했다.

12장

오만 가지 병을 고치는
신기한 약

2004년에 일어난 몇 가지 사건은, 여전히 제약회사들이 존경받을 만한 사업을 한다고 믿고 있던 사람들에게 경종을 울렸다. 스캔들이 터지기 전, 미국의 거대 제약회사 두 곳에 대한 평판은 서로 상당히 달랐다. 도덕성 면에서 화이자는 최악으로 여겨졌던 반면, 머크는(13장 참고) 가장 윤리적인 기업으로 알려져 있었다. 2004년 이후에는 그 차이를 말하기 어렵게 됐다. 2004년의 포화는 글락소스미스클라인에도 쏟아졌다(16장 참고).

2004년 화이자는 중범죄 2건에 대해 유죄를 인정하고 4억 3000만 달러의 배상금을 냈다. 간질약 뉴론틴(Neurontin, 가바펜틴(gabapentin))을 허가 외 용도로 부정 판촉한 혐의에 대해 합의한 것이다.[1] 회사의 내부고발자에게 2700만 달러가 돌아갔다. 가바펜틴의 매출액이 2003년 한 해에만 27억 달러였던 점을 고려하면 벌금은 너무 적었다. 매출의 90퍼센트 정도가 허가 외 용도 판매이므로,[1-3] 이 정도 벌금으로는 억제 효과를 기대할 수 없다.

나중에 화이자가 사들인 워너램버트(Warner-Lambert)는 의사들에게 돈을 주고 환자 진료 중에 영업사원이 같이 있도록 했다. 그래서 영업사원이 직접 환자에게 양극성 장애(bipolar disorder, 조울증), 통증, 편두통, 주의력결핍장애, 하지불안증후군, 약물 및 알코올 금단 증상 등 오만가지 병에 뉴론틴을 권할 수 있게 했다.[1,2] 그러나 이 약은 '치료 저항성 간질(treatment-resistant epilepsy)'에 대해서만 허가를 받았다.[2,4,5] 의약품 색인 드러그덱스(Drugdex)에는 뉴론틴의 허가 외 용도가 48가지나 나열되어 있으며, 메디케이드에서는 이 목록에 포함되는 용도로 뉴론틴이 처방되면 약값의 보험급여를 지급해야 했다.[4] 드러그덱스를 소유한 회사는 '의학 교육' 서비스도 판매한다. 혼자 다 해먹는 업체라 하겠다.

의사의 진료실에 영업사원을 심는 관행은 마치 의사가 의대생을 가르치는 것처럼 완곡하게 '프리셉터십(preceptorship, 프리셉터는 병원에서 의대 학생들을 가르치는 의사를 말함 옮긴이)'이라고 부르는데,[4] 환자에게 해를 준다는 점에서 포식자라는 의미의 '프레데터십(predatorship)'이라고 부르는 게 더 적절할 것 같다.[5] 영업사원이 의대생이 아니란 걸 모든 환자가 알아차리지는 못하는데, 심지어 유방암 검사를 할 때도 그렇다.[6] 한 제약회사 임원은 영업사원에게 다음과 같이 말했다.

"푸짐한 식사 대접, 의학연수교육 초대, 의약품 자문 제공, 다 중요해요. 하지만 1 대 1 상담을 잊으면 안 됩니다. 바로 그게 우리가 할 일이거든요. 손을 잡고 귀에다 속삭이는 겁니다. 통증엔 뉴론틴, 단일요법엔 뉴론틴, 양극성 장애엔 뉴론틴, 모든 병에 뉴론틴!… 안전성 어쩌고 하는 헛소리는 집어 치우세요."[7]

불법 판촉의 상당 부분이 의사들을 교육하는 학회에서 이루어졌다. 내부고발을 한 어느 의사는 과학적 증거를 왜곡하는 훈련을 받았다고 증언했으며,[5] 또 일부 뉴론틴 관련 학회에서 제약회사는 강사들뿐 아니라 청중들에게도 돈을 주었고, 하와이나 플로리다 또는 1996년 애틀랜타 올림픽으로 호화 여행을 보내주기도 했다.[1]

의사들을 타락시키는 것은 매우 쉬웠다. 미국 북동부에서 유력한 연설가로 알려진 영향력 있는 지도자 40명에는 현직 또는 차기 학과장, 부학과장, 대학 임상 프로그램 또는 분과 임원 26명이 포함되어 있는데, 적어도 35명이 제약회사가 후원하는 활동에 참여했으며, 14명은 10,250~158,250달러를 사례비나 연구비로 할당받거나 직접 요청했다.[6] 한 의사는 학회에서 뉴론틴을 선전한 대가로 30만 8000달러나 받았다.[6]

강사들은 제약회사의 최신 판촉 전략을 숙지했고,[6] 워너램버트는 뉴론틴을 많이 처방한 의사를 추적해 강사나 자문가로 고용하거나 임상 연구에 환자를 모집해준 대가를 지불했다. 또 의사들은 뉴론틴이 허가 외 용도에 효과가 있다고 주장하는 대필 논문에 이름을 빌려주는 것으로 돈을 받기도 했다.[4,6] 한 교수는 간질에 대한 책을 쓰는 데 30만 달러가 넘는 돈을 요구해서 받았다.[5,8] 소송 중에 나온 제약회사 내부 문서에 있던 말이 정말 맞다.

"의학 교육이 의약품 시장의 원동력이다!"[7]

다른 내부 문서에는 제약회사가 증거를 어느 정도까지 왜곡하려 했는지가 나와 있었다.[6,9] 불법 마케팅과 관련해서 제약회사는 연구 발표 전략을 수립했다.

"결과는, 긍정적이면… 발표될 것이다."

"224 연구의 불리할 만한 부분들은 발표를 가급적 연기함으로써 공개를 제한할 수 있다고 본다."

이외에도 선택적 통계 분석, 우연히 긍정적 효과를 보인 평가변수의 선택적 보고, 분석 대상의 부당한 제외 또는 포함, 원하는 결과가 나온 연구의 중복 발표, 화이자 연구 결과의 특별 인용, 부정적 결과를 긍정적으로 보이게 만드는 조작이 이루어졌다. 편향은 설계 단계에서부터 이미 시작됐다. 예를 들면 고용량을 써서 눈가림(이중맹검)이 되지 않게 하여 주관적인 평가변수 보고가 편향되게 만들었다. 화이자는 심지어 유해반응 때문에 눈가림이 되지 않으면 연구의 가치가 훼손되는 결과를 초래한다는 것을 인식하고 있었다. 증거 조작의 최종 단계는 유령저자들로 완성된다.

"'편집권'을 확보해야 한다."

"의학 저술 대행사를 이용해서 레클리스(Reckless) 박사에게 보여줄 논문을 준비하고 있다. 그가 스스로 논문을 작성하도록 하지는 않을 것이다 (이름이 정말로 'Reckless'였다)."(reckless는 '신중하지 못한', '무모한' 등을 의미함옮긴이)

"발표할 내용을 글로벌 마케팅 작업에 맞추어 확실히 조정하기를 앨리슨이 바란다는 걸 알고 있다."

한 의학저술가는 화이자에 이렇게 질문했다.

"그래프에 나타난 것보다 좋아 보이게 하려면 어떻게 해야 할까요?"[10]

미국 코크란센터 원장 케이 디커신(Kay Dickersin)은 이 모든 걸 밝혀낸 뒤, 자신이 느낀 바를 이렇게 요약했다.

"생의학계에 대한 완전한 기만이며, 매우 부도덕하다. 과학 발전을 저해하고, 공공 자원을 낭비하며, 공중보건을 위협하는 일이다.… 내가 체계적 고찰을 실시한 모든 임상연구보고서에서… 모든 긍정적인 관찰 결과는 선택적 분석에서 나온 것이었다."[9]

화이자는 코크란 연구자들의 미발표 데이터 열람 요청에 어떻게 맞서야 할지 확신할 수 없었다.[9] 과거의 사례에서 화이자의 딜레마를 알 수 있다. 6장에서 설명한 바와 같이, 화이자는 1999년에 평판이 나빠졌다. 당시 나와 아내는《미국의학협회저널》을 통해, 화이자가 자사의 항진균제 플루코나졸에 대한 일련의 임상시험을 어떻게 조작했는지 그리고 우리가 그런 조사를 하는 데 필요한 데이터의 제공을 어떻게 거절했는지를 설명했다.[11]《미국의학협회저널》의 부편집장이 응답을 촉구한 후에도 화이자는 간단하고 타당한 질문에조차 답하지 않았다. 이 이야기는《뉴욕타임스》에 1면 기사로 실렸다. 그 후 얼마 지나지 않아 코크란연합의 설립자 이언 차머스는, 영국 화이자 임원의 방문을 받고 코크란 라이브러리 검색이 얼마나 쉬운지를 보여주었다고 내게 말했다. '화이자'라는 검색어를 넣었더니 우리가 쓴 플루코나졸에 대한 코크란 체계적 고찰의 논의 (Discussion) 부분이 아래와 같이 바로 나왔다고 했다.[12]

> 우리는 임상시험과 관련 있는 추가 정보와 내용 확인을 요청했는데, 응답을 얻는 데 예상치 못한 어려움을 경험했다.… 연구자들과 플루코나졸의 제조사인 화이자로부터, 가장 관련성 높은 문제들에 대해 그 어떤 정보도 얻을 수 없었다. 왜 경구용 암포테리신 B를 사용했는지, 왜 이 약에 대한 결과를 효과 없는 다른 약의 결과와 함께 묶었는지,… 그리고 서로 다른 임상시험 보고서 사이에 중첩되는 부분이 있는지.

우리의 논문과 언론의 주목이 화이자에 생각할 거리를 준 것 같았다. 2년 후 화이자의 연구 담당 부사장은 코크란에서 요청한 다른 자료에 참고문헌 목록을 제공하는 것으로 응답했다. 하지만 그 목록은 전혀 도움이 되지 않았다. 다만 내부의 숙의 과정은 흥미로웠다.[9]

"저는 외부에 미발표 데이터를 내보내고 싶지 않습니다.… 결정은 결국 당신이 내리셔야 합니다.… 위험 요소는 바로 코크란 체계적 고찰에 화이자가 정보 제공 요청을 거절했다고 언급되는 것입니다! 회사 이미지에 좋을 게 없습니다."

3년 후 코크란에서 화이자에 정보 요청에 대해 다시 상기시켰으나 헛수고였다. 코크란의 연구 프로토콜은 결국 진행이 중단됐고, 체계적 고찰은 완료되지 못했다. 또 다른 코크란 체계적 고찰과 관련하여 화이자는 이렇게 말했다.

"저희는 내부 데이터를 절대로 제공하지 않을 것입니다. 저희 모두가 합의한 사안입니다."

(제약회사의 최고경영진이 승인한) 불법 사기성 판촉 활동이 환자에게 해가 된다는 것은 명백한 사실이다.[2,6] 내부 메모를 보면, 제약회사에서 주최한 만찬에 참석해 뉴론틴의 허가 외 용도를 논의한 의사들의 뉴론틴 처방 횟수는 그렇지 않은 의사들보다 70퍼센트 더 많았다.[2] 게다가 화이자는 허가 받은 것보다 훨씬 많은 고용량으로 뉴론틴을 사용하도록 의사들을 압박했다. 위해가 커질수록 수입도 늘어나기 때문이다.

대조군도 없는 파종 임상시험인 STEPS 연구가 뉴론틴의 사용 용량과 시장 점유율을 높이기 위한 마케팅 목적으로 실시됐다. 각각 모집 환자 수가 겨우 평균 4명인 의사 772명이 이 연구에 참여했다.[13] 임상시험 경험이 거의 또는 전혀 없는 의사들이 모집됐고, 데이터는 지저분하기 짝이 없었다. 발표된 논문 두 편은 아무 의미도 없는 것이었다. 제약회사 영업사원이 진료실에 있으면서 어떤 환자를 등록할지 의사에게 제안하고, 데이터를 수집했다. 임상시험은 매우 비윤리적이었다. 환자들은 연구의 진짜 목적이 마케팅이라는 이야기를 듣지 못했고, 의사들은 사실 자신이 연구 대상이라는 것을 몰랐지만, 임상시험 참여가 판매에 미치는 영향에 대한 면밀한 감시가 이루어졌던 것이다.

허가 외 용도 판촉은 유익성이 보장되지 않은 상황에서 환자를 유해반응에 노출시킨다. 이 범죄 행위는 계속 증가했으며, 그 희생자 중에는 사망한 사람도 있었고, 심근경색이나 뇌졸중을 겪은 이들도 있었으며, 신경이 영구 손상되거나 실명한 경우도 있었다.[14] 2010년 법정에서 화이자의 RICO법 위반 사실이 밝혀져, 화이자는 손해배상금으로 1억 4200만 달러를 내야 했다.[15] 배심원단은 화이자가 10년에 걸쳐 공갈, 협박 음모에 연루되어 있었다는 것을 알아냈다. 화이자는 허가 외 용도 일부에서 뉴론틴의 효과가 위약보다 크지 않은 것으로 입증된 자체 연구 결과를 의사와 환자에게 알리지 않았다.

13장

머크는 환자의 죽음을 최우선으로 합니다

2004년 9월 30일 머크는 자사의 COX-2 억제제인 관절염 약 바이옥스(로페콕시브)를 시장에서 회수했다. 나는 당시 캐나다에 있었는데, 잠이 안 와서 텔레비전 채널을 이리저리 돌리다가 폭스TV의 뉴스를 통해 그 사실을 알았다. 약의 회수보다 나를 더 놀라게 한 건, 미국 관절염재단(Arthritis Foundation)의 이사장이 약 10분 동안 바이옥스를 더 이상 접할 수 없다는 게 환자들에게 얼마나 큰 손해인지를 애통해했다는 사실이다. 말하는 사람이 누군지 몰랐다면 머크의 최고경영자라고 추측했을 것이다. 온통 제약회사 입장이었다. 그것도 10분 동안이나. 내가 뉴스에 나올 땐 보통 30초쯤 나오는데 말이다.

이걸 보면 환자 단체가 거대 제약회사와 얼마나 한통속인지 알 수 있다. 관절염재단의 웹사이트에 가봤더니, 화이자의 로고가 첫 화면에 등장했다. 관절염재단의 선전과는 대조적으로, 법정에서 배심원단은 머크가 '악의적이고 억압적이고 경악스러운' 행위를 보였다고 언급하며 로페콕시브의 마케팅과 관련한 4건의 사기 혐의에 유죄라는 판결을 내렸다.[1]

애초부터 COX-2 억제제는 그 작용 기전 때문에 혈전증의 위험을 증가시킬 수밖에 없다는 것이 알려져 있었다. 1996년 머크의 과학자들은 심근경색 위험을 논의했으며,[2] 머크의 후원을 받은 연구자들이 바이옥스를 복용한 건강한 자원자들에게서 소변 중 프로스타시클린(prostacyclin) 대사물 농도가 절반 정도로 감소한다는 것을 발견했다.[3] 이는 바이옥스가 혈전증을 유발한다는 것을 입증하는 결과였다. 그러나 머크는 논문 저자들을 설득해서 그 부분을 다음과 같은 의미 없는 문장으로 고치도록 했다.

"COX-2는 프로스타시클린 체내 생합성에 어떤 역할을 할 수 있다."

1997년에는 머크의 과학자가, 임상시험에서 환자들의 아스피린 복용(심근경색의 위험을 감소시킴)을 허용하지 않았더라면 바이옥스 투여군에서 심근경색이 더 많이 일어나 '약을 죽였을 것'이라고 말하기도 했다.[4] 머크는 분명히 바이옥스가 얼마나 위험한지를 은폐했다. 머크의 고위 과학자는 심혈관계 문제가 생길 위험이 높은 사람들을 머크의 VIGOR(Vioxx Gastrointestinal Outcomes Research) 연구에서 제외시켜 바이옥스 투여군과 다른 비스테로이드항염증제 대조군 사이의 심장 합병증 차이가 '눈에 띄지 않도록' 하자고 제안했다.[5] FDA에 제출한 임상시험 중에는 심혈관 위험을 평가하도록 설계된 것이 한 건도 없었다.[3]

10장에서 언급한 대로, FDA 역시 이 약에 대해 심각하게 우려했다. FDA는 1999년 5월에 로페콕시브의 판매를 허가했는데,[4] 허가 신청 서류에 있는 당혹스러운 증거에도 불구하고 FDA는 이 약이 심혈관 위험을 증가시킨다는 '완전한 확신'이 없다고 말했다.[4,7]

이상하지 않은가? 의사가 환자에게 '이 약 때문에 당신이 죽을 거라고 완전히 확신할 수는 없어요. 그러니 이 약을 드세요.'라고 하면 어떨지 상상해 보라. FDA 자문위원회에 환자 대표가 있었다면 아마도 허가 신청을 거부하고 머크에 약을 보다 주의 깊게 시험하라고 요구했을 것이다. 이 약이 혈전증을 유발할 것이 분명하기 때문이다. 게다가 시장에는 이미 다른 비스테로이드항염증제가 많이 있어서 이 약이 필요한 상황도 아니었다.

COX-2 억제제 스캔들은 정말로 기념비적이다. 이 종류의 약은 소규모 단기 임상시험에 기초하여 허가됐는데, 이런 임상시험은 심혈관 위해성을 살피지 않은 것은 물론이고, 그런 유해반응을 보일 위험이 적은 환자들만 대상으로 했다. 현실에서는 거의 절반 정도의 관절염 환자들이 심장 질환도 함께 앓고 있는데 말이다.[8,9] 그러나 머크가 실시한 2건의 임상시험인 임상시험 090[10-12]과 VIGOR[13] 모두에서 로페콕시브가 심혈관 유해반응을 증가시킨다는 결과가 나왔다. 임상시험 090은 1999년에 종료됐는데, 2006년까지 발표되지 않았다.[12] 바이옥스가 회수되고 나서 2년 후, 부정적인 결과의 임상시험 발표가 판매에 악영향을 줄 수 없을 때가 되어서야 발표된 것이다.

눈길을 끄는 이름의 임상시험 VIGOR('활력'이라는 의미 옮긴이)는 2000년 《뉴잉글랜드의학저널》에 발표됐다.[13] 이 임상시험에서는 바이옥스를 나프록센과 비교했다. 1년이 지났을 무렵 제니퍼 라코벡(Jennifer Hrachovec)이라는 약사가 《뉴잉글랜드의학저널》의 편집자 제프리 드레이즌이 나온 라디오 쇼에 전화를 걸어, FDA 웹사이트에 나온 자료에는 《뉴잉글랜드의학저널》에 실린 것보다 심근경색 사례가 3건이 더 많으니 정정해 달라고 부탁했는데, 드레이즌은 대답을 얼버무렸다.[14] 그런데 이미 2달 전에 라코벡은 《뉴잉글랜드의학저널》에 정정 요청 편지를 보냈지만 거부됐는데, 공식적인 거부 사유는 '지면 부족'이었다. 환자의 안전성에 관련된 연구부정행위가 의심되는 상황에서 존경받는 학술지가 내세울 만한 거부 이유는 아니었다.

그 3건의 심근경색 사례가 임상시험 보고서에서 고의로 누락되지 않았더라면 VIGOR 임상시험은 굉장히 다른 결과를 보였을 것이다. 또한 바이옥스가 이미 심근경색 위험이 높은 환자들의 경우에만 위험을 증가시킨다는 주장이 실린 논문 역시 설 자리를 잃었을 것이다. 누락된 심근경색 사례는 모두 저위험군에서 발생한 것이었기 때문이다.[14]

또 다른 편집상의 실수도 있었다. 편집자들은 혈전증이 제대로 설명되고 논의됐는지 확실히 살피지 않았다. 논문에 소화기계 유해반응은 종합적인 표 두 개로 나와 있었지만, 혈전증은 표는 없이 본문 중에 몇 줄 언급된 게 다였다. 그리고 백분율로만 표현해 놓아서 실제 발생 건수를 계산할 수도 없었다. 유해반응 전체가 포함된 것이 아니었기 때문이다! 백분율에 근거해서 내가 계산을 해보니 바이옥스와 나프록센의 혈전증 유해반응은 32 대 17이었다. 하지만 실제로는 유해반응이 각각 15건, 3건이 더 발생했다.[15] 이게 다가 아니었다. FDA 심의관은 바이옥스군에서 심근경색으로 인한 사망 사례를 찾아냈는데 이것들이 다른 코드로 분류되어 있었다. 그리고 나프록센군에는 사망 사례 2건이 추가되어 있었다.[11] 즉 유해반응 사례의 분류가 바이옥스에 유리하게 되어 있었고, 발표된 보고서에서는 바이옥스군의 유해반응 사례가 더 많이 사라졌던 것이다. 내가 보기에는 명백한 사기 행위이다.

《뉴잉글랜드의학저널》의 편집자들은, 나프록센보다 바이옥스가 혈전증을 더 많이 유발한 이유는 바이옥스가 위해성이 있어서라기보다 나프록센이 혈전증을 덜 유발하기 때문이라고 머크가 주장하도록 허용했다. 이런 해석은 완전히 추측에 근거한 것일뿐더러 나중에 틀린 것으로 밝혀졌으며, 환자의 상태와도 상관이 없었다. 전반적으로 바이옥스에서 심각한 유해반응이 더 많았고, 나프록센이 더 나은 약이라는 것에 의심의 여지가 없었다.[11]

편집자들은 《뉴잉글랜드의학저널》에 제출된 데이터 저장 장치에 대한 디지털 증거 분석을 실시한 결과, 제출 이틀 전에 3건의 심근경색 사례가 삭제됐다는 사실을 알아내고 거기에 주목했다.[16] 편집자들은 또한 머크가 혈전증 사례에 대해서는 소화기계 유해반응 사례보다 이른, 임상시험이 종료되기 전의 마감 일자를 택했다는 것도 알아냈는데, 머크는 이 정보를 학술지에 알리지 않는 기만행위를 했다.[15]《뉴잉글랜드의학저널》은 머크와 임상시험을 수행한 연구자들을 비난했는데, 그런 명백한 결함이 있는 논문을 학술지에 실은 자신들의 잘못을 언급하는 것은 잊었다. 편집자들은 5년 동안 침묵을 지키다가 바이옥스가 회수되고《뉴잉글랜드의학저널》이 고소를 당할 위험에 처했을 때가 되어서야 '우려 표명'으로 대처했다.[16] 이 학술지는 영향력이 막강했으므로, 보다 일찍 조치를 취했더라면 환자 대신 바이옥스를 죽일 수 있었을 것이다. 그리고 재쇄 판매의 강력한 영향 역시 둔화됐을 것이다.[14]《뉴잉글랜드의학저널》은 이 논문 기사의 재쇄를 92만 9400부나 팔았다. 미국 의사 전체에 1명당 1부씩 돌아가고도 남는 숫자이다. 액수로는 69만 7000달러~83만 6000달러인데, 이 학술지는 수입을 공개하지 않았다. 그런데 소유주인 매사추세츠의학협회(Massachusetts Medical Society)에서 2005년 5월 31일에 끝난 당해 회계연도의 출판 수입을 총 8800만 달러로 발표했다.

2001년 독립 연구자들이 FDA 데이터를 이용하여, VIGOR 임상시험 (환자 수 8,076명)에서 바이옥스가 심각한 심혈관 유해반응 위험을 현저히 높인다는 것을 입증했다.[17] 2004년에는 독립 연구자들이 실시한 메타분석에서 이미 2000년 말에 바이옥스와 심근경색 위험 증가 사이에 뚜렷한 관련이 있었다는 게 드러났다.[6] 이 메타분석이 발표되자, 프랑스 의약청에서는 이를 자신들의 무능에 대한 고발로 해석될 수 있다고 여겼다.[18] 그리하여 자신들을 방어하기 위해 논문이 실린 학술지에 공문을 보냈는데, 아이러니하게도 그럼으로써 자신들의 무능을 보여주는 결과를 빚었다. 프랑스 의약청은, 2005년 이전에는 위험 증가의 증거가 없었으며, 나프록센보다 바이옥스가 혈전증을 더 많이 유발한 이유는 바이옥스가 위해성이 있어서라기보다 나프록센이 혈전증을 덜 유발하기 때문이라는 머크의 거짓 설명을 내밀었다. 모를 땐 입 다물고 있는 게 차라리 낫다. 프랑스 의약청을 제외한 (FDA를 포함한) 온 세상은 1999년부터 바이옥스가 혈전증을 유발할 수 있다는 걸 알고 있었다.[7,13,17]

2001년과 2002년에 실시된 다른 2건에 대한 메타분석에서는 위약과 비교했을 때 바이옥스가 심혈관 위험을 높인다는 결과가 나오지 않았다. 환자 수는 각각 28,465명, 5,435명이었다. 대상 환자 수가 매우 많았다는 점을 고려하면 굉장히 놀라운 결과지만, 모든 저자가 머크의 직원이거나 유급 자문가였다는 점에서는 놀라울 것이 없었다.[19,20] 독립 연구자들이 실시한 2건의 메타분석은《미국의학협회저널》과《랜싯》에 실린 반면, 머크가 실행한 메타분석은 전문 학술지인《순환(Circulation)》과《미국심장학저널(American Journal of Cardiology)》에 발표됐다는 사실은 시사하는 바가 있다.[19,20]《순환》은 미국심장협회(American Heart Association) 소유인데, 제약회사의 후원을 허용한다.[21] 10년이 넘는 기간 동안 이 협회는 10억 달러가 넘는 연구비를 후원받았다.[22] 미국인이 아닌 사람에게 이런 금액은 초현실적이다.《미국심장학저널》의 웹사이트에는 수많은 무료 의학연수교육(CME) 프로그램 광고가 있으며,《순환》과 마찬가지로 증보판 재쇄가 발행된다. 내가 처음 본 증보판의 논문에는 '감사의 글'에 "노보노르디스크로부터 발표 및 의학 저술 도움을 받음"이라고 되어 있었다.[23] 2012년인 지금조차도 '의학 저술 도움'이라는 소리가 들리는데, 이것은 사실 저자 목록에 있는 사람들이 논문을 쓴 게 아니라 유령저자가 대필했다는 의미이다.

2003년 머크가 대규모 파종 임상시험인 ADVANTAGE(Assessment of Differences between Vioxx and Naproxen To Ascertain Gastrointestinal Tolerability and Effectiveness) 임상시험을 발표하는 데 성공했다는 것이 회사 내부 문서[24]를 통해 드러났다. 이 임상시험은 600곳에서 환자 5,557명

을 대상으로 진행됐고, 명망 있는 학술지인《내과학연보》에 발표됐다.[25] VIGOR 임상시험과 마찬가지로 바이옥스를 나프록센과 비교했는데, 연구부정행위가 있었다.[26] 바이옥스군에서 심근경색 또는 돌연심장사 발생 사례가 8건이었던 데 반해, 나프록센군에서는 단 1건뿐이었다. 그러나 발표된 논문에는 바이옥스군의 사례 3건이 사라져 있었고, 그에 따라 결과 차이가 통계적으로 유의하지 않게 됐다. 이를테면, 머크의 과학자들이 한 여성 환자가 심근경색으로 사망했다고 판단하자 그들의 상관이 '우려를 일으키지 않도록' 그 판단을 기각해 버렸다. 사망 원인은 불명으로 바뀌었고, 머크가 FDA에 제출한 보고서에도 그렇게 기재됐다. 머크의 수석 과학자 에드워드 스콜닉(Edward Scolnick)은 이메일에서, FDA가 바이옥스에 불리한 조치를 취하면 자신이 개인적으로 FDA 고위 인사들을 압박하겠다고 언급했다.[26]

그 임상시험의 제1저자는, 연구 완료 후 머크에서 자신에게 논문 편집을 도와달라는 요청을 했다고 증언했다. 그러면서 머크는 보수를 지불했는데, 임상시험의 제1저자에게 편집에 대한 보수를 지불하는 건 매우 이례적인 일이다. 그리고 보고서는 이미 머크에서 작성을 해두었다. 머크의 한 직원은 "원고 준비에 도움을 준 것"에 대한 감사를 받았다.[25]

그런데 외부 평가변수 위원회가 있는 경우엔 비교약보다 바이옥스군에서 심근경색 보고가 4배 많았고, 외부 평가변수 위원회가 없는 임상시험에서는 바이옥스군의 심근경색 사례가 더 적었다는 사실이 바이옥스 연구에 대한 독립적인 메타분석을 통해 드러났다.[6] 이는 제약회사를 신뢰할 수 없다는 사실을 확실히 보여준다. 의약품 임상시험의 데이터 및 안전성 감시 위원회는 독립적이어야 한다. 머크의 자체 정책에도 그렇게 되어 있다. 그러나 VIGOR 임상시험의 감시 위원회 위원장은 임상시험 종료 2주 전에 머크와 2년간의 자문 계약을 맺는 보상을 받았고, 가족 명의로 7만 달러 가치의 머크 주식을 보유한 사실을 공개했다.[3] 2000년

VIGOR 임상시험이 발표되기 전, 수석 과학자 에드워드 스콜닉은 바이옥스가 혈전증을 유발한다는 것을 내부적으로 인정했다.

회사 내부 문서를 보면, 머크가 논문 작성에 객원저자와 유령저자를 이용한다는 것을 알 수 있다.[27] 의학 문헌이 어느 정도까지 결함이 있고 의사들을 얼마나 오도하는지 조사하기 위해, 나와 동료들은 바이옥스에 관한 논문 초록 397편을 살펴보았다.[28] 시작부터 바이옥스는 기존의 비스테로이드항염증제와 비교하여 양날의 검이 되리라는 예측이 있었다. 즉 소화관출혈은 감소시키지만 혈전증은 증가시킨다. 환자의 입장에서 보면 두 가지 모두 중요한 효과이며, 유사한 정도로 조사, 강조, 보고가 이루어져야 한다. 그러나 바이옥스가 회수되기 전에는 소화관출혈을 언급한 초록이 혈전증을 언급한 것보다 3.4배 많았다. 반면에 회수된 후에는 혈전증을 언급한 초록이 1.8배 많았다. 즉 바이옥스의 위해성은 너무 늦게, 이미 회수된 후에야 집중 조명을 받았다.

머크는 또 《오스트랄라시아골관절의학저널(*Australasian Journal of Bone and Joint Medicine*)》이라는 가짜 학술지를 간행하여 사람들을 오도했다. 이 의학지는 동료평가가 이루어지는 학술지인 것처럼 보였지만, 사실은 그저 마케팅 도구에 지나지 않았다.[29] 여기에 실린 논문 대부분은 바이옥스를 포함한 머크 제품에 유리한 데이터를 보여주었다. 후원사는 물론 밝히지 않았다.[29]

머크와 마찬가지로, FDA도 환자에 대한 자신들의 의무를 저버렸다. 바이옥스를 복용하는 수백만 명에게서 심근경색 발생률이 5배 증가한 것은, FDA가 보기에 공중보건 위급 상황이 아니었다.[7, 30, 31] 바이옥스 약품 설명서 수정 조치는 생명을 구조하기 위한 것이었는데, 완료하기까지 거의 2년이 걸렸다. FDA는 "우리는 양측이 모두 받아들일 수 있는 해결책을 찾기 위해 노력하고 있습니다."라고 했다.[7, 30] 그 2년 동안 사랑하는 가족을 잃고 비탄에 잠긴 유가족 수천 명이 이런 느려터진 의약품 규제 속도에 대해 뭐라고 하겠는가? 바이옥스 때문에 죽은 수만 명[4] 중 다수는 비스테로이드항염증제 치료를 받아서는 안 되는 환자들이었다. 파라세타몰(아세트아미노펜(acetaminophen))로도 동일한 효과를 얻을 수 있었고, 아예 치료를 받지 않아도 괜찮았을 것이다.

2001년 2월 FDA는 나프록센과의 비교에서 로페콕시브의 심근경색 유발이 5배인 것과 관련하여 머크와 함께 VIGOR 임상시험에 대해 논의했는데, FDA는 머크에 이런 결과를 의사들에게 알릴 것을 요청했다.[4, 32] 그러나 바로 다음 날 머크는 3,000명이 넘는 영업사원들에게 이렇게 지시했다.

"FDA 관절염 자문위원회… 또는 VIGOR 연구의… 결과에 대한 깊은 언급을 하지 말 것."

의사가 먼저 VIGOR에 대해 질문하면 영업사원은 그 연구에서 소화기계 효능이 입증됐다는 점을 강조한 후 "저는 그 연구에 대해 선생님과 논의할 수가 없습니다."라고 말해야 했다.

머크는 또한 영업사원들에게 로페콕시브로 인한 심혈관 질환 사망은 다른 비스테로이드항염증제의 8분의 1 수준이라는 설명이 있는 팸플릿을 나누어 주었다.[32] 이 팸플릿에는 단기 연구에 대한 오도성 분석이 나와 있을 뿐, 대규모 임상시험이었던 VIGOR의 데이터는 포함하고 있지 않다. 참고문헌 2개는 머크의 '내부 자료'이거나 간략한 연구 개요였다.[33]

진실은 완전히 부패하고 말았다. 2001년 5월 머크는 보도자료를 통해 "머크는 바이옥스의 심혈관 안전성을 거듭 확신한다."고 말했다.[4] 영업사원은 FDA에서 승인된 결과만 의사와 논의할 수 있었다. 그 승인된 결과란, "의사들이 머크의 제품을 처방해야 하는 확실한 근거"를 제공하는 연구를 의미했다. 머크 약의 안전성에 관한 의문을 제기하는 연구 논문을 배포하는 것은 '명백한 사규 위반'이었다.[32]

머크의 대변인 케네스 C. 프레이저(Kenneth C. Frazier)는 이 모든 문제에 대한 상원의원 헨리 A. 왁스먼(Henry A. Waxman)의 명확한 해석에 직면하자 거짓말을 했다.[32] 프레이저는 "저희 영업사원들은 바이옥스의 위험과 이점에 대해 균형 있는 설명을 하라는 지시를 받았습니다."라고 말했다. 또 (환자 수가 2만 8000명이 넘는) 무작위 배정 임상시험의 데이터에서 바이옥스로 인한 위험 증가가 보이지 않았다고 했다.[34] 하지만 왁스먼은 이미 2001년 FDA가 심각한 방법론적 한계가 있음을 밝혀낸 메타분석 결과를 머크에서 내세우는 것 자체가 어불성설이라고 맞받아쳤다.[35]

클리블랜드클리닉의 에릭 토폴(Eric Topol)은 바이옥스 회수 결정이 나오고 나서 3주 후에 《뉴잉글랜드의학저널》에 이 문제에 대해 썼는데,[4] 머크 직원 2명이 그에 맞서서 독자들에게 그릇된 정보를 전달했다.[36] 머크 직원들은 심혈관 위험의 증가는 치료를 시작하고 18개월이 지나서야 시작된다고 주장했다. 이 마케팅 속임수는 당시에 많은 사람들을 속여 넘겼는데, 임상약리학자들조차 이 주장을 믿었다. 나는 바이옥스를 처음 복용하는 순간 바로 혈전이 생성되어 혈전증이 생길 수 있다고 말해주었다. 머크의 이 오도성 주장은 대장선종에 대한 임상시험에서 나왔으며, 머크는 그 결과를 《뉴잉글랜드의학저널》에 발표하여 선전했다.[37] 왜 아니겠는가. 머크는 올바른 통계검정을 사용하지 않았으며, 약 복용을 중단하고 2주가 지난 후에 발생한 유해반응은 모두 제외했다. 일부 환자들이 혈전증 관련 유해반응을 보일 것으로 예측됐고, 실제로 유해반응이 나타났는데도 그렇게 했다.[38] 머크가 이 주장을 학술지에서 철회하게 되기까지 15개월이나 걸렸다.[39] 토폴은 유해반응이 조기에 눈에 띈다고 언급했다.[40] 그리고 FDA가 보유한 데이터와 비교해보니, 발표된 VIGOR 보고서의 바이옥스군에서 사망 2건, 심근경색 4건, 뇌졸중 3건이 누락된 반면, 대조약 나프록센군은 해당 유해반응의 전체 발생 수가 양쪽에서 동일했다고 설명했다. 머크의 사기가 점점 심해진 것 같다.

알츠하이머병에 대한 임상시험을 보아도 그렇다.[41] 2001년 4월 머크 내부 분석에 따르면 바이옥스는 전체 사망률을 3배로 크게 증가시켰는데, 이 분석 결과는 2년 후에야 FDA에 제출됐고 일반에는 공개되지 않았다. 머크는 바이옥스가 치명적이라는 것을 안 이후에도 2년 동안이나 더 임상시험에 환자를 계속 모집했다. 사망이 발생했는데도, 발표된 논문 두 편에는 바이옥스가 "내약성이 우수하다."고 언급되어 있었다. "내약성이 우수하다."는 해석의 가장 터무니없는 예일 것이다. 사망한 환자가 내약성에 대해 불평할 수는 없는 노릇이니까. 머크는 약 복용을 중단하고 2주가 지난 후에 발생한 사망 사례를 (유해반응으로 인한 것을 포함해) 모두 폐기했는데, 이는 2주 후의 사망 사례도 결과에 포함해야 한다고 언급한 자체 프로토콜을 위반한 행위였다.[42] 실제로, 혈전증 위험은 약 복용을 중단한 후에도 1년 동안 증가할 수 있다. 머크의 대변인들은 FDA와 의회를 대상으로, 머크가 바이옥스의 치명성을 언제, 어느 정도 알았는지에 대해 거짓말을 했다.

온통 거짓말투성이였다. 바이옥스 회수가 시작되고 나서 2개월 후, 스웨덴 머크의 학술부 책임자는 《스웨덴의학저널(Swedish Medical Journal)》에 공문을 보내 2005년에 실시된 선종(adenoma)에 대한 임상시험 이전에는 임상시험에서 위약과 비교하여 바이옥스의 위해성이 나타난 적이 없었다고 주장했다.[43]

바이옥스를 시장에서 회수한 그 해에 머크의 최고경영자는 기본 연봉에 더하여 3600만 달러를 상회하는 성과급을 받았다.[44] 최고경영자는 기소된 적도 없었다. 2012년 머크는 바이옥스 판촉 및 마케팅과 관련된 연방법 위반 혐의에 대해 유죄를 인정했고, 형사 벌금과 민사 배상금으로 거의 10억 달러를 내야 했다.[45] 2007년에는 48억 5000만 달러에 달하는 합의 내용을 발표했다.[46] 당시 이미 12억 달러 이상을 소송 비용으로 지출한 뒤였다.[47] 범죄 사실에는 바이옥스의 허가 외 용도 마케팅과 심혈관 안전성에 대한 허위 진술이 포함됐다. 바이옥스 연구 논문들의 초록을 조사하면서 우리는 852편의 초록에서 로페콕시브를 처방하려는 (관절염을 제외한) 질환들을 정리해 보았다. 거의 절반 정도의 초록이 로페콕시브 회수 이후, 즉 더 이상 이 약의 새로운 적응증에 주목할 상황이 아니게 된 후 발표된 것임에도 불구하고, 로페콕시브가 효과 있을 것으로 본 질환의 종류와 수가 놀라웠다. 무려 30가지나 됐다.[28] 마치 이 약이 조현병 (schizophrenia), 경화증, 8종의 암, 월경 전 여드름을 포함한 모든 병에 사용할 수 있는 (뉴론틴과 비슷한) 만병통치약 같았다(표 13.1 참고). 우리가 살펴본 건 단지 초록뿐인데도 그랬다. 논문 본문에는 더 많은 적응증이 제시되어 있을 가능성이 높다.

표 13.1 852편의 논문 초록에서 로페콕시브의 효과가 언급된 질환의 종류

신경 장애
지속 반두통
조현병
경화증
알츠하이머 치매
편두통
월경 전 편두통

외과
경요도 전립샘 절제술(TURP) 후 요도협착 예방
편도선수술의 예비 투약
자궁소파술의 예비 투약
탈장 수술
관상동맥우회술 후
일반적 이비인후과 수술의 예비 투약
가벼운 치과 수술(어금니 발치 등)
가벼운 정형외과 수술

암
교모세포종 치료
가족성폴립증의 결장직장선종 예방
악성 흑색종 및 육종의 치료

전립샘암의 치료

골암의 치료

유방암의 치료

폐암의 치료

기타

심근경색 후 급성관상동맥증후군 환자의 죽상동맥경화증 감소

선천성콩팥기원요붕증

월경통

자궁내막증

비세균성 전립샘염

혈우병성 관절증

월경전 여드름

관절성형술 후 이소성골화증 예방

바이옥스로 인한 혈전증 때문에 사망한 환자 수가 얼마나 될까? 결장 직장선종 임상시험에서 머크는 혈전증 관련 유해반응을 평가했는데, 그 결과 위약에 비해 로페콕시브군에서 심근경색, 돌연심장사, 뇌졸중이 처방 환자 100명당 1.5건이 더 많았다.[37] 8000만 명 이상이 로페콕시브 처방을 받았고,[4] 그런 유해반응의 10퍼센트 정도가 치명적인 것이었으니, 어림잡아 로페콕시브 때문에 죽은 사람이 12만 명 정도는 됐을 것이다. 환자들이 처방받은 기간은 평균 2.4년이었고, 실제 임상 진료에서는 많은 환자들이 더 짧은 기간 동안 처방받으므로 12만 명은 과대평가일지도 모른다. 그러나 약을 중단하고 2주 이내에 발생한 유해반응만 기록된 점, 환자 평균 연령이 59세에 불과하고 혈전증 발생 위험이 낮은 사람들이었다는 점 같은 과소평가를 유도할 만한 다른 요인들도 있다.[37] 이런 문제는 머크의 임상시험에서 일반적인 것이다. 머크는 혈전증 발생 위험이 매우 낮은 사람들만 임상시험에 포함시켰다. 예를 들면 테네시의 메디케어 프로그램을 통해 로페콕시브를 처방받은 환자들의 경우 심근경색이 발생할 기저 위험이 임상시험에 참여한 환자들의 8배에 달했다.[6] 또한 관절염 환자들은 보통 비스테로이드항염증제 치료를 수년간 받는다는 점까지

고려하면, 혈전증으로 인한 사망자 수가 12만 명이라는 내 계산은 현실성이 있다고 본다. 더구나 바이옥스로 인한 궤양 합병증 때문에도 수천 명이 사망했다.

2006년 미국에서 CNN 채널에 나오는 텔레비전 광고를 본 적이 있다. 광고는 "머크는 환자를 최우선으로 합니다."라고 말하는 진중한 목소리로 끝을 맺었다. 나는 이렇게 생각하지 않을 수 없었다.

'머크는 환자의 죽음을 최우선으로 합니다.'

14장

임상시험 조작과
신약 마케팅

제약회사가 스스로 판사와 배심원의 역할을 하리라 기대해서는 안 된다.
사기 행위의 위험이 실제로 존재한다.

—《프레스크리르 인터내셔널(*Prescrire International*)》(CLASS 연구와 관련하여)[1]

나중에 화이자에 인수된 파마시아(Pharmacia)는 2000년에 셀레콕시브
(쎄레브렉스)에 대한 대규모 임상시험인 CLASS 연구[2]를《미국의학협회저
널》에 발표했는데, 이 연구는 사기 행위였다. 모든 논문 저자는 파마시아
의 직원이거나 유급 자문가였으며, 미국 의대 8개교에서 저자들이 참여
했다.[3]

논문에 따르면 셀레콕시브는 2종의 비교약 디클로페낙(diclofenac)과
이부프로펜(ibuprofen)보다 위궤양을 적게 유발했으며, 임상시험 전문가
2명이 쓴 유리한 사설도《미국의학협회저널》에 실렸다.[4] 그런데 논설위
원 중 한 사람은 나중에 (FDA 자문위원회 위원이었던 까닭에) CLASS 연구가 하
나의 임상시험이 아니라 두 개의 임상시험을 하나처럼 보이게 뭉쳐 놓은

것이고《미국의학협회저널》에 발표된 것처럼 6개월 동안이 아니라 각각 12개월, 15개월 동안 실시된 것임을 알고 격노했다.

그 임상시험 2건의 프로토콜은 발표된 논문에 나타난 것과는 설계, 평가변수, 추적 관찰 기간, 분석 등이 뚜렷하게 달랐으며, 독립 연구자들이 프로토콜기반 분석을 실시하자 셀레콕시브의 이점이 사라져버렸다.[5]

제약회사 사람들은 자신들이 뭘 하는지 아주 잘 알고 있었다. 이메일에서 파마시아의 학술부 부책임자는 연구를 '단지 더 그럴싸해 보이게' 제시하는 방식을 "데이터 주무르기"라고 표현했다.[6] 다른 이메일에서 화이자의 학술부 책임자는 임원들이 공개적으로 연구 성과를 자축하는 것을 보고 그것을 "데이터 체리피킹(cherrypicking, 유리한 대상만 선택하는 행위 옮긴이)"이라고 했다. 내부 문서에는 회사가 달갑지 않은 결과를 어떻게 보여줄 것인가에 대한 계략이 나타나 있다.

"상당히 불리한 사례: 원하는 결과가 보이지 않는다면 임상시험 설계를 탓해야 한다.… 다른 평가변수도 성공적이지 않다면, 데이터를 어떻게 제시할 것인지 전략을 세워야 할 것이다."

부실한 결과를 '통계 오류'를 이용해 설명하는 내용의 슬라이드 자료도 있었다.

FDA 자문위원회는 전체 데이터를 바탕으로, 훨씬 싼 디클로페낙과 이부프로펜에 비해 셀레콕시브에 궤양 합병증을 감소시키는 이점이 없다는 결론을 내렸다. FDA의 통계 심의관은 6개월 동안의 데이터만 분석한 것에 대해 제약회사가 내세운 주장이 전혀 근거가 없는 이유를 설명했다.[7] 2005년의 위원회 회의 역시 명쾌했다. 참석자 32명 모두가 셀레콕시브, 로페콕시브, 발데콕시브가 심혈관 유해반응의 위험을 증가시킨다고 보았다.[8]

그러나 규제당국들은 계속 꾸물대며 이런 사실을 가볍게 여겼다. 예를 들어 덴마크 의약청은 FDA 회의가 있고 나서 1주 후에야 에토리콕시브(etoricoxib, 아르콕시아(Arcoxia), 머크 제품)의 제품 정보를 변경했다. 그래서 지금은 "임상 연구에 따르면 선택적 COX-2 억제제 계열의 약이 혈전색전증 발생 위험과 관련 있다고 할 수 있는 여지가 있음"이라고 되어 있다. 말도 안 되는 소리다! '관련 있다', '할 수 있다', '여지가 있다' 같은 말들은 규제당국이 자기네가 허가한 약의 위해성을 인정하는 것을 얼마나 힘들어하는지 보여줄 뿐이다. 이렇게 쓰는 편이 정직하다. '임상 연구에서 선택적 COX-2 억제제 계열의 약이 혈전색전증 발생을 증가시킨다는 것이 입증됐음.' '위험'이라는 말도 빼버린 것에 주목하기 바란다. 무작위 배정 임상시험에서 유해반응이 발생하는 것으로 나타났으면, 유해반응이 발생할 위험이 아니라 진짜 유해반응인 것이다. 유익성이 있을 가능성이라고 하지 않고, 그냥 유익성이라고 하듯이 위해성에 대해서도 그렇게 해야 한다. 규제당국과 제약회사들이 보고 싶은 것만 볼 때 쓰는 말과 모르는 척할 때 쓰는 말이 다른 것은 아주 일상화된 현상이다.

머크 덴마크 지사에서는 입에 솜을 물고 말하는 것 같은 이 애매모호한 발표를 환영했음이 틀림없다. 그들이 5일 후에 덴마크의 의사들에게 보낸 공문에는 "선택적 COX-2 억제제는 혈전색전증 발생 위험과 관련 있을 수 있습니다."라고 적혀 있었다. 맙소사. 머크는 불과 얼마 전 10만 명이 넘는 환자들을 바이옥스로 죽게 만들고도 입증된 인과관계를 인정하지 않은 채 그런 약이 혈전색전증 발생 "위험과 관련이 있을 수 있다."고 말했다. 단 다섯 개 단어로 인정하고 싶지 않은 사실의 중요성을 떨어뜨린 건 정말 대단한 능력이다.

2002년 화이자가 후원한 메타분석이 《영국의학저널》에 발표됐다.[9] 이 연구는, 코크란연합을 위해 훌륭한 작업을 많이 했던 노련한 통계학자라 할지라도, 제약회사와 협업하는 것이 얼마나 위험한지 보여준다. 그 연구 논문을 본 코크란연합의 동료들은 놀라움을 금치 못했다. 논문에서는 셀레콕시브가 심각한 소화기계 유해반응을 감소시킨다고 주장했으며, 그 초록에서는 상대적 이점만 언급하고 별로 효과가 대단치 않은 절대적 이점은 언급하지 않았다. 저자들은 당시 가장 규모가 컸던 CLASS 임상시험에서 6개월 동안의 오도성 데이터만 분석에 포함시켰다. 가장 이상한 건, 소화기계 유해반응은 여러 쪽에 걸쳐 그래프 여러 개와 함께 상세하게 설명했지만, 혈전증에 대한 데이터는 아예 없었다는 점이다. 그래서 이 분석은 완전히 무가치한 것이 되어 버렸다.

저자들은 (그들 중 한 사람은 화이자 소속이었는데) 분석 대상이 상부위장관 안전성 평가로 제한됐다고 설명하면서, 임상시험에서 혈전증에 대한 보고가 없었다는 핑계를 댔다. 참으로 구차한 핑계다. 혈전증 발생 수를 보고하지 않은 것은 무책임하다. 혈전증이 COX-2 억제제의 가장 중요한 위해성이기 때문이다. 더구나 임상의들은 모든 심각한 유해반응을 즉시 제약회사에 보고하도록 되어 있었으므로, 제약회사에서는 분명히 혈전증 관련 데이터를 가지고 있었을 것이다. 잊어버리고 싶었는지는 몰라도. 실제로 CLASS 임상시험에는 혈전증 발생이 보고되어 있으며, 심지어 6개월간의 오도성 데이터만 이용해도 셀레콕시브의 심각한 유해반응 발생률은 4.3퍼센트이고 나머지 2종의 약은 4.2퍼센트여서 셀레콕시브에 아무런 이점이 없었다.[2]

조작은 언제나 그렇듯 성과가 있었다. 논문이 실린 재쇄는 약 3만 부가 판매됐고, 발표된 지 2년 만에 CLASS 임상시험의 인용 횟수가 169회나 됐으며, 매출액은 단 1년 만에 26억 달러에서 31억 달러로 증가했다.[5] 《미국의학협회저널》에 실린 사기 논문은 다수의 메타분석을 통해 전파되면서, 제약회사에 수십억 달러의 가치가 되었을 것이 틀림없다.

첫 6개월간의 데이터만 보고하기로 한 결정은 임상시험이 진행되는 가운데 후속 조치로 내려졌다. 그러므로 제약회사는 이미 그 전에 전체 데이터를 보고하지 않는 편이 유리할 것임을 알고 있었을 것이다. 저자들은 비평에 대한 답변에서 자신들의 결정이 "임상시험 결과 분석이 완료되기 전에 이루어졌다."고 했다.[10] 이 설명은 어딘가 수상쩍다. 파마시아/화이자가 이 결정을 더 일찍, 임상시험이 실시되던 중에 내렸다면 이를 공개했을 게 분명하다(답변에서 '우리'라고 했지만, 메타분석의 저자 나머지 2명은 임상시험에 참여하지 않았다.). 그리고 만약 그 결정을 데이터를 들여다보지 않고 내렸다면, 역시 이를 공개했을 것이다. 그러면 신뢰성을 높일 수 있었을 것이므로. CLASS 임상시험에서 또 다른 문제는, 환자가 유해반응 때문에 임상시험을 그만두는 경우 투약을 중단하고 48시간 이내에 발생한 유해반응만 기록했다는 것이다. 임상시험을 이렇게 엉터리로 진행한 덕분에 제약회사는 셀렉콕시브로 인한 심근경색 사례와 여타 혈전증 사례를 누락시킬 수 있었을 것이다.

거짓말은 계속 이어졌다. 파마시아의 임상 연구 담당 부사장은 2002년 미국에서, 분석과 평가변수는 사전에 명시된 것이고 CLASS 연구는 단일군 임상시험이라고 주장했다.[11] 독립 연구자들은 이 주장에 강력히 반발했다. 또한 독립 연구자들은 파마시아의 CLASS에 대한 후속 연구인 SUCCESS-1에서도 파마시아가 각기 다른 대조약을 사용한 서로 다른 프로토콜에서 나온 결과를 취합했다는 것에 주목했다.[12] 파마시아의 발언은 FDA 통계 심의관도 반박했다. 심의관은 파마시아가 사전에 지정되지 않은 34개 이상의 부집단 분석을 함으로써, 1차 평가변수가 통계적으로 유의한 차이를 보일 경우에만 부집단 분석을 실시한다고 한 임상시험 프로토콜을 위반했다는 점을 지적했다.[7, 13] 바이옥스의 경우와 마찬가지로, 혈전증의 위험을 발견하지 못했다고 주장하는 임상시험들이《미국심장학저널》같은 심장학 학술지에 실렸다.[14]

2009년까지도 화이자는 자사의 약과 관련된 문제를 부인하며 얼렁뚱땅 넘어가려고 했다. 그들은 일반의들이 참여하는, 셀레콕시브와 다른 비스테로이드항염증제를 비교하는 임상시험을 후원했는데, 연구자 회의 초대장에 후원 사실을 드러내지 않았다. 거기엔 던디 대학교(University of

Dundee)에서 임상시험을 후원한다고 적혀 있었다.[15] 이 임상시험에는 무작위 배정 전 2주간 모든 환자들이 셀레콕시브를 복용하는 준비 단계가 있었는데, 그래서 이 약에 내약성이 없는 환자들은 무작위 배정에서 빠지게 되어 임상시험이 무의미해지는 결과를 초래했다. 참여 환자에게 제공된 정보에는 셀레콕시브가 심장병과 뇌졸중을 증가시킨다는 확실한 증거가 없다고 되어 있었다. 연구윤리위원회는 이 거짓말을 이유로 임상시험을 승인하지 않았어야 했다. 나는 2005년 2월에 나온 제품요약서를 가지고 있는데, 여기에는 심혈관 문제가 언급되어 있다. 그리고 화이자가 의사들에게 보낸, 이 약이 심혈관 문제를 유발한다는 것을 인정한 공문도 있다. 이 공문에는 셀레콕시브를 허혈성 심장 질환이 있는 환자들과 뇌혈관 질환이 있는 환자들에게 사용해서는 안 된다고 되어 있다.

게다가 2005년 미국 국립암연구소(National Cancer Institute)가 셀레콕시브의 결장직장선종 예방에 대한 임상시험을 《뉴잉글랜드의학저널》에 발표했는데, 이 임상시험은 안전성에 문제가 있어 조기에 종료됐다. 셀레콕시브가 심혈관 유해반응을 크게 증가시켰기 때문이다.[16] 그리고 2006년에 FDA 데이터를 이용해 메타분석을 실시한 독립 연구자들은 셀레콕시브가 위약에 비해 심근경색 발생 횟수가 두 배나 된다는 것을 입증했다.[17] 연구자들은 화이자에 연락해서 화이자가 실시한 임상시험의 상세 정보를 요청했으나 화이자는 아무것도 제공하지 않았다.

이를 보면 임상시험 진행의 책임을 제약회사에 맡겨서는 안 된다는 것을 알 수 있다. 우리는 제약회사들이 기만과 거짓말로 너무나 쉽게 면책하도록 용납하고 있다. 2004년 머크가 바이옥스를 회수할 때, 화이자는 기회를 놓치지 않았다. 바로 다음 날 화이자는 덴마크의 의사들에게 보낸 공문에서, 전 세계 5000만 명 이상이 셀레콕시브를 복용 중이고, 자신들이 환자 40만 명을(이렇게 되어 있었는데, 내가 보기에 4만 명을 잘못 쓴 것 같다.) 대상으로 한 임상시험을 재검토해 보았더니 셀레콕시브가 심혈관계 부작용 발생 위험을 증가시킨다는 어떠한 근거도 나오지 않았다고 말했다. 이 앞뒤 없는 거짓 정보에 대한 벌금은 고작 2,000달러였다.[18]

5000만 명이라… 그렇다면 혈전증으로 사망한 사람이 몇 명이라는 소리인가? 로페콕시브와 같은 계산법을 적용해보면(281~282쪽 참고), 7만 5000명이 사망했다는 결과가 나온다. 여기에 더하여, 셀레콕시브로 인한 궤양 합병증 때문에 죽은 사람도 수천 명이나 된다. 그리고 이것은 2004년까지의 수치일 뿐이다. 이 약은 아직도 판매되고 있다.

이는 바이옥스로 인한 예상 사망자 수와 비슷한 수준인데, 대체 왜 규제당국에서는 셀레콕시브와 그 비슷한 정도로 위험한 다른 비스테로이드항염증제를 퇴출시키지 않는 걸까? 그나마 덴마크 의약청에서는 대응을 했다. 바이옥스 회수 1개월 후, 셀레콕시브와 그 유사한 약들을 의료보험 비급여로 전환함으로써 많은 생명을 구했다. 2003년과 비교하여 2005년에는 셀레콕시브 사용이 10퍼센트 수준으로 급감했고, 2007년에는 4퍼센트가 됐다.

화이자는 계속해서 환자의 생명이 아니라 자사의 약을 보호했다. 비급여로 전환되기 4일 전, 화이자는 덴마크의 모든 의사들에게 공문을 보내, 이 결정이 의사들에게 딜레마를 안겼으며, 환자가 신약을 접할 수 없도록 하는 퇴행적 조치라고 불평했다. 이 공문에는 의사가 개별 환자에 대해 보험급여를 요청할 때 사용하는 양식이 첨부되어 있었다. 또 화이자는 의사들에게 행동 지침을 조언해 주는 용도로 별도의 전화 회선을 설치했다. 그리고《덴마크의학협회저널》에 노부인이 테이블 위에서 춤추는 사진과 함께 "긴 인생, 통증 없이 살아요."라는 문구가 적힌 광고를 실었다. 나는 내가 이 학술지에 발표한 논문에 이 광고를 복사해 넣고 "짧은 인생, 심근경색으로 죽지 말아요."라고 덧붙였다.[19]

의약품 회수 명령을 제외하면, 의료보험 급여 제외는 규제당국이 가진 가장 강력한 규제 수단이다. 그런데 이 결정을 내리는 위원회로, 화이자의 지령을 받은 전국의 의사들이 화이자의 공문과 매우 비슷한 항의 공문을 보내왔다. '제약 매춘'의 또 다른 예라고 하겠다.

　화이자는 자신들이 저지른 사기로 수많은 소송에 휘말리게 될까 봐 겁이 났고, 화이자의 변호사들은 《미국의학협회저널》을 포함한 여러 주요 학술지들을 괴롭혔다.[20, 21] 화이자가 셀레콕시브와 발데콕시브에는 기존의 비스테로이드항염증제에 있는 유해반응이 없다고 주장하며 마케팅을 벌인 것에 맞서 3,000건이 넘는 소송이 제기됐다.[20] 화이자는 이 2종의 약과 관련하여 《미국의학협회저널》에 제출된 논문들에 대한 편집상의 의사결정 과정, 게재를 거절 당한 원고, 동료평가서에 모두 접근할 권리를 주장하는 소환장을 신청했다. 이런 미공개 자료들이 화이자의 경악스러운 마케팅 행위에 아무런 도움도 되지 않을 것은 분명한 사실이었고, 판사는 화이자의 소환장을 기각하는 것으로 적절히 대처했다. 동료평가자들은 익명성을 보장받도록 되어 있으나, 화이자는 이들의 신원을 요구했다. 무슨 생각으로 그랬을까? 동료평가자를 고소하거나, 다른 방법으로, 예를 들면 상관을 통해서 괴롭히려 한 것일까?(19장 참고)

　습관적인 거짓말은 2012년에 새로운 국면으로 접어들었다. 투자자들이 변호사를 통해, 화이자가 셀레콕시브와 발데콕시브 개발에 관련된 문서들을 악의로 폐기하고, 중앙집중식 데이터베이스의 존재에 대해 허위 진술을 함으로써 처음의 부정행위를 더 심각하게 만들었다고 고발했다.[22] 화이자는 이 약들과 관련된 수백만 개의 파일이 들어 있는 전자 데이터베이스의 존재를 부정하고 "전자정보실은 원고 측 상상력의 산물"이라고 주장했다. 그러나 화이자의 임원들은 나중에 그런 장소가 존재한다는 것을 인정하고 전자 파일로 보관되어 있던 문서들을 넘겨주었다. 투자자 측 변호사들은 또한 화이자의 기술 부서가 "이 소송이 진행되고 있던 중에 정보 폐기 작업 2건"에 착수했다고 항의했다. 이에 대한 응답으로, 화이자 측 변호사는 다음과 같은 새로운 거짓말을 내놓았다.

"데이터베이스의 존재와 관련하여 화이자는 원고를 오도한 사실이 일체 없습니다."

마케팅은 유해하다

캐나다에서 실시된 연구에서는, COX-2 억제제가 기존의 비스테로이드항염증제보다 소화기계 유해반응이 적다고 주장하는 판촉 활동을 의사들에게 융단폭격하듯 펼친 것이 문제를 악화시킨 것으로 드러났다. (셀레콕시브와 로페콕시브를 포함한) 전체 비스테로이드항염증제의 판매가 증가하여 더 많은 환자들이 이 약들을 처방받으면서, 감소세이던 위장관출혈 환자 입원이 증가세로 돌아섰다.[23]

COX-2 억제제는, 연구 사기와 마케팅 사기가 환자에게는 매우 해롭고 제약회사에는 매우 이로우며, 대부분의 일류 학술지가 기만 행위에 지면을 할애해 준다는 것을 알려주는 가장 좋은 예이다. 2001년 콕시브 계열의 약에 대한 종설 한 편이 《뉴잉글랜드의학저널》에 실렸는데 심각한 오류로 가득했다.[24] 저자 2명은 바이옥스 및 셀레콕시브 제조사들과 금전적 관계가 있었으며, 그 논문은 제약회사들의 약 광고나 다름없었다. 심지어 FDA가 제조사에 금지한, 셀레콕시브의 존재하지 않는 장점을 언급하기도 했다.[25] 이 2종의 약이 가진 심각한 위해성은 몹시 비과학적인 방식으로 일축됐다. 《뉴잉글랜드의학저널》이 이 완전 오도성 논문의 재쇄본을 팔아 몇 백만 달러나 벌었는지 궁금하다. 같은 해에 이 두 약은 미국내 판매 순위 10위 안에 들었다.[25]

마케팅의 위력을 빼놓고는 신약의 인기를 이해하기가 어렵다. 신약을 복용하는 데 따르는 위험은 기존 약의 위험보다 크다. 약의 유해한 부작용이 알려지는 데는 시간이 걸리기 때문이다. 예를 들면 노바티스의 COX-2 억제제 루미라콕시브(lumiracoxib, 프렉시즈(Prexige))는 2006년에 유럽의약청의 허가를 받았는데, 사망을 포함한 심각한 간 관련 유해반응 때문에 1년 후 회수됐다. FDA에서는 허가를 받지도 못했다.

비스테로이드항염증제는 매우 위험한 약이다. COX-2 억제제가 나오기 전에도 비스테로이드항염증제는 엄청난 규모로 사망을 초래했다. 영국에서 매년 비스테로이드항염증제 복용자 중 3,700명이 위궤양 합병증으로 사망하는 것으로 추정되는데,[26] 이는 미국으로 치면 매년 2만 명 정도에 해당한다. 이에 맞춰 계산해본 결과, 1999년 미국에서 16,000명 이상이 비스테로이드항염증제에 의한 위궤양으로 사망한 것으로 추정됐다. 이것은 대략 에이즈로 죽은 사망자 수와 비슷하다.[27] 그래서 비스테로이드항염증제는 가장 치명적인 의약품 중 하나이다(의약품으로 인한 사망에 관해서는 21장 참고). 비극적인 사실은, 사망자 중 다수가 비스테로이드항염증제 없이도 잘 살 수 있었다는 것이다. 하지만 제약회사가 마케팅으로 의사들을 꾀어 실질적으로 거의 모든 종류의 통증에 비스테로이드항염증제를 사용하도록 했고, 타락한 류마티스병 학자들도 한몫 거들었다. 바이옥스와 셀레콕시브에 대한 기사를 쓰던 기자가 2000년 미국 류마티스 학회에 전화를 걸어 두 약의 제조사 중 어느 곳에서도 급료를 받지 않는 전문가와 이야기하고자 했으나, 돌아온 대답은 그런 사람이 없다는 것이었다.[27]

진실을 말하는 사람은 벌을 받게 된다(13장, 19장도 참고하라.). 2002년 독립적인 스페인 의학지에서 셀레콕시브와 로페콕시브의 소위 장점이라는 것이 과학 사기라고 말했다.[28] 머크는 이 잡지를 고소한 반면, 화이자는 그러지 않았는데, 아마도 뭔가 조치를 취하면 회사에 좋지 않은 결과가 닥칠 거라 판단한 듯하다. 머크는 법원의 판결을 와전했다. 머크는 법원이 스페인의 논문 기사가 정확한 것으로 판단했다고 했다. 법원이 의학

연구 발표 윤리에 대한 논쟁을 반영해서, 로페콕시브의 심혈관계 유해반응에 대한 오도성 정보를 담은 판촉 자료와 관련하여 FDA가 머크에 한 경고를 되풀이했다고도 했다.[29]

머크는 바이옥스를 회수하기 6개월 전에 다음과 같이 말했다.

"MSD(머크)는 연구 개발에 있어서 최고 수준의 과학적 정직성과 도덕성, 그리고 환자의 안녕을 지킬 것을 약속합니다. 저희는 학계의 지도자들과 오랜 동반자 관계를 맺어온 전통이 있습니다."[30]

대단하다. 어디 그런 도덕적인 동반자 관계를 좀 더 만들어 보라. 그러면 다른 온갖 인간들이 이득을 보는 동안 환자들은 죽어나갈 것이다.

헬스에인절스(Hells Angels, 미국의 모터사이클 폭주족 조직범죄단 옮긴이)도 이와 비슷한 홍보 문구를 고려해 봐야 할 것 같다.

'우리는 마약 밀매에 있어서 최고 수준의 정직성과 도덕성, 그리고 시민의 안녕을 지킬 것을 약속합니다. 우리는 경찰 지도자들과 오랜 동반자 관계를 맺어온 전통이 있습니다.'

15장

가난한 환자에게
싼 약 대신 비싼 약 먹이기

파종 임상시험은 의사들을 꾀어, 약효가 동일하거나 오히려 더 좋고 저렴한 기존 약 대신 값비싼 신약을 처방하게 만드는 데 이용된다(8장, 9장 참고). 그중 최악은 이미 기존 약으로 잘 치료되고 있는 환자들의 약을 바꾸도록 설계되어 있는 것들이다. 의사들은 약을 바꾸는 환자 수에 따라 돈을 받기 때문에 임상적 판단이 흐려진다.

노보노르디스크, 이왕이면 더 비싼 인슐린 팔아먹기

이러한 처방약 변경 마케팅은 전혀 연구 활동인 것처럼 가장하지 않고 이루어지기도 한다. 인슐린은 1980년대까지는 동물의 췌장에서 추출했다. 그러다 생합성 인간 인슐린이 동물 인슐린을 대체하기 시작했는데, 공급자에게는 중요한 의미가 있지만 임상적 이점은 없었다.[1] 이런 마케팅상의 문제를 극복하기 위해 최초의 전 세계적 인슐린 변경 마케팅이 시작됐다. 2006년 노보노르디스크는 의사보조사(Physician Assistant, PA)들과 약국 체인에 돈을 주고 당뇨 환자들이 자사의 값비싼 새로운 인슐린 제품으로 약을 바꾸게 만들었다. 노보노르디스크의 지역 관리자는 영업사원들에게 다음과 같은 지시 사항을 보냈다.[2]

> 우리 목표는 각 지역에서 매주 50건 이상입니다.… 이 목표를 달성하지 못하고 있다면, 그토록 좋은 관계를 유지해온 (의사) 선생님들이 여러분을 부당하게 대하는 것은 아닌지 자문해 보기 바랍니다. 여러분이 선생님들에게 제공하거나 지급한 견본, 오찬, 만찬, 행사, 프리셉터십(preceptorship)에 대한 부담감을 계속 느끼게 하십시오. 그래서 일을 성사시키세요!! 여러분은 할 수 있습니다!!

이런 행위는 불법이다. 연방 리베이트 금지법에서는 제약회사가 의사, 약사에게 특정 의약품 처방을 장려하거나 보답하기 위한 금전적 포상을 제공하지 못하게 금지하고 있다. 그러나 범죄 행위는 너무나 성공적이었다. 노보노르디스크의 인슐린 판매는 364퍼센트나 급증했다. 반면, 일라이릴리의 판매는 13퍼센트 증가에 그쳤다. 의료 전문가들은 환자들이 기존에 이용하던 인슐린을 보다 빠르게 작용하는 새로운 종류로 변경하면 위험할 수 있을뿐더러, 환자에게 제대로 된 정보를 제공하지 않으면 치명적일 수 있다고 경고했다. 하지만 언제나 제대로 된 정보가 제공되지 않았다. 환자들은 약국에 가서 신약을 받아들 때서야 처음으로 약이 바뀌었다는 것을 아는 경우도 있었다.[2]

인간 인슐린이 유전공학으로 제조된 몇 갑절 비싼 인슐린 유사물질로 대체됐을 때, 또 한 번의 인슐린 변경 마케팅이 시작됐다.[1] 2010년 제약회사 보고서에 따르면, 가장 성공한 인슐린 유사물질인 인슐린 글라진(insulin glargine) 덕분에 사노피아벤티스의 인슐린 판매는 약 51억 달러에 달했다. 노보노르디스크는 47억 달러, 일라이릴리는 31억 달러였던 것과 비교된다. 그러나 인슐린 유사물질은 제2형 당뇨병 환자 대부분에게는 별다른 이점이 없었다. 다만 고질적인 저혈당증을 겪는 경우만 예외였다.[1]

2012년《영국의학저널》에 실린 논문 한 편에, 노보노르디스크가 진실성이 의심스러운 일련의 '연구'에 거의 36만 명이나 되는 환자들을 모집했다는 내용이 있었다.[3] 대부분의 연구가 중진국이나 저소득국가들에서 실시됐다. 이 국가들의 환자는 더 비싼 인슐린을 구매할 여유가 없는데도 말이다. 인도에서 새로운 인슐린은 가장 싼 인간 인슐린보다 9배가 비쌌다. 연구 중 한 건에는 대조군도 없고 명확히 정의된 논점도 없었다. 그리고 결과는 도무지 믿기 어려웠다. 저혈당증 보고가 거의 한 건도 없었다. 분명한 것은, 새로운 인슐린에 대해 중요한 뭔가를 알고자 할 경우, 환자 수십만 명이 아니라 기존 인슐린을 투여하는 대조군이 필요하다는 사실이다. 노보노르디스크의 '결과' 중 일부는 발표됐으나, 긍정적인 평가변수에 선택적 분석이 이루어졌으며, 공동 저자와 집필 지원은 제약회사에서 제공했다.[1] 의사들은 리베이트로 볼 수 있는 돈을 받았다. 가장 빈곤한 환자들이 비용 부담을 지는 동안 다른 모든 이들이 이득을 보았다. 이런 예를 두고, 제약회사와 의사 간의 '윤리적 동반자 관계'라고 할 것인가? 지겨운 소리다.

아스트라제네카, 더 비싼 오메프라졸을 권하다

의사의 판단을 그르치는 돈의 힘을 가장 잘 보여주는 예는 아마도 입체이성질체(stereoisomer)일 것이다. 서로 거울상인 두 이성질체로 이루어진 약은 보통 둘 중 한쪽만 약리적 활성을 띠는데, 이 약의 특허가 만료되면 제약회사는 약리적 활성을 띠는 한쪽 이성질체에 대해 새로 특허를 받을 수 있다. 이런 수법을 에버그리닝(evergreening)이라고 하며, 그런 특허약을 '자기유사약(me-again drug)'이라고 한다. 특허법은 정말 희한한 것이, 이런 걸 허용한다. 제약회사에만 이익이 되고 사회적으로 이득이 없는데도.

양성자펌프억제제(proton-pump inhibitor)인 오메프라졸(omeprazole, 로섹(Losec)), 프릴로섹(Prilosec)은 위궤양과 관련 증상에 대한 치료제로 사용되는데, 1990년대 후반에 세계적인 베스트셀러 약이었다. 2001년 특허가 만료되자, 아스트라제네카는 약리적 활성을 지닌 한쪽 이성질체만 추출했다. 이 화합물의 고유 화학명은 에소메프라졸(esomeprazole, 넥시움(Nexium))이었다. 오메프라졸의 복제약이 오메프라졸보다 훨씬 싼 가격으로 출시 준비를 마친 상태였다. 합리적인 세상이라면, 그 후 모든 환자들이 값싼 오메프라졸 복제약으로 치료받았을 것이다. 하지만 세상은 그렇게 돌아가지 않았다. 아스트라제네카는 위법적인 방법으로 경쟁자들을 몰아냈다.[4] 시장에서 자기네가 차지한 유리한 입지를 남용하고, 오메프라졸이 처음 판매 허가를 받은 날짜에 대해 변리사, 특허청[국], 여러 나라의 법원에 거짓말을 하고, 캡슐제로 된 약을 정제로 바꾸고, 캡슐제에 대해 허가 철회를 신청함으로써 복제약 제조사들이 캡슐제를 판매하지 못하도록 했다.

아스트라제네카는 넥시움이 로섹보다 조금 더 낫다고 주장하는 오류투성이 임상시험을 실시했다. 아스트라제네카는 동일 용량을 비교하지 않고 넥시움 40밀리그램을 로섹 20밀리그램과 비교했다. 넥시움의 용량이 훨씬 많다.[5] 자신이 자신보다 낫다는 걸 '증명'한다는 게 얼마나 우스꽝스러운 일인가. 내가 맥주 1잔이 아니라 4잔을 마신다면, 내 정신 능력은 더 크게 떨어지겠지만, 이게 맥주가 맥주보다 독한 술이라는 의미는 아닌 것이다. 아스트라제네카는 그런 식의 임상시험 3건에 대한 메타분석을 실시하여, 저용량보다 고용량에서 4주 후 역류성 식도염(reflux oesophagitis) 회복이 더 많았음을 보였다.[5] 결과는 상대적 위험도 1.14로 표시됐는데, 유용한 정보가 아니다. 내가 메타분석을 다시 해보니 위험도 차이는 겨우 0.08이었다. 즉 환자 13명(=1/0.08)을 고용량으로 치료하면, 1명이 더 나은 효과를 본다. 그리고 비용은 약 30배가 더 비싸다.

30배라니! 의사에게 이런 약을 쓰도록 설득하기란 불가능한 것처럼 보이지만, 의사들은 제약회사로부터 받은 정보가 매우 가치 있다고 말하면서 거의 뭐든지, 얼마나 바보 같은 짓이든 상관없이, 기꺼이 한다(9장 참고). 아스트라제네카의 '상식에 대한 맹공'은 효과가 있었다. 일련의 고비용 마케팅 기법의 도움을 받았는데, 미국에서 단 1년간의 마케팅 비용이 5억 달러에 달했다.[6] '똑같은 약리적 활성 물질이 들어 있는 30배가 더 비싼 약을 팔기 위한 5억 달러.' 이 무슨 낭비인가?

아스트라제네카는 독일에서 파종 임상시험을 실시했는데, 전체 일반의의 4분의 1이 이 사기 행각에 동참해, 환자에게 넥시움 처방을 시작하고 반응 양상을 기록하면서 돈을 받았다.[7]

파종 임상시험은 2008년 독일의 의약품 예산을 10억 유로나 증가시켰다.[8] 제약회사들은 의사에게 처방 환자 1명당 1,000유로씩 지급했는데, 고지에 입각한 환자들의 동의는 없었고, 건강보험 회사들이 약값을 지불했다. 의사들에게 리베이트를 준 것처럼 보이지만, 개인 병원에서 일하는 의사들을 대상으로 하는 뇌물은 독일에서 합법이다.[9] 자영업 의사(개업의 또는 개원의, 전체 의사의 3분의 1 정도)가 제약회사로부터 1만 유로 이하를 현금으로, 또는 컴퓨터나 여타 장비, 심지어 휴가 여행 같은 선물로 받는 것은 비리 혐의를 받지 않는다. 독일 대법원은 2012년 제약회사가 개업의들에게 자사의 약을 처방하도록 돈을 준 것 역시 처벌 대상이 아니라는 판결을 내렸다. 제약회사 영업사원이 의사가 자사 제품을 처방할 때마다 5퍼센트의 리베이트를 현금으로 지급한 건에 대해 이런 판결이 나온 것이다. 제약회사의 공식 입장은 그 돈이 학술 세미나에서의 발표에 대한 보수라는 것인데, 그런 세미나는 열린 적도 없었다. 더욱 놀라운 것은, 독일의학협회(German Medical Association) 회장 프랑크 울리히 몽고메리(Frank Ulrich Montgomery)가 독립적인 전문 직업인으로서 기능할 의사의 권리가 보호되어야 한다는 법원의 시각을 공유했다는 점이다. 몽고메리는 언론이 이 사건을 다룬 방식이 의사들의 평판을 깎아내리려는 광범위한 막후 계략의 일환이라고 덧붙였다. 의사들의 평판을 깎는 데 있어 과연 언론이 의사들 스스로보다 더 잘못한 게 있는지, 나는 잘 모르겠다.

아스트라제네카는 덴마크에서도 '독창적'이었다. 로섹을 대형 병원에 약값의 1퍼센트만 받고 판 다음, 환자들이 병원을 나설 때 약값을 제값으로 지불하도록 하는 식이었다. 넥시움 판매 때에도 약값의 2퍼센트로 해서 동일한 수법을 써먹었다. 이런 속임수 때문에, 이제 병원들은 병원 밖에서나 인기 있을 법한 약을 똑같이 사용할 수밖에 없게 됐다.

2년 전 나는 한 회의에서 어느 위장병학 전문의와 궤양 치료제에 대해 논의한 일이 있다. 그 의사는 넥시움이 로섹보다 나은 약이므로 넥시움을 사용해야 한다고 굳게 믿고 있었다. 나는 도무지 이해가 되지 않았다. 내 동료들이 멍청한 걸까, 아니면 부패한 걸까? 다른 가능성은 모르겠다. 양성자펌프억제제로 치료 받는 사람 중 절반 정도는 적합한 적응증이 없으며,[10] 이 약들에 들어가는 비용은 2006년 전 세계적으로 100억 유로나 됐다. 환자가 이런 약을 중단하기란 어렵다. 이런 약은 호르몬 항상성(hormonal homeostasis)을 교란하므로 중화 작용을 하는 호르몬이 과도하게 생성된다. 따라서 복용을 갑자기 중단하면 심각한 위장장애 증상이 생길 수 있다.[11]

이런 반동현상(rebound phenomenon)은 많은 약에서 나타나는 문제인데, 이는 종종 복용량을 늘리거나 약을 평생 복용해야 한다는 의미로 잘못 해석되곤 한다. 복용 중인 약을 서서히 줄여 가거나, 아니면 속쓰림 같은 증상이 있을 때만 간헐적으로 약을 복용하는 편이 훨씬 낫다. 반동현상은 해피필(happy pill, 신경안정제) 대유행 사태의 원인이기도 하다(17장 참고).

화이자는 자기유사약의 가장 괴상한 예를 선보였다. 아리셉트(도네페질)는 수익성 좋은 알츠하이머병 시장에서 가장 잘 나가는 약으로 미국에서만도 연 매출이 20억 달러가 넘었다.[12] 특허 만료 4개월 전, FDA는 새로운 용량의 도네페질 23밀리그램을 허가했다. 그래서 이 새로운 용량은 3년 동안 더 특허 보호를 받게 됐다. 하지만 기존의 5밀리그램과 10밀리그램은 그렇지 않았다. 화이자는 소비자 대상 직접 광고를 했는데, 거기엔 거짓 정보가 포함되어 있었다. 사기 행위가 먹혀들었다.

사람들이 영리하게 20밀리그램이나 25밀리그램을 복용하여 돈을 절약하리라 기대할 수 있겠지만, 그렇지가 않았다. 그리고 FDA는 또다시 우리의 기대를 무참히 저버렸다. 원래 FDA의 의약품 심의관과 통계학자들은 허가 거부를 권고했다. 23밀리그램 용량에 임상적으로 의미 있는 이점이 없고, 특히 장기간 지속되는 구토를 포함한 유해반응이 크게 늘어났기 때문이다. 심의관들은 유해반응으로 폐렴, 위장관 대량 출혈, 식도 파열이 발생할 수 있고 사망에까지 이를 수 있다고 덧붙였다.[13] 이 주장은 FDA 신경학 분과 책임자인 러셀 카츠에게 강한 인상을 남기지 못했던지, 카츠는 자기 팀 과학자들의 의견을 기각했다.

험한 말을 좀 해야겠다. 도대체 뭐 이런 빌어먹을 경우가 다 있단 말인가? 우리는 거대 제약회사들이 사악하다는 것을 알고 있다.[14] 그렇지만 규제당국은 왜 그런가? 규제당국이 왜 악하고 기만적인 제약회사들의 편을 드는가 말이다.

16장

약효가 좋다는데
환자들은 사망한다

로시글리타존 이야기는 죽음과 탐욕 그리고 부패에 관한 것이다. 의사와
환자, 연구자와 임상시험 참여자, 논문 저자와 편집자 사이의 신뢰는, 근거가
만들어지는 기초 과정들이 그렇게 아무렇지도 않게 무시당하면 깨지고 만다.

—《랜싯》(사설 중에서)[1]

1999년 FDA는 혈전성 심장 유해반응이 위약이나 다른 비교약보다 더
많이 일어났는데도(상대적 위험도 1.8, 95퍼센트 신뢰구간 0.9~3.6) 로시글리타존
(상표명 아반디아)을 허가해 주었다.[2]

FDA 심의관이 투약 기간을 달리 적용하자 상대적 위험도(relative risk)
가 1.1로 떨어졌던 것이다. 그러나 약품설명서에 적힌 것처럼, 로시글리
타존은 LDL 콜레스테롤 수치를 19퍼센트 증가시켰다. 이를 보면 이 약이
심장에 왜 유해한지 이해할 수 있다. 콜레스테롤을 줄여주는 약 에제티미
브(ezetimibe)는 LDL 콜레스테롤을 15~18퍼센트 감소시키는 작용을 하
므로 심혈관계 이점이 있을 거라고 여겨져 2002년에 허가됐다. 즉 FDA

는 임상적 이득의 증거도 없이 LDL 콜레스테롤을 15~18퍼센트 감소시키는 것만으로 에제티미브를 허가해주었는가 하면, 비교약과 동일한 정도로 유해반응을 증가시키는 임상적 증거를 보고도 로시글리타존을 허가해주었다. 이 역시 규제당국이 공중보건을 수호하지 못하고 있다는 것을 보여주는 예이다.

유럽에서는 유럽의약청이 이 약의 허가를 거부했다가 전전긍긍하더니, 1년 후 아무런 새로운 증거도 없이 그냥 허가해주었다. 왜 그랬는지는 확실치 않은데, 유럽의약청 심의위원회에 있었던 실비오 가라티니(Silvio Garattini)의 말에 따르면, 제약회사가 돈 주고 포섭한 오피니언 리더들을 내세워 심의위원회 회의에서 유리한 발언을 하도록 했다.[3]

심의위원회의 한 위원은 당뇨 분야의 저명한 위원이 자신에게 접근해 그 '기적의 신약'을 어서 허가하라고 설득하려 했다고 《영국의학저널》에 말했다. 가라티니는 그 약이 필요치 않다는 입장이었다. 이미 그 약과 비슷비슷한 약이 너무 많았기 때문이다.[3] 가라티니는 판매 허가 후 요구되는 장기 임상시험은 제약회사에 매우 유리하다고 설명했다. 제약회사는 임상시험을 천천히 진행해서 약의 특허가 만료된 후에나 좋지 않은 결과가 나오도록 늑장을 부릴 이유가 차고 넘친다는 것이다. 더 좋은 계책은 후속 연구 요구를 그냥 무시하는 것이다. 그리고 사실상 FDA가 요청하는 시판 후 연구 가운데 3분의 1 정도밖에 실시되지 않는다.[3]

1999년 당시 명칭이 스미스클라인비첨(SmithKline Beecham)이었던 글락소스미스클라인은 로시글리타존이 피오글리타존(pioglitazone)보다 심장 유해반응을 더 많이 유발한다는 결과가 나온 임상시험을 완료했지만, 내부 이메일에 이런 말이 오갔다.

"이 데이터는 회사 외부의 그 누구에게도 알려져서는 안 된다."[3,4]

이 제약회사는 그 결과를 발표하지 않았고, 그 후 11년 동안이나 그것을 감추려고 애썼다.[4] 글락소스미스클라인의 대변인 메리 앤 라인(Mary

Anne Rhyne)은 그 연구 결과를 발표하지 않은 이유가 "중요한 새로운 정보가 없어서"라고 말했다.[4] 그러나 분명히 중요한 새로운 정보가 나온 연구였으며, 글락소스미스클라인에도 그랬던 것 같다. 글락소스미스클라인은 그 결과를 보고 더 이상 비교 연구를 진행하지 않기로 결정했다!

2004년 WHO는 글락소스미스클라인에 심장 유해반응과 관련해서 경고를 보냈고, 글락소스미스클라인이 메타분석을 수행한 결과에서 유해반응이 확인됐다. 이 분석 결과는 2006년 FDA와 유럽의약청에 제출됐다. 그러나 두 규제 기관 모두, 제약회사 임상시험 결과의 소유권을 이유로 그 결과를 일반에 공개하지 않았다.[3] 데이터와 결과의 소유권에 대한 이 괴상한 해석은 몹시 비윤리적일 뿐 아니라, 틀린 것이기도 하다. 유럽연합 설립의 기본 원칙에 위배되기 때문이다(11장 참고).[5] 그러나 우리가 규제당국이 그런 터무니없는 믿음을 가지고 환자의 생존보다 영리를 우선시하도록 허용하는 한, 《뉴잉글랜드의학저널》의 전 편집장 제롬 캐시러의 표현을 빌리자면, 규제당국은 제약회사들이 "누군가가 사실을 알아내기 전에 공격적인 마케팅을 펼쳐서 억만 달러를 벌기를 바라는" 행태를 용납할 것이다.[6] 로시글리타존은 글락소스미스클라인에서 두 번째로 많이 팔린 약으로, 한 해에 약 30억 달러의 매출을 올렸다. 글락소스미스클라인은 약의 위해성을 일반에 알릴 수 있었으나 그러지 않음으로써, 거리의 마약상이나 다름없이 굴었다.

2006년 글락소스미스클라인은 위해성을 확인하는 추가 임상시험 5건과 함께 갱신된 분석 결과를 FDA에 보냈다. 그러나 이번에도 여전히 FDA는 환자와 의사들에게 경고를 하지 않았다.[2] 하청업체에서 실시하긴 했지만, 위험이 증가하지 않는다는 결과가 나온 관찰연구를 글락소스미스클라인이 제출해서 FDA가 속아 넘어간 것일까? 그러나 글락소스미스클라인은 이 연구에서 로시글리타존을 피오글리타존과 비교했을 때 나온 결과는 FDA에 보고되지 않도록 세심한 주의를 기울였다. 피오글리타존과 비교했더니, 로시글리타존을 복용한 환자들의 심근경색으로 인한 입원이 더 많았던 것이다.[2] 글락소스미스클라인이 피오글리타존이 더 나은 약임을 이미 알고 있었다는 점에서, 나는 이 비교 결과를 보고에서 누락한 것은 연구부정행위라고 생각한다.

로시글라타존은 전 세계에서 가장 많이 팔린 당뇨 약이 됐다. 그러나 2007년 글락소스미스클라인은 아수라장의 한복판에 서게 됐다. 파록세틴 관련 사기 혐의(18장 참고)에 대한 법적 합의의 일환으로,[3,7] 글락소스미스클라인은 임상시험 결과를 웹사이트에 게시하라는 요구를 받았다. 그 결과, 독립 연구자 스티븐 니슨(Steven Nissen)과 캐시 월스키(Kathy Wolski)가 로시글리타존에 대해 자세히 살펴볼 수 있었는데, 2007년에 이들은 미발표 임상시험 27건을 포함한 임상시험 42건에 메타분석을 실시해 로시글리타존이 심근경색과 심혈관 질환 사망을 유발한다는 것을 입증했다.[5,8,9]

당뇨 약은 심혈관 사망률을 증가시켜서는 안 되고 낮추어야 한다. 그런데 이미 살펴본 대로 이 충격적인 뉴스가 글락소스미스클라인에는 뉴스가 아니었다.[10] 이 회사는 이미 8년 전부터 알고 있었던 사실이지만, 규제당국과 일반에 알리지 않았던 것이다. 3년 후 미국 상원의 재정위원회는 로시글리타존과 글락소스미스클라인에 대한 334쪽짜리 조사 보고서를 발표했다. 이 보고서에는 회사 내부 이메일과 문서들이 언급되어 있어서 거대 제약회사가 돌아가는 방식을 깊이 들여다볼 수 있는 드문 기회가 됐다.[9]

니슨과 월스키는 그 메타분석 논문을 2007년 5월 1일에 《뉴잉글랜드 의학저널》에 제출했다. 원고는 동료평가를 받기 위해 평가자에게 전달됐는데, 원고가 제출된 지 단 이틀 만에 한 평가자가 규칙을 어기고 글락소스미스클라인에 원고를 팩스로 보냈다.[9] 글락소스미스클라인은 그 원고가 기밀 문서임에도 불구하고 40명 넘는 과학자들과 고위 임원들에게 돌렸다.[11] 5월 8일 글락소스미스클라인의 연구 책임자는 내부적으로, 로시글리타존의 유해반응에 대해 FDA와 글락소스미스클라인은 《뉴잉글랜드의학저널》에 제출된 메타분석과 유사한 결론에 도달했다고 인정했다.[11] 그러나 다음 날 글락소스미스클라인은 자기들끼리 '핵심 메시지'라고 부르는 핵심 거짓말을 준비했다. "그 메타분석은 불충분한 근거에 기초한 것이며, 글락소스미스클라인은 그 결론에 절대로 동의할 수 없다." 고 했다.

그런데 5월 10일에 글락소스미스클라인의 과학자와 임원 4명이 스티븐 니슨에게 면담을 요청해서 만났다.[9] 글락소스미스클라인이 존 뷰즈(John Buse)를 협박한 전례가 있었으므로(19장 참고), 니슨은 몰래 면담을 녹음했다. 니슨의 메타분석 때문에, 글락소스미스클라인은 진행 중이던 RECORD 임상시험에서 수집된 데이터에 대한 이중맹검을 해제하기로 결정했는데, 이 임상시험은 유럽의약청이 2000년 로시글리타존을 허가하면서 심혈관계 안전성을 우려하려 시판 후 연구를 요구함으로써 이루어진 것이었다.[3] 글락소스미스클라인은 내부 이메일에서, 임상시험을 감독하는 독립 학술 운영 위원회(independent academic steering committee)가 중간 결과(interim result)를 발표하는 것에 동의하지 않으면 회사는 "결정이 나면 밀어붙여라."라는 방침을 따르기로 했다.[11] 글락소스미스클라인은 중간 분석을 발표해야 한다고 운영 위원회를 설득했다. 하지만 운영 위원회는 글락소스미스클라인이 이미 2주 전에 이중맹검을 해제했다는 걸 알지 못했다. 분명히 운영 위원회는 이중맹검을 해제하고 결과를 발표하기로 한 것이 자신들의 결정이라고 믿었을 것이다.

니슨과의 면담에서 한 임원은 "RECORD가 내일 완료되고, 위해율(hazard ratio)이 1.12라고 가정해 봅시다."라고 말했다.[9] 이 발언은 글락소스미스클라인이 임상시험의 이중맹검을 해제했다고 주장한 날로부터 4일 전, 그리고 운영 위원회에 이중맹검 해제를 승인해 달라고 요청한 날로부터 14일 전에 나왔는데, 나중에 실제로 발표된 위해율이 1.11로 거의 같았다.

글락소스미스클라인의 재정 지원을 받은 필립 홈 등(Philip Home *et al.*)은 자기들 말로 "계획에 없던 중간 분석"이라고 하는 것을 《뉴잉글랜드의학저널》 인터넷판에 발표했는데, 6월 14일 닌슨과 월스키가 같은 학술지에 메타분석을 발표한 날로부터 겨우 2주 뒤의 일이었다. 글락소스미스클라인은 환자 4,447명을 대상으로 4년 동안 실시한 대규모 임상시험을, 자사 제품의 존립을 위협하는 메타분석에 대해 듣고 나서 단 7주 만에 발표하는 데 성공한 것이다. 이와 대조적으로, 제약회사에서 원치 않는 결과를 발표하는 데에는 5년, 10년이 걸리기도 한다. 그나마도 발표를 한다면 말이지만. 제약회사들은 '약'이 응급한 상황에서는 확실히 발 빠른 대처가 가능하다.

《뉴잉글랜드의학저널》이 제약회사에서 진행 중인 임상시험의 계획에 없던 중간 분석을, 그렇게 빨리, 그 허술한 설계에도 불구하고(예를 들면 시험약에 대한 이중맹검도 이루어지지 않았는데) 발표해주기로 한 이유는 무엇일까? FDA 과학자 토머스 마시니악(Thomas Marciniak)은 이 임상시험의 설계가 용납할 수 없는 것임을 FDA에서 알 수 있었을 것이라고 말했다. 내가 이해하기로는, 이 학술지가 제약회사들의 임상시험에 대해 다른 유형의 연구보다 훨씬 낮은 기준을 적용할뿐더러, 재정적 이득을 위해 거대 제약회사가 자기네 도덕성을 타락시켜도 되게 허용했기 때문인 것 같다(5, 6, 13, 14장 참고).

저자는 8명이었다. 한 명은 글락소스미스클라인 소속이고, 나머지 일곱 명은 글락소스미스클라인에서 보수를 받는 '자문가'였다.[11] 이들은 계획에 없던 중간 결과 보고를 하게 된 '예외적인 상황'에 대해 언급하고(그러나 그 상황이 그들의 동료 중 하나가 닌슨의 원고를 훔쳐서 벌어진 것이라고 명시하진 않았다.), 자신들이 알아낸 결과를 '잠정적인' 것으로 간주했다.[12] 《뉴잉글랜드의학저널》에서 이런 걸 허용하다니 정말 믿을 수 없다. '예외적인 상황'이 무엇인지 그 어디에도 나와 있지 않은데, 편집자들이 저자들에게 설명을 요구하지 않은 것이다. 2년 후《랜싯》에 최종 결과가 발표됐는데,[13] 허위인 것으로 드러났다.[9] 심근경색 발생률은 피오글리타존에 대한 유사한 임상시험에서 나온 결과의 3분의 1에도 못 미쳤고, 추적 조사 기간의 88퍼센트까지 로시글리타존 투여가 계속됐다고 주장했지만, 임상시험에 대한 다른 정보를 고려하면 수학적으로 타당하지 않은 이야기였다.[9]

1950년대부터 FDA는 제약회사에 임상 연구에 참여한 모든 환자의 개별 사례 보고서를 넘기도록 요구해왔다. 그래야 각 사례를 어떻게 코드화했는지 재분석이 가능하고,[3] 마시니악이 RECORD 임상시험의 데이터를 면밀히 살펴볼 수 있었다.[3] 유럽의약청에서는 합병증 위험이 로시글리타존은 14.5퍼센트, 대조약은 14.4퍼센트로 차이가 없다는, 제약회사가 제출한 결과를 이미 받아들인 뒤였다.[3] 그러나 마시니악은 사례 보고서 549건을 조사하여, 심혈관 문제가 발생한 다수의 사례가 누락되어 로시글리타존이 4 대 1의 비율로 유리하게 됐다는 것을 알아냈다.[3,14] 한 환자의 경우엔 보고서가 1,438쪽에 달했고, 나머지 4,500명의 경우에도 대부분 수백 쪽씩 되어, 모든 사례 보고서를 검토하는 건 정말 엄청난 일이었다.[3] 마시니악은 연구를 이해하는 데는 사례 보고서 형식이 가장 중요하다는 결론을 내렸다. 아울러 로시글리타존이 RECORD 임상시험에서도 심혈관 위험을 증가시켰음을 알아냈다.[3] 글락소스미스클라인의 조작된 결과와는 상반되는 내용이었다.

마시니악은 "[연구 결과에 설정된 이중맹검을 유지해서 판정 위원회가 실시하는 편집자] 판정을 눈가림하더라도, 눈가림하지 않은 연구자와 연구소 감시자들이 사례 및 데이터에 대한 판정을 편향되게 의뢰하면 유해반응 발생률에 편향이 생길 수 있다."는 매우 중요한 발언을 했다.[14]

이 발언의 중요성은 아무리 강조해도 지나치지 않다. 후원사는 데이터에 접근할 수 있을뿐더러, 어느 피험자가 어떤 약을 처방받는지 알고 있다. 그리고 독립적인 (결과 판정) 위원회가 검토할 '불확실한 사례'를 편향되게 선별한다. 이것이 바로 제약회사의 임상시험을 신뢰해서는 안 되는 중요한 이유이다. (5장 108~109쪽 참고)

이미 중대한 의혹이 제기된 바 있다.《뉴잉글랜드의학저널》은 RECORD 임상시험의 중간 발표에 대한 사설에서, 고위험군 당뇨 환자들로부터 예외적으로 낮은 유해반응 발생률이 나왔다는 점을 지적하며, 이는 유해반응 확인이 불완전했기 때문일 가능성이 높다고 사설에서 언급했다.[15] 또한 논설위원은 지질강하제 스타틴이 심근경색 위험을 감소시키는 것과 동일한 정도로 로시글리타존이 심근경색 위험을 증가시켰다는 점도 언급했다.

하지만 늘 그렇듯이 FDA는 다른 방식으로 대처했다. 상원의원이 공개한 문건에 따르면, FDA 고위 관료인 신약국 국장 존 젠킨스(John Jenkins)는 환자들이 계속 위험에 처하게 두는 쪽을 택했다. FDA 내부에서 젠킨스는 로시글리타존이 시장에 남아 있어야 한다고 주장하고, 그런 내부 논의 내용을 제약회사에 알려주었다. 비밀 녹취록에 따르면, 글락소스미스클라인의 고위 임원은 젠킨스와 이야기를 나눈 후 "신약국에서 의약품안전국을 납득시킬 말을 찾느라 고심하고 있는 게 분명하다."고 했다. 이 녹취록에서, 의약품안전국 관리자였으나 로시글리타존의 심장 위험 경고를 강화해야 한다고 권고했다가 징계를 받은 후 FDA를 떠난 로즈마리 요한량(Rosemary Johann-Liang)은 젠킨스가 글락소스미스클라인과 나눈 대화에 대해 "있어서는 안 되는 일이다."라며 "국민들이 FDA의 지도력에 대해 결단을 내려야 한다."고 했다.

유럽에서는 2010년 9월 로시글리타존의 판매가 중단됐으나, FDA에서는 계속 수상한 기류가 흘렀다. 2010년 7월 FDA는 이 약이 계속 시장에서 판매되도록 두어야 할지 결정하기 위해 자문위원회의를 열었다. 상원의 비판적인 보고서가 나온 지 5개월이나 지난 뒤였지만, FDA의 윗분들은 계속 나쁜 짓을 했다. FDA는 전례 없이, 2007년에 있었던 유사한 자문위원회의에 참석했으나 더 이상 어느 위원회에서도 실질적인 위원으로 활동하지 않는 사람들을 회의에 추가로 참석시켰다.[16] 이들 대부분은 2007년에 약을 시장에 두자는 쪽에 투표한 사람들이었고, 이들을 추가로 참석시킨 탓에 2010년 회의에서 투표의 눈금이 '회수'에서 '잔류'로 기울었다. FDA는 그대로 결정했다.

스캔들은 계속 이어졌다. 2009년 글락소스미스클라인은 2015년에 완료할 예정으로 TIDE 임상시험을 시작했다.[10] 비윤리적인 연구였다. 이 임상시험에서는 로시글리타존과 피오글리타존의 심혈관 안전성을 비교했는데, 글락소스미스클라인은 피오글리타존에 비해 로시글리타존이 심근경색의 위험을 증가시킨다는 것을 이미 알고 있었기 때문이다.[10] 게다가 환자들에게 임상시험에 자원할 것을 요청하면서 오도성 정보를 제공했는데, 이 역시 비윤리적이다.[17] 미국과 유럽의 의사들이 환자 모집을 꺼렸기 때문에, 글락소스미스클라인은 개발도상국을 이용했다.[2] 그런데 2010년 인도에서 규제 기관이 임상시험을 중단시켰다. FDA 안전성 관리 담당관 2명도 임상시험 중단을 권고했다. 비윤리적이고 착취성이 있어서였다. 그리고 로시글리타존을 시장에서 철수시킬 것도 권고했는데, 미국에서 매달 이 약으로 인해 심근경색 500건과 심부전 300건이 발생했기 때문이다.[11] 처음에는 아무 조치가 없었으나, 나중에 FDA가 임상시험을 중단시켰다.[17]

같은 해에 글락소스미스클라인은 《영국의학저널》에 보낸 의견서에서, 뻔뻔하게도 RECORD 임상시험에서 로시글리타존이 대조약과 유사한 효과를 보였다고 말했다.[3] 글락소스미스클라인은 직접비교 임상시험을 하면 로시글리타존이 심근경색 위험을 증가시키지 않는다는 것이 입증될 것이며, 위험 증가를 암시하는 증거는 "과학적이지 않다."고 주장했다.[18] 글락소스미스클라인의 거짓말은 실로 기상천외하다.

2010년 스티브 니슨은 《유럽심장저널(*European Heart Journal*)》에 온라인 논설 「로시글리타존의 흥망성쇠」를 발표했다. 글락소스미스클라인의 연구개발부 책임자인 몬세프 슬라우이(Moncef Slaoui)는 니슨의 논설에 대해 "과학적 논의의 영역에서 멀리 떨어진 부정확한 표현과 추측으로 가득하다. 글락소스미스클라인은 이 논설의 주요 논점, 특히 글락소스미스클라인의 부정행위를 시사하는 부분에 절대로 동의할 수 없다."고 쓴 공문을 이 학술지에 보냈다.[19] 슬라우이는 또한 이 논설을 웹사이트에서 삭제하고 "이런 부정확성과 근거 없는 혐의 제기에 대한 조사가 이루어지기 전에는" 인쇄본에 싣지 말라고 요구했다. 《유럽심장저널》에서 이에 굴하지 않고 논설을 인쇄본에 싣자, 슬라우이는 논설의 "발표를 막으려는 의도는 전혀 없었다."고 말했다. 글락소스미스클라인은 니슨의 메타분석을 전향적(prospective) 장기 심혈관 평가변수 연구에서 나온 확실한 최신 근거를 통해 확인되지 않은 가설일뿐이라고 비하했다.[20] 완전히 헛소리다. 무작위 배정 임상시험에 대한 메타분석은 우리가 이용할 수 있는 가장 신뢰할 만한 근거이다. 메타분석은 가설이 아니라 명확한 증명이다. 글락소스미스클라인은 또한 이런 발언을 했다.

"미국심장협회와 미국대학심장학재단(American College of Cardiology Foundation)에서 '로시글리타존이 아니라 피오글리타존을 선택해야 하는 이유를 뒷받침하는 충분한 데이터가 존재하지 않는다.'고 말했다."

이게 사실이라면, 그 두 단체가 부패했다는 것만 입증될 뿐이다. 약이 심근경색을 유발하면 가장 크게 우려해야 할 단체들이 아닌가?

그렇다면 유럽에서처럼 약을 회수하여 당뇨병 환자 사망자 수를 줄이려고 하지 않고 FDA가 한 일은 무엇일까? 무의미한 경고였다. '가짜 해법'의 전형이다.[21] FDA는 로시글리타존을, 이미 이 약으로 치료 중인 환자들, 다른 약으로 혈당이 조절되지 않는 환자들, 그리고 보건의료 전문가와 상의한 후 피오글리타존 복용을 원하지 않는 환자들에게만 사용해야 한다고 권고했다.

이 조언에서 잘못된 부분이 보이는가? 적어도 네 가지가 잘못됐다. 첫째, 어째서 이미 복용 중이라는 이유만으로 환자가 유해한 약을 계속 복용해야 하는가? 내 생각에 환자는 덜 유해한 약을 선호할 것 같다. 언제 심근경색이 닥칠지 모르니 말이다.

둘째, 우리가 이 약을 사용하는 이유는 혈당을 조절하기 위해서가 아니라, 심장 유해반응 같은 당뇨 합병증 위험을 낮추려는 것이다. 그러니 FDA가 뭐라고 하든 이 약을 당장 치워라!

셋째, 내분비학자들은 이 약을 기적의 신약이라고 생각했으므로, '의료 전문가'와 상의하는 것은 별로 좋은 생각이 아닐 수 있다. 또 실제로, FDA가 심혈관 위해성에 대해 경고한 후에도, 제조사로부터 돈을 받은 의사들이 다른 의사들보다 로시글리타존을 추천하는 경향이 훨씬 크다는 것이 밝혀진 바 있다.[22]

넷째, 피오글리타존이 더 안전한 약으로 보이는데 환자가 복용을 원하지 않을 타당한 이유가 있는가?(아래 참조)

FDA의 아집은 공중보건에 큰 위협이 되고 있다. 2009년에 와서는, 제약회사들로부터 큰 지원을 받는 내분비학자들까지(8장 참고) 정신을 차렸고, 미국과 유럽의 당뇨 협회 합의체에서도 만장일치로 로시글리타존을 이용하지 말라고 권고했다.[2]

이러한 사건들은 너무나 납득하기 어려워 불편한 의문을 제기하지 않을 수 없다. FDA의 높은 자리에 있는 누군가가 글락소스미스클라인에서 엄청난 액수의 돈을 받은 게 아닐까? 흔적이 남지 않도록 은행 비밀 계좌를 통하거나 현금 다발로 가득한 여행 가방을 줬다든지 말이다. 로시글리타존의 막대한 매출을 고려하면, 뇌물로 1억 달러쯤 준다 해도 푼돈일 것이다. 그런 일이 일어났다고 주장하는 것은 아니지만, 그게 아니라면 이해할 수 없는 이런 일들을 어떻게 설명할 수 있겠는가? 아니면 향후의 보답을 약속했을까?

이상한 일은 거기서 그치지 않았다. 로시글리타존으로 인한 심근경색 위험 증가율은 약 80퍼센트로 추정되는데, 2010년 FDA는 당뇨 치료제에 대한 임상시험에서 심혈관 유해반응 위험이 명확히 80퍼센트 이하여야 한다는 결정을 내렸다.[23] 이 정도까지 위험을 허용한다는 건 믿기 어려운 일이다. 특히 당뇨 약을 쓰는 이유는 심혈관 위험을 감소시키기 위함이지, 분명 어느 정도의 증가를 허용하기 위함은 아니기 때문이다.

불균형하고 일관성 없는 규제당국의 의사 결정은 환자에게 해롭다. 2007년 FDA 자문위원회는 거의 만장일치로 로시글리타존이 심혈관 위험을 증가시킨다는 데 동의했다. 그럼에도 위원회는 이 약이 시장에 남아 있어야 한다고 권고했다. 만약 처음 판매 허가 신청이 제출됐을 때 위해성에 대해 거의 만장일치의 합의가 있었다면, 약이 허가되기 어려웠을 것이다.[24]

문제가 누적될 때마다 늘 등장하는, 약의 유익성이 위해성을 앞선다고 본다는 규제당국의 주장이 2007년 로시글리타존에 대해서도 나왔는데,[24] 이 주장은 설득력이 없었다. 유익성과 위해성을 비교하기란 쉽지 않다. 이 둘은 동일한 기준에 따라 측정되지 않기 때문이다. 또한 무엇보다 규제당국이, 곤경에서 빠져나가기에 편리하고 제약업계 지인들과 그들의 막강한 정계 협력자들의 비위를 거스르지 않는 관대한 결정을 도출하는 방식이 전혀 명료하지 않기 때문이다.

FDA의 로시글리타존에 대한 의미 없는 경고는 전형적이다. 약품설명서를 잘 읽어 보면, 굉장히 비논리적이고 비현실적인 경우가 많다. 여러

해 동안 나는 임신 중에 약을 주의해서 이용하라는 일반적인 경고에 대해 농담을 해왔다. 어떻게 그게 가능하단 말인가? 약은 이용하거나, 이용하지 않거나 둘 중 하나이다. 나는 1998년에 발행된 얀센실래그(Janssen-Cilag)의 약품설명서를 보관하고 있다. 당시 우리 아이들이 자꾸 요충이 생겨서 온 가족이 함께 약을 먹어야 했다. 그 설명서에는 임신, 수유 중 메벤다졸(mebendazole, 버목스(Vermox)) 사용에 대해서는 알려진 것이 없으므로 반드시 의사와 상의해야 한다고 되어 있다. 참 대단한 조언이다. 의사더러 정확히 뭘 어떻게 하라는 것일까? 이 경우, 우리 부부가 의사이므로, 상의해야 할 의사는 나와 내 아내였다. 아내는 임신 중이 아니었지만, 만약 그랬다면 우리는 기형이 있는 아이를 낳을지도 모르는 위험을 무릅쓰기보다는 항문이 간질거리는 걸 참는 편을 택했을 것이다.

피오글리타존은 심부전을 유발하지만 여전히 시판되고 있다. 로시글리타존보다는 안전한 것으로 여겨지기 때문이다.[11] 그러나 이 약에 대해서도 임상시험과 관련된 심각한 의문이 제기된 적이 있다. 5,238명의 환자를 대상으로 피오글리타존을 위약과 비교한 대규모 임상시험인 PROactive 연구에서, 다양한 심혈관 유해반응의 복합 평가변수였던 1차 평가변수에 대해 유의미한 이점을 찾지 못했다($P = 0.10$).[25] 이것이 진짜 결과였다. 이 약은 효과가 없었다. 이 임상시험의 프로토콜은 발표됐다. 그 내용에 따르면, 이 평가변수를 선택한 이유는 이 연구의 목표가 대혈관(macrovascular) 질환에 대한 종합적인 효과를 평가하는 것이기 때문이라는 언급이 있다.[26] 그러나 이 임상시험이 《랜싯》에 발표됐을 때는, 치명적이지 않은 심근경색 또는 뇌졸중을 겪은 환자들이나 사망한 환자들을 대상으로 하는 추가 복합 평가변수가 있었고, 그에 대한 P값은 0.03이었다. 이를 '주요 2차 평가변수'라고 지칭했는데, 프로토콜에는 존재하지 않았었다.

몇몇 사람들이 이 차이를 지적하자 저자들은(그들 중 둘은 후원사 일라이릴리와 다케다 소속이었다.) 그 추가 복합 평가변수가, 2005년 5월에 발표되고 FDA에 제출된 최종 통계 분석 계획에서 도입됐다고 항변했다.[27] 저자들은 또한 "임상시험 진행자들이 이중맹검이 해제되어 데이터에 대해 알기 전에" 합의한 경우, 임상시험 진행 중에 평가변수를 바꾸는 것은 정당하다고 했다. 마지막으로, 저자들은 "PROactive 집행 위원회는 2005년 5월 25일 공식적인 이중맹검 해제 이전까지 연구 결과에 대해 전혀 알지 못했다."고 강조했다.

우리는 제약회사가 신뢰할 만하지 않다는 걸 알고 있으므로, 여기서 비판적인 입장에 서 볼 필요가 있다. 2005년 1월에 모든 환자에 대한 최종 면담이 완료됐는데, 이는 분석 계획이 수정되고, 새로운 평가변수가 만들어지기 4개월 전이었다. 일라이릴리와 다케다 모두 임상시험 운영 위원회와 집행 위원회에 참여하고 있었다. 그리고 저자들이 자기방어에 쓴 문구는 변호사 확인을 받은 것처럼 세심하게 말을 고른 흔적이 보였다. 제약회사 통계학자가 최종 분석 계획을 회사에다 '제안'하기 전에 학술적 연구자들 모르게 데이터를 엿봤을 수 있지 않을까?

이런 시나리오는 추측에 근거한 것이 아니다. 5장에서 언급한 대로, 나와 동료들은 제약회사 후원 임상시험 44건의 프로토콜을 분석하여, 그중 16건에서 후원사가 임상시험 진행 중에 축적되고 있는 데이터에 접근할 수 있다고 한 분명한 언급을 찾아낸 바 있다.[28] 후원사가 데이터에 접근할 수 있지만 그 사실을 프로토콜에 명시하지 않은 교활한 경우는 또 몇 건이나 될지 누가 알겠는가? 이는 임상시험이 제대로 실시되지 않았다는 사실을 반영하므로 제약회사에서 세상에 알리고 싶어 할 리가 없다. 발표된 논문에서 이를 언급한 경우는 44건 중 단 1건에 불과했다.

PROactive 연구도 이런 경우라면, 《랜싯》에 실린 답변에서 저자들이 한 이야기는 모두 기술적으로는 옳았다고 볼 수 있다. 임상시험 진행자들은 이중맹검을 유지했고, 집행 위원회는 결과를 알지 못했을 수 있다. 하지만 제약회사 통계학자가 결과에 대해 알았을 가능성은 높다. 왜냐하면 그 임상시험에서는 진행 중에 발생할 수 있는 지나친 유해반응에 대해 경고하는 역할을 하는(그 통계학자가 속한) 임상시험 '데이터 및 안전 감시 위원회'가 있었기 때문이다.

우리에게는, 데이터가 많이 수집된 후에 통계 분석 계획을 최종 확정하는 제약회사를 깊이 의심해봐야 분명한 이유들이 있다. 즉 부정행위로 얻는 이득은 어마어마하며, 앞서 언급한대로, 정직한 데이터 분석과 그렇지 않은 데이터 분석 사이의 차이는 세계 시장에서 수십억 달러의 가치일 수도 있다. 그러니 부정행위가 아주 흔하다는 사실은 별로 놀라울 것도 없지만, 최근까지 이를 증명하기는 어려웠다. 임상시험 프로토콜이 기밀 문서로 간주됐기 때문이다. 나와 동료들은 코펜하겐의 연구 윤리 위원회 한 곳에 제출된 임상시험 프로토콜들에 대한 접근권을 얻어서 사전에 지정된 평가변수에 행해진 부정행위의 정도를 알아보는 연구를 할 수 있었다.[29] 우리는 102건의 프로토콜을 확인했는데, 모두 발표된 연구였고, 제약회사가 후원한 경우(약 4분의 3)와 그렇지 않은 경우가 다 포함되어 있었다. 너무나 놀랍게도, 전체의 63퍼센트에서 프로토콜에 지정된 1차 평가변수가 적어도 하나 이상 바뀌었다. 33퍼센트에서는 프로토콜에 지정되지 않은 새로운 1차 평가변수가, 나중에 발표된 임상시험 보고서에 도입됐다. 최악은 바로 아래의 경우다.

발표된 보고서에서 1차 평가변수가 바뀌었다는 것을 인정한 경우는 단 1건도 없었다!

이것이 임상시험의 신뢰성에 치명적인 영향을 끼치는 이유는 대개 많은 평가변수를 이용하면 그것들을 다시 분류하거나 묶어서 과녁을 명중시킬 기회를 더 늘릴 수 있기 때문이다. 부분적으로 겹쳐 있는 많은 과녁을 향해 총을 쏜다고 상상해 보라. 사격 실력이 좋지 않더라도 여러 과녁 중 하나의 중앙과 가까운 곳을 맞힐 확률이 높아진다. 사람들을 속이려면, 맞힌 과녁이 바로 겨눈 과녁이다라고 말하면 된다. 더 그럴싸하게 하자면, 총을 쏘고 나서 맞힌 과녁과 거리가 먼 다른 과녁들 일부 또는 전부를 제거한 다음 관객을 불러다 얼마나 잘 명중시켰는지 보여줄 수도 있을 것이다. 다른 과녁을 제거하는 행위가 바로 프로토콜에 있는 평가변수를 언급하지 않는 것에 해당한다. 이 또한 임상시험에서 흔한 관행이다. 우리는 임상시험들 중 71퍼센트에서 사전에 지정되지 않은 평가변수가 적어도 하나 이상 있다는 것을 발견했다. 그 임상시험들이 발표된 보고서에서는 중간값으로 나타나야 할 효능 평가변수 4개와 위해성 평가변수 3개가 사라지고 없었다.[29]

우리는 확보한 임상시험 프로토콜들을 바탕으로 진실을 밝히는 논문을 몇 편 더 발표했다. 예를 들면 프로토콜과 발표 보고서 사이에 언급하지 않은 차이가, 표본 크기 계산인 경우(34건 중 18건), 프로토콜 편차를 다루는 방법인 경우(43건 중 19건), 데이터 누락인 경우(49건 중 39건), 1차 평가변수 분석인 경우(42건 중 25건), 부집단 분석인 경우(25건 중 25건), 분석이 수정된 경우(28건 중 23건)가 있었다.[30] 임상시험 13건의 프로토콜에 중간 분석에 대한 설명이 있었으나, 발표된 보고서에 그 중간 분석을 그대로 언급한 경우는 겨우 5건에 불과했다.

임상시험 보고서를 그대로 믿어서는 안 되고, 전체 프로토콜과 원자료(미가공 데이터)를 살펴볼 필요가 있음이 분명하다. 유럽의약청도 이에 동의한다. 로시글리타존 스캔들로 인해, 2012년 유럽의약청의 새로운 책임자 귀도 라시는 제약회사가 허가받으려는 의도로 긁어모아 제출하는 정보를 유럽의약청에서 그냥 수용할 것이 아니라 직접 원자료를 분석할 필요가 있다고 말했다.[31]

통계에 대해서 이야기해 보자면, PROactive 임상시험에는 또 다른 수상한 문제가 있다. 이 임상시험의 보고서에는 방광암 유병 사례가 피오글리타존 시험군에 14건, 위약 대조군에 6건이 언급되어 있다. 이 차이는 통계적으로 유의하지 않다(P=0.07), 그러므로 영업사원들이 얼마든지 잘 해명할 수 있었다.[32] 그러나 4년 후에 위약 대조군의 1건이 양성이었던 것으로 드러났다. 14 대 5는 통계적으로 유의하다(P=0.04). 이것이 수상쩍은 이유는 이런 종류의 '실수'가 언제나 제약회사에 유리하고, 바로 그 제약회사에서 데이터 분석과 보고서 작성을 통제하기 때문이다.

각종 글리타존 사례에서 잘 알 수 있는 마지막 요점은 우리가 대리 평가변수를 신뢰할 수 없다는 것이다. 로시글리타존과 피오글리타존은 동일한 정도로 혈당을 줄이는데, 두 약 모두 심부전 위험을 증가시킨다. 단, 로시글리타존은 심혈관 유해반응을 확실히 증가시키는 반면, 피오글리타존의 전반적인 효과는 상대적으로 불확실하다.[24, 25, 33] 2011년 복제약 피오글리타존의 허가 신청서를 검토하던 유럽의약청 심의위원회의 위원 네 사람은 이견을 표명했다. "당뇨 환자들에서는 피오글리타존의 이점이 위험성보다 큰 부집단을 설정하기가 불가능해 보인다.'[33]

때때로 연구자들은 '대리 평가변수'를 확인했다고 발표하기도 한다. 속지 말라. 가능한 일이 아니다. 모든 약에는 여러 가지 효과가 있으며, 그중 하나만 집어내어 그것이 필요한 걸 다 설명해준다고 말할 수는 없다. 예를 들면 로시글리타존과 피오글리타존은 둘 다 체중 증가와 골절을 유발하고, 로시글리타존은 LDL 콜레스테롤과 관련된 유해반응을 일으키는데, 이런 것들은 혈당에 대한 효과와 아무런 연관성이 없다.[15, 25] PROactive 연구에서 피오글리타존은 위약에 비해 체중을 4킬로그램 증가시켰는데, 이는 당뇨 환자에게 유익한 효과가 아니다.[25] 피오글리타존으로 치료받은 환자 62명당 추가로 1명씩 심부전으로 입원했다는 것 역시 우려되는 일이다. 심부전은 심각한 질환이다. 2011년 FDA는 피오글리타존이 "방광암 위험 증가와 관련 있을 가능성이 있다."고 경고했다.[34]

또 나왔다. '위험 증가와 관련 있을 가능성이 있다.' 지극히 모호한 표현이다. 규제당국에서는 자신들이 허가한 약의 위해성을 인정하고 싶지 않은 것이다. 피오글리타존은 방광암 발생률을 2배 넘게 증가시켜서 2001년 프랑스에서 회수됐다.[35] 우리는 위스키를 마시거나 섹스를 하는 것을 두고 '행복 기회 증가와 관련 있을 가능성이 있다'고 말하지 않는다. 그냥 기분이 좋다고 한다.

트로글리타존(레줄린)은 1997년 영국에서, 2000년 미국에서 회수됐다. 이 약이 간부전 '위험 증가와 관련 있을 가능성이 있기' 때문이었다. 아니, 농담이다. 이 약은 진짜 간부전을 유발했다.[3] 이 약은 효능과 안전성 모두가 의심스러운데도 불구하고 허가를 받았는데,[36] 허가 신청서를 검토했던 경험 많은 FDA 학술 담당관은 자문위원회 투표가 있기 전에 제약회사 파크데이비스(Parke-Davis)의 요청으로 해고됐다.[37] (환자들에게 해를 입히고 사망을 유발한 수많은 사기 행위와 권력 남용에 이 책을 읽고 있는 당신은 지금쯤 화가 났을 것이다. 그 심정 충분히 이해한다. 그게 바로 내가 이 책을 쓴 이유이다. 사람들이 현실을 직시하도록 하는 것. 최악의 사례들은 아직 나오지도 않았다. 정신과 약(psychiatric drugs)을 다룬 17장, 18장에 있다.) 파크데이비스는 간 독성 위험이 위약과 비교할 만한 수준이고, 다른 연구에서 나온 추가 데이터로 간 손상 발생률이 '거의 유사'하다는 것이 확인됐다고 자문위원회를 속였다.[38] 파크데이비스는 허가 받고 나서 일주일 후에 그 추가 데이터를 제출했는데, 위약에 비해 트로글리타존 투여군에서 간 손상 발생 위험이 훨씬 컸다. 언제나 그렇듯, FDA는 '가짜 해법'으로 대응했다. FDA는 매달 간 기능 검사를 할 것을 권고했는데, 사실은 거의 검사가 이루어지지 않았다. 예를 들면 4개월 후 환자 중 1퍼센트만 검사했다.[39] 더 심각한 문제는, 간 기능 검사를 하면 간부전을 예방할 수 있다는 가정이 완전히 틀렸다는 것이다.[37]

대놓고 치밀하게 벌이는 사기 행위도 문제였다. 심각한 간 손상 사례가 누적되자, 파크데이비스는 자기네 약으로 치료 받는 환자군에 대해서는 '비정상'의 기준을 더 엄격하게 하고 위약군에 대해서는 그러지 않음으로써, FDA가 진짜 위험을 알아보기 어렵게 만들었다.[38] 1999년 3월에 새로운 자문위원회가 이 약을 재검토했는데, 11 대 1로 약을 시장에 남겨 두자는 투표 결과가 나왔다. 안전성에 관해 보고한 의사 10명 중 9명이 파크데이비스의 유급 자문가였다.[37] FDA가 허용하지 않은 게 있기나 할까?

유럽에서는 글락소웰컴(Glaxo Wellcome)이 판매를 시작한 지 단 3개월 만에 레줄린을 영국 시장에서 회수했다. 간 손상 보고가 급격히 증가했기 때문이다. 약을 개발한 일본 회사와 글락소스미스클라인은 추가 26개 국가에서 판매 허가 신청을 철회했다.[38]

그러나 FDA의 상황은 늘 그렇듯 안 좋게 돌아갔다. 약의 위험성을 경고한 FDA 과학자들은 위협을 받고, 윗선에선 약을 보호했다.[39] 데이비드 그레이엄은 이 약이 간부전 위험을 1,200배로 증가시킨다고 보고한 반면, 제약회사에서는, 나중에 제약회사의 급여대장에 오른 것으로 밝혀진 저명한 당뇨 전문가 9명의 도움을 받아 간부전 발생률이 10만 분의 1에 불과하다고 주장했다. 나는 그 모든 역경에도 FDA에 남아서 환자를 보호하기 위해 할 수 있는 일을 다한 그레이엄 같은 사람들을 정말로 존경한다. 올바른 정신을 가진 사람이 그런 기관에서 비명을 지르며 도망치지 않고 버틴다는 건 정말 힘든 일일 텐데 말이다.

파크데이비스는 계속 거짓말을 했다. 그들은 미국 의사들에게 공문을 보내, 글락소웰컴이 마케팅을 일시적으로 중단한 것이 환자 5,000명에서 나타난 결과 때문이라고 했다. 그러나 사실은 미국을 포함한 전 세계에서 발생한 간부전 사례에 근거한 것이었다.[38] 파크데이비스는 또한 새로운 보고서에 담긴 내용이 기존 평가보다 심각한 유해반응의 가능성을 의미하는 것은 아니라며 의사들을 안심시켰다.

같은 시기에 국립보건원은 트리글리타존이 건강한 사람에게 당뇨 예방 효과가 있는지 알아보기 위한 임상시험을 실시했다. 국립보건원 당뇨분과 책임자 리처드 이스트먼(Richard Eastman)은 환자를 모집한 의사들에게 공문을 보내, 글락소웰컴의 결정은 명백히 마케팅과 관련된 것이며 국립보건원에서는 트로글리타존을 계속 이용하는 것에 문제가 있어 보이지 않는다고 했다. 이스트먼은 파크데이비스에 자문을 제공하고 7만 8000달러가 넘는 돈을 받았는데, 나중에 이 사실이 신문을 통해 알려졌지만, 이스트먼의 상관과 연구 책임자 중 누구도 그걸 문제 삼지 않았다.[38] 의사들을 안심시키는 이스트먼의 공문이 발송되고 나서 6개월 후, 건강한 교사 한 사람이 급속히 진행된 간부전으로 사망했다. 정기적인 간 기능 검사로 막을 수 있는 일이 아니었다. 이 시기에 국립보건원은 임상 연구에서 트로글리타존군의 투여를 중단했지만, 이 약은 거의 2년이나 더 미국 시장에 남아 있었다. 도대체 왜? 왜 미국에서는 이 약이 회수되는 데 영국보다 3년이 더 걸려야 했단 말인가?

독립 연구자들이 또 다른 당뇨 스캔들로부터 FDA를 구했다. 무라글리타자르(muraglitazar)는 글리타존 계열과 유사한 작용 기전을 가진 약인데, FDA 자문위원회에서는 이 약의 허가를 권고했다. 하지만 FDA에 제출된 임상시험 데이터를 분석한 독립 연구자들이 브리스톨마이어스스퀴브와 머크가 실시한 분석에 오류가 있음을 발견해서 약의 위해성을 밝혔다.[40,41] 제약회사는 FDA 자문위원회 앞에서 한 발표에서, 무라글리타자르로 인한 심혈관 유해반응이나 사망 위험의 증가가 보이지 않는다는 결론을 내렸었다. 그러나 사망, 심근경색, 뇌졸중의 복합 평가변수에서는 2배, 심부전에 대해서는 7배의 위험 증가가 있었다(비록 신뢰구간이 넓기는 했으나). 이 약은 또한 글리타존 계열과 마찬가지로, 체중과 부종도 증가시켰다. 정보공개법 덕에 독립적인 분석이 가능하여 많은 인명을 구할 수 있었다. FDA에서는 이미 허가 통보서를 준비해 둔 참이었지만, 독립적인 분석 결과를 보고 허가를 거부했다.

나는 내가 제2형 당뇨병에 걸리면 어떻게 할지 확실히 알고 있다. 적게 먹고 운동을 더 많이 할 것이다. 이 두 가지는 매우 효과적인 치료법이며, 우리가 아는 최선이다. 이로 인해 사망할 염려는 없다는 점에서 더욱 그러하다. 그러나 비영리 미국당뇨협회는 홈페이지에서 당뇨 관리는 단순히 혈당을 조절하는 차원을 넘어선다며, 혈압과 콜레스테롤 수치 조절도 필요하다고 발표했는데, 최선의 치료법인 체중 감량과 운동에 대한 이야기는 전혀 없었다.[42] 아마 이런 치료법을 주도하는 소위 비영리 기관이라는 이 협회에 후원 기업이 많기 때문일 것이다. 아스트라제네카, 사노피아벤티스, 브리스톨마이어스스퀴브, 일라이릴리, 글락소스미스클라인, 머크/셰링플라우, 모나크(Monarch), 노바티스, 화이자, 와이어스.

내가 만약 약을 먹기로 결정하면, 메트포르민(metformin)을 복용할 것이다. 아주 값이 싼 기존 약인데, 다른 약들과는 달리 실제로 심혈관 이환율과 '모든 원인에 의한 사망률'을 감소시키며, 체중까지 약간 줄여준다. 확실히 제일 나은 약이며,[43] 영국에서는 이미 1958년에, 캐나다에서는 1972년에 출시됐다. 그러나 미국에서는 1995년이 되어서야 시판됐다.[44] FDA가 비싸고 유해한 약은 그렇게 빨리 허가하면서 제일 싸고 좋은 약은 그렇게 늦게 들여왔다는 사실에서 우리는 통제 불능의 자본주의와 미국 보건의료의 실태에 관한 중요한 점들을 알 수 있다(21장 참고).

당뇨 분야는 구역질이 날 만큼 심하게 부패해 있다. 미국 내분비학회(Endocrine Society)는 당뇨를 치료하는 의사들을 위한 학술 모임이어야 하지만, "우리 학회와 파트너가 되어 내분비 분야 시장을 자유롭게 이용하려는" 기업들을 모시며, "고객이 필요에 딱 들어맞게 만나고 싶어 하는 모든 세부 분야의 내분비 전문가들을" 연결해 준다.[37] 이런 말을 듣고 나는 토할 뻔했다. 이 학회의 핵심 진료 지침을 보면, 50세 이상의 모든 남성에게 테스토스테론(testosterone) 수치 검사를 실시하라고 권하면서, 수치가 낮지 않더라도 호르몬 결핍이 의심되는 증상이 있으면 치료를 정당화할 수 있다고 말한다.[37] 또 토할 뻔했다. 끔찍하게 위험한 지침이다. 테스토스테론은 전립샘암 위험을 높인다. 그래서 이 조언이 해롭지 않고 이로운지 알 수 있을 만한 감별 임상시험이 실시된 적도 없다. 그런 임상시험은 사실 해 볼 필요도 없다. '낮은 테스토스테론 수치'(이게 무슨 의미든 간에)에 대한 감별 임상시험이 유해하다는 것을 알게 될 게 뻔하다. 나는 내 동료 의사들이 왜 상식을 팔아치웠는지 이해가 안 된다. 돈은 그렇게까지 중요한 게 아니다. 특히 이미 부유한 사람들에게는 더욱 그렇다. 그건 그냥 탐욕이다.

노보노르디스크, 학술 논문 발표를 방해하다

2011년 학술 연구자들이 《소화기내과학(*Gastroenterology*)》에 '글루카곤 유사 펩티드-1(glucagon-like peptide-1)' 계열의 약 2종으로 치료받은 당뇨 환자들에서의 췌장염과 췌장암 위험 증가를 보고하는 논문을 발표했다. 연구자들은 FDA의 약물 유해반응 보고 데이터베이스를 이용하여, 정교하게 설계된 연구를 수행했다. 결과는 설득력이 있었으며 동물실험 결과와 부합했다. 그리고 독일의학협회 의약품위원회가 실시한 분석에서 그중 1종의 약에 대한 11건의 췌장암 보고가 확인된 것과도 부합했다. 11건이면 다른 당뇨 약과 비교하여 이례적으로 큰 숫자이다.[45]

이 연구는 2011년 2월 《소화기내과학》 웹사이트에 편집되지 않은 원고 그대로 발표됐다. 그리고 거기에는, 최종 형태로 출간되기 전에 교열과 조판을 거치고, 결과가 이용된 증명에 대한 검토가 이루어질 것이라는 말이 덧붙었다.

노보노르디스크는 글루카곤 유사 펩티드-1 계열의 약인 리라글루타이드(liraglutide, 빅토자(Victoza))를 시판하고 있었고, 노보노르디스크의 학술부 책임자 마스 톰센은《소화기내과학》편집자에게 "손해를 유발할 수 있고 논란의 여지가 있는 분석이《소화기내과학》에 발표될 예정"이라고 언급한 6쪽에 달하는 공문을 보냈다. 이 공문은 다음과 같은 말로 끝맺고 있다.

"노보노르디스크를 대표하여, 환자와 일반이 최적의 안내를 받을 수 있도록, 독립적인 통계 분석을 통한 확인이 완료되기 전까지《소화기내과학》에서 엘라쇼프 등(Elashoff *et al.*)의 발표를 보류해 주실 것을 촉구합니다."

고소하겠다는 위협은 없었지만, 편집자들은 누구나 제약회사가 매출에 위협을 느끼면 자기네 힘을 보여준다는 걸 잘 알고 있었다. 이것은 늘 있을 수 있는 일이다. 편집자는 웹사이트에서 논문을 내렸다가, 2011년 7월 인쇄본에 다시 발표했다. 그 사이 저자들이 데이터를 재검토했는데, 결과가 같았던 것이다.[46]

제약회사가 학술 발표에 간섭한다는 건 소름끼치는 일이다. 학술지 웹사이트에 발표된 것도 정식 발표이다. 국제의학지편집자위원회(ICMJE)에 따르면, 학술지는 자기네 웹사이트에 게시한 논문을 절대로 그냥 삭제해서는 안 된다.[47] 사람들은 편집자에게 이메일을 보내 하고 싶은 말을 할 수 있고, 필요한 경우 게시물에 정정 요청을 덧붙일 수도 있다. 게시해서 발표한 논문을 내리는 것은 옳지 않은 일이다. 조직범죄자들의 수법에 맞서고 학문의 자유를 지키기 위해 최선을 다하는 것이 중요하다. 그러지 않으면, 과학의 진보는 고사하고 말 것이다. 정직하게 과학을 연구했다면 고소하겠다는 위협을 두려워해서는 안 되며, 입장을 견지할 필요가 있다. 코끼리는 위협은 잘하지만, 진짜로 공격하는 경우는 거의 없다.

실제로 벌어진 일들을 살펴보면, 노보노르디스크가 한 짓은 더욱더 어이없어진다. 노보노르디스크가 리라글루타이드(빅토자)의 허가를 받으려고 할 당시, FDA 약리학 심의위원 2명과 임상 안전 심의위원이 리라글루타이드에 중대한 우려를 제기했다.[48] 임상 안전 심의관은 "미국에는 제 2형 당뇨병의 혈당 조절과 관련해 허가를 받은 약이 이미 11종이나 있고… 제2형 당뇨병의 새로운 치료제에 대한 시급한 요구가 없으며, 심각한 위험과 관련된 상당한 정도의 불확실성을 감수해야 하기" 때문에 허가를 추천하지 않는다고 말했다.

하지만 2010년 1월 빅토자는 FDA 자체 심의위원들이 한 조언에도 불구하고 허가를 받았다. FDA 제2의약평가국(Office of Drug Evaluation II) 책임자인 커티스 로즈브로(Curtis Rosebraugh)는 비판 여론을 완전히 무시한 채 이렇게 설명했다.

"어떤 한 가지 약에 대해 다수의 후원사들이 적극적으로 마케팅을 펼칠 수 있으며, 영리 추구 사업인 만큼 수익 창출에 대한 압박이 크다. 또한 대부분의 약은 경쟁사에서 유사한 약을 개발하고 있기 때문에 경쟁이 더 심해지기 전에 이익을 내야 한다는 압박이 더욱 심해진다."

소비자 단체 퍼블릭시티즌의 시드니 울프는 이 발언에 대해, 후원사들이나 월스트리트에서나 나올 만한 논평이지 FDA 고위 인사가 할 법한 이야기는 아니라고 말했다.

2011년 6월에 노보노르디스크는 미국의 모든 의사에게 빅토자의 유해반응에 대한 경고를 전달했다. 어느 연구에서 의사들이 이 약의 위해성에 거의 주의를 기울이지 않는다는 점이 밝혀진 후, FDA에서 경고 조치를 요구한 것이다.[49] FDA에서는 이 약이 갑상선 종양과 췌장암 위험 요소인 췌장염을 유발할 수 있다고 경고했다. 또한 추가 연구가 완료되기 전까지 이 약이 일차 치료제로 사용되어서는 안 된다고 언급하고, 심혈관 안전성에 대한 연구를 요구했다. 아울러 갑상선암과 여타 암 발생을 연구하기 위한 암 등록 체계 수립도 요구했다.[50]

2012년 4월 퍼블릭시티즌에서는 FDA에 청원서를 보내 빅토자의 판매 금지를 요청했다.[51] 췌장암에 취약하도록 유전자 조작이 된 쥐들이, 글루카곤 유사 펩티드-1 약들 가운데 하나에 반응하여 여느 경우보다 빠르게 췌장암을 일으킨다는 것이 여러 실험에서 입증되었기 때문이다.

나는 학술 연구자들이 옳았고 빅토자가 위해성 문제로 회수되고 말 거라 생각한다. 다른 많은 당뇨 약들, 회수됐어야 마땅하지만 그러지 않은 약들, 그리고 미국에서 아직도 시판되고 있는 로시글리타존과 톨부타미드(10장 참고) 같은 약들도 결국 회수되고 말 것이다.

17장

정신의학,
제약회사들의 지상낙원

의학에서 학술 문헌이 이렇게까지 원자료와 상충하는 분야도 없을 것이다.

— 데이비드 힐리(David Healy, 정신과 전문의)[1]

정신 질환이 존재하는가에 대한 판단을 온전히 정신과 전문의의 몫으로 하는 것은, 점성술이 유효한가에 대한 결정을 점성술 전문가의 손에 맡기는 것이나 마찬가지다.… 사람들은 대체로 커다란 재정적, 감정적 이해관계가 걸려 있는 전문 분야를 떠받치는 기본 전제에 대해 이의를 제기하려 하지 않는다.

— 주디 챔벌린(Judi Chamberlin, 정신 질환 치료를 받았던 환자)

나는 전문가로 활동한 대부분의 시간 동안 임상 연구의 질을 평가했는데, 정신의학 분야의 연구에 특히 문제가 많다는 걸 알았다. 제약회사 후원 임상시험은… 선택적으로 발표되고, 단기적이고, 제약회사의 약에 유리하게 설계되고, 약효가 지극히 미미해서 장기적 위해성을 상회할 가능성이 없다.

— 마샤 에인절《뉴잉글랜드의학저널》전 편집장)[3]

우리가 모두 미쳤다는 것인가?

정신의학은 제약회사들의 지상낙원이다. 정신 장애(psychiatric disorder, 정신과적 장애)의 정의가 모호하고 조작하기 쉽기 때문이다.[2,4] 그래서 저명한 정신과 전문의는 부정부패의 유혹을 심하게 받으며, 실제로 다른 어떤 전공 분야보다 제약회사로부터 더 많은 돈을 받는다.[5,6] 가장 돈을 많이 받는 의사들이 가장 빈번하게 어린아이들에게 항정신병약(antipsychotic, 정신병 치료제, 정신병약)을 처방한다.[5] 또 정신과 전문의는 다른 전공에 비해 제약회사들이 제공하는 '교육'에도 더 많이 참여한다.[7]

이는 환자들에게 엄청난 결과를 초래했다. 미국정신의학협회(American Psychiatric Association, APA)의 『정신 장애 진단 및 통계 지침(*Diagnostic and Statistical Manual of Mental Disorders, DSM*)』은 악명을 떨치게 됐다. 어느 정도냐 하면, 『정신 장애 진단 및 통계 지침』 제4판 개정판(*DSM-IV-TR*, 정신 질환 374가지가 나열되어 있음. 제3판의 297가지보다 많아짐) 편집위원회를 이끌었던 앨런 프랜시스(Allen Frances)가[2] 미국정신의학협회에서 이런 식으로 정신 질환들을 규정하지 못하도록 해야 한다고 생각할 정도였다.[4] 프랜시스는 『정신 장애 진단 및 통계 지침』 제5판이 나오면 가짜 유행병이 여러 가지 만들어질 수 있다고 경고했다. 제약회사들의 돈 때문만이 아니라, 연구자들이 자신이 관심을 가진 질환이 더 큰 인정을 받을 수 있도록 압력을 가하기 때문이다. 프랜시스는 이미 『정신 장애 진단 및 통계 지침』 제4판 개정판으로 인해 진단 기준이 너무 광범위해진 나머지 주의력결핍과다활동장애(ADHD), 자폐증, 아동기 양극성 장애라는 세 가지 가짜 유행병이 생겼다고 언급했다.

프랜시스에 따르면, 새로운 진단명은 신약만큼이나 위험하다.

"정신 질환의 특성을 정의하는 절차는 꽤나 엉성한데도, 그로 인해 수천만 명이 필요하지도 않고 어쩌면 해로울지도 모르는 약을 처방받는 결과를 초래할 수 있다."[4]

그러므로 의약품 규제 기관에서는 신약만 평가할 것이 아니라 새로운 '질병'이 어떻게 생겨나는지도 감독해야 한다. 그 혼란과 무능의 정도는 너무나 심하여, 『정신 장애 진단 및 통계 지침』 제4판 개정판에서 무엇이 정신 장애인지 정의조차 내리지 못하고 있다.[2] 불분명한 부분을 이탤릭체로 강조해 두었다.

개인에게 발생하는 *임상적으로 유의미한* 행동 또는 심리적인 증후군이나 *패턴*으로서, 현재의 곤란(distress, 고통, 고충) 또는 장애(disability, 즉 하나 이상의 중요한 기능 부전)와 관련 있거나, 사망, 통증, 장애 발생 *위험의 현저한 증가*, 또는 중요한 자율성 상실과 관련 있다. 아울러 가령 사랑하는 사람의 죽음 같은 특정한 사건에 대한, *예측 가능하고 문화적으로 용인되는* 반응은 정신 장애가 아니다. 근본 원인이 무엇이든, 개인에게 행동·심리·생물적 기능장애의 발현이 현재 이루어지고 있는 것으로 보여야 한다. 일탈 행동은… 그리고 *기본적으로 개인과 사회 사이의 갈등은, 그것이 개인에게 기능장애 증상이 아닌* 한 정신 장애가 아니다.

이 모든 모호성과 주관성에서 탈피해, 이보다 의미 있고 탄탄한 정의를 만드는 일은 어렵지 않을 것이다. 『정신 장애 진단 및 통계 지침』은 합의 문서에 해당하며, 과학적이라고 볼 수 없다. 영국의 왕립의사협회(Royal College of Physicians)가 인터넷 댓글을 찾아보고 나서 유방암 진단을 내리지는 않는다. "진짜 과학자는 자신이 다루는 존재와 현상의 본질을, 기득권자의 거수와 제약회사의 후원에 따라 판단하지 않는다."[8] 동성애는 1974년까지 정신 질환으로 분류되었는데, 정신과 전문의들이 투표를 하여 61퍼센트가 이를 정신 질환 목록에서 삭제하는 데 찬성했다. 자아 이질성 동성애(Ego Dystonic Homosexuality)라고 불리는 것만 남겼는데, 이것은 자신의 성적 지향성에 대한 남들의 비난을 불편하게 느끼는 경우를 일컫는다!

심리학자 폴라 캐플런(Paula Caplan)은 『정신 장애 진단 및 통계 지침』 제4판 편집위원회에 참여했는데, 어처구니없는 개념들을 제외시키기 위해 힘들게 싸워야 했다.[2] 1985년 미국정신의학협회는 피학적 인격 장애(Masochistic Personality Disorder)를 도입하여 남편의 폭력에 시달리는 여성들에게 사용할 것을 결정했다. 캐플런과 동료들은 폭력적인 남성에 대해 마초 인격 장애(Macho Personality Disorder)라고 하는 것이 적절한 대응이라고 느꼈으나, 망상성 지배형 인격 장애(Delusional Dominating Personality Disorder)로 합의했다. 캐플런과 동료들은 미국정신의학협회 위원회에 남성이 14개 기준 중 6개를 충족하는 경우 이 진단을 적용하자고 제안했다. 그 첫 번째 기준은 "의미 있는 인간관계를 형성 또는 유지하지 못함"이었다. 위원장 앨런 프랜시스는 이 장애를 입증하는 실증적 기록에 대해 묻고, 근거없는 새로운 진단의 수문을 여는 것은 어리석은 짓일 수도 있다고 경고했다. 『정신 장애 진단 및 통계 지침』 제3판에 이미 포함된 것들을 감안하면 흥미로운 발언이다.

『정신 장애 진단 및 통계 지침』을 개발하는 사람들은 커다란 이익상충이 있고, 많은 진단명을 만들어내는 것은 온갖 종류로 큰 돈벌이가 되며, 최고의 전문가들은 명성과 권력을 거머쥔다.[2] 그런데 이런 진단을 내리는 게 정말 사람들에게 도움이 될까? 지금도 미소 뇌 손상 기능 장애(Minimal Brain Damage Dysfunction)를 기억하는 사람들이 있을 것이다. 이 진단은 수백만이나 되는 부모들의 면전에 던져졌는데, 해롭기만 한 것이었다. 문제가 뭐였든 간에 부모들이 할 수 있는 게 없었기 때문이다. 아동에 대한 '적대적 반항 장애(Oppositional Defiant Disorder)'나 여성에 대한 '자기파괴적 성격 장애(Self-Defeating Personality Disorder)'도 건강한 사람들에게 내려지는 고무줄 진단이다.

여성들에게 '월경 전 불쾌 장애(Premenstrual Dysphoric Disorder)'라는 진단을 내리면, 일자리를 얻는 게 힘들 수도 있고, 이혼할 때 자녀양육권을 확보하는 데 불리할 수도 있다.[2] 이 진단의 기준을 평가해보았더니, 심한 월경전증후군이 있는 여성과 그렇지 않은 여성이 구분이 되지 않았다. 남성들조차 심한 월경전증후군을 겪는 여성들과 비슷한 설문 답변을 했다. 그렇지만 누가 신경이나 쓴단 말인가? FDA는 확실히 아니었다. FDA는 일라이릴리의 항우울제 프로작(Prozac, 플루옥세틴(fluoxetine))을 이 비질환(non-disease)에 대해 허가했고, 미국 정신과 전문의들은 뻔뻔스럽게 이를 우울증이라고 칭했다![9] 일라이릴리는 대담하게 이 약에 사라펨(Sarafem)이라는 새로운 이름을 붙여서 예쁜 보라색과 분홍색으로 다시 포장했다.[10] 성생활을 망치는 약에 분홍색을 상징으로 쓴 것은 꽤나 모순적이다. 남성들도 유사한 증상을 겪으니, 이 약으로 치료하지 못할 이유가 없을 것 같다. 유럽에서 일라이릴리는 질병으로 간주되지 않는 증상에 대해 플루옥세틴을 판촉하지 못하도록 되어 있었고, 유럽의약청은 중대한 결함이 있는 일라이릴리의 임상시험을 맹렬히 비판했다. 이 '비질환'에 대한 코크란 체계적 고찰에는 임상시험 40건이 포함됐는데, 선택적 세로토닌 재흡수 억제제가 매우 효과적인 것으로 나타났다.[11] 그도 그럴 것이, 선택적 세로토닌 재흡수 억제제는 암페타민(amphetamine) 유사 효과가 있으며, 어떤 사람들은 각성제를 복용하면 기분이 좋아지곤 한다.

자신의 전문 분야가 통제 불능 상태에 있다고 대놓고 인정하는 정신과 전문의는 거의 없다. 그들은 많은 환자가 과소진단을 받고 있다는 이야기를 계속하려고 한다. 이것이 정신과 전문의들의 전형적인 방어법이다. 그러나 이런 당당한 겉모습과 달리 정신과 전문의들도 자신과 환자들에게 커다란 문제가 있다는 걸 알고 있다. 2007년의 설문 조사에서, 덴마크 정신과 전문의 108명 중 51퍼센트가 약을 너무 많이 처방한다고 답했으며,

너무 적게 쓴다는 응답은 4퍼센트에 그쳤다.[12] 2009년 덴마크에서 신경계에 작용하는 약의 판매량은 전체 인구의 4분의 1이 매일 복용할 수 있을 정도로 많았다.[13] 그런데 덴마크는, 사람들을 우울하게 만드는 끔찍한 날씨에도 불구하고 조사할 때마다 지구상에서 행복 지수가 가장 높은 나라로 나오는 곳이 아닌가?

미국의 상황은 더 좋지 않다. 2009년 가장 많이 팔린 약은 항정신병약이었고, 항우울제는 지질강하제와 양성자펌프억제제(위장약)에 이어 4번째였다.[14] 그렇게 많은 미국인들이 정신적으로 문제가 있어서, 이 판매량이 진짜 수요를 반영한다고 보기는 어렵다. 하지만 상황은 계속 악화되고 있으며, 그 속도도 빠르다. 1990~1992년 18~54세의 미국인 12퍼센트가 정서적 문제로 치료를 받았는데, 2001~2003년에는 20퍼센트로 늘어났다.[15] 『정신 장애 진단 및 통계 지침』 제4판에 수백 종의 진단명이 있음에도 불구하고 약물 치료를 받은 사람 중 절반만 정신 장애 진단 기준에 부합했다. 2012년 미국 질병통제예방센터(Centers for Disease Control and Prevention, CDC)는 미국인의 25퍼센트가 정신 질환을 앓고 있다고 보고했다.[16]

아이들도 이런 '질병 장사(disease mongering)'를 피하지 못했다. 뉴저지 주에서는 남아 30명 중 1명꼴로 자폐스펙트럼장애(Autistic Spectrum Disorder)가 있다고 여겨지고,[16] 미국의 여름 캠프에 참여하는 아이들의 약 4분의 1이 ADHD나 기분 장애(mood disorder) 등 정신과적 문제로 약을 복용한다.[17] 넷 중 하나, 이게 지금 아이들 이야기다! 이미 1990년대에 아이오와 주의 한 초등학교 학생 가운데 4분의 1이 ADHD 약을 복용했고,[18] 캘리포니아 주에서는 학교 재정 지원이 감소하는데도 ADHD 진단율은 급격히 치솟았다. 의사들의 5분의 1 정도가 진단을 할 때 공식 기준을 따르지 않고 개인적인 직관에 의존했다.[19]

정신의학은 정말로 이현령비현령(耳懸鈴鼻懸鈴)이며, 보살핌(care)을 알

약으로 대체해 버렸다. 선택적 세로토닌 재흡수 억제제와 마찬가지로, ADHD 약도 암페타민 유사 효과가 있다.[9] 아이가 학교에서 가만히 앉아 있을 수 있게 됐다는 것이 진단이 옳았다는 증거가 될 수는 없다. 그건 그냥 각성제에 그런 효과도 있다는 걸 보여줄 뿐이다(각성제에는 이 밖에도 무관심, 유머감각 상실, 사회적 고립(사회성 상실)을 포함한 많은 효과가 있다.).

2011년 어떤 업체에서(익명의 제약회사를 위해 일하는 게 분명했다.) ADHD를 다루는 덴마크 소아청소년과 전문의들에게 아주 이상한 초대장을 보냈다.[20] 초대받은 의사들은 2개 집단으로 나뉘어 군사훈련이라 불리는 활동을 했는데, 자기 집단에서 맡은 제품(2종의 ADHD 약을 각 집단에 하나씩 배정했다.)을 논증과 시각적 발표를 이용해 방어해야 했다. 이 활동은 녹화되었고, 익명의 의뢰자가 다른 방에서 그걸 지켜볼 수도 있었다. 이 '독재자 감시(Big brother is watching you)' 활동은 불법이었다. 덴마크 의사들은 제약회사의 마케팅을 돕는 것이 금지되어 있다.

ADHD 약은 위험하다. 장기적 위해성에 대해 알려진 바가 별로 없는데, 코카인 장기(long-term) 중독과 유사한 방식으로 심장에 손상을 주는 것은 분명하며, 이는 아이들에게도 사망을 초래할 수 있다.[18] 또한 ADHD 약이 아이들 10명 중 1명에게 양극성 장애를 유발한다는 것도 알려져 있는데, 양극성 장애는 심각한 질환이다.[21]

2010년 미국 질병통제예방센터는 문진한 성인의 9퍼센트가 우울증 유병 진단 기준에 부합했다는 보고서를 발표했다.[22] 이 진단 기준은 『정신 장애 진단 및 통계 지침』 제4판에 있는 것으로, 필요 조건이 아주 적다. 지난 2주 동안 뭔가를 하면서 흥미나 즐거움을 거의 느끼지 못한 날의 수가 절반이 넘고, 여기에 추가 '증상' 하나만 더 있으면 우울증이다. 이런 증상에는 여러 가지가 있는데, 예를 들면 이런 것들이다.[23]

- 잠들기 어렵다.
- 식욕이 없거나 과식한다.
- 가만히 있을 수가 없어서 평소보다 훨씬 더 많이 움직인다.

이건 정신 나간 짓이다. 우리는 대체 어쩌다가 아무때고 미국 성인의 10분의 1이 우울증이라고 진단하는 시스템을 당연하게 여기는 지경에 이른 것일까? 우리에게 이런 짓을 하는 사람들이 과연 정상일까? 그 사람들을 위해 '강박적 질병 장사 장애(Compulsive Disease Mongering Disorder)'라는 진단명을 만들어야 하는 게 아닐까? 14일 중 8일 정도 뭔가를 하는 데 즐거움을 거의 느끼지 못하는 현상은 대부분의 사람들이 겪는 일일 것이다. 긍정적이고 활동적이고 외향적인 성격이라 하더라도 말이다. 잠들기 어려운 것도 흔한 현상이다. 많은 사람들이 과식을 한다(그렇지 않다면 비만이 유행병이 되지는 않았을 것이다.). 그리고 꼭 이루고 싶었던 일을 해내려고 하다 보면, 평소보다 훨씬 더 많이 움직일 수도 있다.

정신과 진단에 이런 식으로 접근해 보면, 항우울제가 세상에 나오기 전과 비교했을 때 전체 인구 중 우울증을 앓는 비율이 왜 1,000배로 증가했는지 쉽게 이해할 수 있다.[24] 『정신 장애 진단 및 통계 지침』 제4판의 기준에 따르면, 나는 살아오면서 여러 번 우울증을 겪었다고 할 수 있다. 하지만 나 자신과 내 지인들의 기준에서 보면, 나는 우울증 근처에도 가본 적이 없다.

앨런 프랜시스는 미국인의 10분의 1이 우울증으로 여겨지는 상황이 당황스러웠다. 아울러 항우울제 처방이 갈수록 더 통제 불능이 되는 이유는 그 통제 불능으로부터 수익을 내는 제약회사들이 항우울제 처방을 통제하기 때문이라고 생각했다.[25] 프랜시스는 또한 『정신 장애 진단 및 통계 지침』 제5판이 항우울제 과잉 처방 현상을 더욱 심화시킬 것이라는 점에 주목했다. 예를 들면 슬픔도 치료 대상으로 삼고, 범불안 장애

(generalised anxiety disorder) 진단의 문턱(최소 진단 기준)을 낮추고, 불안/우울과 폭식이 섞인 증상에 대해 매우 미심쩍은 새로운 장애를 도입했던 것이다. 이건 정말이지 심하게 비정상이다. 우리 모두는 가까운 친족의 죽음을 경험하기 마련인데,『정신 장애 진단 및 통계 지침』제5판에서는 사별의 슬픔이 2주 이상 지속되면 우울 장애라고 한다.[26]『정신 장애 진단 및 통계 지침』제3판에는 이 기간이 1년으로 설정되어 있었고, 제4판에서는 2개월이었다.『정신 장애 진단 및 통계 지침』제6판에서는 2시간이 될지 누가 알겠는가? 우리는 사람들이 때때로 행복하지 않을 수 있다는 것을 인정하고(이건 완전히 정상이다.) 우울증이라고 진단하는 것을 그만두어야 한다.

수년에 걸쳐, 많은 새로운 정신 장애가 추가되고, 기존의 정신 장애가 폭발적으로 가지를 치기도 했다. 예를 들어『정신 장애 진단 및 통계 지침』제3판에서 불안신경증(anxiety neurosis)은 7개의 새로운 장애로 나누어졌다.[27] 또 다른 변화는 증상 중심의 진단법을 도입한 것인데, 이로 인해 질병을 새로 만들어냈다고 비판을 받았을뿐더러, 정상적인 삶 속의 곤란과 슬픔을 약물 치료가 필요한 정신 질환으로 분류하여 비판을 받기도 했다. 우울증의 진단 기준은 더 이상 정신 장애와 '상황 맥락에 따라 예상되는 반응'을 구별하지 않는다. 예를 들면 사랑하는 이의 죽음이나 이혼, 심각한 질병, 실직 같은 인생의 위기가 진단 제외 기준으로 언급되지 않고 있다. 제약회사들에 매우 유리한 이런 변화는『정신 장애 진단 및 통계 지침』제4판의 '기분 장애' 자문위원 100퍼센트가 제약회사와 금전적 유대가 있었다는 사실과 무관하지 않다고 볼 수 있다.[27]

정신과 전문의들은 그야말로 미친 듯이 날뛰고 있다.『정신 장애 진단 및 통계 지침』제5판 편집위원회는 다른 여러 질환, 예를 들면 ADHD와, 대부분의 사람들이 흔히 겪는 경험을 증상으로 설명하는 '약화된 정신병 증후군(attenuated psychosis syndrome)'에 대한 진단의 문턱도 낮추려는 계획이 있었는데, 후자의 진단은 결국 빠지게 됐다.[28]『정신 장애 진단 및 통계 지침』제5판에 대한 국제적인 항의가 시작됐고,『정신 장애 진단 및 통계 지침』제3판 편집위원회를 이끌었던 로버트 스피처(Robert Spitzer)도 인격 장애에 대한 주요 변경 사항에 비판적이다. 아무런 실증적 근거가 없는 경우도 많았다.

『정신 장애 진단 및 통계 지침』제4판의 우울증 진단 기준 때문에 우울한 경험을 한 후 나는 사이크센트럴(Psych Central)을 알아보았다. 이 대형 웹사이트는 중립적인 평가자들로부터 크게 인정받고 있으며, 관련 수상 경력도 있다. 이곳에서는 여러 가지 자가 진단 테스트를 제공하는데, 심지어 사이코패스 검사도 있다. 이 사이트의 슬로건은 "괜찮아질 거예요. 우리가 도울게요."이다. 테스트를 몇 개 해보고 나서 결과로 나온 진단의 무게에 짓눌리게 되면, 이 웹사이트에서 정신과 전문의를 바로 연결해준다는 사실이 위안이 된다. 거기서는 향정신성 약물에 대한 정보도 얻을 수 있고,『정신 장애 진단 및 통계 지침』제4판의 질병 분류 코드 중 어느 것이 자신에게 해당하는지 알아볼 수도 있다. 작은 실험을 하나 해보았더니 나와 동료들 모두에게 진단명이 제시됐다. 실험에 참여한 8명은 모두 완전히 정상이고 성공한 사람들이다. 우리는 우울증, ADHD, 조증(mania) 검사를 해봤는데, 3가지 검사를 모두 통과한 사람이 하나도 없었다. 2명은 우울증이었고, 4명이 ADHD가 확실하거나, 그럴 가능성이 조금 또는 많이 있었다. 우리 중 7명이 조증이었는데, 한 사람은 치료가 시급했고(제약회사들을 비판하는 책을 쓴 사람이기 때문일지도 모르겠다.), 3명은 중등도 내지 중증, 나머지 3명은 경증이었다. 심리 치료사들에게『정신 장애 진단 및 통계 지침』의 진단 기준을 사용하도록 했더니 건강한 사람들 가운데 4분의 1에게 정신과 진단이 내려졌다는 것은 조금도 놀랄 일이 아니다.[2]

새로운 유행병 중 하나로 양극성 장애 II형이 있다.[29] 양극성 장애 I형

338

과 달리 Ⅱ형은 조증이나 정신병적 특색이 나타나지 않으며, 진단 기준이 매우 느슨하다. 우울 삽화 1회에 4일 이상 지속된 경조증(hypomania) 삽화 1회만 있어도 이에 해당된다. 이로써 막대한 수의 환자들이 새로이 항정신병약으로 치료받게 되면서, 엄청난 비용으로 가공할 해를 입는 결과를 초래했다. 기존 약인 쿠에타핀(quetiapine)을 쓰더라도 2011년 영국에서 1년간 2,000파운드나 되는 비용이 들었다. 경조증 진단은 아주 단순한 질문에 기초하여 내려지는데, 예를 들면 '커피를 전보다 더 많이 마시는가' 따위가 있다. 임상시험에서는 Ⅰ형과 Ⅱ형을 함께 섞어버려서 항정신병약이 Ⅱ형에 어떠한 효과가 있는지 알아볼 수 없도록 한다. 효과가 더 적을 것 같기 때문이다. 교활한 마케팅 속임수이다.

아동의 양극성 장애는 미국에서 20년 사이에 35배 증가했다.[21] 단지 진단 기준이 완화되어 이런 사태가 유발된 것은 아니다. 선택적 세로토닌 재흡수 억제제 계열 약과 ADHD 약 모두 양극성 장애를 유발하며, 이 약들 때문에 아동, 청소년 10명 중 1명은 우울증이나 ADHD가 양극성 장애로 바뀔 수 있다.[30] 그런데 정신과 전문의들은 이걸 '개선된' 진단이라고 부른다. 그들은 한술 더 떠서 약 덕분에 제대로 된 진단이 이루어졌다고 말하기도 한다![21]

심지어 「곰돌이 푸(Winnie-the-Pooh)」에 나오는 캐릭터들도 정신 장애를 앓는 것으로 거론되기도 했다. 예를 들면 아기돼지 피글렛은 범불안 장애이고, 당나귀 이요르는 기분부전장애(dysthymic disorder)를 앓고 있다.[31]

이 모두에는 간접 증거로 진단이 이루어질 상당한 위험이 있다. 기분, 식욕, 수면 패턴에 영향을 주는 새로운 종류의 약이 나오면, 제약회사의 후원을 받은 정신과 전문의가 우울증을 바로 기분, 식욕, 수면 패턴으로 진단하는 질병이라고 정의할 수 있는 것이다.[32]

영국의 일반의 데스 스펜스(Des Spence)는 어떻게 정신의학이 부패했

는지 호소력 있게 설명했다.[33]

> 정신의학은… 제약회사들의 금광이 되었다. 사업 계획은 단순하다. 권위 있는 기관의 작은 전문가 집단을 찾는다. 제약회사는 능수능란한 막후 실력자가 되어, 이 전문가들에게 연구비를 후원한다. 연구에서는 언제나 과소진단과 과소진료를 보고한다. 절대로 그 반대의 결과를 보고하지는 않는다. 모든 데이터를 통제하고, 연구 기간을 단기로 한다. 언론 매체를 이용하여 뉴스를 만들어내고, 환자 후원 단체에 재정 지원을 한다. 후원받는 전문가들에게 넉넉한 자문 비용을 지급한다. 정부를 대상으로 로비를 한다. 후원받는 전문가들이 정부에 자문을 하도록 한다. 그래서 이제 세상의 관점은 기득권이 있는 아주 작은 전문가 집단에 의해 장악됐다. 유명인사를 이용해서 감성 마케팅의 마법을 부린다. 진단 기준을 한층 더 완화한 온라인 자가 진단 설문을 홍보하여 시장을 확대한다. 불법을 합법으로 만든다.

스펜스는 하버드 대학교의 세계적인 전문가들로 이루어진 소규모 집단이 제약회사들로부터 420만 달러에 달하는 돈을 비공개로 받은 사실을 인정했다고 언급했다.

무작위 배정 임상시험 34건을 포함한 ADHD 임상 연구 43건에 대한 체계적 고찰을 실시한 결과, 스펜스의 막후 실력자 이야기와 부합하는 것으로 나타났다. 약의 유해반응 보고 중 심각한 것으로 분류된 사례는 극히 적었는데, 그럼에도 많은 아동들이 바로 그 이유, 즉 심각한 약물 유해반응 때문에 임상시험을 중도에 그만두었다.[34] 다수의 연구가 동일한 저자 집단에 의해 실시됐고, 해당 의약품을 제조하는 회사로부터 후원을 받았다. 심각한 유해반응 발생을 사실 그대로 보고하도록 구성된 연구는 없었다. 조작된 연구도 많았다. 임상시험 시작 전에 위약으로 상태가 개선된 아동들을 모두 제외하거나, 반대로 무작위 배정되기 전에 시험약과 위약 중 시험약에 내약성을 보인 아동들만 포함시켰다.[18] 이런 조작은 항정신병약과 선택적 세로토닌 재흡수 억제제의 임상시험에서 매우 흔하게 이루어졌고,[24] 그래서 사람들로 하여금 그런 약이 실제보다 훨씬 더 좋다고 생각하게 만들었다. 일부 임상시험에서는 무작위 배정을 하기 전에 위의 두 가지 '환자 정화' 조작법을 모두 이용하기도 했다.[21]

약을 파는 정신과 의사들

유력한 정신과 전문의들은 대체로 탁월한 약장수들이다. 1999년 찰스 네메로프(Charles Nemeroff)와 앨런 샤츠버그(Alan Schatzberg)는 글락소스미스클라인이 대필한 정신의학 교재를 출간했다.[35] 2006년 네메로프는 중증의 우울증 치료에 사용되는 미주신경자극장치(vagal nerve-stimulating device)의 우수한 효과에 대한 평가 논문에 제1저자로 참여했다.[36] 정말 괴상한 치료법이다. 논문은 대필되어 학술지에 발표됐는데, 네메로프는 편집을 맡았다.[37] 모든 저자가 그 장치의 제조사와 금전적 관계가 있었으나, 그 사실은 드러내지 않았다.[36] FDA는 이 장치를 어느 상급 관리자의 의견에 따라 허가했는데, 데이터를 검토하고 이 장치의 안전성과 효과를 확신할 수 없다는 결론을 내린 20명 이상의 FDA 과학자들과 다른 관리자들의 의견을 그 관리자가 무시해버렸다.

네메로프가 근무했던 에머리 대학교 의과대학과 이 대학의 긴밀한 협력 병원인 그래디병원(Grady Hospital)에서도 부정부패가 있었지만 10년 넘게 은폐됐다.[38] 2008년 상원의원 찰스 그래슬리(Charles Grassley)가 발표한 네메로프 평가 보고서에 따르면, 사기 행위가 그토록 오래 지속될 수 있었던 이유 중 하나는 내부고발자들에게(최소 15명) 에머리 의대 정신과에서 정신감정(psychiatric evaluation)을 받도록 했기 때문이다. 에머리

의대에서 선정한 정신과 전문의들은 감정 대상인 의사들을 검진하거나 사실적인 증거를 수집하지 않고 정신감정평가서를 작성했다. 그리고 그 후 여러 명의 의사들이 해고됐다.[39] (나는 이 정신과 전문의들이 제약회사 후원 임상시험을 어떤 식으로 수행하는지 궁금하다.) 이런 '정신감정' 중 적어도 4건은 네메로프가 직접 했다. 구소련에서 스탈린이 했던 방식이 이와 유사하다. 의지가 가장 확고했던 내부고발자는 에머리 대학교 이익상충위원회 소속이었는데, 연구비 사기 혐의에 대해 내부고발을 하고 나서 '정신감정' 받기를 거부했다. 12년 넘게 계속된 소송에 시달렸으나, 결국 승소했다.

2000년에 항우울제 임상시험 1건이 《뉴잉글랜드의학저널》에 발표됐는데, 저자들의 이익상충 공개 대상이 너무 많아 지면이 부족하자, 이를 웹사이트에 게시했다.[40] 해당 논문의 저자이자 이 책에도 등장하는 정신과 전문의 3명의 이익상충 내역은 다음과 같았다.

네메로프 박사는 다음에 나열된 기업에서 자문가로 활동하거나 사례비를 받은 적이 있다. 애보트, 아스트라제네카, 브리스톨마이어스스퀴브, 포리스트 래버러토리스(Forest Laboratories), 얀센, 일라이릴리, 머크, 미츠비시제약, 뉴로크라인 바이오사이언스(Neurocrine Biosciences), 오르가논, 오츠카(Otsuka), 화이자, 파마시아-업존(Pharmacia-Upjohn), 사노피, 스미스클라인비첨, 솔베이(Solvay), 와이어스-에이어스트(Wyeth-Ayerst). 다음에 나열된 기업에서 연구 지원을 받은 적이 있다. 애보트, 아스트라제네카, 브리스톨마이어스스퀴브, 포리스트 래보러토리스, 얀센, 일라이릴리, 오르가논, 화이자, 파마시아-업존, 스미스클라인비첨, 솔베이, 와이어스-에이어스트.

샤츠버그 박사는 다음에 나열된 기업에서 자문가로 활동하거나 사례비를 받은 적이 있다. 애보트, 브리스톨마이어스스퀴브, 코셉트 세러퓨틱스(Corcept Therapeutics), 포리스트 래버러토리스, 얀센, 일라이릴리, 머크, 미츠비시제약, 오르가논, 파크데이비스, 화이자, 파마시아-업존, 사노피, 사이렉스(Scirex), 스미스클라인비첨, 솔베이, 와이어스-에이어스트. 다음에 나열된 기업에서 연구 지원을 받은 적이 있다. 브리스톨마이어스스퀴브, 화이자, 스미스클라인비첨. 다음에 나열된 기업의 소유주 지분을 보유하고 있다. 코셉트, 머크, 화이자, 사이렉스.

켈러 박사는 다음에 나열된 기업에서 자문가로 활동하거나 사례비를 받은 적이 있다. 화이자, 브리스톨마이어스스퀴브, 포리스트 래버러토리스/파크데이비스, 와이어스-에이어스트, 머크, 얀센, 일라이릴리, 오르가논, 파마시아-업존. 다음에 나열된 기업에서 연구비를 받은 적이 있다. 와이어스-에이어스트, 스미스클라인비첨, 업존, 화이자, 브리스톨마이어스스퀴브, 머크, 포리스트 래버러토리스, 제네카, 오르가논. 다음에 나열된 기업의 자문위원으로 활동한 적이 있다. 와이어스-에이어스트, 화이자, 브리스톨마이어스스퀴브, 일라이릴리, 포리스트 레버러토리스/파크데이비스, 오르가논, 스미스클라인비첨, 머크, 얀센, 미츠비시제약, 제네카, 사이렉스, 오츠카.

이 임상시험은 다음과 같은 제목의 사설이 나오는 계기가 됐다. "학문으로서의 의학을 팔아먹어도 되는가?"[41] 이 사람들이 환자를 볼 시간이 있을까? 여러 회사로부터 돈을 받는 이들은 대체로 자신이 하나의 특정 회사에 의존하지 않기 때문에 기업들의 손아귀에 있지 않다고 주장한다. 이런 식의 논리를 따를 것 같으면, 그들은 매춘을 해도 전혀 문제될 게 없다. 날마다 손님이 너무 많아, 특정한 한 사람에게 의존하지 않는 한 말이다.

정신의학의 위기는 심각하다. 급성 질환이던 것을 만성으로 바꾸어 놓았을 뿐 아니라(아래 참고), 정상 상태를 치료 대상으로 삼고 있다. 향정신성 약물이 오만가지 질병에 쓰이고 있다. 예를 들면 한 임상시험에서 에스시탈로프람(SSRI 계열 약)이 폐경기 여성의 일과성 열감 발생을 10회에서 9회로 감소시켰다는 결과가 나왔다.[42] 이 눈곱만 한 효과는 그마저도 없을 수 있다. 피험자로 참여한 많은 여성들은 SSRI와 위약 간의 차이를 느낄 수 있었을 것이므로 당연히 이중맹검이 깨졌을 가능성도 있다(4장 참고).

향정신성 약물의 여러 가지 효과를 고려할 때,[21,24] 이런 약의 대량 사용은 유해한다. 예를 들면 우울증이 있는 65세 이상의 노인들에 대한 엄격하게 통제된 코호트 연구(cohort study)에서 SSRI가 기존 항우울제를 처방한 경우나 치료하지 않은 경우에 비해 낙상을 빈번하게 유발하는 것으로 나타났다.[43] SSRI를 1년간 복용한 노인은 약물 치료를 하지 않은 경우에 비해 28명당 1명이 더 사망했다.

화학적 불균형이라는 거짓말

환자를 이해하려는 노력 대신, 정신의학계에서는 체크리스트를 개발했다.[44] 그래서 조수가 대신 또는 환자들이 직접 체크리스트를 작성하게 할 수 있었다. 진단은 대개 10~15분 정도의 간단한 상담 후에 내려진다. 상담 후 많은 환자들이 듣는 말은, 뇌 속의 '화학적 불균형'을 바로잡기 위해 남은 생애 동안 약을 복용할 필요가 있다는 것이다. 여기에 덧붙여 무척이나 자주 듣는 말은, 당뇨 환자가 인슐린이 필요한 것과 유사하다는 설명이다.[21] 이게 사실이라면, 향정신성 약물과 항우울제가 도입된 후로 정신 질환성 장애가 있는 사람의 수가 줄어들었어야 맞다. 그러나 반대로 정신과 진단으로 장애수당을 받는 사람의 수가 급증했다. 무엇보다 나쁜 점은, 아이들에게도 영향을 미쳤다는 것이다. SSRI가 시판되기 직전인 1987년, 미국에서 정신 질환성 장애가 있는 아동은 극히 드물었다. 그런데 20년 후, 그 수는 50만이 됐다. 35배나 증가한 것이다.[21]

WHO의 연구에 따르면, 향정신성 약물을 거의 사용하지 않는 국가에서 환자들의 상태가 훨씬 좋다. 예를 들면 항정신병약을 정기적으로 꾸준히 복용하는 조현병 환자의 비율이 16퍼센트에 불과한 빈곤한 국가의 환자들이, 그 비율이 61퍼센트인 부유한 국가의 환자들보다 상태가 낫다는 것이다.[21] 이런 긍정적인 결과는 핀란드에서도 확인됐다. 핀란드에서는 의약품 사용이 제한되어 있어서, 조현병 환자 중 20퍼센트만이 항정신병약을 정기적으로 복용하며, 3분의 2는 약에 노출된 적이 전혀 없다.[21] 미국에서 이와 유사한 결론에 도달한 연구자들은 국립정신건강연구소(National Institute of Mental Health)와 여타 기관으로부터의 지원금이 끊기는 경험을 했다.[21] 그들이 전한 뉴스는 정신의학계의 지도자들로부터 환영받지 못했던 것이다.

화학적 불균형 이야기는 거의 모든 향정신성 약물에, 심지어 벤조디아제핀(benzodiazepine, '너브(nerve)' 또는 수면제)에도 적용되곤 하는데,[21] 새빨간 거짓말이다. 주요 정신 질환 중 어느 것도 생화학적 결함으로 유발된다고 입증된 사실이 없으며, 특정 정신 장애가 있는지 여부를 가려낼 수 있는 생화학적 검사는 존재하지 않는다.[45] 예로서, 우울증 환자에게 세로토닌이 부족하다는 가설은 확실히 기각됐다.[24,46] 실제로, 세로토닌을 줄여주는 약도 우울증에 효과가 있다.[24,47] 티아넵틴(tianeptine)이 그 예이다. 아일랜드 의약품 규제당국은 파록세틴이 화학적 불균형을 바로잡는다는 글락소스미스클라인의 주장을 금지했다. 이 밖에도 화학적 불균형이 거짓말이라는 증거는 많이 있다. 예를 들면 약효가 나타나기까지 수 주가 걸린다는 점도 그렇다.[48]

향정신성 약물은 화학적 불균형을 바로잡는 게 아니라 그것을 일으킨다. 그래서 약을 중단하기가 그토록 어려운 것이다. 몇 주 이상 복용하면, 이런 약은 그것이 치료해야 할 질병을 오히려 유발한다.[21,24,49,53] 과거에는 많은 경우 '자가 회복 질환(self-limited disease)'이었던 조현병, ADHD, 우울증이 우리가 먹는 약으로 인해 만성적인 장애가 됐다.[21]

약을 중단하려고 하면 끔찍한 증상이 나타날 수 있는데, 해당 질환의 증상과 유사한 것도 있고, 이전에 경험하지 못한 증상도 많이 있다. 가장 유감스러운 점은, 이것을 거의 모든 정신과 전문의가, 그리고 환자 자신도 약이 계속 필요하다는 징후로 해석한다는 것이다. 하지만 대부분은 그렇지 않다. 마약 중독자가 헤로인이나 코카인에 의존하듯이, 그저 의존성이 생긴 것일 뿐이다. ADHD 약과 SSRI가 암페타민과 같은 효과가 있으므로, 이 약들은 의료용 마약으로 간주하고 가급적 적게 사용해야 한다.

정신과 환자 대부분은 약을 전혀 복용하지 않으면 더 잘 지낼 수 있을 것이다[21](4장과 18장도 참고하라.). 치료가 필요한 이들도 보통 단기로, 또는 간헐적인 치료로 충분하다. 정신과 전문의는 다른 전공 전문의들이, 정신과에서와는 달리 증상 이면에 무엇이 있는지 모르면 장기간의 대증요법을 꺼린다는 점을 고려해봐야 한다. 예를 들면, 환자가 오심이나 두통이 있는 경우를 생각해 보라.[3] 그런데 환자에게 약을 중단시키고 이탈 증상(withdrawal symptom, 금단 증상)을 최소화하려면 강한 의지, 시간, 인내력, 테이퍼링 기간(tapering period, 복용량을 서서히 점차 줄이는 기간)이 필요하다. 환자가 여러 해 동안 약을 복용했다면, 테이퍼링에 1년이 꼬박 걸릴 수도 있다. 대부분의 정신과 전문의들은 이렇게 하지 않고 평생 약을 복용하는 쪽을 택한다. 이는 여러 이유로 재앙이다. 환자를 환자 역할에 가두고, 약이 환자의 인격까지 변화시켜 인생에서 맞닥뜨리는 도전에 대처하는 법을 익히지 못하게 만든다.[21] 또 항정신병약뿐 아니라 모든 약이 영구적인 뇌 손상과 영구적인 인격 변화를 초래하여, 예를 들면 지연성 운동장애(tardive dyskinesia), 인지 능력 감퇴, 정서적 둔감(emotional flatness)을 유발하는 것으로 보인다.[21]

뇌 손상은 수용체 수준에서 발생하는 것으로 나타났는데, 이상한 일도 아니다. 그게 뇌가 기능하는 방식이다. 대마초, LSD(환각제), 여타 뇌 활성 물질(brain-active substances) 역시 영구적인 뇌 손상과 정신이상을 일으킬 수 있다.

향정신성 약물이 단기적으로는 정신 질환에 효과가 있는 것처럼 보이지만, 길게 보았을 때는 결국 이 약들로 인해 정신 질환이 유발된다는 사실이 지난 30~40년 동안 반복적으로 이야기되곤 했는데, 그때마다 매번 새로운 증거가 얼마나 확실하든지 상관없이, 주요 정신과 전문의들이 가급적 빨리 숨겨버렸다.[21] 그 의사들에게 이 사실은 너무 불편하고 다루기 어려운 것이다. 정신의학자들은 정신분석(지독하게 비과학적이며, 지그문트 프로이트가 우리 모두는 동성애자이고 그렇게 생각하지 않는 사람들은 잠재적 동성애자라고 주장하기까지 했다.)을 과거지사로 돌리고 난 후로, 생물학적 정신의학을 적극 받아들였다. 그럼으로써 정신의학이 내과만큼이나 과학적인 것으로 보이게 됐다. 그러나 사실은 그렇지 않다.

어떤 약물이 합법이건 불법이건 약물로 정상적인 뇌 기능을 교란하는 것은 건강에 좋지 않다. 향정신성 약물은 살인을 포함한 폭력 행동을 유발할 수 있다. 2004년과 2009년 사이 FDA에 제출된 약물 유해반응에 대한 분석에서 1,937건의 폭력 행동이 확인됐는데, 그중 387건은 살인 사건이었다.[54] 폭력 행동은 특히 향정신성 약물(항우울제, 진정제/최면제, ADHD 약, 뇌 기능에 영향을 주는 금연제)의 유해반응으로 보고됐다. 항우울제는 총기 난사 행위와 인과성이 있는 것으로 의심되고 있는데, 컬럼바인 고교 참사에서 총기 난사를 한 십대 중 하나의 혈액에서 항우울제가 검출되자, 미국정신의학협회는 즉각 약물 인과성 주장을 맹렬히 비난하고, 정신 질환을 진단받지 못해 치료하지 않고 방치하면 환자 자신은 물론 주변 사람들에게도 심각한 타격을 입힌다고 덧붙였다.[55] 역겹다. 이런 발언은 마케팅 관점에서 나오는 것으로 약 대신 질병 탓으로 돌리는 제약회사들의 전형적인 계략이다. 정신과 전문의들은 늘 이렇게 대처한다. 특히 약을 중단하려고 노력하는 환자가 이탈 증상을 겪을 때 이런 이야기를 써먹는다. SSRI를 포함한 향정신성 약물은 교통 사고 위험도 높인다.[56]

미국에서는 뉴비질(Nuvigil, 아모다피닐(armodafinil))이라는 약을 처방받을 수 있다. 이 약은 이름에서 짐작할 수 있듯(vigil에 철야의 의미가 있으며 밤새워 하는 간호, 기도, 농성 등을 뜻함▶옮긴이) 밤새는 걸 돕는 약으로, 교대 근무 장애(shift work disorder)에 대해 허가됐다. 농담하는 게 아니다. 실제로 이런 약이 있다. 야간 교대 근무로 피곤을 느끼는 걸 이제는 장애라고 한다. 다른 많은 향정신성 약물과 마찬가지로, 뉴비질에도 암페타민이나 코카인 같은 효과가 있다. 즉 또 다른 처방 가능한 마약이며, 언제나 그렇듯, 사망을 유발할 수 있다. 생명을 위협하는 발진인 스티븐스존슨증후군(Stevens-Johnson Syndrome), 다기관기능부전(multi-organ failure), 조증, 망상, 환각, 자살성 사고(suicidal ideation), 입원, 그 외의 여러 유해반응을 유발할 수 있다.[57] 난 그냥 커피를 마시련다. 커피는 나를 해치지 않는다.

정신 질환 감별 검사

위에서 언급한 대로, 우리를 모두 미친 사람으로 만드는 확실한 방법은 정신 장애에 대한 감별 검사이다. 틴스크린(TeenScreen)은 미국에서 악명 높은 진단 프로그램이었다. 아동 5명 중 1명이 정신 장애가 있다는 결과로 아동 정신 건강의 '위기'에 대한 토론 광풍을 일으켰다.[18]

우울증 감별 검사의 과학적 근거는 경악스러울 만큼 빈약하다.[58] 예를 들면 우울증 검사의 위양성(false positive), 위음성(false negative) 결과를 평가하는 연구의 5퍼센트에서만 이미 우울증 진단을 받은 환자들을 제외했다(다시 말해 대부분에 해당하는 나머지 95퍼센트는 이미 우울증 진단을 받은 환자들을 포함한 채 임상시험을 진행했다.▶편집자). 이것은 용납할 수 없는 오류다. 건강해 보이는 사람들의 위장에서 초음파 검사로 암을 얼마나 잘 찾아낼 수 있는지 알아보려고 할 경우, 검증하려는 검사법인 초음파 검사를 통해 이미 커다란 암을 가진 것으로 진단 받은 사람들을 연구하지는 않는다.

우울증 감별 검사에 대한 코크란 체계적 고찰에서, 총 6,000명이 참가한 12건의 임상시험을 검토한 후, 보고서 저자들은 감별 검사를 실시하지 말 것을 강력히 권고했다.[59] 하지만 덴마크 당국은 (코크란 체계적 고찰을 충실하게 인용한 후) 허술하게 정의된 다양한 '위험'군에 대한 감별 검사를 권했다. 감별에 사용된 검사는 WHO가 추천한 것이었지만, 건강한 사람 10만 명을 검사하면 3만 6000명이 위양성으로 나올 만큼 정확도가 낮았다.[60] 이 3만 6000명의 사람들 중 상당수는 SSRI를 처방받게 되는 것이다.

정신과 전문의들은 이미 정신과 진단으로 극심한 유행병을 만들어냈다. 하지만 내가 감별 검사의 위해성을 지적하자 듣는 척도 하지 않았다. 그들은 왜 그러는 걸까? 왜 근거에 기초한 주장을 무시할까? 내가 새로운 정신 장애를 명명할 수 있다면, 불리 사실 부정 강박 장애(Obsessive Denial of Unwelcome Facts Disorder)라는 질환을 정의하고 싶다. 의사, 정치인, 고위 관리 사이에 흔한 질병으로, 치료법이 없다. 대학의 관리자들은 제약 회사로부터 엄청나게 많은 선물을 기쁘게 받아들이는 한편, 교수들의 이익을 중시하는, 그리고 교수들과 상업적 후원사들 사이의 이익을 우선시하는 엄격한 이익상충 정책을 시행한다.[61]

불행하게 하는 해피필

내가 보기에, 연구와 마케팅에서의 사기 행위와 거짓말, 의사들의 부정부패, 불충분한 규제가 가장 극심했던 경우는 소위 '해피필(happy pill) 항우울제'라는 약이었다.[21, 24, 62] 기만 행위는 그 이름에서부터 시작된다. 선택적 세로토닌 재흡수 억제제(SSRI)라는 명칭은 2000년 합병으로 글락소스미스클라인이 된 스미스클라인비첨에서 만들어낸 것인데, 유감스럽게도, 이 계열의 약이 전혀 특별히 선택적이지 않음에도 불구하고 이것이 공식 과학 명칭이다. 이 약들은 특별히 특이적(specific)이지도 않다. 알코올을 포함해서 뇌에 영향을 주는 물질 대부분은 우울증에 대해 SSRI와 유사한 효과를 나타낼 수 있다.[24] 예를 들어 개발된 지 오래된 벤조디아제핀인 알프라졸람(alprazolam)의 효과는 위약보다 좋으며, SSRI보다 효과가 나은 삼환계 항우울제(tricyclic antidepressant)와 유사하다.[63]

2003년까지 영국의 규제당국은 약품설명서를 통해 세로토닌 결핍이 우울증의 원인이라는 거짓말을 선전했다.[62] 아무도 SSRI의 효과가 나타나는 원리를 알지 못했고, 이 약 속에 많은 행복이 들어 있는 것도 아니었다. 이 약의 가장 확연한 효과는 성생활에 지장을 준 것이다. FDA의 과학자는 제약회사들이 약 대신 환자에게 문제를 돌림으로써 이 문제를 숨겼다는 것을 알아냈다. 예를 들면 여성의 성불감증(female anorgasmia)은 '여성 생식기 장애(Female Genital Disorder)'라는 질병으로 분류했다.[62] 제약회사들은 환자의 5퍼센트만 성생활 문제를 경험했다고 주장했는데,[24] 이는 실제 발생률의 10분의 1에 불과했다. 이 문제를 조사하기 위해 설계된 연구에서, 항우울제 복용 전에 모두 정상적인 성생활을 하던 1,022명의 환자 중 59퍼센트가 복용 후에 문제를 겪었다.[64] 문제가 된 증상으로 성욕 감퇴, 절정감 지연 또는 사정 지연, 무절정감 또는 무사정, 발기부전이 모두 높은 비율로 나타났으며, 환자 중 40퍼센트는 내약성도 낮았다. 일부 환자는 오르가슴 중에 하품을 하기도 했다. 친밀한 관계를 맺는 근사한 방법이라고 볼 수 없다. 환자들이 이런 문제를 의사와 쉽게 의논하기 어려웠으므로, 이제까지 문제가 간과되어 왔다. 이 약들은 가공할 위력의 성생활 억제제로 마케팅됐어야 옳았다. 그랬으면 그렇게 많이 팔리지도 않았을 것이다.

덴마크에서 SSRI 판매량은 전체 인구의 7퍼센트가 성인 용량으로 평생 매일 복용할 수 있을 정도로 많다.[27] 또는 전체 인구가 6년 동안 매일 복용할 수 있는 양이다! 이런 과잉 치료의 배후에 제약회사들이 있다는 건 분명하다. SSRI의 판매량이 18배로 거의 선형으로 증가하는 사이 시장에 진출한 제품의 숫자(즉 마케팅 강도)도 16배로 증가했다(r=0.97, 거의 완벽한 상관관계이다.).[27] 2007년 23개 제약회사에서 47종의 제품을 시판했다. 이 엄청난 마케팅 강도는 미국에서도 중요하게 작용했다. 1989년과 2000년 사이, SSRI와 유사 의약품의 사용은 1차 의료기관에서 거의 3배가 됐다. 신약이 나올 때마다 총 사용량이 증가했으며, 이전에 출시된 약의 사용량이 줄어들지도 않았다.[65]

환자들은 해피필을 복용하며 그다지 행복하지 않다. 임상시험에서 의사가 환자들에게 약을 복용하도록 설득하면 대가를 받는데, 실제 진료에서는 반 이상의 환자들이 2~3개월 내에 복용을 중단한다.[62]

프로작, 일라이릴리의 실패작이 블록버스터가 되다

최초의 SSRI는 1988년에 나온 플루옥세틴(프로작)이다. 형편없는 약이어서, 일라이릴리의 경영진에서는 출시를 보류하려고 했다.[24] 그러나 일라이릴리에 문제가 있었다. 심각한 재정 위기를 맞아, 프로작이 실패하면 일라이릴리는 도산할 지경이었다.[66-68]

플루옥세틴은 독일 규제당국에서 검토 후 다음과 같은 결론을 내릴 정도로 형편없었다.

"이점과 위험성을 고려할 때, 이 신약 후보 물질은 우울증 치료에 완전히 부적합하다."[24,69]

일라이릴리에서 일부 데이터를 스웨덴 정신과 전문의들에게 보여주자, 그 전문의들은 웃음을 터뜨렸고 일라이릴리가 진지하게 이 약의 허가를 신청할 거라 생각지 않았다.[70] FDA는 임상시험의 심각한 결함에 주목

했다.[24]

일라이릴리는 살아남기 위해 프로작을 성공시키겠다고 굳게 마음먹었다. 그러기 위해선 스웨덴에서 허가를 받는 게 중요했다. 스웨덴에서 통과되면 FDA에서 허가받기도 쉬울 것이었다. 유럽 담당 부사장은 스웨덴 담당 이사 존 비라펜(John Virapen)에게 무슨 짓을 해서라도 성공시켜야 한다는 점을 명확히 했다.

비라펜은 일라이릴리에서의 자신의 미래가 프로작 허가에 달려 있다는 걸 느끼고는, 문제를 뇌물로 해결했다. 허가받기 전 파종 임상시험을 개시하고, 의사들을 카리브해로 1주일간 초대해 '다이빙, 서핑, 요트, 아름다운 아가씨들, 뜨거운 밤'이 포함된 휴가를 즐기게 해주었다.[70] 저명한 정신과 전문의들의 비서에게 우회적인 질문을 하는 방법으로, 비라펜은 스웨덴 규제당국에서 위촉받아 임상시험 자료를 검토할 독립적인 전문가가 누구인지를 알아냈다. 그 전문가는 플루옥세틴을 전혀 마음에 들어 하지 않았으며, 바로 2주 전에 플루옥세틴을 허가받으려는 시도에 대해 웃음을 터뜨린 사람이었다. 그런데 두 번째 만남에서 그 전문가는 신속한 허가에 대한 합리적인 금액으로 2만 달러를 제시했다. 아울러 이 돈을 세무 당국에서 알 수 없도록 제네바에 있는 일라이릴리의 사업소가 전달했다. 또 그 전문가는 자신의 학과에 상당한 액수의 연구비를 제공할 것을 요구했다. 그리고 돈을 나눠서 절반은 약이 허가되면 넘겨주기로 했다. 갱단에서 살인 청부를 할 때 쓰는 방식이다.

그러고 나서 비라펜의 한 동료가 그 전문가를 예테보리에서 만나 허가 신청서를 고쳤다. 사망 사례는 각주로 숨겨 놓았고, 수정은 다음과 같은 식으로 이루어졌다.

"피험자 5명이 환각을 경험하고 자살을 시도했는데, 그중 4명이 자살로 죽었다."는 표현이 이렇게 바뀌었다. "여타 피험자 5명에게 여러 가지 효과가 있었다."

게다가 그 독립적인 전문가는 자신의 추천서까지 더했다. 얼마 지나지 않아, 비라펜은 약값을 얼마로 할 것인지를 협상하기 위한 전화를 받게 됐다. 약이 허가될 것이라는 의미였다. 용량 20밀리그램에 대한 가격이 정해졌을 때, 플루옥세틴에 대해 연구한 최고의 정신과 전문의가 5밀리그램이 최대 허용량임을 알아내고 허가를 연기시켰다. 그 전문의는 5밀리그램 용량을 이용할 수 있게 해야 한다고 요구했다. 그러나 일라이릴리는 수익을 75퍼센트나 감소시킬지도 모를 이 요구를 용케 피해갔다.

1980년대 중반에는 우울증을 앓는 사람이 그다지 많지 않았다. 그때는 지금보다 진단 기준이 훨씬 더 엄격하고 타당성이 높았다. 그래서 플루옥세틴은 기분전환제(mood lifter)로 마케팅됐다. 정말 대단하지 않은가? 코카인과 유사한 효과가 있는 약을 기분전환제로 마케팅하다니! 거리의 마약상과 다를 게 뭐란 말인가?

독일에서의 허가 역시 '규제당국의 독립적인 자문위원들에게 행해진 변칙적인 로비 방법'에 따른 것이었다.[70]

비라펜은 일라이릴리에 크나큰 기여를 한 후 해고당했다. 이것 역시 갱단에서 일어날 법한 시나리오다. 조직의 보스가 부하를 설득해서 유명한 정치 인사를 살해하도록 한 다음엔, 곧바로 암살자를 죽이는 것이 가장 안전하다. 죽은 자는 말이 없으니까. 공식적인 사유는 일라이릴리가 모종의 윤리 규범을 따르기 때문이었다! 뇌물 수수에 대해 알고 있던 다른 두 사람도 이유 없이 해고당했다. 비라펜은 그 부패한 독립적인 전문가를 걸고넘어지려 했으나, 그 의사는 보건 당국의 직원이 아니어서 그럴 수가 없었다. 이 사건이 있고 나서 스웨덴의 부정부패방지법이 개정됐다. 그 전문가에게는 아무 일도 없었으며, 후에 아이러니하게도 스웨덴 법정에서 정신감정을 담당하는 일을 하게 됐다.

일라이릴리는 여러 미허가 질환, 예를 들면 부끄럼증(shyness), 식이 장애, 자존감 저하 등에 대해 프로작을 판촉하면서, 이 약과 관련된 자살과 폭력 행동의 위험 증가는 은폐했다.[1, 24, 71] 그러나 1990년 프로작이 시장에 나온 지 겨우 2년 만에 마틴 타이처 등(Martin Teicher et al.)이 환자 6명이 프로작 복용 중 자살 충동을 느껴 폭력적이고 강렬한 자살에 대한 집착으로 이상 반응을 보이는 것을 발견했다. 이 연구자들에게는 완전히 새로운 사실이었다.[72] 타이처의 발견은 획기적이었고, 논문은 매우 설득력 있었다. 그러나 나중에 일라이릴리의 내부 문서를 통해 드러난 바에 따르면, FDA가 자살 문제에 대해 제약회사와 협력했고, 일라이릴리의 '청부업자'가 된 정신과 전문의들이 제 역할을 하는 동안 일라이릴리 소속의 과학자들은 그 후 이어진 1991년의 FDA 청문회에서 회사에 불리하게 작용할 만한 정보를 보고서에서 누락했다.[1]

청문회에서 FDA 자문위원회 위원장이었던 정신과 전문의 대니얼 케이시(Daniel Casey)는 타이처가 발표할 때 난폭하게 끼어들어 방해했다! 발표 슬라이드 역시 타이처에게는 겨우 몇 장만 허용하고, 일라이릴리는 많이 쓰도록 했다. 몇 해 후 타이처의 아내는, 지원하지도 않았는데, 일라이릴리에서 종양학 수석 과학자로 일할 것을 제안 받았다. 이런 것이 우연일 리 없다. 주요 인물을 블랙리스트에 올리고 괴롭히다가, 그 방법이 통하지 않으면 그 인물 또는 가족을 매수하는 것이 전형적인 수순이다. 타이처의 아내는 타이처와 이혼하고 일라이릴리의 제안을 받아들였다.

2004년《영국의학저널》은 익명의 제보자로부터 프로작에 관한 일련의 일라이릴리 내부 문서와 임상연구보고서를 받았다.《영국의학저널》은 이 문서들을 FDA에 제출했다.[73] 이 문서들은 1994년에 있었던 소송에 등장했지만, 일반에 공개되지는 않았다. 이 문서로 일라이릴리의 간부들이 이미 1980년대에 자살 시도와 폭력 행동에 관련한 플루옥세틴의 심각한 부작용을 알고 있었으며, 처방할 때 그 부정적인 효과를 최소화하는 방법을 찾으려 했다는 것이 드러났다. 일라이릴리는 환자가 경험한 부작용을 기록한 자체 데이터베이스에서 '자살'이라는 단어를 완전히 없애려고 발악했고, 본사에서는 의사들이 프로작 복용 환자의 자살 시도를 일라이릴리에 보고하면 '과다 복용'으로 분류하고(완전히 오도성인 것이, 프로작을 과다 복용해서 자살하는 것은 거의 불가능하며 실제 자살 시도는 정량 복용 중에 일어났다.), '자살성 사고(suicidal ideation)'는 '우울증'으로 기록하도록 했다(약 대신 질병을 탓하도록).[68] 독일의 일라이릴리 연구원 두 사람은 이런 지시에 대해 다음과 같이 불만을 표했다.

"나는 BGA(Bundesgesundheitsamt, 독일 보건 당국)나 판사, 기자, 심지어 내 가족에게도 우리가 이렇게 하는 이유를 설명할 수 있을 것 같지 않다. 특히나 자살과 자살성 사고는 민감한 문제라는 점에서 더 그렇다."[24,74]

《영국의학저널》에 제보된 문서 중에는, 여러 임상시험에서 플루옥세틴 투여군 환자의 38퍼센트가 새로운 약리적 활성을 보인 반면 위약 대조군 환자는 19퍼센트에 그쳤다는 점을 주목한 것도 있었다. SSRI는 초조(agitation) 또는 좌불안석증(akathisia, 정좌불능증)을 유발하는 경우가 많다. 좌불안석증이란 극도로 침착하지 못하고 가만히 있을 수 없는 증상으로, 일부 환자는 이를 자신의 피부를 뚫고 뛰쳐나가고 싶은 기분이라고 표현하기도 하는데, 자살 위험을 증가시킨다.[1,24] 일찍이 일라이릴리는 플루옥세틴 임상시험에서 그런 환자들에게 벤조디아제핀도 함께 복용할 것을 권고했다.[24] 그럴 경우 증상이 줄어든다. 하지만 그럼으로써 플루옥세틴의 부작용을 정확히 알 수 없는 것은 물론이고, 우울증에 대한 효과조차도 정확히 알 수 없게 된다. 벤조디아제핀도 우울증에 효과를 보이기 때문이다.

한편, 일라이릴리에서 프로작이 반감기가 길어 경쟁사들의 약보다 이탈 증상을 적게 유발한다는 것을 보여주고자 했을 때는 결과가 압도적이었다. 파록세틴과 서트랄린 복용 환자의 반 이상이 시험약에서 위약으로 전환한 지 1주 이내에 이탈 증상을 보였다.[62,75] 가장 빈번하게 나타난 증상은 다음의 세 가지로, 우울증의 재발이 아니라 금단과 관련 있는 것이 확실했다. 기분악화, 과민성(irritability), 초조.

제약회사 후원 임상시험의 편향은 실로 엄청났다. 프로작을 시험하는 직접비교 임상시험에서 프로작으로 개선 효과를 본 환자들은 프로작을 대조약으로 한 임상시험에서보다 훨씬 많았다.[76]

2004년 FDA는 항우울제가 초조, 공황(panic), 발작(attack), 불면증, 공격성(aggressiveness) 같은 약리적 활성 또는 자극 증상을 유발할 수 있다는 경고를 발표했다. 그런 부작용은 예상된 것이었다. 세로토닌에 미치는 효과 면에서 플루옥세틴은 코카인과 유사하기 때문이다.[73] 웃기게도, 유럽의약청은 2000년 SSRI의 의존성을 계속 부인하면서, SSRI가 "코카인이나 에탄올 같은 중독성 물질의 사용을 감소시키는 것으로 나타났다. 해석하기 어려운 측면이다."라고 언급했다.[77] 사실을 보지 않으려는 사람들에게만 어려운 해석일 것이다.

1989년 한 남자가 총기를 난사해 8명을 죽이고 12명에게 부상을 입힌 후 자살했는데, 플루옥세틴 복용을 시작한 지 1개월 만의 일이었다.[73] 일라이릴리는 배심원 평결 9 대 3으로 승소했다. 그러고는 "법정에서… 프로작이 안전하고 효과적이라는 것이 입증됐다."고 주장했다. 그러나 판사는 비밀 거래가 있었을 것이라 의심하고 일라이릴리와 고소인을 추적했다. 결국 일라이릴리는 재판 기간 중에 고소인과 비밀리에 합의했음을 인정했다. 일라이릴리의 행동에 격분한 판사는 일라이릴리에 유리했던 판결을 "당사자들이 합의했으므로 영구 기각함"으로 바꾸고, "일라이릴리는 평결뿐 아니라 법정의 판단력도 매수하려고 했다."고 말했다.

일라이릴리는 또한 FDA 자문위원도 매수했다. 1991년 플루옥세틴의 데이터를 검토하기 위해 FDA 자문위원회가 소집됐는데, 안전성 담당 위원 데이비드 그레이엄 등이 제기한 우려에도 불구하고 플루옥세틴이 안전하다는 결론이 나오자, 자문위원회 위원 여럿이 일라이릴리와 금전적 관계가 있다고 지적하는 비판의 목소리가 있었다.

1990년대 내내 일라이릴리는, 공개적으로는 프로작이 자살이나 폭력 위험 증가를 유발하지 않는다고 호언장담하면서, 여러 건의 소송을 법정 밖에서 조용히 해결하고, 증거 문헌을 비공개로 하기 위한 법원 명령을 얻어서 유죄를 입증할 만한 증거를 은폐할 수 있었다. 베스트셀러 항정신병약인 자이프렉사(올란자핀)의 경우와 같은 전략이었다. 그러다 한 뭉치의 서류가 언론에 노출됐다.[71]

일라이릴리의 내부 문서에서, 프로작이 폭력이나 자살을 유발할 수 있다는 견해에 맞서 일라이릴리가 벌인 길고 성공적인 싸움이 드러났다. 그리고 일라이릴리가 약 대신 질병을 탓하는 분명한 전략을 가지고 있었음을 알 수 있었다. 이는 일라이릴리의 일부 과학자들도 의심했던 것이다. 일라이릴리는 사기 행위로 볼 수 있는 짓도 했다. 예를 들면 FDA에 제출한 시판 후 약물 감시 연구 보고서에서 프로작 관련 자살 경향 사례 97건 중 76건을 누락했다.[78,79]

1997년 프로작은 미국에서 처방전 발행 순위 5위였다.[80] 또한 불만 제기가 가장 많은 약이었으며, 수백 건의 자살 보고가 있었다.[21] 소송과 관련하여 정신의학자 데이비드 힐리(David Healy)는 프로작의 약품설명서 초안을 발견했는데, 거기엔 항우울제 치료가 약물에 민감한 환자에게는 정신병을 촉진할 수 있다는 문구가 있었다.[80] 일라이릴리는 1978년부터 프로작이 어떤 사람들에게는 불안정하고 비정상적인 정신 상태를 유발하여 자살 또는 살인에 대한 억누를 수 없는 충동이 생길 수 있음을 알았던 것으로 드러났다.[67] 미국에서 정신병 유발에 대한 경고는 약품설명서 최종본에 포함되지 않았다. 반면에 독일 규제당국은 그것을 포함시키도록 했다. 1999년까지 FDA에는 2,000건이 넘는 프로작 관련 자살 보고가 접수됐으며, 보고의 4분의 1에서는 초조와 좌불안석증을 명확히 지목했다. 언제나 그렇듯이, FDA는 환자가 아닌 약을 보호했다. FDA는 제약회사가 좌불안석증이나 자살에 대한 경고를 넣는 것을 자신들이 허용하지 않았을 것이라고 말했다. 그랬다면 FDA는 약품설명서 오류(mislabelling)로 여겼을 거라고![80] 유럽의약청은 2006년 아동과 청소년이 플루옥세틴을 복용하는 경우에는 부모와 의사가 세심하게 관찰하고 자살 경향을 주시해야 한다고 발표했다.[70] '가짜 해법'이다. 아이들은 경고문에서 뭐라고 하든 자살을 한다. 플루옥세틴은 어린이 대상으로는 절대 허가되어서는 안 되는 약이었다. 아니, 어떤 생물에게도, 개에게도 허가되어서는 안 된다(SSRI는 개들의 '분리불안' 치료에도 사용된다. 주인이 집에 없을 때 너무 많이 울부짖는 경우를 말한다.).

일라이릴리는 또한 자살 사례를 대중의 눈을 피해 숨기기도 했다. 2004년 19세의 대학생이 일라이릴리가 운영하는 인디애나폴리스 연구소에서 샤워 커튼봉에 스카프로 목을 맨 채 발견됐다.[78] 이 여대생은 등록금을 마련하려고, 우울증과 자살 경향을 가진 사람들을 가려내기 위한 검사를 거친 후 임상시험에 건강한 자원자로 참여했다. 이 학생이 복용한 것은 프로작이 아닌 다른 SSRI인 둘록세틴(심발타)이었다. 일라이릴리는 이 약을 옌트리브(Yentreve)라는 상표명으로 복압성요실금(stress urinary incontinence) 치료제로 개발하려고 했다. 사건이 일어나고 나서 연구자들과 언론이 둘록세틴에 대해 질문하기 시작하자, FDA는 자체 데이터베이스를 뒤져보지도, 공개하지도 않았다. 그렇게 침묵하고 내민 법적인 근거는 다음과 같았다.

일부 임상시험 데이터는 영업 기밀, 또는 업무상 보안 정보로 본다.

의약품 규제당국에서 이런 식으로 사람 목숨보다 영리를 우선시하는 것은 실로 경악할 일이다. 임상시험 데이터는 영업 기밀이 아니며(11장 참고), FDA는 태도를 바꿔서 유럽의약청과 동등한 수준으로 올라서야 한다.

《영국의학저널》의 기자 진 렌저(Jeanne Lenzer)는 정보공개법에 따라 심발타와 엔트리브에 관련된 안전성 데이터를 FDA에 요청해서 심발타 복용 환자 사망 41건과 자살 13건이 포함된 데이터베이스를 확보했다. 이 데이터베이스에는 그 대학생과, 우울증으로 심발타를 복용하다 자살한 것으로 알려진 피험자 최소 4명의 기록이 빠져 있었다.

일라이릴리는 이 자살 사례 중 적어도 2건은 공개하지 않았다는 사실을 인정했다. 그리고 익명의 제보자가 렌저에게, 우울증이 아닌 실금 때문에 둘록세틴을 복용한 환자들에게도 이 약이 자살 경향을 유발한다고 알렸다. 렌저는 이 데이터에 접근할 수가 없었다. FDA는 허가를 거부한 약에 관련된 연구 데이터의 공개를 금지하는데, FDA가 엔트리브의 허가를 거부했던 것이다. 이것이 정말 말도 안 되는 이유는, 엔트리브와 심발타의 약리적 활성 물질이 동일하기 때문이다. 미국은 공익에 도움이 되는 방향으로 법을 바꿔야 한다.

나중에 FDA는 복압성 요실금 임상시험에서 둘록세틴을 복용한 중년 여성 중 자살 시도가 있었던 비율이 100,000인년(人年, person-year, 인구나 의료 통계에서 1인당 수명을 계산하는 단위)당 400인년이라고 밝혔다. 이는 유사한 나이대의 일반 여성들에서 나타나는 비율인 100,000인년당 160인년의 2배가 넘는 수치이다. 이 데이터는 SSRI가 아동뿐 아니라 성인에게도 위험하다는 것을 시사한다(18장 참고).

이 비극적인 사건에서 배워야 할 교훈이 하나 더 있다. 목숨을 잃은 대학생과 같은 자원자들은, 그들 자신은 신약 복용으로 혜택을 보지 못할지라도 연구에서 나온 과학 지식으로 남들이 혜택을 입게 된다는 말을 듣는다. 하지만 자원자들은 이런 말 대신, 자신이 경험한 것이 제약회사에 유리할 때만 사람들에게 알려진다는 말을 들어야 한다. 건강한 자원자들이 죽더라도 제약회사 말고 다른 누구도 그 이유를 알지 못한다는 것은 도무지 용납할 수 없는 심각한 범죄이다.

렌저가 일라이릴리가 은폐한 내부 문서 때문에 다시 프로작에 대해 질문하자, 일라이릴리는 렌저에게 다음과 같은 의견을 보냈다.[73]

"프로작은 수백만 명의 건강 증진에 이바지했습니다. 의학 역사상 가장 많은 연구가 이루어진 약이며, 세계적으로 5000만 명이 넘는 환자에게 처방됐습니다."

제약회사들은 궁지에 몰리면 늘 큰 수치를 내밀면서 빠져나가려고 한다. 그 수백만 명의 건강은 증진된 적이 없다. 무작위 배정 임상시험에서, 임상시험 중에 중도 이탈한 환자 수는 SSRI 투여군과 위약 대조군 간에 차이가 없었다. 이는 유익성과 위해성을 다 고려할 때 전체적으로 이 약이 쓸모가 없음을 의미한다.[81] 항우울제 복용을 시작한 환자 7,525명을 대상으로 실시된 2003~2007년의 연구에서, 항우울제의 3분의 2는 SSRI 였는데, 2개월 후에는 환자의 절반이나 약 복용을 중단했다.[82] 5000만 명이라는 숫자에서 우리가 알 수 있는 것은 수백만 명이 해를 입었다는 것이다. 약을 계속 복용한 사람 중 많은 수가 중독되어 중단하지 못하기 때문이다.

운동은 훌륭한 치료법이다

항우울제 연구는 완전히 제약회사들의 통제 하에 있다고 해도 과언이 아니다. 제약회사들은 수십억 달러 규모의 시장에다 무작위 가짜 증거를 내놓는다.[83] 위약에서 50퍼센트가 개선됐고 시험약에서 60퍼센트가 개선됐다고 말하면,[84] 시험약이 실제보다 더 좋게 보인다(4장 참고). 하지만 가장 많이 사용되는 측정법인 해밀턴 우울증 평가 척도(Hamilton Depression Rating Scale)로 평가한 개선 효과는 미미해서, 이 약은 아주 심한 우울증 환자에게만 유의미한 효과가 있을 것으로 보인다. 그런데 이렇게 심한 우울증을 앓는 환자의 비율은 임상 진료에서 치료하는 환자 중 극히 일부이다.[85,86] 더구나 임상시험이나 양질의 관찰연구에서 항우울제를 복용하면 자살률이 낮아진다는 것이 입증된 적이 없다. 그런데 이런 사실과는 반대로, 미국정신의학협회 회장 제프리 리버만(Jeffrey Lieberman)은 2013년에 다음과 같은 발언을 했다.[87]

"전체적으로 보면 항우울제 약물 요법은 매우 효과적이다. 치료 받은 주요우울증(major depression) 환자의 50퍼센트에서, 많게는 80퍼센트에서, 증상이 완전히는 아니더라도 상당히 완화한다."

더 크게 쓰실 분 안 계신가? 어차피 이렇게 무지막지하게 과장할 바에는, 그냥 100퍼센트 다 고친다고 해도 될 텐데?

사람들에게 약을 복용시키기보다 운동을 하도록 권하는 편이 훨씬 나을 것이다. SSRI와 운동을 장기적으로 비교한 연구는 매우 드문데, 실시된 연구를 보면 그 결과가 흥미롭다. 주요우울증 환자 156명에 대한 4개월간의 임상시험에서, 운동의 효과는 서트랄린(졸로프트)의 효과와 비슷했다. 6개월 후 운동군 환자 중 30퍼센트만 우울감을 느낀 반면, 서트랄린군에서는 52퍼센트, 운동과 서트랄린 복용을 병행한 군에서는 55퍼센트가 우울감을 느꼈다.[88] 이런 차이는 낮은 처리 대비(treatment contrast)에도 불구하고 나타났다. 운동군의 64퍼센트와 병행군의 66퍼센트가 운동을 계속했다고 보고했는데, 서트랄린군의 환자 48퍼센트 역시 운동 프로그램을 시작했다. 운동에 대한 코크란 체계적 고찰에 따르면, 우울증에 대한 운동의 효과는 SSRI의 보고된 효과와 아주 유사한 수준이었다.[89]

사회공포증(social phobia) 환자 375명을 대상으로 한 24주간의 무작위 배정 임상시험에서 두려워하는 대상에 점진적으로 노출시키는 것의 효과가 서트랄린의 효과와 유사하게 나타났다. 그러나 추가 6개월의 추적 조사에서 노출군은 계속 증상이 개선된 반면, 서트랄린군의 환자들은 그렇지 않았다.[90] 사회공포증은 제약회사들한테 낚아채여서 사회불안 장애

(social anxiety disorder)라는 이름을 얻기 전에는 드문 질환이었다. 제약회사들은 홍보업체, 그리고 정신의학계와 환자 단체에 있는 '제약 매춘부'들의 도움을 받아 매출을 엄청나게 늘렸다.[9] 환자 풀(pool)도 약 2퍼센트에서 13퍼센트로(8명당 1명으로) 늘어났는데, 시간이 지날수록 확장된 『정신 장애 진단 및 통계 지침』의 터무니없는 진단 기준의 크나큰 도움을 받은 결과이다.

해피필에 대한 또 다른 거짓말

나중에 글락소스미스클라인이 된 스미스클라인비첨은 1992년에 파록세틴(팍실 또는 세로자트(Seroxat)) 마케팅을 시작했는데, 그 후 10년 동안 이 약에 습관성이 없다고 거짓 주장을 했다.[91] 최초 허가 신청서에 파록세틴이 환자 30퍼센트에서 이탈 증상(금단 증상)을 유발했다는 기록이 있는 점을 고려할 때 상당히 오도성이 있는 주장이었다.[92] 영국 규제당국 역시 문제가 있다는 것을 부인했다. 가벼운 우울증에 대한 SSRI의 효과를 입증하는 증거가 부족하다는 점을 경고하지 않았다. 2001년 BBC는, WHO가 팍실이 항우울제 중에서 이탈 증상이 가장 심하다는 것을 밝혀냈다고 보도했다. 2002년에는 FDA에서 경고를 발표했고, 국제제약협회연합(International Federation of Pharmaceutical Manufacturers Associations)은 미국의 텔레비전 방송에서 글락소스미스클라인이 파록세틴에 대해 일반 대중을 오도한 것은 유죄라는 입장을 밝혔다. 2003년 글락소스미스클라인은 조용히, 그리고 작은 활자로 의사용 설명서에 있는 이탈 증상 위험의 예상치를 0.2퍼센트에서 25퍼센트로 수정했다.[62] 100배의 차이였다.

2002년부터 BBC는 탐사보도 시리즈에서 SSRI에 관한 다큐멘터리 4편을 방영했는데, 1편의 제목은 「세로자트의 비밀(Secrets of Seroxat)」이었다. 나는 약에 관심이 있는 모든 사람에게 이 다큐멘터리를 보라고 추천했다. 내 경우, 어느 날 저녁부터 보기 시작했는데, 전편을 다 볼 때까지 멈출 수가 없었다. 언론인 셸리 조프르(Shelley Joffre)는 글락소스미스클라인의 대변인인 의사 앨러스테어 벤보(Alastair Benbow)가 카메라 앞에서 거짓말하는 모습을 포착해 교묘하게 보여주었다. 예를 들면 벤보는 파록세틴이 자살 경향이나 자해를 유발할 수 있다는 것을 부인했는데, 1개월 후에 정확히 이 점을 입증하는 데이터를 규제당국에 제출했다. 그 결과 이 약을 아동에게 사용하는 것이 즉시 금지됐다. 규제당국은 또한 이 정보가 글락소스미스클라인도 처음 알게 된 것이라는 거짓말을 했다(약 10년 전부터 알고 있었다.). 여기에 더하여, 규제당국의 수장은 문제를 일으킨 원인이 약이 아니라 질병이라는 제약회사의 거짓 주장을 앵무새처럼 따라했다.

미국 상원의원 찰스 그래슬리는 파록세틴이 자살을 유발할 위험이 있다는 걸 글락소스미스클라인이 언제부터 알고 있었는지 질문했다.[93] 글락소스미스클라인은 "2006년 2월 하순까지, 성인 환자에서 팍실과 자살 경향이 관련 있다고 볼 만한 어떠한 징후도 감지하지 못했다."고 답했다. 그러나 정부 조사원들이 글락소스미스클라인이 1998년부터 데이터를 가지고 있었음을 알아냈다. 데이비드 힐리는 글락소스미스클라인의 내부 문서에서 건강한 자원자들 가운데 25퍼센트가 팍실 복용 중에 초조와 여러 좌불안석증을 경험했다는 내용의 증거를 발견했다.[80] 다른 연구에서도 비슷하게 높은 비율이 아동과 성인 모두에게 나타났다.[94]

탐사보도 프로그램 1편이 방영된 후, BBC는 시청자들에게 약과 관련된 경험을 제보해 달라고 요청했다. 소비자 단체인 소셜오디트(Social Audit)의 공동 창립자인 연구자 찰스 메더워(Charles Medawar)와 임상 약리학자 앤드루 헥스하이머(Andrew Herxheimer)가 접수된 이메일 1,374통을 읽었다. 명명한 증거 사례들이 나타났다. 글락소스미스클라인은 SSRI에 의존성이 있고 자살을 유발할 수 있다는 것을 강력히 부인해왔으나, 그런 주장이 틀렸음이 분명했다. 그 약이 적개심과 살인 충동을 일으킨다는 것 역시 분명했다. 예를 들면 "파록세틴을 복용한 지 3일이 되자, 그이는 집 안에 있는 모두를 죽이고 싶은 마음이 들어 스스로 진정하려 애쓰면서 밤을 꼬박 새웠어요." 같은 제보가 있었다.[62] 환자들이 직접 보고한 수많은 사례들은 주목할 만했다. 예를 들면 많은 이들이 약을 중단하려 했을 때 머리에 전기 충격을 받은 것 같은 느낌과 시각 문제를 겪었다고 설명했는데, 당국에서는 이런 반응을 어지럼증 또는 감각 이상(paraesthesia)으로 분류했다.

영국 규제당국의 수년간 이어져온 소극적인 태도에 지친 찰스 메더워는 규제당국이 약의 위해성에 대해 언제나 가장 늦게 알게 되므로 아예 없애자고 제안하기도 했다. 환자들의 폭로 덕분에, 영국 규제당국은 이제 환자들로부터 직접 유해반응 보고를 접수한다. 의사들의 방해를 먼저 통과해야 하는 부담을 없앤 것이다.

SSRI에 대한 연구를 시작한 이후로, 나는 이 계통의 약들에 대해 다루는 언론 매체에 정기적으로 출연해왔는데, 거기서 무서운 이야기를 많이 들었다. 수많은 이야기가 서로 매우 비슷했다. 평생 받아야 하는 치료의 압박과 무능한 정신과 의사로부터 벗어난 한 환자가 내게 전한 이야기를 압축해서 여기에 소개한다.

정신적 외상 사건(충격(shock), 위기(crisis), 우울증)을 겪은 후, 나는 해피필을 처방받았다. 발생할 수 있는 부작용에 대한 적절한 정보 제공은 없었다. 1년 후, 그 정신과 전문의에게 약을 중단하고 싶다고 했다. 약이 별로 도움이 되지 않는 것 같았기 때문이다.… 정신과 전문의는 내가 치료를 충분히 받지 못하고 있으며, 약의 용량을 늘려야 한다고 설득했다.… 약을 중단하면 만성 우울증이 생길 수 있다고 경고했다.

정신과 전문의가 장기 병가를 냈을 때, 나는 심리상담사의 도움을 받아 다시 용기를 내 약을 서서히 줄이기로 했다. 3년 반 동안 약을 복용했었는데, 점점 더 무기력해지고 모든 것에 무관심해졌던 것이다. 유리 항아리에서 빠져나오려고 버둥거리는 생쥐 같았다. 약을 줄여나가는 건 힘든 과정이었다. 많은 이탈 증상이 나타났다.…

병가에서 복귀한 정신과 전문의는, 내가 약을 끊기로 한 것에 자신이 "모욕"을 느꼈다고 했다. 하지만 나는 전보다 훨씬 나아져 있었다. 내가 더 이상 우울한 것 같지 않다고 하자 의사는 "모르겠네요."라고 답했다.

"제가 해피필을 더 이상 먹고 싶지 않다고 하면 어떻게 되는 거죠?"

"그럼, 제가 도와 드릴 게 없네요!"

의사의 답변은 그랬다. 약 이름은 말하지 않았는데, 그 의사는 그 해피필 제조사와 긴밀한 관계가 있었다.

나는 의대생들이 공부하면서 힘이 들 때 해피필을 복용한다는 이야기도 들었다. 그런 이야기에는 거의 항상, 화학적 불균형에 대한 그릇된 믿음과, 해피필의 효과를 당뇨에 대한 인슐린의 효과와 비교하는 말들이 따라붙었다. 학생들은 약을 중단하려다 이탈 증상이 생기면, 이탈 증상이 아니라 병이 재발한 것이니 남은 생애 동안 계속 약을 복용해야 할 수도 있다는 말을 들었다.

나는 이것에 화가 나기도 하고 무척 안타깝기도 하다. 특히 우리가 역사로부터 아무것도 배우지 못하는 것 같아서 그렇다. 1880년대 영국 정부는 인도에서의 아편 사용이 '어떠한 해로운 결과'를 초래할 것이라 생각지 않았다. 1930년대 처방전 10건 중 4건은 브롬화물(bromide)을 포함하고 있었으며, 만성 중독 문제에 대한 인식이 없었다. 같은 시기에 바르비투르산염(barbiturate) 중독 역시 인식되지 못했으며, 이 문제를 지적하는 의사들은 무시당했다.[62] 그러다 영국 보건부에서 마침내 중독 문제를 받아들였다. 하지만 사람들이 바르비투르산염을 무기한 계속 복용한 것이 질병이 있어서가 아니라 끊으려고 하면 너무나 고통스럽기 때문이라는 것을 알아차리게 되기까지 무려 40년이나 걸렸다.[62] 1955년 미국에서는 전체 인구의 7퍼센트가 매일 한 알씩 복용할 수 있을 만큼의 바르비투르산염 정제가 생산됐다.[95]

1960년대엔 의사들이 벤조디아제핀이 무해하다고 믿어서 거의 모든 증상에 벤조디아제핀을 처방했다. 사용이 최고조에 달했을 때의 판매량은 덴마크 인구의 10퍼센트 정도가 사용할 수 있을 만큼이나 됐다.[96] 이것이 더욱 이상한 이유는, 이 약이 몇 주만 복용하면 내성이 생겨 효과가 사라지는 데다 중독성이 강하고 유해반응이 많이 발생했기 때문이다. 관련 임상시험들은 편향되었다. 수면제로(그나마 내성이 생겨 효과가 사라지기 전에) 사용할 경우 불면증이 있는 고령 환자의 수면 시간이 15분 늘어났다. 반면, 유해반응으로 나타난 인지 장애의 발생 비율은 5배 증가했고, 정신운동성 장애는 3배, 낮 시간의 피로감은 4배 증가했다.[97] 이 약을 복용한 환자는 낙상이나 교통사고 발생 위험도 높았다. 벤조디아제핀이 치매 발생 위험을 50퍼센트 정도 높인다는 연구 결과도 있었다.[98] 왜 노인들이 저절로 잠들 때까지 책을 읽는 대신, 이런 위험한 약을 먹어야 한단 말인가?

제약회사들은 수십 년간 벤조디아제핀의 약물 의존성을 부인했으며 아무런 제제를 받지 않았다. 심각한 의존성이 있다는 증거가 이미 1961년에 기록됐지만, 널리 받아들여지기까지는 20년이 넘게 걸렸다.[27] 1980년 영국 규제당국은, 당국에 제출된 유해반응 보고를 바탕으로 1960년과 1977년 사이에 단 28명만 벤조디아제핀에 의존하게 됐다는 결론을 내렸다.[62] 오늘날에는 그 수가 무려 50만 명에 가깝다. 다시 말하면 약 2만 배나 된다!

의사들과 규제당국이 역사에서 교훈을 얻으려 하지 않기에, 나는 아래 연구를 수행하려는 박사 과정 학생을 기꺼운 마음으로 후원했다.

"왜 역사는 반복되는가? 벤조디아제핀과 항우울제(선택적 세로토닌 재흡수 억제제)에 관한 연구"[99]

우리는『정신 장애 진단 및 통계 지침』제3판에 나온 약물 의존(substance dependence)의 정의가 1987년에 나온『정신 장애 진단 및 통계 지침』제3판 개정판에서 바뀐 것을 발견했다. 약물 의존의 진단 기준이 행동적, 심리적, 인지적 증상을 반드시 포함하도록 폭을 좁혀 놓았다.[51] 이 근본적 변화는 벤조디아제핀의 의존성에 대해 인식하게 된 후에, 그리고 매우 시기적절하게도 1988년 SSRI가 시판되기 직전에 이루어졌다. SSRI 역시 의존성을 유발한다는 사실에서 주의를 분산시키기 위한 연막이었던 것이다. 우리는 벤조디아제핀과 SSRI의 투약 중단 증상이 서로 유사한 용어들로 묘사됐다는 것과, 그 투약 중단 증상이 SSRI의 이탈 증상으로 확인된 42가지 증상 중 37가지와 매우 유사하다는 것도 밝혀냈다. 이렇게 유사한 문제를 두고, 벤조디아제핀에 대해서는 의존성이라고 하고, SSRI에 대해서는 이탈 증상이라고 하는 것은 완전히 비논리적이다. 그리고 환자 입장에서는 그냥 다 똑같다. 두 가지 약 모두 중단하기가 매우 어렵다.

벤조디아제핀과의 또 다른 유사점은 규제당국에서 정보를 입수하고 수년이 흐른 뒤에야 약에 대한 경고를 발표했다는 것이다.[99] 영국의 규제당국은 데이터를 오독하여 SSRI의 이탈 증상이 대체로 드물고 경미하다고 설명했다. 독립적인 연구자들이 유해반응 보고를 분석한 바에 따르면, 영국 규제당국에서 전체 사례의 60퍼센트는 중등도로, 20퍼센트는 중증으로 분류했다. 국민들한테 경미하다고 발표했던 바로 그 영국 규제당국이 그랬다![52] 그 연구자들은 또 제약회사들이 환자의 자살 시도를 대부분 비우발적(non-accidental) 과용으로 분류한 것도 알아냈다.

1960년대에 벤조디아제핀에 대해 그랬던 것처럼, 그 이후에도 제약회사들은 (고용한 오피니언 리더 정신과 전문의들과 스스로 장님이 된 규제당국의 도움을 받아) 대부분 약이 필요치 않은 수백만 명의 환자를 낚을 수 있었다. 그리고 사람들이 이탈 증상을 겪을 때, 벤조디아제핀에 대해서건 SSRI에 대해서건 제약회사가 쓰는 전략은 똑같았다. 약 대신 질병 탓을 할 것.[21,24,62] 제약회사들은 SSRI의 의존성에 대해 강력히 부인했지만, 일찍이 자신들이 실시한 미발표 연구에서도 건강한 자원자들조차 복용 후 단 몇 주 만에 의존성이 생기는 결과가 나왔었다.[24]

제약회사들이 기만행위를 이렇게까지 마음대로 벌였다는 것은 정말 놀라운 일이고, 정신과 전문의들이 그걸 믿었다는 건 충격적이다. SSRI는 뇌 속의 세로토닌 수용체의 수를 감소시킨다.[21] 따라서 약을 갑자기 중단하면, 환자는 기분이 나빠진다. 알코올 중독자나 흡연자가 알코올과 담배가 없을 때 기분이 나빠지는 것과 똑같다. 그러므로 어떤 증상이 나타나더라도, 환자가 여전히 우울하고 약이 필요하다는 뜻으로 해석돼서는 안 된다. 내가 들어 본 최악의 주장은, 환자들이 더 많은 용량을 갈망하지 않으므로 의존성이 있다고 할 수 없다는 것이다. 이게 사실이라면, 흡연자들도 담배 소비량을 늘리지 않으면 니코틴에 중독된 것이 아니게 된다! 정신과 교수들이 자기 전문 분야에 만연한 자기기만을 옹호하려고 내게 한 온갖 헛소리들은 정말 어처구니가 없다.

더 이상 우울하지 않은 환자에게 우울증이 재발할 실질적 위험은 크지 않다. 하지만 SSRI 처방을 받는 환자가 더 이상 우울하지 않은 경우에 재발 위험이 얼마나 작은지는 측정할 수가 없다. 뇌 속의 정상적인 평형이 깨졌기 때문이다. 그러나 갑작스런 SSRI 투약 중단 후에 생기는 증상은 대부분 우울증이 아니라 이탈 증상이 확실하다.[51] 심지어 우울증과는 전혀 상관없는 공황장애(panic disorder)와 광장공포증(agoraphobia)에 대한 행동 치료를 성공적으로 실시한 후에 SSRI를 서서히 줄여 중단하려고 한 경우에도 절반 정도의 환자가 이탈 증상을 겪었다.[100] 유감스럽게도, 제약회사와 수많은 금전적 관계가 있는 의사들이 연구를 통해 기꺼이 그릇된 생각을 퍼뜨리는 데 일조하고 있다. 누구보다 앞장선 이는 영국의 스튜어

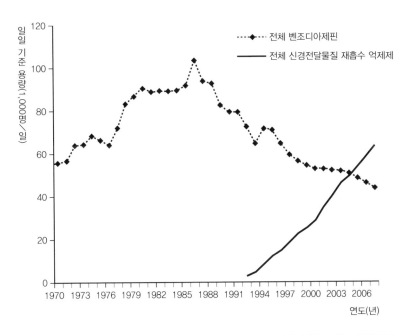

그림 17.1 1970~2007년의 특정 신경전달물질 재흡수 억제제의 전체 판매량과, 벤조디아제핀 및 벤조디아제핀 유사 의약품의 전체 판매량. 인구 1,000명당 1일 투약자 수를 나타내는 일일 기준 용량(Defined Daily Dose, DDD)으로 표시함.

트 몽고메리(Stuart Montgomery)이며, 모든 이탈 증상을 병의 재발로 해석하는 것 같다.[62,101,102] 2003년《랜싯》에 실린 체계적 고찰에서, 위약을 계속 투여한 경우에는 41퍼센트가 재발했고 시험약을 계속 투여한 경우에는 18퍼센트가 재발했다는 보고가 있었다.[103] 하지만 갑작스러운 복약 중단 후에 발생하는 증상을 재발로 해석한 것은 분명 잘못된 것이다.

사람들은 오늘날 50년 전과 같은 정도로 약물을 주입당하고 있다. 벤조디아제핀의 사용이 50퍼센트 넘게 감소했지만, SSRI 사용이 비슷한 정도로 증가하면서 감소분이 메워졌다(그림 17.1 참고).[27] SSRI는 벤조디아제핀과 유사한 용도로 사용된다. 정신과 전문의들이 예전에(벤조디아제핀 사용이 용인되던 때에) 불안이라고 부르던 것을 실제로는 우울증이었다라고 말하는 것은, 내가 보기에 너무 편의대로 하는 해석 같다. 그럼으로써 정신과에서는 그와 같은 증상을 지닌 환자들에게 벤조디아제핀 대신 SSRI를 쓸 수 있게 됐다. 뒷받침할 수 있는 증거도 없이 불안 장애 치료제를 벤조디아제핀에서 SSRI로 바꾼 것이다.[27]

우리는 벤조디아제핀의 경우에서 본 것과 유사한, 모호한 적응증의 폭증을 SSRI에서도 보았다. 그전에는 바르비투르산염의 경우에서 그랬는데, 이 약들은 다 중독성이 있다.[51, 99, 104] 2003년까지 영국 규제당국은 SSRI가 중독성이 없다는 거짓말을 퍼뜨렸지만, 그해에 WHO는 "3종의 SSRI(플루옥세틴, 파록세틴, 서트랄린)가 이제까지 약물 의존성이 보고된 약 중에서 상위 30위 안에 든다."고 언급한 보고서를 발표했다.[62]

18장

해피필 먹고
자살하는 아이들

글락소스미스클라인의 329 연구

2001년 글락소스미스클라인은 아동과 청소년을 대상으로 한 임상시험 '329 연구'를 발표했다.[1] 이 연구에서는 팍실(세로자트)이 효과적이고 부작용은 최소라고 보고했다. 많은 이들이 이 결과를 신뢰했으며 논문은 2010년까지 적어도 184회는 인용됐다. 대단한 숫자이다. 그러나 이 임상시험은 사기였다. 이것은 2004년 뉴욕 주 법무부 장관이 글락소스미스클라인을 '팍실의 위해성 은폐와 관련한 반복적이고 지속적인 소비자 기만'으로 고소하면서 드러났으며, 이 소송의 합의 사항 중 하나로 제약회사의 관련 문헌들이 공개됐다.

글락소스미스클라인은 자사의 영업팀에 이 임상시험이 '뛰어난 효능과 안전성'을 입증하는 것이라고 거짓말했는데,[3] 내부 문서에서는 이 연구로 팍실의 효과를 입증하지 못했다는 것을 인정했다. 프로토콜에서 지정한 8가지 평가변수 모두에서 효능에 대해 음성인 결과가 나왔으며, 위해성에 대해서는 양성인 결과가 나왔다. 반론의 여지가 없는 이런 사실은 막대한 데이터 조작으로 자취를 감췄고, '저자'가 22명이나 되는 발표 논문에서는(비록 대필 논문이지만) 긍정적인 효과가 보고됐다.[3,4] 데이터를 다양한 방식으로 조각조각 나누어 '데이터 주무르기'를 한 결과, 4개의 통계적으로 유의한 효과가 나왔다. 즉 데이터를 다양한 방식으로 고문해서 이런 결과를 쥐어짜낸 것이 분명했다. 논문에는 이런 고문의 흔적이 전혀 남지 않았다. 오히려 새로운 평가변수가 사전에 명시되었다는 허위 사실이 언급되어 있었다.

위해성에 대한 조작은 이보다 더했다. 소송을 통해 열람이 가능해진 내부의 미발표 연구 보고서에 따르면, 자살 충동을 느낀 아동은 팍실 투여군에서 최소 8명이었으며, 위약군에서는 1명이었다. 이는 심각하고도 통계적으로 유의한 유해반응이다(P=0.035). 팍실 투여군의 93명 중 심각한 유해반응이 나타난 경우는 모두 11명이었는데, 위약 대조군에서는 87명 중 2명이었다. 이 역시 통계적으로 유의한 숫자이다(P=0.01, 내가 계산한 것이다. 해당 논문에는 이 차이가 통계적으로 유의하다는 말이 없다.). 위약 대신 팍실로 치료했을 때 아이들 10명당 추가로 1명이 심각한 유해반응을 겪게 된다는 의미이다(위험차 11/93-2/87의 역은 10임). 그러나 논문의 초록은 다음과 같이 끝맺고 있다.

"결론: 파록세틴은 전반적으로 내약성이 우수하며 청소년의 주요우울증에 효과가 있다."

《미국의학협회저널》에 제출된 초기 논문에는 심각한 유해반응에 대한 논의가 아예 없었다!《미국의학협회저널》은 논문을 거절했고, 수정본에 우울증 악화, 정서불안, 두통, 적개심 등이 치료제와 관련 있거나 그럴 가능성이 있는 것으로 사료된다는 언급이 추가됐다. 발표된 최종본에 심각한 유해반응에 대한 언급이 있기는 했지만, 환자 1명에게 생긴 두통만 파록세틴 투여와 관련 있는 것으로 임상시험자(treating investigator, 결정권이 없는 실무자^{편집자)}가 판단했다. 그게 과연 임상시험자가 판단한 사항인지 의심스럽다. 유해반응은 일단 제약회사로 보고되어, 미발표 원고에는 기록됐다. 그러니 위해성에 대해 그토록 관대한 해석을 한 건 글락소스미스클라인에 고용된 사람들이었을 가능성이 크다. 발표된 논문에서는 자살성 사고와 자살 행동 사례 5건을 '정서불안'으로 기록하고, 또 다른 자살성 사고와 자해 사례 3건을 '입원'으로 지칭했다.

적어도 3명의 청소년이 자살할 징후를 보이거나 자살 시도를 했는데, 이것은 발표된 논문에 누락되어 있다. 논문의 제1저자인 마틴 켈러(Martin Keller)는 이들이 복약 지도를 준수하지 않아서(복약순응도가 떨어져서 ^{옮긴이)} 임상시험에서 탈락했다고 했다.[2] 발표된 논문에 언급되지 않은 문제는 이뿐만이 아니었다. 자살 경향을 보인 십대들 중 1명에 대해, 임상시험자가 연구자에게 이중맹검을 해제해달라고 요청했는데, 프로토콜에는 이것이 허용되어 있었으나 연구자는 거절했다. '복약 지도를 준수하지 않은' 다른 십대는 파라세타몰 정제 82개를 삼켰다. 치명적인 용량이다. 가장 이상한 부분은, 자살 경향을 보인 환자와 동일한 임상시험 번호로 다른 십대가 등록된 것이었다. 이런 일이 가능해서는 안 되지만, 새로운 환자가 남아 있는 시험약을 복용했다는 것인가? 이는 반응이 좋지 않은 일부 환자를 임상시험에서 제외시켰는가 하는 불편한 의문을 야기한다. FDA가 글락소스미스클라인에 데이터를 재검토하라고 요구하자, 고의적인 자해, 자살성 사고, 자살 시도 사례가 4건이 더 나왔다. 모두 파록세틴 투여 군이었다.

켈러는 대단한 인물이다. 켈러는 자신의 출장 경비를 이중 청구했다. 즉 대학과 후원 제약회사 양쪽에서 경비를 받았다. 또 매사추세츠 주 정신보건부는 켈러가 학과장으로 있는 브라운 대학교 의과대학 정신의학과에 수십만 달러의 연구비를 지원했는데, 연구는 이루어지지 않았다. 켈러는 매년 제약회사로부터 수십만 달러를 받았지만, 이 사실을 공개하지 않았다. 한 사회복지사가 복도에서 컴퓨터 저장장치를 주워 주인을 찾아 주려고 열어보았더니, 거기엔 청소년들의 정보가 연구에 등록된 것처럼 나열되어 있었으나 진짜가 아니었다. 만들어낸 가짜 정보로 보였다.

임상시험에 참가시킨 십대 환자 1명당 25,000달러의 대가를 제약회사에서 지급하는 것을 고려하면 이런 정보 조작은 유혹적인 일이었을 것이다. 환자 보호 단체여야 하지만 거대 제약회사로부터 큰 지원을 받는 미국 전국정신질환자연맹(National Alliance for the Mentally Ill)의 한 지부장은 제약회사로부터 돈을 받고 환자와 그 가족들을 대상으로 강연을 했는데, 제약회사의 후원을 받았다는 사실을 밝히지 않았으며, 무료 강연을 하는 척했다.[2]

켈러는 자신이 '329 연구'를 보고한 방식에 문제가 있다는 것을 절대로 인정하지 않았다. 그리고 켈러가 저지른 부정은 경력에 아무런 지장을 주지 않았다. 켈러의 학과는 연구 후원금으로 5000만 달러를 받았고, 브라운 대학교의 대변인은 "브라운 대학교는 과학 연구의 정직성을 엄중히 여깁니다. 켈러 박사의 팍실에 관한 연구는 브라운 대학교의 연구윤리규범을 준수한 것입니다."라고 말했다. 아, 알려줘서 고맙다. 브라운 대학교에는 절대로 취직하지 말아야겠다.

학술지가 한 역할도 비슷하게 절망적이었다.《미국소아청소년정신의학회저널(Journal of the American Academy of Child and Adolescent Psychiatry)》의 편집자들은 논문이 과학을 왜곡한 증거를 확인했으나 그 정보를 의학계에 전달하지 않고 논문 게재를 철회하지도 않음으로써 자신들의 학술적 지위와 의사 및 환자에 대한 도덕적 책임을 저버렸다.[4] 이런 순종적 태도의 이유는 학술지 소유주에게 돌아가는 돈을 따라가야 찾을 수 있을 것이다.

여론이 가장 분노한 것은, 글락소스미스클라인이 약을 아이들을 대상으로 팔아댔다는 사실이었다. 아이들에게는 효과가 없을 뿐 아니라, 유해한 약이었는데도 말이다. 그리고 아동을 대상으로는 허가된 적도 없었다.

불법 마케팅에는 팍실이 효과가 없음을 증명하는 임상시험을 은폐하는 것도 포함됐다.[5] 내부 문서에 따르면 글락소스미스클라인은 자신들이 무슨 짓을 하는지 알고 있었다.

"효능이 입증되지 않았다는 언급을 포함하는 건 상업적으로 불리할 수 있다. 파록세틴의 좋은 이미지에 먹칠을 할 것이기 때문이다."[4]

이런 파렴치한 마케팅이 효과가 있었다. 1998년부터 2001년까지 팍실과 졸로프트의 처방전이 1년에 500만 건씩 아동과 청소년을 대상으로 발행됐다.[6] 우리는 이런 숫자들의 이면에서 실제로 비극이 일어났고, 실제 사람들이 제약회사의 뻔뻔한 거짓말과 사기, 범죄 행위에 속아 목숨을 잃었다는 것을 기억해야 한다.[7]

매트 밀러(Matt Miller)는 행복하지 않았다. 새로운 동네, 새로운 학교로 옮기면서 매트는 함께 자라며 의지해온 오랜 친구들이 없는 낯선 곳에 던져졌던 것이다. 그해 여름 매트는 졸로프트를 처방받았다.… 의사는 일주일 후에 전화하라고 했다. 일요일 밤에 일곱 번째 약을 먹은 후, 매트는 침실 붙박이장으로 갔다. 자기 키보다 조금 높은 곳에 옷을 걸 수 있는 고리가 있었다. 매트는 목을 맸다. 정신을 잃을 때까지 다리를 바닥에 닿지 않게 들어올려 매달려야 했다. 매트는 겨우 열세 살이었다.

십대인 제러미 론(Jeremy Lown)은 투렛증후군(Tourette's syndrome)이 있었다. 제러미를 담당한 신경과 전문의는 조절되지 않는 틱증상과 음성틱(verbal outburst)을 치료하기 위해 프로작을 처방했다. 복용한 지 3주 후, 제러미는 집 뒤편의 숲에서 목을 맸다.[8]

12세 소녀 캔디스(Candace)는 불안 때문에 졸로프트를 처방받았다. 캔디스는 행복한 아이로, 우울감도 자살성 사고도 없었다. 캔디스는 4일 후 목을 맸다.[9]

비키 하트만(Vicky Hartman)은 자기 아이의 주치의에게서 졸로푸트 견본을 받았다. 비키는 아무런 정신 장애가 없었지만, 스트레스를 극복하기 위해 '기운을 차리게 해주는 무언가'가 필요하다고 말했다. 복용을 시작한 지 얼마 되지 않아, 비키는 남편과 자신을 총으로 쐈다.[8]

프로작 복용 후 목을 맨 한 남성은 심장 전문의가 가슴 통증에 대해 처방해 준 경우였고, 역시 프로작 복용 후 총기로 자살한 한 여성은 가족의 주치의가 편두통에 대해 처방해 준 경우였다.

20세 학생 저스틴 체슬레크(Justin Cheslek)는 불면증 때문에 의사에게 수면제를 처방받았다.[10] 며칠 후, 저스틴은 의사에게 수면제 때문에 기운이 없고 '우울하다'고 불평했다. 의사는 저스틴에게 팍실을 처방했다. 저스틴은 어머니에게 팍실을 복용해서 기분이 안 좋아졌으며, 긴장되고 초조하여 가만히 있거나 집중하는 게 불가능하다고 말했다. 2주 후, 의사는 또 다른 SSRI인 이펙사(벤라팍신)를 처방했는데, 한 알을 먹고는 바로 발작을 일으켰다. 저스틴은 여전히 '너무너무 안 좋은' 기분이었고, 팍실을 처음 복용한 날로부터 3주 후, 목을 맸다. 저스틴은 우울증 병력이 없었다. '우울하다'는 표현을 사용하지 않았더라면 SSRI를 처방받지 않았을지 모른다. 그저 잠이 잘 오지 않았을 뿐이다. 사망하기 전에 저스틴은 자기 몸을 뚫고나오고 싶은 기분을 언급했다. 자살로 이어질 수 있는 좌불안석증의 전형적인 증상이었다.

2010년 11월, 캐나다의 낸시 매카트니와 숀 매카트니(Nancy & Shaun McCartney) 부부의 18세 아들 브레넌(Brennan)이 기침 감기로 가족 주치의를 찾았다.[11] 이 외향적인 고교생은 3개월 동안 사귀던 여자친구와 헤어져 슬프다는 이야기를 했다.[3] 브레넌은 항생제 처방전과 시프랄렉스(Cipralex) 견본을 받아들고 진료실을 나섰다. 낸시는 걱정스러워했다. 브레넌에게 우울증 병력이 없었기 때문이다. 하지만 브레넌은 의사가 약이 도움이 될 거라고 했다며 엄마를 안심시켰다. 4일째 되던 날, 브레넌은 집을 나서며 초조해하는 듯한 모습을 보이고는, 다시 돌아오지 않았다. 다음 날, 브레넌의 시신이 발견됐다. 공원에서 목을 매 자살했던 것이다.

다른 사람들에게 시프랄렉스에 대해 경고하고 싶었던 낸시는 유해반응 보고서를 제출했다. 그 후 오타가 있었음을 알아차리고 약물 감시센터(Vigilance Branch)에 전화해 수정을 요청했다. 그러면서 수정된 보고서의 사본도 요청했는데, 정보 열람 신청을 접수해야 한다는 답이 돌아왔다. 7개월 후, 메드이펙트(MedEffect, www.healthcanada.gc.ca/medeffect)에서 '시프랄렉스'로 검색해 자살 5건, 자살 시도 12건, 자살성 사고에 대한 수많은 참조를 포함한 317건의 보고를 찾을 수 있었지만, 낸시가 제출한 보고 내용은 없었다. 매카트니 가족의 비극적 사건에 대한 기사를 쓰던 기자가 캐나다 보건부에 그 이유를 묻자, 대변인은 수주 후에야 낸시 매카트니의 보고가 데이터베이스에 있다면서 갈무리한 화면을 보내주었다. 그러나 그 후 동일한 검색어로 찾아보았으나, 검색에 실패했다. 믿기 어려운 노릇이었다. 당국에 보고한 자살 사례가 추적이 불가능하다니.

처방전이 필요한 처방약을 일반 대중을 상대로 광고하는 것이 미국에서는 합법이다. 그런데 이런 광고가 약이 필요 없는 건강한 사람을 죽일 수 있다는 것을 보여주는 예가 있다.[12]

10년 전, 활달한 십대 소녀였던 내 딸 케이틀린(Caitlin)은 미국의 친척집에서 방학을 보내고 왔다. 미국에서는 처방약이 널리 광고되고 있었다. 케이틀린은 프로작이라는 항우울제를 권하는 광고를 보자 그 약을 복용해보고 싶었다. 케이틀린은 동네 일반의를 찾아가, 8분 만에 처방전을 받았다. 케이틀린은 신경 경련, 극심한 악몽, 자해를 포함한 전례 없는 혼란을 겪으며 상태가 악화되다가 63일 후 목을 맸다.

임상시험에서의 자살 및 자살 시도 은폐

나는 여기서 SSRI의 자살 및 자살 경향 위험이 실제로 어느 정도인지 알아보려 한다. 제약회사들이 말하는 것보다 훨씬 크다는 것은 분명하다. 데이비드 힐리는 건강한 자원자 20명을 대상으로(모두 우울증이나 다른 정신 장애 병력이 없는 사람들이었다.) 연구를 수행했는데, 서트랄린을 투여하자 그중 2명에게 자살 경향성이 생기는 것을 보고 크게 놀랐다.[13] 그중 한 여성은 달리는 기차나 자동차에 뛰어들 생각으로 집을 나서다, 전화벨이 울린 덕분에 목숨을 구했다. 두 명 모두 수개월 후까지 평온을 되찾지 못하고 자신의 인격 안정성에 심각한 의문을 가졌다. 건강한 자원자들을 대상으로 한 화이자의 연구에서도 유사한 유해반응이 나타났지만, 이런 데이터의 대부분은 회사 내부 자료로 은폐됐다.[13]

FDA 심의관과 독립적인 연구자들은 거대 제약회사들이 자살성 사고와 자살 행동 사례를 '정서불안'으로 표시하여 은폐했다는 것을 알아냈다.[13-15] 그러나 FDA의 고위 인사들은 이 정보를 숨겼다. 안전성 담당관 앤드루 모숄더(Andrew Mosholder)는 SSRI가 십대에서 자살 경향 증가를 유발한다는 결론을 내렸는데, FDA는 이를 자문위원회에서 발표하지 못하게 하고 보고서를 숨겼다. 보고서가 유출되자 FDA가 보인 반응은 누가 유출시켰는지를 수사하는 것이었다.[16,17]

다른 문제도 있었다. 1980년대 말과 1990년대 초 글락소스미스클라인은 FDA에 제출한 데이터에, 무작위 배정 전 휴약 기간(washout period)에 발생한 자살 시도를 위약군에서는 결과에 포함시켰으나 파록세틴군에서는 그러지 않았다. 하버드 의대 정신의학자 조지프 글렌멀런(Joseph Glenmullen)은 변호사가 입수한 임상연구보고서를 검토하고 나서 글락소스미스클라인이 단순히 데이터를 잘못 이해했을 가능성은 거의 없다고 말했다. 파록세틴의 안전성을 검토한 FDA 과학자 마틴 브레처(Martin

Brecher)는 이런 휴약 기간의 데이터를 사용하는 것은 과학적이지 않은 행위라고 말했다.[18] 정말 그렇다. 나는 사기라고 본다.

데이비드 힐리는 2002년[19] FDA에서 입수한 데이터를 바탕으로, 서트 랄린 임상시험에서 위약군의 자살 시도 사례 5건 중 3건이[20] 위약 복용 중이 아니라 휴약 기간 중에 발생한 것이었으며, 파록세틴 임상시험에서 는 위약군의 자살 시도 사례 6건 중 3건과 자살 2건이[20] 역시 휴약 기간 중에 발생한 것이라고 밝혔다. 화이자와 글락소스미스클라인은 힐리의 관찰결과를 부인하지 않았지만,[21, 22] 글락소스미스클라인은 또다시 기상 천외하고 뻔한 거짓말을 했다.[22]

> 힐리 박사의 '약'과 '진짜 위약(true placebo)'을 비교한 분석은 과학적으로 무효일 뿐 아니라, 오도성이 있다. 주요우울증 장애(Major depressive disorder) 는 잠재적으로 매우 심각한 질환이며, 높은 이환율, 사망률, 자살성 사고, 자살 시도 및 실제 자살과 관련 있다. 파록세틴의 경우를 포함한 항우울제의 사용 및 위험에 관한 부적절한 결론은 환자와 의사에게 피해를 준다.

그렇다면, 자기네 약의 자살성 유해반응을 고의로 숨기고, 약이 효과 없다는 것을 보여주는 임상시험을 숨기고, 그런 사기 행위로 수십억 달러 를 버는, 책임질 대상은 주주들뿐이면서 자기네가 가장 신경 쓰는 건 환 자의 안녕이라고 우리가 믿기를 바라는 사람들을 믿어야 할까? 아니면, 환자를 돌보는 것이 직업인, 힐리 같은 학자를 믿어야 할까?

적어도 글락소스미스클라인, 일라이릴리, 화이자 등 3개 제약회사는 임상시험에서 무작위 배정 후 위약 복용 중 발생한 것이 아닌 자살과 자 살 시도 사례를 위약군에 추가했다.[13, 19, 23-25] 이런 조작은 소송이 생겼을 때 중요한 역할을 한다. 예를 들면 한 남성이 파록세틴 복용 중 아내와 딸, 손녀를 살해하고 자살했는데, 글락소스미스클라인은 임상시험에서 파록

세틴이 자살 위험 증가를 보이지 않았다고 말하며 스스로를 변호했다.[26]

이렇게 만연한 연구부정행위는 SSRI의 유익성과 위해성에 대한 우리의 인식을 심하게 왜곡시켰다. 예를 들면 2004년에 이루어진 체계적 고찰에서, 미발표 임상시험을 포함시키면 몇 종의 SSRI에서 유리한 유익성-위험성 평가 결과가 불리하게 바뀐다는 게 드러났다.[27] 2004년에 소송 결과에 따라 인터넷에 공개된 글락소스미스클라인의 임상시험 보고서 전체를 이용한 메타분석에서 파록세틴이 자살 경향을 현저히 증가시킨다는 결과가 나왔다. 교차비는 2.77이었다(95퍼센트 신뢰구간 1.03~7.41).[14] 연구자는 임상시험 3건을 분석에 포함시켰는데, 그중에는 파록세틴이 위약보다 낫다는 결과가 나오지 않았던 미발표 연구 377도 있었다(글락소스미스클라인은 내부 문서에서 "377 연구의 데이터는 발표할 계획이 없다"라고 언급했다.).[28] 분석에는 악명 높은 329 연구도 포함되어 있었다. 연구자에 따르면, 자해하겠다고 위협한 후 입원한 11세 소년은 우울증 악화 사례로, 그리고 무망감(hopelessness)과 자살성 사고의 징후를 보이고 자해한 후 입원한 14세 소년은 공격성 사례로 각각 분류되어 있었다.

SSRI가 25세 미만에서만 자살 행동을 증가시킨다는 믿음이 널리 퍼져 있지만, 그것은 사실이 아니다. 2006년 FDA가 거의 10만 명의 환자를 대상으로 한, SSRI와 유사 약물의 위약 대조 임상시험 372건을 분석한 결과에서 약 40세까지는 약에 의한 자살 행동 증가를 보였고, 그 이상의 연령에서는 감소했다(그림 18.1).[29] 그러나, 앞으로 설명하겠지만, 실제로는 이보다 훨씬 좋지 않다. FDA 연구의 주요 약점은, 자살 관련 유해반응을 심사하여 FDA로 보내라는 요청을 제약회사에 했다는 것이다. 정보가 정확한지, 누락된 것은 없는지 검증도 하지 않았다. 우리는 제약회사에서 자살 관련 사례를 발표할 때 후안무치로 속임수를 쓴다는 것을 이미 알고 있다. 그러니 FDA에서 확인하지 않는다는 것을 아는 상황에서 제약회사

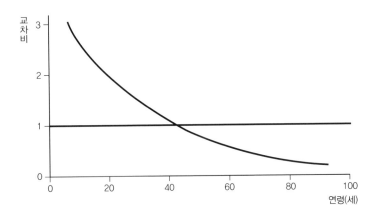

그림 18.1 약 10만 명의 환자를 대상으로 한 SSRI와 유사 약물의 위약 대조 임상시험 372건에 대한 FDA의 메타분석. 연령에 따른 위약 대비 시험약의 자살 행동 교차비.

가 속임수를 쓰지 않을 이유가 있을까? 게다가 무작위 배정 투약을 중단하고 나서 1일 이내 발생한 유해반응까지만 수집하도록 되어 있었는데, SSRI 투약 중단은 수일에서 수주 동안 자살 경향 위험을 증가시킨다. 그러므로 이 규정 역시 SSRI의 위해성을 심각하게 저평가하는 원인이 된다.

이 대규모의 FDA 분석이 믿을 만하지 않다는 것을 보여주는 데이터가 더 있다. 1984년의 일라이릴리 내부 기록에 따르면, 독일의 의약품 규제 당국은 임상시험에서 플루옥세틴군 환자 1,427명 중 자살 2건, 자살 시도 16건이 있었다고 했는데, 자살 위험이 있는 환자를 임상시험에서 제외했는데도 이런 결과가 나왔다.[30] 일라이릴리 독일 지사의 기록에는 임상시험에서 플루옥세틴군 환자 6,993명 중 9명이 자살했다고 되어 있었다.[31] 이와 대조적으로, FDA의 SSRI 분석에서는 환자 총 52,960명 가운데 자살이 5건에 불과했다. 1만 명당 1건이다. 그러나 일라이릴리의 내부 자료 2건에 따르면, 각각 74건 아니면 68건, 또는 1만 명당 13건이라는 계산이 나온다.

FDA 분석에는 자살 사례가 많이 누락되어 있다. 1995년의 메타분석에서는 파록세틴군 환자 2,963명 중 자살이 5건 발생했는데,[32] 이는 1만 명당 17건에 해당하는 수치이다. 이 메타분석에서는 휴약 기간 중 발생한 자살 2건을 위약군에 포함시키는 오류가 있었다. 영국의 규제당국은 FDA보다 훨씬 철저하여 서류에서 자살이 발생한 기간을 찾아보았을 뿐 아니라 사례 보고서에 적힌 내용도 확인했다.[33] 결론은 파록세틴이 주요 우울증을 앓는 성인에게 유해하다는 것이었다. 파록세틴군(3,455명)에서는 자살 시도가 11건이 발생한 반면, 위약군(1,978명)에서는 1건뿐이었다. 차이에 대한 P값은 0.058이었다. 자살 사례 보고가 왜 없었는지는 의문이다. 파록세틴군에 대한 6건이 있었을 법도 하다.

2005년 영국 규제당국이 작성한 보고서의 데이터에 기초한 메타분석에서는 환자 23,804명에서 자살 9건,[34] 즉 1만 명당 4건의 결과가 나왔다. 이례적으로 낮은 비율이며, 제약회사들이 자살 위험을 축소 보고했다는 것이 드러났다.[35] 특이한 것은 이뿐만이 아니었다. 연구자들은 치명적이지 않은 자해와 자살 경향이, 보고된 자살 사례에 비해 심하게 축소 보고됐음을 알아냈다.

역시 2005년에 독립적인 연구자들이 환자 총 87,650명이 참여하고 공식적으로 발표된 임상시험들(702건 편집자)에 메타분석을 실시했는데, 모든 연령층을 포함하는 이 분석에서 자살 시도 발생률은 시험약이 위약의 2배에 달했다.[36] 그럼에도 독립적인 연구자들은 자살 시도 사례가 많이 누락됐다는 것을 알아냈다. 예를 들면 임상시험을 실시한 사람들에게 물어보니 일부는 보고하지 않은 자살 시도 사례가 있다고 했고, 또 일부는 임상시험을 실시할 때 자살 시도가 있었는지를 아예 살펴보지도 않았다고 답했다. 임상시험 설계에서 자살 시도를 과소평가할 수 있는 문제도 있었다. 예를 들면 시험약 투여가 중단된 직후 발생한 사례도 약이 원인일 가능성이 높지만 집계되지 않았다.

SSRI가 유발하는 자살, 자살 경향, 폭력이 크게 과소평가되고 있다는 것은 매우 분명하다.[37] 그리고 우리는 그 이유를 알고 있다. 첫째, 노골적인 사기 행위가 벌어지고 있다. 둘째, 자살성 사례의 다수가 다른 기호로 분류된다. 셋째, 제약회사는 임상시험 결과가 편향되도록 자살 위험이 극히 적은 사람들만 모집하는 데 많은 노력을 기울인다. 넷째, 제약회사들은 임상시험 진행자들에게 시험약과 더불어 벤조디아제핀도 사용할 것을 권한다. 벤조디아제핀은 폭력적인 반응을 약화시키는 효과가 있다. 다섯째, 일부 임상시험에서는 시험약에 대한 준비 기간(run-in period, 도입기)을 두어 내약성이 없는 환자를 가려낸다. 이는 연구부정행위에 가깝다. 자살 경향 발생을 인위적으로 최소화하는 조치이기 때문이다. 여섯째이면서 최악인 편향 요인은, 약리적 활성 물질의 투여가 중단된 직후에, 예를 들면 환자의 기분이 심하게 악화된 후 발생한 사례는 약에 의해 유발된 자살 관련 사례일 가능성이 높지만, 대개 집계되지 않는다. 일곱째, 수많은 임상시험이 제약회사의 문서고에 은폐되어 있다. 이것들은 물론 긍정적인 결과를 보여주지 못한 것들이다.

바로 위에서 설명한 내용과 더 앞서 이야기한 것, 예를 들면 실금 때문에 둘록세틴을 복용한 중년 여성의 자살 시도 발생률이 동일 연령대의 다른 여성들에 비해 2배가 넘었다는 점 등을 고려할 때, 이 모두에 대한 내 견해는 이렇다.

"SSRI는 모든 연령대에서 자살 위험을 증가시킬 가능성이 있다. 이 계열의 약은 굉장히 유해하다."

룬드벡의 시탈로프람 에버그리닝

룬드벡은 1989년 시탈로프람(시프라밀 또는 셀렉사(Celexa))을 판매하기 시작했다. 이 약은 가장 많이 사용되는 SSRI 중 하나로, 이 제약회사 수입의 대부분을 차지하게 됐다. 사실 위기 상황이 있었지만, 룬드벡은 운이 좋았다. 시탈로프람은 한 쌍의 거울상이성질체로 이루어진 입체이성질체이고, 두 개의 거울상이성질체 중 하나만 약리적 활성을 띤다.

룬드벡은 기존의 특허가 만료되기 전에 활성 이성질체에 대한 특허를 내 신상품으로 만든 자기유사약에 에스시탈로프람(시프랄렉스 또는 렉사프로(Lexapro))이라는 이름을 붙여 2002년에 판매를 개시했다. 시탈로프람의 특허가 만료되자 시프라밀의 복제약이 시장에 훨씬 싼 가격으로 공급됐지만, 시프랄렉스는 계속 높은 가격을 유지했다. 2009년 덴마크의 가격을 확인해보니 시프랄렉스의 일일 용량 가격은 시프라밀의 19배에 달했다. 의사들은 이 어마어마한 가격 차이 때문에 시프랄렉스 처방을 주저해야 마땅했으나 그러지 않았다. 시프랄렉스의 매출은 종합병원과 의원 모두에서 시탈로프람의 매출보다 금액 면에서 6배 높았다. 계산해 보니, 덴마크에서 환자 모두에게 시프랄렉스나 다른 SSRI 대신 가장 저렴한 시탈로프람을 처방했다면 한 해 약 3000만 유로의 세금을 절약할 수 있었다. 이는 SSRI에 쓴 총 비용의 87퍼센트에 해당한다.

우리 모두와 관련 있는 국고의 낭비를 의사들은 어떻게 그토록 노골적으로 무시할 수 있었을까? 그리고 왜 그런 일이 해를 거듭하며 계속되는 것일까? 돈과 과대포장된 연구를 혼합하는 오래된 수법이 항상 효과를 거두는 것 같다. 룬드벡이 2002년 시프랄렉스의 판매를 개시했을 때의 상황을 한 정신과 전문의가 생생히 묘사했다. 덴마크의 정신과 전문의 대부분이(그 의사가 '대부분'이라고 표현했다. 덴마크에는 1,000명이 넘는 정신과 전문의가 있다.) 파리에서 열린 학회에 초대됐다. 즐거운 시간을 보낸 것 같다.

"몸값 비싼 강사들(물론 룬드벡의 '보도방'에서 온 이들)의 강연과 함께, 고급 요리와 고급 숙소가 제공됐다. 이른바 매춘부 여행(whore trip)이라는 것이다. 그것의 영향을 받았느냐고? 물론 아니다. 의사는 그런 것에 영향을 전혀 받지 않으니까. 그렇지 않은가?"[38]

시프라밀의 특허가 만료될 즈음, 잭 M. 고먼(Jack M. Gorman)은 자신이 편집자로 있는 신경정신과 학술지《CNS 스펙트럼스(*CNS Spectrums*)》의 특별증보판에 논문을 발표했다.[39] 이 논문은 에스시탈로프람이 시탈로프람보다 더 빨리 작용하고 전체적인 효과가 더 좋을 가능성이 있다고 결론지었다.[40] 고먼은 북미에서 이 두 약을 판매한 제약회사 포리스트(Forest)의 유급 자문가였고, 포리스트는《CNS 스펙트럼스》를 발행하는 메드워크스미디어(Medworks Media)에 논문을 인쇄할 비용을 댔다. 한편, 같은 시기에 광고를 전혀 싣지 않는 독립적인 의약품 소식지《메디컬 레터(*Medical Letter*)》에서도 이 두 약을 비교 검토했는데, 차이를 발견하지 못했다.[41]

나는 덴마크 정신과 전문의들을 대상으로 한 강연에 여러 번 강사로 초청받았는데, 그중 한번은 점심시간에 옆자리에 앉은 이에게 약(신규 이성질체 특허 약[편집자])이 어떻게 '그 약 자체'(기존 특허 약[편집자])보다 나을 수 있느냐는 말을 했다. 그 여성은 룬드벡에서 일하는 화학자였으며, 내 말에 동의하지 않았다. 그리고 나중에 내게 고먼의 논문을 1부 보내주었는데, 2쪽에 이렇게 적혀 있었다.

"포리스트의 조건없는 교육 후원금으로 보내드립니다."

아, 이런, 나는 내가 제약회사로부터 '조건없는 교육 후원금'을 절대로 받지 않는 줄 알았는데, 재쇄본의 형태라 할지라도, 결국 그렇게 되어 버렸다. 저자 3명 모두 포리스트에서 일하는 사람들이었다. 고먼은 자문가였고, 나머지는 회사 직원이었다. 논문은 시탈로프람과 에스시탈로프람을 위약과 비교한 임상시험 3건에 대한 메타분석이었다.

제약회사에서 매수한 사람이 편집한, 역시 제약회사가 산 학술지 증보판에 실린 논문에서 내가 뭘 볼 수 있단 말인가? 쥐뿔도 없다. 제약회사는 믿을 수 없으며, 이런 식으로 발표된 논문은 광고나 다름없다. 임상시험을 조작할 수 있는 방법은 너무나 많으며, SSRI 임상시험에서는 중도

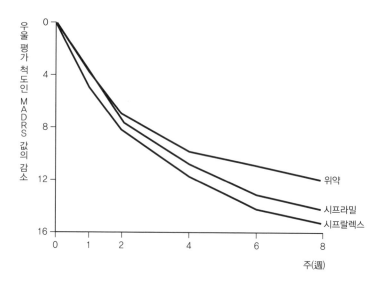

그림 18.2 8주에 걸친 MADRS 점수 기준치로부터의 변화. 척도는 0~60. 다시 그림.

하차한 환자와 여타 결측값(missing value)을 통계로 어떻게 처리하는지가 특히 중요하다.[42] 더구나 룬드벡은 꽤나 절박한 상황이었다. 그러므로 나는 내가 원자료를 보고 직접 분석하기 전에는 아무것도 믿지 않을 작정이다.

하지만 그렇게까지 할 필요도 없다. 포리스트에서 발표한 두 약의 차이, 그리고 시험약과 위약의 차이는 근소했다(그림 18.2). 8주 후, 0에서 60까지인 평가 척도에서 두 약의 차이는 1, 위약과의 차이는 3이었다. 총 60짜리 평가척도에서 1의 차이는 환자에게 의미가 없을 것이 명백하다. 더구나 4장에서 설명한 바와 같이, 이중맹검이 조금만 깨져도 시험약과 위약 사이에 3 정도 차이가 날 수 있다. 심지어 약이 우울증에 아무런 효과가 없는 경우에도 그렇다. 그러므로 '그 약 자체'보다 19배나 비싼 약을 사용할 합당한 이유는 전혀 없다.

정부 재정 지원 기관인 덴마크합리적약물치료연구소(Danish Institute for Rational Drug Therapy)의 공식 업무는 덴마크 의사들에게 근거중심의 방식으로 약에 대한 정보를 제공하는 것이다. 2002년 이 기관은 룬드벡의 자기유사약 에스시탈로프람의 임상시험 자료를 검토하여 의사들에게, 동일한 약리적 활성물질을 포함하는 기존 약에 비해 분명한 이점이 있지 않다고 통보했다.[43] 룬드벡은 이에 대해 언론에다 요란스럽게 불만을 제기했다. 국제 경쟁력에 영향을 줄 뿐만 아니라 덴마크의 의약품 수출에도 지장을 초래할 수 있는 발언은 해당 기관의 월권 행위라고 말했다.[44]

수출에 어떤 영향이 있건, 신약에 대해 충고하는 것이 이 기관의 월권 행위가 아니었음에도 불구하고, 덴마크합리적약물치료연구소는 보건부 장관에게 질책을 받았고, 기자가 이에 대해 질문하자 대답을 회피했다. 이유야 뻔했다. 덴마크 제약업계는 덴마크합리적약물치료연구소를 폐쇄하도록 정치권을 설득하려는 노력을 수년째 계속해왔다. 이 기관은 제약업계에 있어, 값비싼 약의 판매를 감소시키는 눈엣가시 같은 존재였으니 말이다. 그러나 아직까진 성공하지 못했다.

높은 평판을 받는 우리의 정부 기관은, 수출하는 약에 대해서는 함구하고 수입하는 약에 대해서만 진실을 말할 수 있는 듯하다. '원칙이라는 것은 그것에 따르는 비용이 너무 크지 않을 때에만 유효하다.'라는, 옹호할 수 없는 입장인 것이다.

이 사건이 있고 나서 2년 후, 덴마크합리적약물치료연구소는 에스시탈로프람이 시탈로프람보다 나으며, 시탈로프람을 사용해서 만족스런 효과를 보지 못한 경우에 사용해 볼 만하다고 발표했다.[45] 이 기관은 정치적으로 올바른 방식으로 의견을 표현할 방법을 찾으려다 자기 발을 밟은 것이 틀림없다.[46] 현재 이 기관에서 의사들에게 제공하는 정보에는, SSRI 계열 약들 간에 큰 차이가 없으므로 대부분의 경우에 가장 저렴한 약을 선택하라고 되어 있다. 에스시탈로프람에 대해서는 "2건의 연구에서 에스시탈로프람의 효과가 벤라팍신과 시탈로프람에 비해 다소 빠르다는 결과가 나왔으나, 최대 효과는 거의 동일했다", 그리고 "1건의 연구에서 부집단 분석을 통해 에스시탈로프람이 중증 우울증에 벤라팍신과 시탈로프람보다 약간 더 효과가 있다는 결과가 나왔다."라고 되어 있다.

위의 언급에 대한 참고문헌을 보고 나는 크게 웃고 말았다. 흔히 하는 말로, 종이는 고분고분하다. 종이는 우리가 거기에다 뭐라고 쓰든 대꾸하지 않는다. 저자 중 한 사람은 스튜어트 몽고메리였다. 이 교수는 영국 규제당국을 위해 일하면서 동시에 화이자를 위해 일하는데, 서트랄린의 허가를 받을 수 있도록 도운 사실을 숨긴 사람이다(10장 참고). 덴마크합리적약물치료연구소의 직원이 텔레비전 뉴스에서 인터뷰하는 걸 보고 나는 또 웃음을 참지 못했다. 기자가 약이 빨리 작용해서 유리한 상황이 어떤 게 있는지 다그쳐 묻자, 그 직원은 "환자가 막 창문 밖으로 몸을 던지려 할 때죠."라고 답했다. 그녀는 기자 대하는 법을 배우느라 혹독한 대가를 치른 셈이다. 뉴스에서 농담은 용납되지 않는다. 특히 환자에 대한 것일 경우에는 더욱 그렇다. 설상가상인 것이, SSRI는 자살 위험을 감소시킨다고 입증된 적이 없다. 오히려 증가시키는 것으로 보인다(앞의 내용 참고).

FDA, 미국의 평가 자문 기관 마이크로메덱스(Micromedex), 스톡홀름의학협회(Stockholm Medical Council), 덴마크합리적약물치료연구소가 각각 독립적으로 근거 자료를 검토한 결과, 에스시탈로프람에는 시탈로프람을 넘어서는 중요한 이점이 없다.[47] 에스시탈로프람에 대한 코크란 체계적 고찰에서는 시탈로프람보다 우수하다는 결과가 나왔으나, 이런 결과가 후원으로 인한 편향일 가능성이 있다고 경고했다.[48] 임상시험은 룬드벡이 실시한 것이고, 부정적인 결과가 나온 다수의 항우울제 임상시험은 발표되지 않았다. 게다가 체계적 고찰에 포함된 연구들에서도 평가변수 보고는 대체로 불분명하고 불완전했다. 규제당국에서 근무하는 과학자들같이 이해관계가 없는 주체에 의한 분석에서는, SSRI 계열의 여러 약들 간에 유익성과 위해성에 중대한 차이가 없다는 결과가 반복적으로 나온 반면, 제약회사가 발표한 논문은 오도성이 매우 짙었다.[29,42,49] 또 다른

연구자들에 의한 종합적 고찰에서도 중요한 차이가 발견되지 않았다.[50]

2003년에 룬드벡은 광고에서 영국제약협회 영업규범(ABPI Code of Practice)을 위반했다.[51] 위반 사항은 5가지였는데, 특히 "시프랄렉스는 우울증 치료에 있어서 시프라밀보다 현저히 큰 효과가 있다."라고 주장했다. 룬드벡은 또한 에스시탈로프람에 관한 문헌에서 시탈로프람의 판촉 자료에는 언급하지 않았던 유해반응을 시탈로프람의 탓으로 돌렸다. 이것으로 보건대, 더 비싼 약이 나오면 기존의 좋은 약이 순식간에 나쁜 약으로 변해 버린다는 말이 사실이다. 영국에서의 집중적인 광고 활동은 매우 성공적이었다. 에스시탈로프람의 시장 점유율이 급격히 상승했다.

룬드벡의 최고경영자 에릭 스프룬크얀센(Erik Sprunk-Jansen)은 2003년 은퇴하여 약초 의약품을 판매하는 회사를 차렸다. 그 회사에는 매스컬린(Masculine)이라는, "당신의 애정 생활에 활기를 더하는" 제품이 있는데, 성욕을 증진시키고 혈액 순환을 원활하게 해서 활력을 준다고 표시되어 있다.[52] 전형적인 대체의학의 현란하기만 한 허튼소리다. 약을 파는 사람들은 그저 팔리기만 한다면 뭘 파는지는 중요하지 않은가 보다.

2011년 나와 동료들은 룬드벡에 항우울제에 대한 미발표 임상시험 데이터를 요청했다. 우리가 하는 자살 경향에 대한 연구에 필요했기 때문이다. 룬드벡에서는 원칙상 판매 허가의 근거가 된 임상시험 자료를 공개하지 않는다고 답했다. 같은 해, 룬드벡의 새로운 최고경영자 울프 윈베르(Ulf Wiinberg)는 어느 인터뷰에서, 해피필을 복용한 아동과 청소년에서 자살 사례가 증가한 것이, 이 약이 자살 위험을 증가시킨다는 의미는 아니라고 주장했다.[53] 윈베르는 심지어 그 약들이 자살 위험을 증가시킬 수 있다고 경고하는 약품설명서와 상반되게, 아동과 청소년의 우울증에 처방하면 자살 위험이 줄어든다고 말하기도 했다. 왜 이런데도 의사들은 제약회사가 하는 말을 믿을까?

미국에서 일어난 일도 흥미롭다. 2001년 룬드벡의 미국 협력사 포리스트는 '강박적 쇼핑 장애'(농담으로 지어낸 병명이 아니다.)에 대한 시탈로 프람(셀렉사)의 임상시험을 실시했는데, 「굿모닝 아메리카(Good Morning America)」(미국 ABC 방송의 아침 뉴스 프로그램)에서는 시청자들에게 미국인 2000만 명이 이 새로운 장애에 해당될 수 있으며, 그 90퍼센트는 여성이라고 말했다.[54] 고먼이 이 프로그램에 전문가로 출연해서 강박적으로 쇼핑을 하는 사람의 80퍼센트가 셀렉사를 복용한 후 구매 행위가 줄어드는 효과가 있었다고 주장했다. 뒤이은 언론의 열띤 주목으로 압박을 느낀 미국정신의학협회는 그런 장애를 『정신 장애 진단 및 통계 지침』에 추가할 계획이 없다는 입장을 발표했다.

2010년 미국 법무부는 시탈로프람(셀렉사)과 에스시탈로프람(렉사프로)을 아동과 청소년의 우울증에 사용하도록 한 불법 판촉 행위와 사법 방해 관련 혐의에 대해 포리스트가 유죄를 인정했다고 발표했다.[55] 포리스트는 민형사상 책임에 대해 3억 1300만 달러가는 넘는 추징금에 동의했으며, 자녀가 자살했거나 자살을 시도한 부모들이 제기하는 수많은 소송에 직면했다.[56] 포리스트는 약 처방을 부추기기 위한 마케팅 활동의 일환으로 파종 임상시험을 했다는 혐의도 받았다. 내부고발자 2명에게 대략 1400만 달러가 돌아갔으며, 포리스트는 기업준법약정에 서명했다.[55, 57] 이보다 6년 앞서, 포리스트의 한 임원은 의회에서 포리스트가 법을 준수하고 셀렉사와 렉사프로를 아동 대상으로 판촉하지 않았다고 증언했다. 하지만 증언과는 정확히 반대로 했던 것이다.[58]

정부의 발표에 따르면, 포리스트는 2004년 자체적으로 청소년을 대상으로 실시한 셀렉사의 이중맹검 위약 대조 임상시험의 긍정적인 결과를 홍보하고 유포하면서, 룬드벡이 유럽에서 청소년을 대상으로 실시하여 2002년에 완료한 셀렉사의 이중맹검 위약 대조 임상시험에서 나온 부정적인 결과를 거론하지 않았다. 룬드벡이 한 연구는 2003년 덴마크어로 된 교재에서 도표의 한 줄로 언급된 것이 전부였다.[59] 3년 동안 포리스트의 경영진은 그 부정적인 결과를, 셀렉사 연구 결과를 발표한 외부 연구자들은 물론이고 자기네 직원들에게도 공개하지 않았다. 룬드벡이 한 연구의 존재는 《뉴욕타임스》가 관련 기사를 내고 나서야 세상에 처음 알려졌다. 그제야 포리스트는 룬드벡의 셀렉사 연구와, (그보다 먼저 실시된) 소아 우울증에 대한 렉사프로의 효과를 입증하지 못한 다른 연구 1건이 존재한다는 것을 마지못해 인정했다.[55,57]

부정적인 결과가 나온 임상시험을 언급하지 않은 것에 대한 포리스트의 공식적인 변명은 "저자들이 검토할, 인용 가치가 있는 기존 참고문헌이 없었다."는 것이었다.[59] 그러나 제약회사들은 대개 결과가 공식적으로 발표될 때까지 기다리지 않고, 긍정적인 결과가 나오면 임상시험을 바로 공개해버린다. 예를 들면 포리스트는 이미 2001년에 긍정적인 셀렉사 임상시험의 평가변수를 강조한 보도자료를 내놓았다. 이 임상시험이 완료된 직후였다.

포리스트의 자문위원은 1만 9000명에 달했으며,[58] 포리스트는 의사들이 셀렉사와 렉사프로를 처방하도록 유도하기 위해, 연구 후원금이나 자문료로 위장한 현금, 값비싼 식사와 호화 접대 등 불법 리베이트를 제공했다. 한번은 포리스트에서 의사들에게 500달러를 주고 맨해튼에서 가장 비싼 레스토랑에서 만찬을 즐기도록 하면서 그 의사들을 자문가라고 부르기도 했다. 자문은 저녁에 진행된 것 같은데, 자문을 한 사람은 아무도 없었다.[54] 버몬트 주의 공무원들은 2008년에 포리스트보다 의사들에게 돈을 많이 준 회사는 일라이릴리, 화이자, 노바티스, 머크뿐이라는 사실을 알아냈다. 이들은 연간 매출이 포리스트의 5배에서 10배에 달하는 제약회사들이다.[60]

이 범죄 행위에 룬드벡은 어떻게 반응했을까?

"우리는 포리스트가 윤리적 책임감을 지닌 훌륭한 기업인 것을 알기에 이번 일이 어쩌다 생긴 일시적 실수라고 확신한다."[56]

포리스트의 기업 윤리를 룬드벡이 그토록 확신하는 까닭은 렉사프로가 2008년에 23억 달러어치나 팔렸다는 사실과 관련 있을 것이다.[57] 어쨌거나 우리는 '윤리적 책임감을 지닌 훌륭한 기업'이 무슨 의미인지 어느 정도는 이미 알고 있다. 2009년 미국 상원이 포리스트에 요청해서 받은 문서를 공개했다.[61] 문서는 포리스트가 렉사프로의 효능과 내약성이 SSRI 중 가장 우수하다는 것(이건 순전히 환상이다.)을 널리 알릴 예정이라는 말로 시작한다.

또 "항우울제 시장은 제약 산업에서 가장 세분화된 분야이며 판촉에 들인 투자가 매출에 그대로 반영된다."는 말도 있었다. 포리스트는 '주축 오피니언 리더들'을 대신해 대필 논문을 작성하고, 거기에 '렉사프로 홍보 메시지를 슬쩍 집어넣고', 후원하는 심포지엄에 주축 오피니언 리더들을 이용하고, 논문을 의학지 증보판에 발표하여 "유의미한 렉사프로 데이터와 홍보 메시지를 핵심 독자들에게 전파하는 데 소용이 되도록" 하겠다고도 했다.

그리고 주축 오피니언 리더, 자문위원, 렉사프로 연구자에게 매달 소식지를 보내고, 주축 오피니언 리더와 자문위원의 자문을 통해 '교육 및 판촉 전략과 기법'에 대한 비판적인 피드백과 개선 방안을 구할 것이라는 계획도 있었다. 포리스트는 정신과 전문의와 1차 진료 의사를 2,000명 정도 모집하여 '렉사프로 강사진 프로그램'의 강사로 활동할 수 있게 교육했다. 강사들은 반드시 포리스트가 준비한 슬라이드를 사용해야 했다.

위 문서에는 대규모 4상 임상 연구(파종 임상시험으로 보인다.) 프로그램의 세부사항도 들어 있었고, 연구 보조금으로 "주축 오피니언 리더 주도의 렉사프로 4상 임상 연구"에 드는 비용을 충당할 수 있을 것이라는 설명도 있었다. 이 임상 연구 전체에 대한 평가변수가 미리, 그것도 연구를 시작하기도 전에 정해진 것으로 보였는데, 연구별로 핵심 취지가 각각 있었다.

- 에스시탈로프람은 약물 상호작용 가능성이 가장 낮다.

- 에스시탈로프람은 투약 특성이 우수하다.

- 에스시탈로프람은 더 선택적이고[이거나] 강력한 차세대 SSRI이다.

- 에스시탈로프람은 우울증의 효과적인 1차 치료제이다.

- 에스시탈로프람은 부작용 특성이 양호하다.

- 에스시탈로프람은 비활성 부분인 R-형 거울상이성질체를 제거하여 부작용, 약물 상호작용, 안전성 특성이 모두 개선됐다.

- 에스시탈로프람은 시탈로프람의 항우울 효과와 내약성을 개선한 약이다.

포리스트는 미국정신의학협회 같은 전문가 협회에 '조건없는 연구비'를 후원하여, '합리적 진료' 지침을 개발하도록 했다. 이것이 뜻하는 바는, "전체 치료 기간을 준수하는 환자의 비율을 높이는 것"이었다. 포리스트는 또한 "보다 많은 마케팅 기회를 제공"하는 미국내과학회(American College of Physicians)의 후원 기업이 됐고, 이 단체도 '합리적 진료' 지침 개발에 참여했다.

토할 것 같다. 의학계가 완전히 부패하여, 환자들은 크나큰 해를 입으면서 한번 치료를 시작하면 '전체 치료 기간' 동안 약을 끊지 못하게 됐다. 그러니까 이게 '윤리적 책임감을 지닌 훌륭한 기업'[56]이라는 말인가?

항정신병약

항정신병약(antipsychotic)은 위험한 약으로, 납득할 만한 이유가 있을 때에만 사용해야 하며, 가급적 단기 치료에서 저용량으로 써야 한다. 이 약이 뇌에 심한 영구적 손상을 일으키기 때문이다. 앞서 설명한 바와 같이, 조현병 환자도 대부분 약물 치료를 피할 수 있으며, 그렇게 하는 편이

장기적 평가변수가 훨씬 양호하며, 돈도 크게 절약할 수 있다.[21]

항정신병약은 자살, 심장 부정맥, 당뇨, 체중 증가 등을 포함하는 다양한 작용을 통해 사망 위험을 크게 높인다.[9]

제약회사는 항정신병약에 대한 허가 외 용도 불법 판촉을 광범위하게 공격적으로 펼쳐서 엄청난 위해를 야기했다(3장 참고). 합법적인 사용도 늘어났는데, 예를 들면 소아 대상 항정신병약 사용이 1993~1998년 기간과 2005~2009년 기간 사이에 8배로 증가했고, 성인 대상 사용은 2배가 됐다.[62]

항정신병약에 대한 이야기는 SSRI와 공통점이 많다. 신약 임상 연구는 의사와 환자에게 약이 할 수 있는 역할을 명확히 하기 위한 목적으로 수행된 것이 아니라, 마케팅 전략의 일환으로 추진됐다. 그리고 제약회사들이 신약을 대대적으로 홍보했지만, 정부 후원의 대규모 독립 임상시험에서는 신약이 기존 약보다 나을 게 없다는 결과가 나왔다(9장도 참고하라.).[63-65] 조현병 1차 삽화 환자 498명에 대한 임상시험에서 4종의 신약과 할로페리돌(haloperidol)의 중단율(discontinuation rate)은 차이가 없었다.[65] 중단율은 약의 유익성과 위해성이 함께 나타나는 믿을 만한 평가변수이다. 이 연구는 3개 제약회사로부터 후원을 받았지만, 후원사들과 거리를 두고 진행됐다.

항정신병약은 양극성 장애의 기준 치료제이며, 양극성 장애는 주로 SSRI와 ADHD 약에 의해 유발되는, 그 원인이 의사에게 있는 의원성 질환이다. 또한 항우울제가 잘 듣지 않는 우울증에도 항정신병약이 사용된다. 요즘 아스트라제네카를 비롯한 제약회사들은 우울증에 대한 다제병용요법을 광고하는데, 심지어 개중에는 하나의 정제에 여러 약을 합쳐놓은 것도 있다. 일라이릴리의 심비악스(Symbyax)가 그런 예인데, 사상 최악의 두 가지 향정신성 약물인 프로작(플루옥세틴)과 자이프렉사(올란자핀)를 합쳐놓았다.[48]

SSRI의 경우와 마찬가지로, 온갖 증상에 대한 향정신병 약의 효능을 뒷받침하는 왜곡된 임상시험도 많다. 2011년 아스트라제네카는 쿠에타핀이, 정신병이 생길 '위험이 있는' 15세 정도의 어린 청소년의 정신병 발생을 예방할 수 있는지 알아보는 임상시험을 진행하다가 비윤리적이라는 비판을 받아 중단했다.[66] 이 약이 정신병을 예방한다고 생각할 만한 합당한 근거는 없다. 오히려 장기적으로 정신병을 유발한다(앞의 내용 참고).[21] 그리고 '위험이 있는' 사람들 가운데 대부분은 정신병이 진짜로 생기지 않는다.

2009년 환자 총 21,533명을 대상으로 한 임상시험 150건에 대한 메타분석에서 정신과 전문의들이 20년 동안 속았다는 사실이 드러났다.[63, 67] 제약회사들은 '2세대 항정신병약', '비정형 항정신병약(atypical antipsychotics)'처럼 이목은 끌지만 완전히 오도성인 용어를 만들어냈다. 하지만 이 신약들은 아무런 특별한 효능도 없고, 특성이 너무 이질적이라 같은 계통의 두 종류로 분류해서는 안 된다.

발표된 임상시험들에 대한 메타분석으로 신약이 기존 약보다 우수하지 않다는 것을 입증할 수 있었다는 게 놀랍다. 연구 문헌에 결함이 많았기 때문이다. 임상시험 대부분에서 할로페리돌을 대조약으로 사용했는데, 임상시험 설계부터 잘못된 경우가 많았다. 할로페리돌이나 다른 기존 약을 지나치게 고용량으로 쓰거나 용량을 너무 급속히 늘림으로써, 신약이 효과는 기존 약과 유사하지만 내약성은 더 좋다는 거짓 주장을 끌어냈다.[68] 조현병 임상시험 2,000건에 대한 분석에서, 시간이 흘러도 개선되지 않은 형편없는 연구법이 드러났다. 평가변수를 측정하는 방법이 자그마치 640가지나 됐는데 이 중 369가지는 대부분 조악했고 단 한 번씩만 사용됐다![69]

놀랄 것도 없이, 화이자 내부 메모에서 결함이 고의로 만들어진 증거를 찾을 수 있었다.[70]

도시에핀(dothiepin) 용량을 75밀리그램에서 100밀리그램으로 늘려야 한다면, 2주차가 아닌 1주차에 그렇게 해야 한다. 그래야 부작용으로 도시에핀 군에서 탈락하는 비율이 높아질 것이다. 2주차가 되면 환자들이 부작용에 적응한다.

자이프렉사, 일라이릴리의 또 다른 실패작 블록버스터

언제나 그렇듯, 속임수는 잘 먹혔다. 모두가 '최신' 약을 원했다. 그게 무슨 뜻이건 간에 말이다. 그 '최신' 약이 기존 약을 새로워 보이도록 위장한 것에 지나지 않더라도, 이 나쁜 습관에는 비용이 극도로 많이 든다. 올란자핀은 오래된 약물로 특허가 만료되어 가고 있었다. 그런데 일라이릴리는 이 약을 동물실험에서 시판된 적도 없는 약과 비교해 개의 콜레스테롤 수치를 덜 상승시킨다는 것을 보여서 특허를 새로 받았다![9] 그야말로 어처구니없는 일이다. 게다가 사실 올란자핀은 다른 대부분의 약보다 콜레스테롤 수치를 높인다. 그러니 콜레스테롤 수치를 높이는 약으로 판매될 수도 있었겠지만, 그랬다면 자이프렉사가 10년이 넘도록 매년 50억 달러의 매출을 올리는 블록버스트가 되지는 못했을 것이다.[9]

2005년의 코크란 체계적 고찰에서, 올란자핀 임상시험 중 가장 규모가 큰 연구가 논문과 학회보 초록에 142회나 발표됐다는 보고가 있었다.[71] 농담하는 게 아니다. 정말로 하나의 임상시험이 142회나 발표됐다. 이 융단폭격에는 범죄행위도 포함됐고(3장 참고), 자이프렉사는 공격적인 마케팅 덕분에 세계에서 가장 널리 사용되는 항정신병약이 됐다. 하지만 훨씬 싼 대체 약보다 나을 게 없었다. 2005년 자이프렉사는 일라이릴리에서 가장 많이 팔린 약으로, 매출이 42억 달러에 달했다.[72]

돈, 마케팅, 거짓말 때문에 의사들은 값싼 기존 약은 쓰지 않는다. 2002년 덴마크에서 자이프렉사의 매출은 할로페리돌의 54배로, 한 해에 3000만 유로라는 믿기 어려운 액수였다. 덴마크는 아주 작은 나라인데도 말이다. 뭐라 편들어 줄 말이 없다. 이보다 2년 앞서《영국의학저널》에 발표된 메타분석에서 이미 "이 신약은 1차 치료제로 사용될 경우 명백한 이점이 없다."는 결론이 나왔다.[73]

내가 마지막으로 확인해 봤을 때, 자이프렉사는 할로페리돌보다 7배 비쌌다. 그렇게 많은 돈을 낭비하는 건 무책임한 짓인데, 환자 단체도 여기에 한몫했다. 환자 단체는 제약회사가 알려준 것, 아니면 정신과 전문의들이 알려준 것만 아는데, 두 가지는 거의 같다. 정신과 전문의도 보통 제약회사가 알려준 것만 알기 때문이다. 그러므로 2001년 정신과 환자 단체의 회장이 자신의 관점에서 덴마크 정신과 전문의들이 자이프렉사나 리스페달(리스페리돈) 같은 새로운 항정신병약을 너무 늦게 쓴다며 비윤리적이라고 비난한 것도 놀랄 일이 아니다.[74] 그런데 어느 연구자가, 자이프렉사를 복용한 다수의 환자들이 몇 개월 사이에 체중이 15~25킬로그램 증가하고, 당뇨 발생 위험이 있고, 콜레스테롤 수치 상승도 흔하게 관찰된다는 설명을 내놓았다. 이 연구자는 리스페달의 유해반응도 언급하면서, 환자 단체의 회장이 이 약들이 훨씬 더 많이 쓰이길 바라는 건 유해반응이 거의 알려지지 않았기 때문인 것 같다고 했다. 실로 옳은 말씀이다.

3장에서 나는 일라이릴리가 알츠하이머, 우울증, 치매를 포함하는 수많은 허가 외 용도에 대한 불법 마케팅 혐의로 14억 달러가 넘는 배상금을 내기로 합의했다고 이야기한 바 있다. 일라이릴리는 자이프렉사가 심부전, 폐렴, 심한 체중 증가와 당뇨를 포함하는 상당한 유해반응을 일으키는데도, 이 약을 특히 어린아이와 노인을 대상으로 강하게 밀어붙였다.[75] 일라이릴리가 어느 정도로 약의 위험을 축소했는지 보여주는 내부 문서가 2006년《뉴욕타임스》로 유출됐다.[72, 76] 일라이릴리의 수석 과학자 앨런 브라이어(Alan Breier)는 1999년 직원들에게 "체중 증가와 고혈당 가능성은 이 특별히 중요한 신약 물질의 장기적 성공에 주요 위협 요소이다."라고 말했으나, 일라이릴리는 문서에 나타난 1999년의 연구에서 환자들의 혈당 수치가 3년 동안 꾸준히 증가한 사실을 외부 전문가들과 논의하지 않았다.[76] 일라이릴리는 다수의 의사, 변호사, 언론인, 사회운동가를 상대로 법적 조치를 취하여 유출된 문서가 인터넷에 발표되는 것을 막았다. 법원 명령이 있고 나서, 문서는 사라졌다.

2007년 일라이릴리는 여전히 "수많은 연구에서… 자이프렉사가 당뇨를 유발한다는 증거가 나오지 않았다."는 입장을 고수했는데, 이미 2003년부터 자이프렉사 및 그와 유사한 약의 약품설명서에 고혈당이 보고됐다는 FDA 경고가 들어가 있었다. 일라이릴리의 자체 연구에서도 자이프렉사를 복용한 지 1년이 지난 환자의 30퍼센트에서 10킬로그램 이상의 체중 증가가 나타났으며, 정신과 전문의와 내분비학자 모두가 자이프렉사가 다른 약보다 많은 환자에게 당뇨를 유발한다고 말했다.[76]

자이프렉사는 다수의 다른 항정신병약보다 유해할 가능성이 높다.[77] 2001년 일라이릴리의 베스트셀러 항우울제 프로작의 특허가 만료되어 가는 상황에서, 일라이릴리는 어떻게든 사람들이 자이프렉사를 기분 장애에도 사용하도록 만들려고 안달이 나서 이 약을 항정신병약이라고 하는 대신 기분안정제(mood-stabiliser)라고 불렀다. 하지만 자이프렉사는 기분을 안정시키지 않았으며, 일반의들이 항정신병약의 위해성을 우려한다는 것도 문제였다. 그러나 일라이릴리는 '의사들의 패러다임을 변화시키려는' 의지가 확고했다. 내부 문서에 다 드러나 있다. 정신과에서는 사실 무슨 약을 쓰는지가 별로 상관이 없다. 정신과 약 대부분이 거의 모든 정신 장애에 다 사용될 수 있기 때문이다. 그리고 정신과 전문의들은 그런 조작에 쉽게 순응한다. 정신 질환을 정의하고 명명하는 방식에서조차 그러하다.

일라이릴리가 자이프렉사로 얼마나 많은 사람들을 죽음에 이르게 했는지 계산해보자. 2007년의 보고에 따르면, 2000만 명이 넘는 사람들이 자이프렉사를 복용했다.[78] 알츠하이머 또는 치매 환자를 대상으로 한, 올란자핀과 그 유사약들의 무작위 배정 임상시험 메타분석에서 시험군의 사망률은 3.5퍼센트였고, 위약군의 사망률은 2.3퍼센트였다(P=0.02).[79] 따라서 처방받은 환자 100명당 1명이 추가로 사망한 것이다. 고령 환자들은 한꺼번에 여러 약을 처방받는 경우가 많고, 그 위해성에 더 취약하기도 하다. 그러므로 젊은 사람들보다 사망률이 높을 가능성이 크다. 그런가 하면, 분석 대상이 된 임상시험은 보통 10~12주 동안만 실시됐고, 실제로는 환자들 대부분이 수년간 약을 복용했다. 또 자이프렉사 같은 약은 주로 노인들에게 사용되는 데다, 임상시험에서 사망 사례는 축소 보고되는 경우가 많으므로, 실제 사망률은 메타분석에서 나온 것보다 높을 가능성이 크다. 따라서 100명당 사망 1건은 합리적인 추정치로 볼 수 있다. 그러므로 자이프렉사를 복용한 환자 2000만 명 중에서 20만 명이 약의 유해반응으로 사망했다고 추정할 수 있다. 특히 안타까운 것은 이들 중 다수가 자이프렉사를 처방받아서는 안 되는 사람들이었다는 점이다.

이런 약이 자이프렉사 하나밖에 없는 것은 아니므로, 사망자 수는 이보다 훨씬 많을 것이다. 아스트라제네카는 쿠에타핀(쎄로켈)군에서 높은 투약 중단 비율과 심한 체중 증가가 나타난 임상시험은 발표하지 않은 채, 같은 시기에 유럽과 미국의 학회에서 이 약이 정신 질환 환자의 체중 감소에 도움이 됐음을 나타내는 데이터만 발표했다.[80] 강사용 슬라이드와 의학지 논문 기사에는 쿠에타핀이 체중을 증가시키지 않는다고 언급됐으나, 내부 데이터에서는 환자 중 18퍼센트가 7퍼센트 이상의 체중 증가를 겪은 것으로 나타났다.[77] 아스트라제네카는 또 다른 거짓말도 퍼트렸다.[77] 임상시험 4건에 대한 메타분석에서 쿠에타핀이 할로페리돌보다 효과가 좋다는 결과가 나왔다고 발표했으나, 소송을 통해 알려진 내부 문서에 따르면 정확히 그 반대였다. 쿠에타핀은 할로페리돌보다 효과가 떨어졌다.

향정신성 약물, 득보다 실이 큰 퇴출 대상

어째서 우리는 제약회사가 이토록 많은 거짓말을 하고, 습관적인 범죄를 저지르고, 수십만 명의 환자들을 죽음으로 몰고가도록 내버려둔 채 아무것도 하지 않는가? 왜 우리는 책임져야 할 사람들을 감옥에 보내지 않는가? 왜 아직도 많은 사람들이 모든 임상시험의 모든 원자료를 완전 공개하는 데 반대하는가? 또 왜 그들은, 전체 시스템을 뜯어고쳐 제약회사들과 상관없이 공개적으로 채용된 연구자들이 환자들에게 약을 시험할 수 있도록 하는 데 반대하는가?

나는 환자들에게 많은 도움을 주는 훌륭한 정신과 전문의들을 알고 있다. 예를 들면 데이비드 힐리는 1차 삽화 환자들에게 약을 주기 전에 시간을 두고 주의 깊게 지켜본다.[21] 일부 약이 일부 환자들에게 도움이 되는 경우가 있다는 것도 알고 있다. 그리고 나는 절대로 '반정신의학'주의자가 아니다. 그러나 이 분야에 대해 연구한 결과, 다음과 같은 매우 불편한 결론에 도달하게 됐다.

우리가 향정신성 약물을 시장에서 모두 쫓아내면 사람들은 훨씬 잘 지내게 될 것이다. 의사들이 그런 약을 제대로 사용할 수 없기 때문이다. 그런 약을 사용하면 어쩔 수 없이 이로움보다 해로움이 많아진다.

19장

매출을 수호하기 위한
조직 폭력

현실에 비하면, 내 이야기는 연하장 문구만큼이나 지루하다는 것을 알게
되었다.

— 존 르 카레(John le Carré, 『콘스탄트 가드너(*The Constant Gardener*)』의 작가)

(이 작품은 제약 기업의 비리에 관한 스릴러 소설이며 영화화됐음 ^{옮긴이})

내부고발을 하기 위해선 엄청난 용기가 필요하다. 보건의료계는 너무
도 부패하여 제약회사의 범죄행위를 폭로하는 사람은 따돌림을 받는다.
내부고발자는 자기 주변 사람들이 제약회사의 돈으로 짭짤한 재미를 보
는 상황에 방해가 된다. 그렇게 재미를 보는 사람들에는 동료와 상사, 병
원, 대학, 전문가 단체, 의학 협회, 그리고 일부 정치인들까지 포함된다.

내부고발자는 나라 전체의 적이 될 수도 있다. 1973년 로슈의 비타민
카르텔을 유럽위원회에 제보한 스탠리 애덤스(Stanley Adams)에게 일어난
일처럼 말이다.[1] 유럽위원회의 경쟁총국 국장 빌리 슐리더(Willi Schlieder)
는 로슈에 애덤스의 이름을 흘렸다. 그래서 애덤스는 경제 관련 정보를

국외 세력에 넘겼다는 혐의를 받았고 나중에 유죄가 확정되어 스위스 감옥에 간혔다. 로슈는 경찰에서의 심문 과정을 배후에서 조율했던 것으로 보인다. 애덤스의 아내는 징역 20년 형이 될 수도 있다는 말을 듣고 자살했다. 애덤스는 스파이로 취급받았고 재판 과정은 비밀에 부쳐졌으며, 아내의 장례식에 참석하는 것도 허용되지 않았다. 스위스 법정은 스위스가 유럽연합과의 자유무역협정 조약을 어겼기 때문에 애덤스가 잘못한 것이 없다는 주장에 귀를 닫았다. 자유무역협정에는 자유 경쟁 위반을 신고해야 한다고 명시되어 있다.

내부고발자가 다시는 일자리를 구하지 못할까 봐 걱정하지 않아도 될 만큼 (적어도 재정적으로) 충분한 정도의 보상을 받을 수 있는 나라는 미국뿐이다. 그러나 내부고발에 동기를 부여하는 것은 포상금에 대한 기대가 아니라 양심이다. '나는 누군가를 죽게 만드는 일에 동참하고 싶지 않다.'라는 양심.[2] 일부 제약회사에서는 윤리 지침을 두고 직원들에게 내부적으로 부조리를 제보하라고 격려하며, 때로는 경영진에서 그런 제보를 기쁘게 받아, 마치 뭔가 조치를 취할 것처럼 보이기도 한다. 하지만 그런 건 예외적인 상황일 뿐이다. 내가 조사한 모든 제약회사들은 고의로 범죄행위를 했다. 미국에는 거의 1,000건의 보건의료계 비리 고발 사건(사기 혐의에 대한 직접적인 지식이 있는 내부고발자가 정부를 대신하여 소송을 개시한 사건) 기록이 있으며, 법무부에서는 문제가 점점 악화되는 것 같다고 언급했다.[2]

회사에다 회사의 범죄에 대해 이야기하는 건 좋은 생각이 아니다. 마피아가 동료 조직원에게 위법 행위를 목격했다고 말하는 거나 똑같다. 화이자의 글로벌 마케팅 부사장이었던 피터 로스트(Peter Rost)는 내부고발자가 됐는데, 그의 말에 따르면, "파마시아의 변호사는 잠재적 범죄행위를 회사 내부에서 해결하려고 노력하면서 일자리도 지키려는 사람은 정신병자로 단정했다."[3] 회사에다 말을 꺼낸 내부고발자 대부분은 다양한 압력을 받았으며, 때로는 심각한 협박을 당하기도 했다. 예를 들면 이런 식이다.

"설사 그들이 중요한 뭔가를 찾아낸다 해도, 회사는 당신한테 전부 덮어씌워서 당신이 요주의 인물이고 당신 혼자서 한 거라고 증명할 수 있습니다."[2]

회사의 폭력은 다른 회사에까지 손을 뻗는다.

"저는 해고됐습니다.… 그리고 다시 일자리를 구했는데, 어떻게 알았는지 전 직장에서 새 직장에 전화를 해서, 저는 다시 해고를 당했습니다."

갱단의 범죄와 매우 흡사하다. 범죄로 벌어들이는 수입에 위협이 되는 사람들은 폭력의 대상이 된다. 차이가 있다면, 제약회사들에서 쓰는 폭력은 물리적인 것이 아니라 심리적인 특성이 있다는 것뿐인데, 피해는 차이가 없다. 이런 폭력에는 공갈, 공포 분위기 조성, 해고 또는 고소 협박, 실제 해고와 고소, 근거 없이 연구부정행위 누명 씌우기 등 연구 경력에 흠을 내려는 행위들이 있다. 종종 기업 변호사들이 이 역할을 담당하며,[4-16] 사설탐정이 고용되는 경우도 있다.[16,17]

내부고발은 엄청난 스트레스를 받는 일이며, 소송에는 평균 5년이 걸린다.[2] 피터 로스트는 회사의 사기 행위를 고발한 내부고발자 233명이 어떻게 됐는지를 기술했다.[3] 90퍼센트가 해고되거나 좌천됐고, 27퍼센트는 고소당했고, 26퍼센트는 정신과 치료나 신병 치료를 받아야 했고, 25퍼센트는 알코올 중독에 빠졌고, 17퍼센트는 집을 잃었고, 15퍼센트는 이혼했고, 10퍼센트는 자살 시도를 했고, 8퍼센트는 파산을 겪었다. 그러나 이 모든 것에도 불구하고, 다시는 내부고발을 하지 않겠다고 답한 사람은 그들 중 16퍼센트에 불과했다.

탈리도마이드

사설탐정이 탈리도마이드에 비판적인 의사들을 감시했다.[17] 한 의사가 이 약과 관련 있는 극도로 희귀한 선천적 결손 사례를 14건이나 발견하자, 그뤼넨탈은 그 의사에게 고소하겠다고 협박했다. 그뤼넨탈은 약 7만 명의 독일 의사들에게 탈리도마이드가 안전하다는 내용의 공문을 보냈는데, 이미 선천적 결손증 외에도 비가역적이고 심각한 신경 손상 사례가 2,000건이나 보고됐으나 은폐하고 있었다. 그뤼넨탈은 그 의사를 이후 10년간이나 괴롭혔다. 탈리도마이드가 미국에 들어오지 못하게 허가를 거부한 FDA 과학자도 그뤼넨탈뿐 아니라 자신의 상관들로부터도 괴롭힘과 공갈 협박을 당했다.

거대 제약회사의 막강한 힘은 탈리도마이드 소송에서 잘 드러났다. 이 소송은 1965년 스칸디나비아 최대 제약회사인 아스트라의 본사가 있는 쇠데르텔리에에서 시작됐다. 아스트라는 탈리도마이드 제조사였는데, 피해자의 변호사는 아스트라에 불리한 증언을 해줄 전문가를 찾는 데 큰 어려움을 겪었다.[17] 미국에서는, FDA의 허가도 받지 못한 탈리도마이드를 시장에 내놓은 제약회사가 선척적 결손증 관련 전문가들을 모두 매수해서 피해자들을 위해 증언할 사람이 없었다.

독일에서의 소송은 마치 한 편의 익살극 같았다. 제약회사 측 변호인단은 태아에게 손상을 입힌 것은 위법이 아니라고 주장했다. 태아에게는 법적 권리가 없다는 이유에서였다. 그들은 기형으로 태어난 아이들에 대해, 그리고 이 사건이 있기 얼마 전 나치가 수백만의 사람들을 인간 이하의 무가치한 존재로 여겨 살해한 것에 대해 생각해 봤어야 했다. 재판이 시작되고 3년째 되던 해에 그뤼넨탈은 관련 보도를 낸 기자들을 협박했고, 재판은 기형을 가진 아기 1명당 약 11,000달러라는 터무니없이 적은 보상금을 지급하는 것으로 종결됐다. 유죄 판결도, 개인의 책임 소재 규명도, 감옥에 간 사람도 없었다.

영국 정부는 독재국가처럼 굴었다. 소송에 대한 기사 보도를 금지했고, 총리를 포함한 국가 수뇌부에서는 피해자를 돕기보다 제약회사와 주주를 보호하는 데 관심을 쏟았다. 10년간 이어진 난국 끝에, 국가적 스캔들은 더 이상 숨길 수 없는 지경이 됐다. 탈리도마이드를 판매한 디스틸러스(Distillers)는 주류도 팔았는데, 불매운동에 직면했다. 실제로 260개 점포로 구성된 판매 체인에서 디스틸러스를 보이콧했다. 랠프 네이더(Ralph Nader, 미국의 사회운동가, 퍼블릭시티즌 설립자)는 영국의 피해자들이 미국과 비슷한 수준의 배상을 받지 못하면 미국에서도 불매운동을 개시하겠다고 선언했다. 《선데이타임스(Sunday Times)》가 제약회사의 잘못을 입증하는 증거를 다룬 기사를 썼다가 인쇄, 배포를 금지당한 지 16년이 지나서야, 그 증거가 대중에 알려졌다. 이 사건이 유럽사법재판소까지 가서 종결된 덕분에 가능했던 일이다. 유럽사법재판소는 마거릿 대처 영국 총리에게 영국 법의 이해할 수 없는 점들에 대한 해명을 요구했다. 영국을 제외한 다른 유럽 국가에서는 아무도 그 근거를 이해할 수 없었던 것이다. 유럽위원회는 《선데이타임스》의 기사를 부록으로 첨부한 보고서를 발표했다. 그런 언론 검열이 유럽 국가에서 일어났다는 것은 이해하기 어려운 노릇이다. 그리고 독일에서와 마찬가지로, 유죄 판결을 받은 사람도, 심지어 범죄 혐의로 기소된 사람도 없었다.

그 밖의 사례

미국에서는 몇몇 정치인들이 큰 목소리를 내긴 했지만, 그들은 늘 제약회사들의 범죄에 적절한 조치를 취하지 않았다. 그런데 정치인들만 그런 것이 아니다. 내부고발을 감행한 사람들이 속한 기관의 장들 역시 못 본 척하고 만다. 지키려고 하는 각자의 이권이 있기 때문이다.[18] 머크는 바이옥스의 효과에 의문을 제기한 대학병원 의사들을 선별해내서 그중 일부에게는 학장과 학과장을 통해 압력을 가했다. 연구비 지원을 받지 못할 거라고 언질을 주는 식이었다.[19] 에릭 토폴(Eric Topol)이 연방 배심원단 앞에서 증언하고 나서 며칠 후, 머크의 전임 회장 레이먼드 길마틴(Raymond Gilmartin)이 클리블랜드 클리닉 이사회에 전화해서 토폴의 바

이옥스에 대한 견해에 불만을 표했다. 토폴은 클리블랜드 의대 학장 및 최고연구관리자 직책을 잃었다.[20]

머크를 상대로 한 소송에서, 이 회사가 비판적인 의사들을 조직적으로 괴롭히고 오피니언 리더들을 자기네 편으로 끌어들인 정황이 상세히 드러났다.[5] 유명한 의사들의 정보와 그들 각각을 담당한 머크 직원이 기록된 스프레드시트와 함께 공개된 이메일에는 다음과 같은 언급이 있었다. "이들을 색출해서 먹고살 곳이 없게 만들어야 할 것 같다."[21] 머크에서 무슨 쥐잡기 운동이라도 한 모양이다. 스프레드시트에는 의사 각각의 영향력에 대한 정보와 머크의 계획이 상세히 나와 있었고, 괴롭힘의 결과가 "중화", "불신임" 등으로 표현됐다. '표 19.1'에 몇 가지 예가 있다.

표 19.1 바이옥스에 비판적인 의사들과 관련 있는 머크 내부 자료에서 발췌한 문구

"신임을 떨어뜨릴 것을 강력히 권고"

"고위관리자급 방문 불필요"

"보다 대규모의 바이옥스 임상시험에 참여 필요"

"머크 주축 오피니언 리더 행사에 초대"

"발표된 일부 데이터를 검토할 수 있게 하면 훌륭한 옹호자가 될 것임"

"포스터와 윌리엄스(G. Foster/T. Williams)가 포섭 중임"

"자문가 회의에 초대"

"제약회사 설(Searle)에서 강사로 활동"

"사우스캐롤라이나 주에서 가장 영향력 있는 류마티스 학자"

"이사회에서 다소 깐깐하게 굴었으나 머크에서 대우 잘 해줌"

"바이옥스 사용 허가가 보류된 오시너의료센터(Ochsner Medical Center)에서 셀레콕시브의 처방집 등재를 보류함"

"전국적 홍보. 설/화이자 제품 집중 강의(금년 중 200일)"

"부정확하고 편향된 발표를 한 것으로 다수 보고됨"(타사 제품 언급)

"통제 불능. 강연 녹취록이 아스로텍(Arthrotec) 광고 같았음"

"허가된 제품의 데이터나 동료평가를 거친 문헌에 나온 정보만 발표하려고 함"

"파종 임상시험 참여를 제안하면 기분 나빠할 것임"

"매우 영향력 있으며, 1차 진료의들의 처방 습관에 막대한 영향을 줄 것임"

의사들을 '주축 오피니언 리더 행사'에 초대한 것은, 조지 오웰이 소설 『1984』에 묘사한, 오세아니아 비밀 경찰인 사상 경찰을 만나게 하는 것과 유사하다. 머크에게는 "허가된 제품의 데이터나 동료평가를 거친 문헌에 나온 정보만 발표하려는" 순진한 의사들과 지나치게 순진하지 않은 의사들 모두 문제였던 것 같다. "솔직히 이런 유형의 의사가 우리 제품에 대해 이야기하는 건 바람직하지 않음" 같은 언급도 있다.

이제까지 나는 의약품 규제당국의 고위 간부들의 행동이 대학의 학장이나 학과장 못지않다는 것을 보여주는 많은 예를 들었다(10장 참고). FDA 의약품안전사무국 부국장 데이비드 그레이엄이 바이옥스가 심각한 관상동맥성 심장 질환의 발생을 증가시킨다는 것을 입증하는 조사 결과를 《랜싯》에 발표하려고 했는데, 마지막 순간에 게재가 취소됐다. FDA 의약품평가연구센터 소장 스티븐 갤슨(Steven Galson)이 편집자에게 연구부정행위 혐의를 제기했던 것이다. 그레이엄의 상관들은 사실이 아니란 걸 알면서도 혐의를 제기했다.[22, 23] 그 조사 결과가 나중에 발표되긴 했지만,[24] 머크가 바이옥스를 회수하기 1주일 전만 해도 FDA의 고위 간부들은 바이옥스 규제와 관련해 FDA에 아무 문제가 없는데 그레이엄이 왜 바이옥스의 위해성을 조사하는지 의문스러워했으며, 그레이엄의 조사를 '정크 사이언스(쓰레기 과학)'라고 폄하하면서 중단하기를 바랐다.[22]

머크가 약을 회수한 후 의회에서 청문회가 열렸는데, 그레이엄의 상관들은 그레이엄이 증언하는 것을 막으려고 상원의원 그래슬리에게 그레이엄이 거짓말쟁이, 사기꾼, 다른 직원들을 괴롭히는 불량배나 다름없는 사람이라고 하면서, 그레이엄이 하는 이야기는 들을 가치가 없다고 말했다.[22] 그레이엄은 FDA에서의 파면으로 이어질 협박과 괴롭힘, 위협과 거짓말로부터 자신의 일자리를 지키자면 의회의 보호가 필요했다.[6, 22] 일자리를 잃을까 염려한 그레이엄은 공익 단체인 정부책임성확보프로젝트 (Government Accountability Project, GAP. 내부고발자 보호 단체)에 접촉했는데,

이곳에서 그간의 진상을 밝혀주었다.[25] 익명의 내부고발자라 주장하며 그레이엄이 자신들을 괴롭혔다고 고발한 사람들은 다름 아닌 FDA 고위 간부들이었다! 그들은 거짓말 탐지기 조사의 모든 항목에서 걸렸지만, 그레이엄은 모두 통과했다. FDA 간부 한 사람이 이메일로 머크에다 그레이엄의 조사 결과가 공개되기 전에 통보해서 언론의 주목에 대비할 수 있도록 해주겠다고 약속한 것이 드러나기도 했다.[26] FDA가 누구 편인지 의심의 여지가 없는 대목이다. FDA에서도 청문회가 열렸는데, FDA 소속 전문가인 커트 퍼버그(Curt Furberg)의 청문회 참여가 금지됐다. 퍼버그는 그전에 발데콕시브로 인한 심혈관 이상 증가를 나타내는 데이터를 제출하지 않은 것에 대해 화이자를 비난했다. 화이자는 유해반응을 계속 부정했으나, 발데콕시브는 나중에 결국 회수됐다.[27,28]

이런 사건들을 고려하면,《랜싯》이 다음과 같은 결론을 내린 게 놀라운 일도 아니다.

"바이옥스 사건에서, 머크와 FDA는 사리사욕에 따라 무자비하고 근시안적이고 무책임하게 행동했다."[29]

COX-2 억제제 사건에서 우리는 사기 행위뿐 아니라 협박에 대해서도 잘 알 수 있다.《랜싯》에서 COX-2 억제제 관련 논문에 대해 저자들에게 의문을 제기했더니, 연구를 후원한 제약회사(이름은 밝히지 않음)에서《랜싯》의 편집자 리처드 호턴(Richard Horton)에게 전화를 걸어 "너무 비판적으로 하지 마세요."라고 하면서 "계속 이런 식으로 하면, 저희는 논문을 뺄 겁니다. 그러면 저널 수입에 큰 손실이 있을 텐데요."라고 덧붙였다.[30]

화이자는 덴마크 의사 프레벤 홀메 예르겐센(Preben Holme Jørgensen)이 신문 인터뷰에서 (사실에 입각하여) 화이자가 셀레콕시브 CLASS 임상시험의 일부 데이터만 발표한 것은(14장 참고) 부정직하고 부도덕한 행위라고 말한 것에 대해 고소하겠다고 협박했다.[31,32] 그러자 화이자의 행위에 격분한 예르겐센의 많은 동료들이 공개적으로 화이자를 보이콧하겠다고 선언했다. 화이자는 예르겐센에 대한 기소를 취하했으나, 신문이 예르 겐센의 말을 잘못 인용했다는 내용의 공문을 의사들과 언론에 보냈다. 거 짓이었다. 잘못 인용된 말은 없었다. 또 화이자는 언론중재위원회에 해당 신문이 화이자를 "근거 자료 없이" 비판했다고 고발했는데, 이 역시 거짓 이었다. 언론중재위원회는 해당 신문에 잘못이 없다고 판결했다. 잘못은 모두 화이자에 있었다.

과학자들이 시판되고 있는 약에서 제약회사가 주도면밀하게 은폐한 치명적인 위해성을 찾아낼 경우 협박은 특히 악랄해진다. 제약회사에서 협박 전화를 해 "안 좋은 일이 생길 수 있다."고 말하거나, 집 근처에 낯선 차가 밤새도록 서 있거나, 엽기적인 장례 물품이 배달되거나, 학교에 가 려고 집을 나서는 어린 딸의 사진이 들어 있는 발송자 불명의 편지가 오 기도 한다.[4] 조직범죄자들이 하는 것과 별 차이가 없다.

기자들은 보복하겠다는 협박을 자주 받는다.[16] 내가 한 연구를 바탕으 로 제약회사들에 비판적인 기사를 쓴 기자에게 변호사가 전화를 해서 친 구를 대신해 전화하는 거라고 말했다. 그 변호사는 제약회사에서 엄격하 게 기밀로 취급하던 문서를 그 기자가 어떻게 보게 됐는지 알고자 했다. 그러면서 의뢰인의 정체는 밝히지 않았다. 변호사는 다시 전화해 제약회 사들에 비판적인 기자들은 가족, 친구, 일자리 등 모든 걸 잃을 수 있다고 협박했다. 그 기자는 겁에 질려 그날 밤 잠을 제대로 이루지 못했다.

제약회사와 연구 발표를 허용하는 계약을 맺은 연구자들이나, 아예 제 약회사와 협업하지 않는 연구자들도 제약회사의 선전 내용과 맞지 않는 논문을 발표하려고 하면 소송의 위협에 직면할 수 있다.[33]

제약회사 이뮤리스판스(Immune Response)는 캘리포니아 대학교를 상 대로 청구액이 700만 달러에 달하는 소송을 제기했다. 연구자들이 에이 즈 백신 임상시험에서 나온 부정적인 결과를 발표하고, 제약회사가 자체적으로 실시한 오도성 분석을 연구 보고서에 끼워넣지 못하게 했기 때문이다. 계약서에는 연구 결과의 발표가 허용되어 있었는데도 이런 일이 발생했다. 이 제약회사는 일부 데이터를 내놓지 않음으로써 발표를 막으려고 하기도 했다.[34]

영국의 피부과 의사 2명도 비슷한 경험을 했다. 이들은 달맞이꽃 종자유의 아토피성 피부염에 대한 효과를 다룬 상세한 평가 논문을 작성했는데, 동료평가를 마친 논문을 예의상 제조사에 보여주었다. 제조사는 고소하겠다고 협박했다. 결국 논문은 검증을 거치고도 끝내 발표되지 못했으며, 그로부터 12년 후에야 규제당국은 달맞이꽃 종자유의 판매 허가를 철회했다.[35]

캐나다의 한 연구자는 양성자펌프억제제들이 근본적으로 다 똑같다는 내용의 처방 지침 초안을 작성한 후, 예의상 제약회사들에 보냈다. 그러자 로섹을 판매하는 아스트라제네카는 지침의 철회를 요구했고, 이 지침이 위법이라고 주장하며 소송하겠다는 협박을 했다. 어떻게 이 지침이 위법일 수 있단 말인가? 그런데 보건부는 연구자에게 소송비 지불을 약속해주지 않았다.[7]

독일에서는 일반의협회(Society of General Practice) 회장이 독일의학협회 의약품위원회에 있는 동료와 공동으로, 역시 모든 양성자펌프억제제가 다 똑같다고 결론지은 논문을 썼다.[33] 이 논문은 《가정의학저널(*Zeitschrift für Allgemeinmedizin*)》에 실릴 예정이었으나, 마지막 순간에 빠졌다. 그러면서 해당 호가 늦게 발행됐는데, 편집자들이 수정을 잊는 바람에 검열로 빠진 논문 제목이 차례에 그대로 있었고 해당 페이지에는 광고가 대신 실렸다. 이 학술지는 거대 제약회사의 압력에 굴복한 것이다. 저자들은 이를 '지적 파산'이라 평했다.

맞는 말이다. 우리는 압력과 위협에 굴하지 말아야 한다. 그리고 일반에 공개하기 전에는 예의상으로라도 제약회사에 그 무엇도 보여주어선

안 된다. 위협은 대부분 엄포를 놓는 것에 지나지 않는다.

그러나 항상 그런 건 아니다. 캐나다 보건 기술 평가 기관에서 다양한 스타틴 계열의 약이 전반적으로 효과가 동일하다는 결론을 내리자, 브리스톨마이어스스퀴브는 평가 기관을 "부주의한 허위 표시" 혐의로 고소했다.[36] 기관이 승소했지만, 소송 관련 비용이 연간 예산의 13퍼센트에 달했다. 이는 브리스톨마이어스스퀴브의 스타틴 제품 1일 판매 수익에 해당하는 금액이었다. 이런 소송은 '대중참여제도 대응 전략적 소송(Strategic Lawsuits Against Public Participation, SLAPP)'이라는 소송권 남용의 한 유형이다.

폐경기 여성에게 여성 호르몬을 처방하는 것에 비판적이던 덴마크 연구자는 여러 제약회사로부터 소송 협박 편지를 받았다.[8] 이미 당시에 여성 호르몬 제제의 위해성이 충분히 입증되어 있었는데도 일어난 일이다. 다른 덴마크 연구자는 새로운 피임약 야즈(Yaz)와 야스민(Yasmin)이 기존의 다른 약보다 더 많은 혈전을 유발한다는 것을 보여주는 2가지 사례의 설득력 있는 데이터를 발표했다가 바이엘에 고용된 동료들의 맹공을 받았다. 또 바이엘은 자기네 신약이 위험하지 않다고 입증한 연구들을 후원했다.[9]

2008년 내 동료 옌스 룬드그렌(Jens Lundgren)은 멕시코시티에서 열린 에이즈 국제 학술 회의에서 문자 메시지로 살해 위협을 받았다. 글락소스미스클라인의 매출 6억 파운드짜리 약 아바카비르(abacavir)가 심근경색 위험을 거의 2배로 증가시킨다는 것을 증명하는 데이터를 발표하기 몇 시간 전이었다.[10,11] 이미 4개월 전《랜싯》에 연구 결과를 발표한 후로 엄청난 압력이 있어 왔으며, 룬드그렌은 이를 "우리 연구가 나오자 글락소스미스클라인은 언론 공세로 우리를 묵사발로 만들었다."고 묘사했다. 회의 주최 측도 협박을 받았으며, 룬드그렌은 발표를 마치자마자 경호원 8명에 둘러싸여 공항으로 직행했다. 이보다 3년 앞서 스웨덴 웁살라에 있는 WHO 산하 국제약물감시센터가 글락소스미스클라인에 심장 관련 위험을 경고했지만, 글락소스미스클라인은 이 경고를 무시한 채 사실상 무응답이나 다름없는 응답을 했다. 《랜싯》에 룬드그렌의 연구가 발표된 시기에 맞춰서, 글락소스미스클라인은 투자자들을 대상으로 아바카비르와 심근경색 사이의 관련성을 축소한 성명서를 발표하면서, 뜻밖의 결과이며 그것을 설명할 수 있는 생물학적 메커니즘은 아직 확인되지 않았다고 주장했다. 글락소스미스클라인은 성명서에, 3년 전에 경고를 받은 사실이나 글락소스미스클라인 자체 동물실험에서 아바카비르가 랫(rat)과 마우스의 심장 조직 내 심근 변성과 관련 있는 것으로 밝혀진 사실은 언급하지 않았다.

2012년에는 또 다른 덴마크 연구자들이 곤욕을 치렀다. 이들은 공적 후원을 받은 임상시험에서, 중증 패혈증 환자에게 혈장 증량제로 사용되는 하이드록시에틸전분(hydroxyethyl starch, HES)이 훨씬 값싼 평형염류용액(balanced salt solution)과 달리 환자를 사망에 이르게 한다는 것을 밝혀냈다.[12] 이 연구가 《뉴잉글랜드의학저널》에 발표되자마자, 프레지니우스카비(Fresenius Kabi AG)의 변호사들이 연구자들에게 공문을 보내왔다.[13] 변호사들은 "프레지니우스카비는 귀하와 귀하의 동료들이 보고한 허위 정보의 결과로 생긴 (그리고 앞으로 계속하여 생길) 경제적 손실을 회복하기 위한 모든 적법한 조치를 취할 준비가 되어 있습니다."라는 말과 함께 논문을 즉시 철회하고 2일 이내에 문제가 된 부분을 수정하라고 요구했다. 어처구니없는 일이었다. 연구자들은 논문에 "HES 130/0.4"라고 썼는데, "HES 130/0.42"라고 써야만 했다는 것이다. 도대체 차이가 뭘까? 0.42를 소수점 첫째자리로 반올림하면 어차피 0.4 아닌가? 문제는, 이 두 가지 명칭이 각각 서로 다른 제약회사에서 파는 약간 다른 형태의 하이드록시에틸전분 제품을 나타내며, 연구 대상은 프레지니우스카비의 제품이 아니라 다른 제약회사의 제품이었다는 것이다.

0.4라는 숫자는 몰 치환도(molar substitution)를 나타내는데,[13] 프레지니우스카비의 제품 한 병 안에서도 0.38 내지 0.45 범위의 다양한 값을 보일 수 있다. 연구 대상이었던 제품의 경우엔 0.40 내지 0.44 범위였다.[15] 이는 두 제품을 동등한 것으로 봐야 한다는 의미였지만, 프레지니우스카비는 하이드록시에틸전분이 환자를 죽인다 하더라도 자기네 제품을 보호하기로 단단히 마음을 먹었던 것이다.

변호사들은 그 공문에서 "이 오류는 논문을 읽는 이를 오도하여, 테트라스판(Tetraspan)에서 발견된 것으로 보고된 부정적인 효과가 프레지니우스카비의 볼루벤(Voluven)에 있는 것으로 오해하게 만듭니다. 그래서 프레지니우스카비의 평판에 커다란 해를 끼치고 판매 손실로 경제적 타격을 주는 것입니다."라고 했다. 역시 말도 안 되는 것이, 논문의 '초록'과 '방법'에 시험한 제품이 테트라스판이라고 명시되어 있었다.

언론의 맹렬한 비판이 이어졌고, 병원에서는 소송 절차가 진행될 경우 연구자들을 지지하겠다고 선언했다. 연구자들은 논문을 철회하는 대신 정오표(正誤表, erratum)을 발표했고,[14] 그로써 문제가 해결됐다.

사소한 문제를 극단적으로 골치 아프게 따진 사건이었다. 이름이 '마이크'인 사람을 '존'이라고 부르면 그건 오류이다. 그렇지만 마이크의 키를 1.82미터라고 하지 않고 1.8미터라고 하는 건 오류가 아니다. 그냥 정확도가 한 단계 낮은 단위로 수치를 나타낸 것에 지나지 않으며, 변호사가 상관할 일이 아니다. 지키려고 그렇게 신경을 쓴 프레지니우스카비의 평판은 땅에 떨어졌다. 언론은 프레지니우스카비가 쓴 방법을 폭력배를 보내 위협하는 것에 비유했다.

2000년 영국의 정신과 전문의 데이비드 힐리는 토론토 대학교 의학부 진료부장 데이비드 골드블룸(David Goldbloom)으로부터 중독정신건강센터(Centre for Addiction and Mental Health, CAMH)의 주요 보직을 제안받았다.[37] 제안을 수락하고 2개월 후, 힐리는 센터가 주관한 학회에서 강연을 하며 역대 가장 많이 팔린 약[37]인 일라이릴리의 항우울제 프로작(플루옥세틴)이 자살을 유발할 수 있다고 말했다. 1주 후, 힐리는 골드블룸으로부터 다음과 같은 이메일을 받았다.

> 기본적으로 우리는 힐리 박사가, 대학과 연계하여 센터의 기분 장애 및 불안 장애 학술 프로그램을 이끄는 역할에 적임자가 아니라고 생각합니다.… 이런 견해는 최근 센터에서 한 학술 강연으로 굳어진 것입니다. 힐리 박사는 현대 정신의학사 학자로서 높은 평가를 받고 있지만, 박사의 접근 방식이 우리 센터가 보유한 학술 및 임상 자원의 개발이라는 목표와 양립할 수 없을 것으로 보입니다.

힐리에게 보직을 제안했다가 취소한 이 결정은 캐나다 학술계에 큰 논란을 일으켰다. 일라이릴리에서 중독정신건강센터에 150만 달러를 기부했기 때문이다. 캐나다대학교수협회(Canadian Association of University Teachers)의 상임이사 제임스 터크(James Turk)는 "여기서 개발은 기금 모금의 완곡어법이다. 내게는 이 말이 당신을 임명하면 센터의 프로그램을 추진하는 데 필요한 자금을 조달하는 것이 어려워진다는 의미로 들린다."라고 했다.[37] 노벨상 수상자 2명이 포함된 국제적 의사 단체는 토론토대학교 총장에게 보내는 공개서한을 통해 "보직 제안을 철회함으로써 힐리 박사의 명성을 훼손한 것은 표현의 자유와 학문의 자유라는 규범을 모욕한 행위이다."라고 했다.[38]

하지만 프로작에 걸린 판돈이 엄청났다. 일라이릴리는 프로작으로 2000년 한 해에만 26억 달러를 벌어들였으며, 약의 포장을 바꾸고 '사라펨'이라는 새 이름을 붙여 심한 월경전긴장증에 대한 판매 허가를 받는 데 막 성공한 참이었다. 프로작의 특허 만료가 코앞이었지만, 이로써 2007년까지 계속 수익을 낼 수 있을 터였다.[37] 힐리의 연구 결과들이 새로운 것은 아니었다. 6개월 앞서 힐리는《헤이스팅스센터리포트(*Hastings Center Report*)》에 자신의 우려를 발표한 적이 있는데, 그로 인해 일라이릴리에서 헤이스팅스센터에 대한 지원을 철회한 일도 있었다.[38] 제약회사들의 돈은 어디에나 있다. 마치 우리 사회와 표현의 자유를 죽이려고 위협하는 전이성 암처럼.

힐리는 찰스 네메로프(17장 참고)가 중독정신건강센터 사건의 배후에 있지 않았을까 의심했다.[37] 네메로프는 힐리가 전문가 증인으로 참여했던 소송에 관련된 SSRI 제조사들과, 주식 보유를 포함한 강력한 유착 관계가 있었다. 네메로프는 문제의 토론토 학회에도 참석했으며, 다음 날 다른 정신과 전문의 모임에서 힐리가 새로운 보직을 잃었다는 소식을 알렸다. 힐리 본인이 그 사실을 알기도 전에 말이다. 네메로프는 힐리의 연구에 적대적이었다. 1년 전에는, 서트랄린을 복용한 건강한 자원자 20명 중 2명이 자살 경향을 보였다는 힐리의 연구와 관련하여 힐리를 비난한 적이 있었다.[39] 힐리에 따르면, 네메로프는 힐리에게, "당신은 그런 자료를 발표할 권리가 없고 정신과 전문의들이 무슨 짓을 하든 중요치 않으며 제약회사는 주주들을 책임져야 하고 수익이 핵심이다."라는 발언을 했다.

힐리는 거대 제약회사가 SSRI 임상시험 및 마케팅과 관련하여 저지른 경악할 만한 사기 행위에 대해 누구보다도 많은 글을 썼다. 힐리는 약 10편의 논문을 발표하며 학술지 출판사들과 어떤 법적 갈등을 겪었는지 설명하기도 했다. 심지어 자체 검열을 하는《인덱스온센서십(*Index on Censorship*)》과도 그랬다.[40] 약물로 인한 자살 및 살인 위험을 다룬 책을 쓴 다른 저자는 일라이릴리로부터 50개 나라에서 고소하겠다는 협박을 받기도 했다.

학회장 청중석에 제약회사 지지자들을 심어두는 건, 독재 체제 하에서 정보원들이 국가의 적을 감시하여 보고하는 것과 유사하다. 힐리는 정보

공개 요청을 통해 일라이릴리가 제보자에 관하여 작성한 문서에서 "그가 무슨 말을 하는지 감시해서 고소할 수 있는지 알아보라."고 한 것을 확인했다. 일라이릴리는 또 자이프렉사가 국립보건임상평가연구소(National Institute for Health and Care Excellence, NICE) 보건의료 지침에서 아주 중요하게 다뤄지지 않으면 영국에서 사업을 철수하겠다고 위협한 적도 있었다!

토론토 대학교 어린이병원(Hospital for Sick Children)의 낸시 올리비에리(Nancy Olivieri)는 자신이 연구하는 약의 위해성에 대한 우려 사항을 공개했다가 해고당했다. 대학교는 유관 업체인 아포텍스(Apotex)와 후원금 2000만 달러를 협상 중이었는데, 연구 시작 때 서명한 기밀 유지 조항을 위반했다며 아포텍스에서 올리비에리를 고소했던 것이다.[38,41]

토론토 대학교의 두 사건은 대학이 기업의 '자선 사업'에 의지할 때 생길 수 있는 위험을 보여준다.[38] 학장이나 여타 고위 관리자의 성과를 평가함에 있어 기업체로부터 고액의 후원금을 받는 능력을 중요하게 여기는 상황에서는, 제약회사에 비판적인 이들이나 내부고발자에게 많은 지원이 있을 거라 기대할 수가 없다.

2005년 영국의 셰필드 대학교에서도 사건이 있었다. 프록터앤드갬블(P&G)의 골다공증 치료제 악토넬(Actonel, 리세드로네이트(risedronate))에 대한 논문 2편의 주저자인 오브리 블럼슨(Aubrey Blumsohn)은 자신의 이름으로 발표될 임상시험 데이터 전체를 열람할 수 없게 됐다.[42] 블럼슨이 데이터 해석을 두고 이견을 보이던 차였다.[43] 이 대학교의 연구처장 리처드 이스텔(Richard Eastell)은 프록터앤드갬블의 자문위원을 지내면서 근 몇 년 사이에 160만 파운드의 후원을 끌어들였는데, 제약회사에다 조심해야 할 점들을 자문해 주었다.[44]

하지만 제약회사에만 그러했던 것 같다. 이스텔은 블럼슨에게는 조심스럽게 대하지 않았다. 블럼슨은 2년 후 대학교에서 정직을 당했다. 의학 전문 기자들에게 이 문제에 대해 이야기하겠다고 으름장을 놓고난 뒤의 일이었다.[43,44] 블럼슨이 몰래 녹음한 대화에서 이스텔은 "우리가 늘 주시해야 하는 건 우리와 프록터앤드갬블의 관계, 딱 한 가지뿐입니다."라고 말했다. 프록터앤드갬블은 블럼슨에게 유령저자가 자신들이 약에 대해 전달하려는 '핵심 메시지'를 잘 알고 있다는 말을 했다.

데이터 공유 거부에 대한 프록터앤드갬블의 변명은 궁상맞고도 모순적이었다. 그렇게 하면 "과학적 노력에 있어서 진정한 파트너"가 될 수 있는 자신들의 능력을 입증할 기회를 잃게 된다는 것이었다. 한편 블럼슨은 이스텔에게 보낸 편지에서 "자존심 있는 과학자라면 절대로, 자신이 자유롭게 전체를 이용할 수 없는 데이터에 기초한 결과를 발표할 수 없다."고 썼다. 이스텔은 이 견해에 어느 정도 공감했다. 이스텔 자신이 과거에 저자로 참여한 논문에서 약의 효능에 대한 데이터를 얼마나 보았는가 하는 의문이 들었던 것이다. 이스텔은 후에 자신과 여타 저자들이 전체 데이터를 보았다는 발언이 사실이 아니라고 인정해야 했으며, 이 문제로 종합의료위원회(General Medical Council) 청문회에 회부됐다.[45]

수많은 시도를 한 끝에 블럼슨은 마침내 주요 그래프를 포함한 전체 데이터를 볼 수 있었는데, 접근이 제한됐던 데이터는 전체의 40퍼센트에 달했으며, "그동안 접한 데이터는 모두 무의미"했다.

블럼슨은 "지난 수개월 동안의 그의 행동이 직무와 양립할 수 없는 것으로 사료"된다는 이유로 정직을 당했다. 데이비드 힐리가 토론토 대학교에서 쫓겨날 때 받은 편지의 문장을 베끼기라도 한 것 같다. 쉽게 풀어서 말하면, 그 거만한 메시지 2개는 이런 의미였다.

"우리가 하듯이 거대 제약회사의 이익에 부합하게 자신을 팔 생각이 없다면, 이곳에서 환영받지 못한다."

영국의 심장 전문의 피터 윔스허스트(Peter Wilmshurst)는 보조 장치를 사용해 심장의 난원공(foramen ovale)을 막으면 편두통을 해소할 수 있는지 알아보는 임상시험에서 중요한 역할을 했다.[46] 결과는, 이식 수술을 집도한 심장의가 구멍이 제대로 막혔는지 여부까지 확인하도록 허용한 심한 편향에도 불구하고 실망스러웠다. 임상시험 운영위원회는 평가변수가 독립적으로 평가되지 않았다는 점에 불만을 제기했으나, 임상시험 후원사인 NMT는 이를 무시했다.

그래서 웜스허스트와 다른 심장 전문의가 서로 독립적으로 평가변수를 평가했지만, 둘 다 2008년 3월《순환》에 앤드루 도슨(Andrew Dowson)이 제1저자로 발표한 것보다 훨씬 부정적인 결과를 얻었다. 도슨은 NMT의 주식을 보유하고 있었으나, 윤리위원회에 자신이 주식을 보유하고 있지 않다고 서면으로 보고했다. 또 개인 진료로 환자를 치료했으면서 자신이 유명 병원 소속이라고 내세우기도 했다. 도슨은 웜스허스트가 본 적도 없는 논문을 웜스허스트를 공동 저자로 올려 발표하기도 했다.[47]

《순환》에 실린 도슨의 논문에는 잔류 단락(residual shunt) 발생이 4건에 불과했으나, 웜스허스트와 다른 심장 전문의는 각각 27건, 33건을 확인했다. 논문 발표가 결정됐을 때, 피험 환자의 30퍼센트 이상을 모집해 시험하는 데 기여하고 논문의 상당 부분을 작성한 웜스허스트와 동료 연구자는 의학지의 저작권 계약서에 서명하기를 거부했다. 계약서에는 연구자들이 전체 데이터를 보았고 자신의 정직함에 책임진다는 말이 있었으나, 웜스허스트와 동료가 본 것은 데이터 분석 결과였지 데이터가 아니었다.

웜스허스트의 이름은 발표된 논문의 어디에도 나오지 않았다. '감사의 글'에조차 없었다. 그는 이 연구를 이끌었고, 공동 연구 책임자였으며, 임상시험 설계에도 주요한 역할을 했고, 논문의 상당 부분을 작성했고, 운영위원회에도 참여했는데 말이다. 한편, 이 임상시험이 시작되기 전에 세상을 뜬 저명한 심장 전문의가 저자 중 한 사람으로 되어 있었다. 말하자면, 아주 희귀한 진짜 '유령' 저자였다. 또한 고인은 사후 5년이 지난 뒤,

이 임상시험에 대한 비판에 답하는 반박문의 공동 저자로《순환》에 다시 등장하기도 했다. 웜스허스트가 이미 편집자들에게 사망 사실을 알린 뒤의 일이었다.

웜스허스트가 임상시험과 관련된 문제를 의회에서 언급하고 인터뷰를 한 후, 미국 제약회사인 NMT는 웜스허스트를 명예훼손으로 런던 고등법원에 고소했다. 영국의 명예훼손법이 세계 최악이어서, 내부고발자가 아니라 범죄자를 보호하기 때문일 것이다. 영국의 유명한 과학저술가 사이먼 싱(Simon Singh)은 2008년《가디언(The Guardian)》에 영국카이로프랙틱협회(British Chiropractic Association)가 엉터리 치료법을 멋대로 판촉하고 있다고 썼다. 이 협회가 카이로프랙틱으로 영아의 산통, 수면과 식이 문제, 잦은 중이염, 천식과 장시간 울음을 치료하는 데 도움을 줄 수 있다고 주장했기 때문이다.[48] 사이먼 싱은 명예훼손 소송에 44주를 고스란히 바쳐야 했으며, 나중에 "표현의 자유와 정보 공개 면에서 영국은 유럽 속의 중국이라 할 만하다."고 썼다.[49] 싱은 또한 웜스허스트가 법률 서류를 2007년 12월 21일 금요일 오후 5시 9분, 즉 변호사 사무실 대부분이 크리스마스 휴가를 맞아 문을 닫은 지 9분 후에 받고 엄청난 스트레스를 받았다고 썼다. 새해가 될 때까지 웜스허스트는 아무런 법률 자문을 구할 수 없었다.《순환》에 논문이 발표되고 9개월이 지난 당시에 그에게는 이미 6만 파운드에 육박하는 법무 비용 청구서가 쌓여 있었다.[50] 소송은 NMT가 파산하여 겨우 끝이 났다.

미국당뇨협회 신임 회장 존 뷰즈가 1999년 로시글리타존의 심혈관 안전성에 대한 우려를 표하자, 스미스클라인비첨의 직원들은 뷰즈에게 "회사에는 그런 행동이 중상모략에 해당해서 시가 총액(주식 가치) 손실에 대한 책임을 물어야 한다고 생각하는 사람들이 있다."고 말했다.[51] 미국 상원 보고서에 따르면, 뷰즈가 심포지엄에서 의문을 제기한 뒤, 글락소스미스클라인의 연구개발 책임자 타다타카 야마다(Tadataka Yamada)는 "우리가 정확한 사실을 알려주었는데도 우리 제품을 고의로 헐뜯은 것에 대해 고소"하거나, "아반디아를 위해 치밀한 전략으로 공격을 개시"할 것을 회사에 제안했다.[52] 야마다는 뷰즈가 몸담은 대학의 학과장에게 전화를 걸었다.

글락소스미스클라인은 아반디아의 심혈관 위해성에 대해 더 이상 우려하지 않는다는 내용의 서류를 준비해서 뷰즈에게 서명할 것을 요구했다.[53] 무엇 때문에 뷰즈가 자신의 신념과 반대되는 내용의 서류에 서명을 했는지 알면 흥미로울 텐데, 아무튼 뷰즈는 서명을 했고, 그 후 글락소스미스클라인은 뻔뻔스럽게 이를 뷰즈의 "입장 철회서"라고 칭하며 투자자들을 위해 제품을 평가하는 재정 자문 업체를 안심시켰다.

불편한 이의를 제기해 글락소스미스클라인으로부터 위협을 당한 의사는 이 밖에도 더 있다.[54] 1999년 메릴랜드의 한 의사는 아반디아를 복용한 자신의 환자 여럿이 울혈성 심부전 증세를 보이자 경각심을 갖고 환자 기록을 모두 검토했다. 그 결과, 문제 발생 비율이 예외적으로 높다는 것을 발견했다.[55] 이 의사는 제약회사에 문제를 알렸는데, 제약회사는 병원장에게 울혈성 심부전이 약으로 인한 것인지가 입증되지 않았으므로 해당 의사가 이 문제에 대해 논의하지 못하게 해야 한다는 내용의 공문을 보냈다. 문제 제기를 한 의사는 그 공문에 '큰 위협'을 느꼈고 소송 협박이 내포되어 있음을 알아챘다. 그 의사는 자신이 발견한 것을 발표할 계획이었으나, 공문을 받은 이후 공동 저자로 참여하기로 했던 유행병학자가 이메일 연락을 끊어 결국 논문 발표가 무산됐다.

앞서 말한 대로, 2006년 나와 동료들은 그다지 논란을 일으킬 만하지 않은, 제약회사 후원 임상시험의 프로토콜과 발표된 보고서를 비교한 연구를《미국의학협회저널》에 발표했다. 이 연구를 통해 우리는 학자들이 제약회사와 협업할 때 보통 학문적 자유를 빼앗긴 채 참여하며, 발표된 논문에는 그런 사실이 전혀 드러나지 않는다는 것을 알 수 있었다.[56] 내가 논문을 덴마크어로 옮겨서 《덴마크의학협회저널(*Ugeskrift for Læger*)》에 발표하자,[57] 덴마크제약협회는 신문에다 인정할 수 없는 "비판에 충격을 받았으며 커다란 분노를 느낀다."는 입장을 발표했다. 덴마크제약협회는 회원사들이 프로토콜을 어떤 식으로 작성하는지 잘 알고 있었으므로, 신문에 낸 공식 입장과 달리 우리의 연구 결과가 맞다는 것도 알고 있었다. 하지만 그렇든 아니든, 고의로 데이터를 왜곡하는 연구부정행위를 저질렀다는 근거 없는 혐의를 씌워 우리를 고소했다. 덴마크제약협회는 자신들이 작성한 공문 중 일부를 복사해서 우리 중 넷이 근무하는 덴마크 국립의료원(Rigshospitalet)의 운영진에게, 그리고 코펜하겐법인병원(Copenhagen Hospital Corporation), 중앙연구윤리위원회(Central Scientific-Ethics Committee), 덴마크의학협회, 덴마크 의약청, 보건부, 과학부, 《덴마크의학협회저널》에 보냈다. 덴마크 여왕과 총리에게는 보내지 않았지만, 우리가 무죄 판결을 받은 뒤에도 덴마크제약협회는 계속 우리가 유죄라고 주장했다. 한번 시작한 거짓말을 절대 멈추지 않았다. 우리는 이 사건을 논문으로 썼는데, 《영국의학저널》의 변호사가 소송 가능성을 우려하여 논문을 언론인이 쓴 기사 형태로 바꿨다.[58]

20장

제약회사가 꾸며낸 그릇된 믿음의 진실

제약회사들이 자신들의 행위와 취지에 대해 꾸며낸 이야기를 쉴 새 없이 반복하는 바람에 의료계, 정계, 일반 대중 사이에 근거 없는 믿음이 널리 퍼져 있다. 그런 그릇된 믿음은 부패 없는 합리적인 보건의료 체계를 꾸리는 데 걸림돌이 되므로, 최악을 골라 실체를 폭로한 다음, 21장에서 개혁을 제안하려고 한다.

그릇된 믿음 1 약을 찾아내고 개발하는 데 비용이 많이 들어서 약값이 비싸다

머크의 최고경영자였던 레이먼드 길마틴은 이것이 거짓이라는 것을 인정한 바 있다.

"의약품 가격은 연구개발비로 결정되는 것이 아니라, 질병을 예방하고 치료하는 것의 가치로 결정된다."[1]

길마틴이 언급하지 않은 것은, 사회가 어느 정도 지불할 의사가 있는가 하는 문제만이 아니라, 제약회사가 경쟁을 얼마나 효과적으로 막는가 하는 문제도 약값에 반영된다는 점이다. 그래서 반경쟁적 행위가 만연해

있으며,[2,3] 가격 담합도 흔하다.[4,6]

우리는 흔히 신약을 시장에 출시하는 데 드는 비용이 8억 달러(2000년 기준)라는 말을 듣는데, 사실이 아니다. 이 금액이 나온 계산 방법에는 오류가 있으며, 근거가 된 회계 이론에도 논란의 여지가 있다. 그리고 제약 회사들이 자기네가 고용한 2개 대학의 경제 자문가들에게 제공한 기밀 정보에 대한 맹목적인 믿음을 전제로 한 것이다.[1,3,7] 진짜 비용은 1억 달러 미만인 듯하다.[3]

최초의 에이즈 약인 지도부딘(zidovudine)은 1964년에 미시간암재단(Michigan Cancer Foundation)에서 합성됐다.[3] 버로스웰컴(Burroughs Wellcome)이 이 약을 개발하는 데는 많은 돈이 들지 않았다. 하지만 1987년 환자 한 사람에게 청구한 약값은 연간 1만 달러에 달했다.[1] 가격이 얼마든 상관없이 약이 필요한 절박한 환자들을 대상으로 독점 상황을 명백히 악용한 것이다. 2003년 애보트가 갑자기 자사의 에이즈 약 리토나비르(ritonavir)의 가격을 400퍼센트 인상했는데, 이 약의 개발에는 국민이 낸 세금 수백만 달러가 지원됐다. 애보트의 가격 인상 조치에 사람들은 격분했고, 수백 명의 의사들이 가급적 모든 애보트 제품을 보이콧하겠다고 선언했다.[8]

비슷한 예로, 만성 골수성 백혈병(chronic myeloid leukaemia)에 매우 효과가 좋은 이마티닙(imatinib, 글리벡(Glivec, Gleevec))이 있다. 노바티스는 합성해 놓고도 이 약에 별 관심이 없었는데, 한 혈액학자가 연구를 통해 매우 효과적인 약이라는 것을 알아냈다. 이 경우에도 개발비는 매우 적게 들었지만, 노바티스는 2002년 1년 치 약값으로 25,000달러를 청구했다.[3]

택솔(taxol, 탁솔)은 가장 유용한 항암제 중 하나이다. 이 약은 주목나무의 껍질에서 추출한 물질로, 나중에 국립보건원의 후원을 받은 과학자들이 합성에 성공했다.[1] 이 약은 브리스톨마이어스스퀴브로 소유권이 넘어갔는데, 개발 비용이 극히 적게 들었는데도 1993년 이 회사는 약값을 1년에 1만 달러 내지 2만 달러나 받았다. 특허가 만료될 즈음에는, 보다 저렴한 복제약을 출시하려고 준비한 모든 제약회사를 고소했다.[9]

미국의 29개 주에서 브리스톨마이어스스퀴브를 독점금지법 위반으로 고소했다. 하지만 소송이 합의금 1억 3500만 달러에 종결되기 전까지 그 모든 소송이 진행되는 와중에 브리스톨마이어스스퀴브가 벌어들인 수익은 50억 달러가 넘었다.

2010년 시탈로프람의 복제약을 판매하던 몇 개 회사가 어떤 이유에선지 덴마크 시장에서 제품을 철수한 후, 시탈로프람의 가격이 12배로 급등했다. 가격을 올린 제약회사들은 이에 대한 언급을 피했다.[10]

또 다른 수상한 예는, 덴마크 국민 전체의 6퍼센트 정도가 복용하는 심바스타틴의 복제약을 판매하는 회사들이 모두 40밀리그램 용량의 가격을 갑자기 8배로 올린 것이다.[11] 40밀리그램이 가장 흔히 쓰이는 용량이다. 20밀리그램 용량이 5분의 1 가격으로 판매되고 있었지만, 약사가 환자에게 저렴한 20밀리그램짜리를 주고 2개 먹으라고 하는 것은 법으로 금하고 있었다. 5개 제약회사에서 가격을 정확히 똑같은 금액으로 올렸으나, 이들은 가격 담합을 부인했다. 당국에서 조사 중이다.[12] 이런 더러운 속임수로 덴마크 납세자들은 특허가 만료된 약에 매년 6300만 유로를 더 지불해야 한다.

셰링은 갱년기 증상을 겪는 여성을 위한 호르몬 제제를 다른 제약회사로부터 구매해, 가격을 7,000퍼센트 인상해서 판매했다.[4] 리브륨과 발륨이 특허를 받자, 로슈는 콜롬비아에서 이 두 가지 약을 유럽에서 파는 가격의 65배에 판매했다.[6] 2006년에는 미국 연방통상위원회가 룬드벡을 고소했다. 독점 상황을 이용하여 중병을 앓는 유아들을 대상으로 부당한 이득을 취한 혐의였다.[13] 오래된 '구명의약품'인 인도메타신을 머크로부터 산 후 가격을 1,300퍼센트 인상한 미국 회사를 룬드벡이 인수했던 것이다. 이런 가격 폭등의 배후에 개발비는 없었다.

오랫동안 산부인과 전문의들은 조산을 방지하기 위해, 시판된 지 50년도 더 된 천연 호르몬제를 사용해왔다.[14] 이 호르몬 제제는 약국에 의사 처방용으로 구비되어 있었으며, 주사제 하나당 10~20달러 정도였다. 그런데 KV제약(KV Pharmaceutical)에서 마케나(Makena)라는 이름으로 알려진 이 제제의 미국 독점판매권을 따내고는 가격을 1회분에 1,500달러로 올렸다. 75배 내지 150배 인상한 것이다. 이 회사가 "이 산모들은 FDA가 허가한 마케나의 이점을 누릴 자격이 있습니다."라는 헛소리를 대놓고 하는 가운데, 의사들은 많은 산모들이 약값을 감당하지 못해 조산율이 높아질 것(그에 따라 영아의 영구적 뇌 손상 비율이 높아질 것)이라는 우려를 표했다. 조제 약국에서 저렴한 제품을 구할 수 있어 다행이라고 한 의사들도 있었는데, 제약회사는 조제 약국들에 조제 중지 요구서를 보내 계속 약을 만들면 FDA 제제 조치에 직면하게 될 거라고 위협했다.

우리는 우리가 만든 복잡한 사회에 연대책임이 있다. 이 사회 속에서 우리는 서로 의지하고 있으며, 전문화(specialisation)의 혜택을 누린다. 제약회사들이 약에 엄청난 가격을 매기는 것은, 환자와 납세자, 우리 사회와 우리의 공동 자산에 대한 자신들의 의무를 경시함으로써 스스로를 사회의 테두리 밖으로 내모는 행위이다. 거리의 범죄자들과 마찬가지다. 그런 행위는 도둑질이다.

연구자들은 환자 1인당 연간 약값이 질병의 유병률과 반비례 관계임을 입증했다. 이탈리아의 연구자들은 한 발 더 나가, 항암제 17종에 대해 자신들이 보유한 데이터에 놀랄 만큼 잘 맞는 간단한 공식을 개발했다.[15]

$$환자\ 1인당\ 연간\ 비용 = 2,000,000유로 \times e^{-0.004 \times 환자\ 수} + 10,000유로$$

이 공식에 따르면, 이탈리아에서 900명의 환자에게 처방되는 약에 드는 환자 1인당 연간 비용은 약 6만 유로이다.

따라서 희귀한 효소 결핍증(enzyme deficiency) 환자를 대상으로 하는 약은 무시무시하게 비싸다. 예를 들어 고셰병(Gaucher's disease)의 연간 약값은 60만 달러나 된다.[16] 모든 연구와 초기 개발이 온전히 국립보건원의 후원을 받아 이루어졌음에도 말이다.[1]

높은 연구개발비가 약값에 반영된다는 그릇된 믿음에 날리는 마지막 일격. '그렇다면, 연구개발비보다 훨씬 더 높은 판촉 비용에 대해서는 뭐라고 할 것인가?'[3] 약값을 내는 사람은 과도한 마케팅 비용까지 지불하는 것이다. 신약이 정말로 제약회사가 주장하는 만큼 좋다면, 그렇게 억지로 팔아먹으려 하고, 의사들에게 뇌물을 줘가며 쓰라고 할 필요가 없다.

그릇된 믿음 2 비싼 약을 외면하면 기적의 신약이 만들어지지 않는다

정계와 의료계에 이런 믿음이 널리 퍼져 있다. 터무니없는 이야기다. 그렇다면, 새 차를 살 때 자동차 딜러가 미래에 더 좋은 차가 나오려면 돈을 20배 더 내야 된다고 하면 기꺼이 그 돈을 지불하겠는가?

《뉴잉글랜드의학저널》의 편집장이었던 마샤 에인절에 따르면, 제약회사들은 자기네가 기본적으로 사회의 통제를 받지 않아야 한다고 주장하며 사회를 위협한다.

"우리를 건드리지 말라. 우리의 터무니없는 수익과 감당할 수 없는 약값 인상에 시비 걸지 말라. 안 그러면 기적의 신약은 없다."[17]

대개 일반 회사들은 "우리가 연구에 우리 돈을 쓰지 않으면, 우리가 살아남지 못한다."고 말하지만, 제약회사들은 "우리가 연구에 당신들의 돈을 쓰지 않으면, 당신들이 살아남지 못한다."고 말한다.[7]

이들보다 교활한 건 종교 지도자들밖에 없다. 종교 지도자들은 죽은 후의 보상을 약속하므로 불평이 있을 수 없다. 제약회사의 약속도 마찬가지로 거짓이다. 정말 지독한 거짓이다. 인과관계가 완전히 반대일 뿐이다 (죽기 전에 언젠가는 보상이 있을 것이라 약속하므로 불평이 있을 수 없다. 편집자). 1980년

대부터 제약회사들의 수익이 급등했다(5장 참고). 그러나 같은 기간에 신약의 출시는 점점 줄어들었다.[3] 프랑스의 의학지 《프레스크리르》는 매년 가장 중요한 신약을 뽑아 황금알약상(Pilule d'Or)을 수여하는데, 2012년에는 마땅한 후보가 없었다. 2011년에도 없었고, 2010년에도 없었다.

2011년 덴마크의 주(州)들에서는 영국의 국립보건임상평가연구소(NICE) 같은 기관을 만들자고 제안했다. 시판되는 모든 약에 보험급여를 지급할 수는 없기 때문이다. 그러나 의회 보건 분과의 보수파 의원이 약에 순위를 매겨서는 안 된다고 하면서, 약값 지출의 상한선을 정하면 신약의 개발이 늦춰질 거라고 주장했다.[18] 그렇지만 주들은 더 나아가, 신약을 허가하기 전에 대체로 더 저렴한 기존 약과 비교하여 시험할 것을 제안했다. 덴마크제약협회 이사 이다 소피 옌센(Ida Sofie Jensen)은 이 제안에 격분하여, "덴마크 주들이 다시금 제약회사들에 적대적인 태도를 보인 것은 뻔뻔하거나 불쌍하거나 둘 중 하나다. 주 경제 사정의 악화를 제약회사들에 뒤집어씌우고 있다."고 말했다.[19] 주지사회 의장은 차분하게, 제약 산업은 모든 산업 가운데 가장 수익성 높은 분야이며, 자신은 제약회사들이 형식적인 '죽는소리'를 어서 그치기를 바란다고 응답했다. 실제로 덴마크의 병원들에서 약에 들어간 비용은 단 8년 만에 3배로 증가했다. 한 해 앞서, 덴마크 정부는 과도하게 비싸면서 동종의 저렴한 약보다 나을 게 없는 일부 의약품의 보험급여를 중단했다. 이에 맞서 이다 소피 옌센은 또 다른 '죽는소리'를 선보였다.

"당국은 의료 발전을 위해 돈을 쓰려 하지 않는다. 이번 조치로 신약 개발이 중단될까 우려된다."[20]

반면, 한 보건경제학자는 이런 변화가 제약회사들로 하여금 유사약 대신 진짜 신약을 찾게 만드는 자극제가 될 거라고 논평했다. 바로 그게 핵심이다. 신약이 고갈된 진짜 이유는 신약 대신 유사약을 개발하는 게 제약회사에 훨씬 이득이 되기 때문이다. 제약회사들이 그러지 못하게 하면 환자들이 득을 보게 될 것이다.

공화당 체제 하의 미국은 제외하고, 전 세계의 정부는 약값으로 나가는 비용을 억제하려고 노력한다. 2011년의 보고에 따르면, 체코는 보험급여 약가의 상한선을 정하고 대학병원에서 지나치게 비싼 약을 사용하는 것을 제한하기로 했다. 독일은 매년 20억 유로 절감을 목표로 약가 한도를 설정했고, 영국에서는 정부가 매년 60억 유로 절감을 목표로 제약회사들에 약값 인하를 요구했다. 오스트레일리아 정부는 162종의 약을 보험급여 대상에서 제외하고 1,600종의 약에 대해서는 보험급여 약가를 27퍼센트 삭감할 계획을 세웠다.[21] 중국, 헝가리, 불가리아, 슬로바키아도 비용을 절감할 계획을 수립했다.

뉴질랜드는 간단하고도 획기적인 방식으로 약에 대한 지출을 억제했다.[22] 1993년, 유사한 효과가 있는 같은 종류의 약에 대해(예를 들면 비스테로이드항염증제, SSRI 등) 개별 약값에 상관없이 동일한 액수의 보험급여를 지급하기로 결정한 것이다(준거가격설정). 아울러 제약회사들은 약값과 여타 의약품 이용 조건을 규제당국과 협상한다. 이 정책은 극적인 효과가 있었다. 스타틴 계열은 오스트레일리아의 절반 가격으로 공급되고, 복제약의 가격은 캐나다의 4분의 1 미만이 됐다. 지역 사회의 의약품비 예산 증가율도 연 2퍼센트로 떨어졌는데, 정책 실행 전에는 15퍼센트에 달했다. 동시에 의료보험 재정도 개선됐다. 뉴질랜드 인구는 440만 명에 불과한데도, 연간 비용 절감액이 약 10억 유로에 달했다.

그릇된 믿음 3 값비싼 약으로 절감되는 비용이 더 크다

제약업계와의 회의에서 이러한 주장이 나오자, 덴마크국립보건위원회(Danish National Board of Health) 위원장은 신약이 아무리 비싸도 신약 덕분에 병가나 조기은퇴가 줄어드는 비용 절감 효과가 약값 지출을 상회한다는 약물경제학적 분석을 제약회사에서 내놓을 수 있다는 것이 신기할 따름이라고 언급했다. 경제는 굉장히 유연한 분야라서, 경제 모델에 어떤 가정을 넣느냐에 따라 원하는 거의 모든 결과를 얻을 수 있다. 제약회사가 직접 자사의 약에 대한 약물경제학적 분석을 지어내거나 경제학자를 고용해서 그렇게 할 경우 가장 큰 이익상충을 확보할 수 있다. 결과가 제약회사에 불리하게 나오는 경우는 결코 없다.

그릇된 믿음 4 신약은 제약회사가 후원하는 연구에서 나온다

흔히 하는 이야기로, 우리가 쓰는 약 가운데 철의 장막 동쪽 사회주의 국가들에서 개발된 것은 하나도 없다는 말이 있다. 그렇다고 이걸로 다른 것까지 입증할 수 있는 것은 아니다. 그 국가들의 독재 체제 하에서는 제대로 되지 않은 게 이것 말고도 많다. 단단히 오해하고들 있는데, 현대 의학의 발전을 가능케 한 거의 모든 기초 과학 연구는 비영리 부문, 대학, 연구 기관, 정부 연구소 등에서 이루어졌다.[23] 2000년 미국 의회 보고서는 "1965년부터 1992년까지 나온 주요 의약품 21종 가운데 15종이 연방 정부가 후원한 연구에서 나온 지식과 기술을 이용하여 개발한 것"이라고 언급했다. 다른 연구에서도 같은 결과가 나왔다. 예를 들면 주요 의약품 35종의 80퍼센트 이상이 공공 부문 연구 기관에서 이루어진 과학적 발견을 바탕으로 한 것이다.[24] 1955년부터 2001년까지 FDA 허가를 받은 항암제 58종 중 50종의 개발에 국립암연구소가 주도적인 역할을 했다.[7]

20세기의 가장 중요한 의학적 발견 3가지인 페니실린과 인슐린 그리고 소아마비 백신은 모두 공적 후원을 받은 연구소에서 나온 것이다. 국립보건원이 1995년에 많이 팔린 상위 5종의 약인 잔탁(라니티딘, 궤양 치료제), 조비락스(Zovirax, 아시클로비르, 헤르페스 약), 카포텐(Capoten, 캅토프릴(captopril), 고혈압 약), 바소텍(Vasotec, 에날라프릴(enalapril), 고혈압 약), 프로작(플루옥세틴, 우울증 약)에 대해 조사한 결과, 이 약들의 발견과 개발로 이어진 주요 과학 논문 17편 가운데 16편이 제약업계 밖에서 나왔다.[3]

이런 경향은 매우 일관되다. 에이즈에 대한 최초의 돌파구 역시 공적 연구에서 나왔으며, 미국 정부는 모든 제약회사들의 2배나 되는 많은 연구비를 지출했다.[7] 전형적인 흐름은 이렇다. 제약회사는 진짜 신약 개발에는 비교적 적게 투자하고서, 공적 후원 연구를 넘겨받으면 턱없이 높은 가격으로 약을 판매한다. 독점이기 때문이다. 게다가 제약회사는 연구와 관련된 거짓말을 입버릇처럼 하며 신약에 대한 공로를 가로채서 그 약을 자기네가 개발해냈다고 주장한다.[7] 민관 협력을 아무리 크게 홍보한다 하더라도, 제약회사들이 계속 돈과 공로를 독식하면서 사회의 다른 모든 구성원들을 바보나 강도 사건의 피해자처럼 보이게 하면 그 협력이 완전히 허물어지고 만다.

제약회사는 수익의 1퍼센트만 신약 물질을 개발하기 위한 기초 연구에 투자한다. 세금으로 보조되는 만큼이다. 그리고 새로운 약과 백신의 개발을 위한 기초 연구비의 5분의 4 이상은 공적 자금이다.[25]

대부분의 신약이 공적 후원 연구에서 나오는 중요한 이유 가운데 하나는, 자본주의와 호기심이 서로 잘 어울리지 못하기 때문이다. 호기심이 생기려면 시간이 필요한데, 제약회사의 임원들은 인내심이 없다. 투자한 것을 빨리 회수하고 싶어 한다. 그래야 다른 회사의 더 많은 연봉을 받는 직책으로 옮길 수 있을 테니까. 그러므로 2년 정도 지나도 특정 연구에서 진척이 없으면 관리자가 중단시킬 가능성이 높다.

심리학자들은 사람들에게 의미 있는 일을 하게 하는 것이 돈보다 훨씬 큰 동기부여라는 것을 입증했다. 그리고 과학자는 관리자와는 근본적으로 다르다. 연봉이 중요한 게 아니다. 중요한 것은 수수께끼를 풀고 세상에 뭔가 중요한 기여를 하는 것이다. 일례로, 지칠 줄 모르는 과학자였던 유진 골드와서(Eugene Goldwasser)가 인간 에리스로포이에틴(erythropoietin)을 발견하고 최초로 소량을 정제해내기까지는 20년이 넘게 걸렸다.[7]

그릇된 믿음 5 제약회사들은 자유시장에서 경쟁한다

이 주장은 시장의 힘이 모든 문제를 해결할 수 있다는 그릇된 믿음이며, 규제를 약화시키는 데 중요하게 이용됐다. 국민의 세금으로 막대한 지원을 받는 제품을 위한 자유시장은 있을 수 없다. 게다가 사기와 범죄 행위가 만연해 있다.

제약회사에서 일하던 시절에 나는 약값이 어떻게 정해지는지 알고 나서 놀랐다. 영업부 관리자들은 다음 해의 매출 예산이라는 것을 작성했는데, 가진 돈이 아니라 벌고자 하는 돈에 대해 어떻게 예산을 짤 수 있는지 나는 이해하기 어려웠다. 그러나 일단 한번 예산이 편성되고 나면, 그걸 맞추는 게 중요했다. 그러지 않으면 불편한 질책이 쏟아지고 분위기가 좋지 않을 테니까. 판매가 신통치 않을 때에는 간단한 해결책이 있었다. 약값을 올리고 주요 경쟁자들과 다 같이 가격을 올리기로 합의하는 것이다. 그러면 모두가 만족한다. 불법이지만, 입증하기가 매우 어렵고, 따라서 흔히 이루어진다. 매출 예산과 상관없는 일을 한 나도 목격했을 정도이다.

그릇된 믿음 6 의료계와 제약회사의 긴밀한 협력 관계는 환자에게 이롭다

이 그릇된 믿음은 결코 사라지지 않는데, 가장 뻔뻔한 예가 2012년에 있었다. 영국제약협회(ABPI)가 제약회사와 의사들의 협업을 장려하는 새로운 지침을 발표했는데,[26, 27] 목적과 목표를 공유하라고 하면서, 보건의료 전문가들이 "제약회사와 협력하는 것에 대한 부정적인 믿음에 휩쓸리지" 않기를 촉구했다. 이 발표는 영국의학협회(British Medical Association), 왕립일반의협회(Royal College of General Practitioners), 왕립의과대학(Academy of Medical Royal Colleges), 보건부 등 다수의 공개 지지를 받았으며, "제약회사는 의학 교육 제공에 중요하고 가치 있는 역할을 한다."나 "제약회사 영업사원은 보건의료 전문가에게 유용한 인적 자원이 될 수 있다." 같은 터무니없는 주장에 힘을 싣기 위해《랜싯》의 로고를 사용했다.

'사실들'이라는 제목 아래, 지침은 허위 문구로 시작한다.

"더 이상 허용되지 않는 과거의 관행이나, 보건의료 전문가들과 제약회사의 전형적인 협력 관계와는 다른 일부 개인의 이례적인 행동 때문에 빚어진 오해로 인해 협력 기회를 놓치거나 심지어 거부하는 일도 있다."

'과거'의 관행도 아니고, '이례적인' 것도 아니다. 그런데 한술 더 떠서 지침에는 "제약회사와 보건의료 전문가의 관계가 성실, 정직, 지식, 분별 있는 행동, 투명성, 신뢰를 바탕으로 하도록 보장하는 제약업계의 결의가 담겨 있다."고 되어 있다. 또한 "모든 임상시험은 철저하고 엄밀한 검토를 거치고… 대조 임상시험의 결과는 누구나 무료로 자유롭게 이용할 수 있도록 하며… 영국제약협회 영업규범에서는 임상시험의 세부사항 공개를 원칙으로 한다."라는 말도 있다. 하지만 실상 우리는 임상시험의 세부사항을 절대로 볼 수 없다. 수많은 결과가 은폐되며, 제약회사의 문서고에 마치 핵폐기물처럼 꽁꽁 숨겨진다. 그리고 철저하고 엄밀한 검토도 이루어지지 않는다. 임상시험 윤리위원회는 그럴 전문적 지식도, 의지도 없다.

"적절하게 이루어지기만 하면, 제약회사와의 협력은 임상적 의사결정의 객관성을 해치지 않고" 규제에 의해 전문적, 윤리적 규범 준수가 보장된다는 이 지침의 주장은 우리가 아는 바와 전혀 일치하지 않는다. 지침에는 "의약 부문에서의 눈부신 과학적 발전과 혁신은 대부분 제약회사들의 투자로 이루어지고 있고… 의약품 하나가 사용 허가를 받기까지 필요한 모든 관련 업무에 드는 비용은 대개 5억 5000만 파운드 정도이다."라는 말도 있다.

이렇게 많은 헛소리와 거짓말이 한 군데 모여 있는 건 처음 본다. 그런 긴밀한 협력 관계가 때때로 양쪽 모두에게 이익이 될 수도 있다. 그러나 전반적으로 환자들에게는 매우 해롭다. 그 관계가 제약회사의 약을 매개로 제약회사의 방식에 따라 이루어지기 때문이다. 공중보건과 제약 산업에 공통 의제가 있다는 생각은 홍보로 만들어진 허구이고, 영국 보건의료 체계의 윤리 수준은 이미 바닥이다. 2012년 영국 정부는 일반의들이 환자를 어떻게 치료할지 고민을 제약회사와 함께하기를 바란다고 발표했다.[28] 보건부의 지지를 받은 영국제약협회 지침에는 "고려해 볼 만한 흔한 협력 분야로는 진단 미상 환자의 확진, 개선되지 않는 환자의 재검진, 환자의 복약 준수 개선, 치료 방식 재설계 등이 있다."고 되어 있다. 여기에는 제약회사 영업사원을 진료실에 들어오게 해서 환자 기록을 살펴보고 자기네 약을 써야 할 것 같은 환자를 고르게 하는 방안도 들어 있다.

영국 사람들은 우리와 다른 행성에 사는 게 틀림없다. 제약회사 영업사원이 의사, 환자와 함께 둘러앉아 치료 방법을 제안하는 장면이 나오는, 뉴론틴에 관한 12장을 읽어볼 것을 권한다. 우리가 해야 하는 건 정확히 그 반대다. 과잉 진단, 과잉 진료를 받은 환자를 확인하고, 복용 중인 약 대부분 혹은 전부를 중단하게 하고, 대부분의 사람들이 약 없이 살 수 있다는 것을 알려주어야 한다.

벤 골드에이커는 저서 『불량 제약회사』에서, 주축 오피니언 리더들, 즉 영국 의료계의 위대하고 훌륭한 인물들이 이 모든 것으로 인한 문제를 잘 알고 있으면서 일부러 모른 체한다고 말한다. 그래서 규제당국과 마찬가지로, 그들은 제약회사들이 공중보건에 진짜로 어떤 영향을 주는가에 대한 비밀을 지키는 데 적극적으로 공모하고 있다고 한다.[28] 이보다 심한 배신을 상상하기란 쉽지 않은 노릇이다. 내가 영국의 일반의라면 다른 직업을 찾거나 영국을 떠나겠다.

2012년에는 160개국의 200개가 넘는 당뇨병협회를 거느린 상부 기구인 국제당뇨병연합(International Diabetes Federation)이 네슬레(Nestlé)와 협력 관계를 맺었다. 네슬레는 고열량 과자류와 가당 음료를 공격적으로 판매하는 회사이다.[29] 또한 네슬레는 영아용 조제 분유에 대한 비윤리적 판촉 활동을 벌여, 개발도상국에서 많은 아이들을 사망에 이르게 한 책임이 있다. 그런 나라에서는 분유를 먹이는 데 필요한 깨끗한 물을 구하기가 쉽지 않다. 이런 유행을 따라서 폐질환협회도 담배회사와 협력 관계를 맺어야 하는 게 아닐까? 왜 안 되겠는가? 아마 정치인들이 환영할 것이다.

그릇된 믿음 7 제약회사의 임상시험은 환자 치료를 개선하기 위한 것이다

의사 단체와 제약회사 단체 간의 협약과 홍보 자료를 통해 이런 믿음이 널리 퍼져나간다.[30] 그러나 제약회사가 아무리 환자를 위해 노력한다고 떠들어도, 제약회사에 국민의 건강을 돌볼 책임이 있다고 하는 것은, 패스트푸드 업체가 국민의 식생활을 돌봐야 한다고 하는 것과 다르지 않다.[31] 그리고 그들은 진정 그럴 염도 없다. 그들이 임상 연구를 설계하는 목적은 매출을 극대화하거나, 특정 건강 문제를 예방 또는 치료할 가장 유리한 방법을 결정하기 위함이다.

임상시험에 환자를 모집할 때, 동의서에 언제나 언급되는 연구 참여의 이점은 과학 발전에 기여함으로써 다른 환자의 치료에 긍정적인 기여를 한다는 것이다. 그러나 5장에서 살펴본 바와 같이, 환자와의 사회적 계약은 깨져버렸다. 제약회사는 임상시험을 마케팅을 목적으로 실시하며, 달갑지 않은 결과는 비밀로 하거나 왜곡하여 발표한다. 그런 부정적인 결과를 공개하는 것이 환자 치료 개선에 도움이 되는데도 말이다.

또 다른 그릇된 믿음은 제약회사들이 속임수를 쓸 이유가 없다는 것이다. 속임수를 쓰면 걸리기 마련이고 매출에 악영향을 줄 것이기 때문에 그렇다고들 한다. 이 이야기를 내게 한 사람 중 하나는 어느 덴마크 제약회사를 위해 여러 건의 임상시험을 실시했다. 그 사람은 자신이 옳다고 확신했고, 직업에 자부심을 느꼈다. 그에게는 잘된 일이다. 하지만 그는 데이터를 분석해서 어떻게 해석할지 결정하는 사람은 아니었다. 그리고 데이터가 수익에 심한 악영향을 줄 수 있을 경우 그것을 회사 밖으로 내보낼지 말지 결정하는 사람도 아니었다. 이 책에 기술한 대로, 제약회사들은 실제로 속임수를 많이 쓴다. 원자료에 접근하지 못하게 하면 속임수를 들킬 일이 거의 없기 때문에, 그리고 속임수를 쓰면 그만한 이득이 생기기 때문에.

그릇된 믿음 8 환자들의 반응이 다양하기 때문에 같은 종류라도 여러 가지 약이 필요하다

나는 이 주장을 의사들로부터 수도 없이 들었다. 그 의사들은 제약회사 영업사원의 판촉 발언을 사실인지 아닌지 깊이 따져보지도 않고 귀담아들었다. 이 그릇된 믿음은 아주 드물게 사실일 수 있다. 그러나 그것을 입증하는 확실한 데이터는 아직까지 본 적이 없다. 환자들이 약물에 저마다 다르게 반응한다는 것을 입증할 목적으로 실시된 임상시험 중 하나는, 류마티스관절염 환자들이 4가지 류마티스관절염 약을 처방받아 어느 약을 복용한 시기가 가장 좋았는지 임상시험자에게 이야기하는 무작위 교차 임상시험이었다.[32] 하지만 이것으로는 아무것도 입증할 수 없다. 통증의 강도는 변동이 심하기 때문이다. '선호도'가 그저 '무작위 잡음'에 지나지 않는지 확인하자면, 동일한 환자들을 동일한 약들에 (약들의 순서를 바꿔가며) 여러 번 노출시켜야 한다.

그릇된 믿음 9 복제약은 효력이 불안정하니 쓰지 마라

화이자는 자사의 어지럼증 약과 동일한 약리적 활성 물질을 함유한 복제약을 시험한 결과, 복제약 17종 중 10종이 효력(potency) 기준을 만족시키지 못했다고 주장한 적이 있다.[6] 하지만 사실은 이와 정반대다. 의약품 규제당국은 복제약 제조사에, 특허약과의 비교 임상시험을 실시해 인간 피험자의 혈중 약리적 활성 물질 농도를 측정하라고 요구함으로써 복제약과 특허약의 생물학적 동등성(bioequivalence)을 확인한다.

많은 의사들은 이 터무니없는 주장을 믿지만, 이익상충이 없는 연구자들이 생체이용률(bioavailability) 연구를 실시한 모든 임상시험에서 일관되게 반대의 결과가 나왔다.

그릇된 믿음 10 국고 지원이 없어서 제약회사가 의학연수교육 비용을 내준다

이것이 사실이라면 무척이나 관대한 행동이다. 의학연수교육은 돈이 많이 들어서 대부분의 의사들이 고마워할 것이기 때문이다. 8장에서 설명한 대로, 의학연수교육이라는 게 어떤 것인지 너무나 잘 알기에 제약회사 대표 단체들조차 그것이 자기네 영업 수단임을 인정한다. 그래서 제약회사를 고객으로 하는 미국 최대 광고 회사 3곳이 임상시험수탁기관(CRO)에 투자를 하고 맞춤형 '교육' 프로그램을 제약회사에 제공하고 있다.[3]

《뉴잉글랜드의학저널》전 편집장 마샤 에인절이 인터뷰에서 말한 대로, 제약회사들은 약을 파는 일 외에 의학 교육 사업도 한다는 엄청난 헛소리를 하고 있다.[17] 투자자들은 제약회사가 약을 판매하여 가급적 높은 수익을 내기를 기대한다. 그런데 제약회사들은 자기네가 의학 교육도 한다고 많은 사람들이 믿도록 만들었다. 말이 안 되는 소리다. 마치 맥주회사에서 알코올중독에 대해 교육하는 것과 같다. 이익상충이 발생한다. 제약회사가 의사들에게 약에 대한 '교육'을 제공할 수도 있지만, 어디까지나 이점을 이야기할 때뿐이다. 과연 제약회사가 "우리 회사 약이 사실 썩 좋지는 않습니다. 다른 회사 약이 더 낫지 않나요?"라고 말할까? 아니, 그럴 리 없다.

21장

보건의료 시스템의
적폐를 청산하라

이 정도로 부패한 시스템에 좋아질 가능성이나 막대한 자금을 투입할 가치가 있다고 보기는 어렵다.

— 마샤 에인절(《뉴잉글랜드의학저널》전 편집장)[1]

인류의 건강 증진이 최고의 목표라면, 수십억 달러를 콜레스테롤을 줄이는 비싼 약에 쓰지 말고 금연, 운동, 식이 개선 캠페인에 쓰는 편이 훨씬 효과가 있을 것이다.

— 레이 모이니헌와 앨런 커셀스의 『질병판매학(*Selling Sickness*)』 중에서[2]

우리가 먹는 약이 우리를 죽인다

우리가 먹는 약이 우리를 엄청난 규모로 죽이고 있다. 이것은 우리가 통제 불능의 시스템을 만들었다는 명백한 증거이다. 믿을 만한 데이터가 있으며,[3-5] 여러 연구를 바탕으로 내가 계산한 바로는 미국에서 매년 10만 명 정도가 자신이 복용하는 약 때문에 사망한다. 복용법에 맞게 복용한 경우가 그렇다. 다른 10만 명은 약 오용 때문에 사망한다. 너무 많이 복용하거나 '금기'에 해당하는데도 복용하는 경우 등이다. 노르웨이에서 철저하게 실시된 조사에 따르면, 병원에서 사망한 환자의 9퍼센트는 약이 직접적인 사망 원인이었고, 간접 원인인 경우도 9퍼센트나 됐다.[6] 전체 사망자 중 3분의 1이 병원에서 사망하므로, 이 비율만 적용해도 약 20만 명의 미국인이 매년 약 때문에 사망한다는 결과가 나온다. 유럽위원회는 약물 유해반응으로 사망하는 유럽연합 시민들이 매년 20만 명이라고 추산했다(관련 비용은 790억 유로이다).[7] 이 수치는, 유럽연합 인구가 미국보다 약 60퍼센트 더 많다는 것에 비춰볼 때, 앞서 말한 2개의 추정치보다 다소 작다. 2010년에 심장병으로 사망한 미국인이 60만 명이었고, 암사망자가 57만 5000명이었으며, 만성하기도질환(chronic lower respiratory disease) 사망자가 14만 명으로 3위였다.[8] 이것이 의미하는 바는, 미국과 유럽에서,

약이 심장 질환과 암에 이어 주요 사망 원인 3위라는 것이다.

약으로 인한 실제 사망자 수는 더 많을 가능성이 높다. 병원 진료 기록과 검시 보고서에는 처방약과 관계있는 죽음이 대개 자연사나 사인 불명으로 기재된다. 원인을 밝혀낼 수 없기 때문이다. 예를 들면 많은 약이 심부정맥을 유발하는데, 심부정맥은 항정신병약으로 치료받은 환자들의 주요 사망 원인이다. 앞에서 몇몇 특정 약으로 인한 사망자 수를 추정해보았다. 물론 그 약들은 의도적으로 선별한 것이 아니다. 하지만 거기서 나온 데이터는 약이 주요 사망 원인이라는 결과를 뒷받침하고 있다.

- 미국에서 효능이 낮은 고혈압 약 때문에 심부전이 생긴 환자는 4만 명으로 추산됨(183쪽 참고).
- 미국에서 항부정맥 약이 가장 많이 사용되던 시기에 이 약 때문에 매년 약 5만 명이 사망했을 것으로 추산됨(225쪽 참고).
- 2004년까지 전 세계에서 로페콕시브로 인한 혈전증으로 약 12만 명이 사망했을 것으로 추산됨(281쪽 참고)
- 2004년까지 전 세계에서 셀레콕시브로 인한 혈전증으로 약 7만 5000명이 사망했을 것으로 추산됨(289쪽 참고)
- 미국에서 비스테로이드항염증제로 인한 궤양 합병증으로 매년 약 2만 명이 사망하는 것으로 추산됨(292쪽 참고)
- 2007년까지 전 세계에서 올란자핀(자이프렉사)으로 인해 약 20만 명이 사망했을 것으로 추산됨(399쪽 참고).

이 모든 죽음에 더하여, 매년 수백만 명이 장애를 일으키는 심각한 '약인성 손상(drug injury)'을 입는다.[9] 사망 원인은 언제나 구분하기가 어렵다. 여러 가지 원인이 한꺼번에 작용하기 때문이다. 흡연은 심장병과 암을 일으켜 사망을 초래하는데, 흡연을 사망 원인으로 구분하면 미국에서 매년 44만 명 정도가 흡연 때문에 사망한다고 볼 수 있다.[10] 따라서 약으로 인한 사망자 수는 흡연으로 인한 사망자 수의 절반 정도이다.

이 많은 죽음을 초래한 주요 원인은 너무나 느슨한 의약품 규제, 과잉의료화(overmedicalisation), 다중약물요법, 약의 위해성에 대한 지나치게 빈약한 지식, 어떤 의사도 다 숙지할 수 없는 (약품설명서에 적힌) 수천 가지 경고이다. 인간의 뇌가 감당하기에 너무 복잡한 시스템에서는 사람들이 실수를 자주 하기 마련이다. 항공기 조종석에 조종사가 마음대로 누를 수 있는 조그만 버튼이 수천 개 있다고 상상해보라. 게다가 이 버튼들은 동시에 여러 개를 누르면 예측 불가능한 방식으로 상호작용을 일으킨다. 여러 가지 약을 한꺼번에 먹는 환자에게 일어나는 일이 이와 유사하다.

우리에게 필요한 것은 근본적인 변화이다. 가장 중요한 것은, 우리 사회를 '탈의료화'하는(demedicalise) 것이다. 조종사의 행동이 예측 불가능한 영향을 미치는 비행기에는 아무도 타려 하지 않는 것과 같은 이치이다. 우리 모두는 약에 대해 신중한 태도를 취함으로써 탈의료화를 도모할 수 있다. 약이 정말로 필요하지 않으면, 약을 먹지 말라. 약이 정말로 필요한 경우는 흔하지 않다. 약으로 목숨을 구하거나, 약으로 삶에 중대한 변화를 가져올 수 있는 경우는 흔하지 않다. 대부분의 경우, 우리는 약에서 긍정적인 효과를 얻지 못한다(4장 참고). 체계적 고찰에 따르면, 고령 환자의 혈압강하제와 향정신성 약물 중단은 대체로 순조롭게 이루어졌다. 그런 약을 중단한 집단에서는 낙상이 줄어들고, 인지 기능이 향상됐다.[11]

제약회사들은 약이 필요하지 않은 건강한 사람들에게 약을 팔아서 수익을 크게 늘렸다. 이런 방식은 오랫동안 사회 속에서 통제할 수 없을 정도로 자란 암과 같다. 그것은 조직범죄, 연구부정행위, 터무니없는 거짓말, 뇌물 수수를 통해 엄청나게 증식했다. 우리는 이것을 멈춰야 한다.[12]

학술지 편집자들은 악의 근원을 알고 있다. 《미국의학협회저널》의 부편집장 드러먼드 레니는 이런 말을 했다.

"제약회사들은, 그 오만한 행동과 공공의 안녕에 대한 노골적인 경시로 말미암아 우리의 신뢰를 잃었다. FDA는 줏대 없이 제약회사들의 변덕을 다 받아줌으로써 드높던 명성을 스스로 던져버려 우리의 신뢰를 잃고 말았다."[13]

레니는 또한 《뉴잉글랜드의학저널》과 《영국의학저널》의 편집장이었던 제롬 캐시러, 마샤 에인절, 리처드 스미스가 각자 퇴임하자마자 자기 분야의 도덕성과 업무에 제약회사의 돈이 미치는 강력한 영향력을 개탄하는 책을 낸 점에도 주목했다.[1,14,15]

한편, 정치인들은 이에 대해 아는 게 거의 없어서, 뭔가 조치를 취하면 대개 상황이 악화될 뿐이다. 국민 보건 수호는 미국의 이윤 추구 시스템에서 중요하지 않으며, 이 시스템은 오히려 국민이 아파야 번성한다.[12] 선전 때문에 절반에 가까운 미국인이 미국의 보건의료 체계가 세계 최고라고 믿는데, 정치적 성향에 따른 차이가 뚜렷하다(공화당 지지자 68퍼센트, 민주당 지지자 32퍼센트).[16] 거대 제약회사에 좋은 것이 국민에게도 좋고, 시장의 힘이 모든 문제를 해결할 거라는 믿음은 사실에 모순된다. 미국의 보건의료 체계는 선진국 가운데 가장 비효율적이다.[17,18] 건강기대수명(healthy life expectancy)이 가장 낮은 3개 국가인 헝가리, 폴란드, 슬로바키아는 과거에 공산국가였다(그림 21.1). 미국은 여타 국가에 비해 훨씬 많은 자원을 쓰면서도 건강기대수명이 상대적으로 낮다. 연방재단(Commonwealth Fund)의 2008년 보고서를 보면 다양한 보건의료 정책에서 미국은 19개 선진국 중 최하위였다.[19] 보고서에 따르면, 미국이 다른 선진국과 동일한 성과 지표를 달성하면 매년 10만 명 이상의 생명을 구하고 1000억 달러 이상을 절약할 수 있다. 또 문제의 상당 부분은 1차 진료 의사의 저변이 약한 것과 관계있다. 미국의 3,075개 카운티를 비교한 연구에서, 1차 진료 의사가 20퍼센트 증가하면 전체 사망률이 6퍼센트 감소하는 관련성이 나타났다.[20] OECD 국가들의 보건 지표 비교에서도, 전문의 비율이 높은 기간에 미국의 순위가 더 하락했다.

미국은 비용 낭비가 어마어마하다. 인구 비율로 보면, 2000년 미국은 유럽 국가들의 2.7배에 달하는 약값을 지출했다. 그럼에도, 또는 어쩌면 그 때문에 결과가 훨씬 좋지 않다.[21]

'그림 21.1'의 데이터는 10여 년 전의 것인데, 현재 미국의 상황은 더 나빠졌다. GDP의 약 18퍼센트를 보건의료에 쓰는데,[22] 이는 다른 선진국들의 2배에 달한다. 미국인들의 보건 문제는 극심한 소득 격차나 만연한 빈곤 때문만은 아니다. 건강보험에 가입해 있고, 대학 교육을 받았고, 고소득층이면서 생활습관이 건강한 이들도 문제를 겪고 있다. 보건의료로

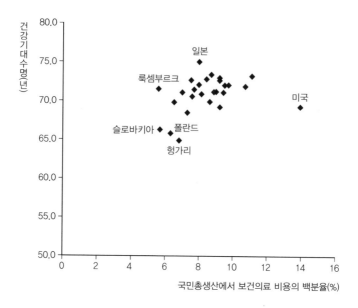

그림 21.1 선진국의 보건의료 비용(국민총생산에 대한 백분율로 나타냄) 대비 건강기대수명. 오스트레일리아, 오스트리아, 벨기에, 캐나다, 체코, 덴마크, 핀란드, 프랑스, 독일, 그리스, 헝가리, 아이슬란드, 아일랜드, 이탈리아, 일본, 룩셈부르크, 네델란드, 뉴질랜드, 노르웨이, 폴란드, 포르투갈, 슬로바키아, 스페인, 스웨덴, 스위스, 영국, 미국의 데이터.

막을 수 있는 사망의 경우에도 미국은 형편없다. 19개 선진국에서 '예방 가능 사망률(amenable mortality)'은 5년 동안 평균 16퍼센트나 감소했는데, 미국에서는 4퍼센트 감소에 그쳤다.[23] '그림 21.1'에서 또 하나 두드러지는 점은 보건의료에 지출되는 금액과 기대수명 사이에 아무런 연관성이 없다는 것이다.

영국은 점점 더 미국과 비슷해지고 있다. 의료 민영화 확대 쪽으로 기울고 있기 때문이다. 영국의 건강기대수명은 대부분의 유럽 국가보다 낮으며, 만성질환과 장애의 유병률은 미국과 다른 유럽 국가들 사이에 있다.[24] 아벤다노 등(Avendano *et al.*)에 따르면,[24]

정신이 번쩍 드는 이런 사실에서 우리가 알 수 있는 바는 명확하다. 자본주의와 의료 민영화는 공중보건에 부정적인 영향을 주며, 절대 다수의 유럽 의사들이 보건의료 분야에 대해 좌익 성향을 띠는 이유도 이것 때문이다. 우리는 사람을 돌보는 우리 직업에 수익이 어떤 역할을 하는 것에 불안함을 느낀다. 다른 정치적 문제에 대해서는 우익 성향인 의사들도 마찬가지다. 유럽 의사들은 유럽의 공중보건 제도에 대한 애정이 대단하다. 미국 정치인들은 사회주의 의료 제도라고 비웃지만 말이다.

정말로 필요한 약은 얼마나 되고 얼마의 비용이 드는가?

우리는 투여하지 않아야 환자가 더 좋아질 약에다 엄청난 액수의 돈을 낭비하고 있다. 고혈압은 약으로 예방한다고 좋기만 한 것이 아닌 질환의 대표적인 예다. 혈압약을 사용하는 환자 75명을 조사한 결과, 의사들은 모두 환자의 상태가 개선됐다고 답했으나 환자들은 36명만, 그리고 환자의 가족은 단 1명만 개선됐다고 답했다. 가족들이 작성한 설문지에는 환자 22명이 질병에 대한 과도한 걱정, 활력과 전반적인 활동성 및 성적 활동성 감소, 성마름 같은 심한 유해반응을 겪은 것으로 나타났다. 모든 의사가 만족한 이유는 환자 중 아무도 불평을 하지 않았기 때문이다![25]

고혈압 검사는 이로운 효과가 거의 없는 데다,[26] 좋지 않은 결과를 불러올 수 있다. 캐나다 철강 노동자들을 대상으로 한 1984년의 연구에서, 검사를 통해 고혈압 환자로 분류된 사람들은 결근이 잦아지고 결혼 생활 만족도도 떨어졌다. 검사 후 5년째에는, 5년 전만 해도 비슷한 수준이던 동료들과의 임금 차이가 1,093달러에 달했다.[27] 소득에 대한 이러한 영향은 (검사를 받고 고혈압 환자로 분류되긴 했으나[편집자]) 혈압강하제를 복용하지 않은 사람들에게도 나타났다.

나이가 들면 동맥이 경직되므로 노인들의 혈압을 낮추면 현기증이나 낙상이 발생할 수 있다는 점도 고려해야 한다. 혼자서 거동할 수 있는 노인들을 대상으로 한 연구에서, 혈압강하제 복용을 시작하자 골반 골절 위험이 43퍼센트 증가했다.[28] 골반 골절이 생긴 환자의 4분의 1은 거동 불능으로 인한 폐렴 또는 혈전증 등으로 1년 이내에 사망했다.[29] 어느 심장학 명예교수가 이런 말을 했다. "노인들을 환자로 만들지 말자. 건강함을 누릴 수 있게 하자(약으로부터 해방시키자.)."[30]

심각할 정도로 상승한 혈압을 치료하면 생명을 구하는 일이 될 수 있다. 이 경우 약의 유해반응은 사소한 문제가 된다. 그러나 약의 위해성은 중병에 걸린 환자에게나 그렇지 않은 사람에게나 대체로 똑같다. 그러므로 건강한데 어쩌다 위험 요인이 상승하는 사람들에게 처방하는 방향으로 가면, '손익 균형(benefit-harm balance)'이 유익에서 손해로 기울 수 있다. 이런 건강한 사람들 모두에게 처방을 해서, 남은 생애 동안 약을 복용시켜 행여라도 생길 위험이 조금은 줄어들도록 보험을 제공하는 데는 비용도 아주 많이 든다. 집이나 차에 대한 보험에 남이 대신 돈을 내주지 않듯이, 우리는 의약품 보험에 납세자의 돈을 사용하는 것이 합리적인지 논의해 봐야 한다. 경제학자들은 지불 용의(willingness to pay, 지불 의사)라는 개념을 사용한다. 한 사람에게 5년 동안 예방 차원에서 처방하는 데 드는 비용이 3,000유로이고, 이런 처방으로 30명당 1명의 우연한 발병을 예방한다고 하면, 사람들이 스스로 의약품 보험에 들어갈 돈을 내려고 할까? 30명 중 1명의 확률에 대해 30명 모두가 기꺼이 3,000유로를 내려고 할까? 그것도 5년간 약의 부작용을 견디면서 말이다. 분명히 돈을 휴가 같은 다른 데 쓰고 싶어할 사람이 있을 것이다. 나라면 그러겠다.

의약품을 합리적으로 사용하면, 현재 약에 들이는 비용의 일부만으로도 사람들이 훨씬 더 건강해질 것이다. 2012년에 매출 순위 상위 50개 제약회사가 처방약을 6100억 달러어치나 팔았다.[31] 나는 이 중 95퍼센트,

즉 연간 5800억 달러는 쉽게 절감할 수 있다고 본다. 가장 많이 쓰이는 의약품 다수가 동일한 효과의 대체 의약품보다 20배는 비싼 데다, 과잉 처방인 경우가 너무나 많기 때문이다. 5800억 달러로 어떤 일을 할 수 있을지 상상해 보라. 이보다 GDP가 큰 국가는 전 세계에 17개국밖에 없다.

내가 과장하는 게 아니다. 미국에서 매년 불필요한 처방에 낭비되는 돈이 2000억 달러가 넘는다고 추정한 이들도 있다.[32] 의약품 이외의 다른 처방과 엉터리 투약까지 포함한 것이긴 하나, 내가 추산한 값과 같은 자릿수이면서, 미국 한 국가에 대한 액수이다.

영리 추구가 아니라 필요 중심의 신약 개발

제약회사들은 이미 비대해질 대로 비대해졌는데도, 우리에게 약을 더 많이 먹이지 못해 혈안이다. 2002년 유럽제약회사및협회연합(European Federation of Pharmaceutical Industries and Associations, EFPIA)은 보고서를 통해 그들이 보기에 이익 실현이 가능한데 아직 실현되지 못한 질병과 증상 20가지를 발표했다.[33] 이 보고서는 과소 처방에 대해 무려 98쪽에 걸쳐 이의를 제기했다. 그런데 184편의 인용 논문 중에 체계적 고찰은 1건도 없었다. 사실은 각각의 질병에 대한 그런 과장된 거짓말을 무력화할 수 있는 체계적 고찰이 이미 많이 있었다. 각각의 질병에 대한 유리한 연구는 인용하고, 불리한 연구는 무시했다. 과잉 처방에 대한 연구는 전혀 인용하지 않았다.

이와 더불어 의료 상품을 만들어 유통시키는 제조업자들도 자기 몫을 챙긴다. 2010년 미국에서 연봉 순위 10위 안의 4명이 의료계와 제약업계 임원이었다. 1위는 의약품 유통업체 매케슨(McKesson Corp.)의 최고경영자 존 해머그렌(John Hammergren)이었으며 총 급여가 1억 4500만 달러에 달했다.[34] 이 사람이 만약 해고라도 당하면, 퇴직금으로 4억 6900만 달러를 받게 된다. 미국의 평균 가계 수입의 1만 배이다. 역겨워서 말문이 막힌다. 뭐, 적어도 끝없는 탐욕과 부정행위로 가득한 미국 문화가 무엇이 문제인지는 알 수 있겠다.[35] 독일에서는 최고경영자와 직원의 평균 보수 비율이 약 13 대 1이고, 일본에서는 11 대 1이다. 미국도 1970년에는 11 대 1이었는데, 지금은 충격적이게도 531 대 1이다. 미국의 상여금 제도는 신약 개발에는 최소한의 인센티브만 주고, 사기 행위에는 어마어마한 인센티브를 주는 식으로 되어 있다. 거대 제약회사에서 고위 임원들이 보유한 미행사 스톡옵션의 가치는 대체로 5000만 달러가 넘는다. 그래서 그들은 주가를 끌어올릴 요인을 만들어내고 나서 '먹고 튀는' 것이다.'[35]

안타깝게도, 미국인들은 자신들이 지닌 가장 근본적인 문제를 해결할 생각이 없어 보인다. 그리고 이것이 2008년 전 지구적 금융 위기를 불러왔다. 그것은 어리석은 정치인들이, 시장이 모든 문제를 알아서 해결하고 스스로를 규제할 것이라 믿는 똑같이 어리석은 경제학자들의 안내를 받아 고위험 투자에 대한 제제를 모두 없애버린 후에 발생했다. 나는 곧 2008년보다 더 심한 불황이 오리라 생각한다. 역시 미국이 원인이 될 것이다. 생각해 보면 이상한 것이, 많은 미국인들이 독실한 기독교 신자인데도 그렇다. 『성경』에는 끝없는 탐욕에 대한 경고가 수없이 나와서 못 보고 지나칠 수가 없는데도 말이다.

여기서 완전히 잘못된 상여금 제도의 결과를 하나 살펴보자.[36] 사노피아벤티스는 에플로니틴(eflornithine)이라는 항암제를 개발했는데, 암에 효과가 없었다. 대신 수면병(체체파리로 전염되는 열대 풍토병 옮긴이)에는 매우 효과적이었다. 수면병 환자들은 대체로 가난한 사람들이어서 사노피아벤티스는 이 약의 생산을 중단했다. 그런데 나중에 에플로니틴이 효과적인 제모제라는 것이 드러났다. 약은 재생산이 되어 수면병을 앓는 아프리카인들에게 아주 싼 값에 또는 무료로 제공됐는데, 이렇게 된 유일한 이유는 서구의 많은 여성들이 얼굴의 제모를 원했기 때문이다.

시장경제의 원리를 따르는 의료 행위는 환자의 요구를 제대로 충족시키지 못하며, 윤리에 바탕을 둔 직업과 조화를 이루지 못한다.[37] 수익을 내야 하는 사업적 책무를 이행하는 것에서는 시장 옹호론자들이 주장하는 사회적 편익이 만들어지지 않는다. 미국에서 실시된 연구에서 예외 없이, 영리 의료시설이 비영리 시설보다 비용은 비싸고 의료 서비스의 품질은 낮고 합병증과 사망 발생률이 높다는 결과가 나왔다. 의료비 허위 청구도 비영리 병원보다 영리 법원에서 훨씬 많았다. 의과대학들도 시류에 편승해서 산학 협력 관계를 맺고, 특허에 집착한다. 이는 공익을 위한 과학에 나쁜 영향을 끼친다. 예를 들면 약물을 사용하지 않는 많은 종류의 질병 예방법과 직업병에 대한 연구에는 상업적 이득이 없으므로 아무도 나서지 않는다.[38]

약에 대한 특허권을 인정하는 것은 본질적으로 비도덕적이다. 특허 받은 일반 상품은 너무 비싸 보이면 사지 않아도 된다. 그런다고 해를 입지는 않는다. 반면에, 특허 받은 구명의약품을 살 돈이 없으면 죽을 수도 있다. 약에 어울리는 올바른 방식은 현재의 시스템을 버리고, 비영리 기업이 신약을 발명하고 개발하고 출시하도록 하는 것이다. 몇몇 자본주의 국가에 정부 소유의 제약회사가 있으며,[39,40] 1976년 영국에서도 정부가 제약 산업의 특정 부문을 떠맡아야 한다는 제안이 있었다.[41] 실현되지는 않았지만, 2007년 영국 의학연구위원회(Medical Research Council)는 희귀 질환에 대한 신약 개발을 가속화하기 위해 그렇게 할 계획이라고 발표했다.[42]

우리가 영리 추구 모델을 계속 고수할 거라면, 포상 제도를 도입할 수도 있다. 제약회사가 특허를 독점하지 않고, 판매 허가를 받을 때 상금을 받도록 하는 것이다. 상금의 액수는 신약의 혁신성 정도에 따라 정하면 될 것이다. 그리고 나서 약을 여러 제약회사가 제조하도록 허가해서 복제약 가격에 판매하게 함으로써 빈곤층이나 저개발 국가에서도 약을 어려움 없이 사용할 수 있도록 하는 것이다. 2008년 5월 WHO의 「공중보건, 신약, 지식재산권에 관한 글로벌 전략 및 실행 계획(Global Strategy and Plan of Action on Public Health, Innovation and Intellectual Property, GSPoA)」과 2010년 5월 「세계 보건에 관한 유럽연합 이사회 결의문(EU Council Conclusions on Global Health)」은 둘 다 필요 중심의 신약 개발을 주문하면서, 의약품 가격에서 연구 개발비를 분리함으로써 필요 중심 연구를 장려하고 필수 의술을 보다 쉽게 이용할 수 있게 하는 신약 개발 모델을 모색할 것을 요청했다.[43] 그런 분리가 이루어지면, 현재의 신약 개발 모델이 지닌 3가지 약점인 비용이성(unaffordability), 비가용성(unavailability), 부적합성(unsuitability)을 해결할 수 있을 것이다. 또한 유사약을 개발하려는 동기가 줄어들고, 무분별하게 사용되는 약이나 대체 약보다 나은 점이 없는 약에 대한 마케팅과 판촉도 줄어들 것이다.

임상시험은 독립적인 공공 사업이 되어야 한다

우리는 제약회사들의 임상시험을 눈곱만큼도 신뢰할 수 없다. 이유는 간단하다. 가끔 진실을 말한다 해도 거짓말을 밥 먹듯 하는 사람을 믿을 수는 없는 노릇이다. 제약회사들은 우리의 신뢰를 저버렸으며, 크나큰 이익상충이 있다. 제약회사는 임상시험 연구자를 뽑을 때, 제약회사의 일을 오랫동안 해왔고 거슬리는 이의 제기를 하지 않는 사람을 선택한다. 제약회사가 자기네 약을 임상시험하도록 허용하는 것은, 법정에서 피고가 자신에게 판결을 내리는 판사가 되도록 하는 것과 마찬가지다. 내가 범죄 피의자로 혐의를 받고 있는데, 내가 직접 작성한 25만 쪽짜리(신약의 임상 연구 자료가 이 정도 된다.) 무죄 입증 증거가 든 상자를 들고 법정에 나타나,

판사에게 이게 유일한 증거이니 여기에 근거해서 판결을 내려야 한다고 말한다면, 난 아마 법정 밖으로 쫓겨날 것이다.

제약회사가 피고인 동시에 판사도 되는 시스템을 우리가 용인했다는 것은 정말로 이상한 일이다. 행정법에서 매우 엄격한 원칙 중 하나는 '그 누구도 자신을 평가하는 위치에 있어서는 안 된다.'이기 때문이다. 규제당국이 제약회사가 제출한 자료를 검토하는 것으로는 이런 원칙을 대신할 수 없다. 발각되지 않는 방식으로 증거를 고의로 왜곡하는 경우가 흔하기 때문이다. 더 이상 제약회사가 임상시험을 실시하도록 해서는 안 된다. 대신 대학이 주도하는 임상시험에 재정 지원을 하면 된다. 그 편이 제약회사에도 훨씬 싸게 먹힌다. 유럽심장학회(European Society of Cardiology)는 제약회사들이 임상시험에 들이는 비용의 10분의 1 내지 20분의 1 정도면 대학 연구 센터에서 임상시험을 실시할 수 있다고 예측했다. 제약회사의 임상시험에는 이문에 밝은 많은 '중간 상인'이 끼어들어 상당한 추가 비용이 덧붙기 때문이다.[44] 국립암연구소도 임상시험에 통상적으로 소요되는 약값보다 조금 더 많은 비용이면 자기네가 임상시험을 실시할 수 있을 거라 추산했다.[40] 내가 마지막으로 진행한 임상시험은 관절염 환자 112명을 대상으로 질병조절제와 위약을 6개월간 비교하는 다기관 임상시험이었는데,[45] 예산이 내 월급보다 적었다. 시험할 약은 나와 동료들이 사고, 위약은 제약회사에서 무료로 얻었다. 이를 보면, 임상시험은 의사들이 하려고만 하면, 거의 비용을 들이지 않고도 가능함을 알 수 있다.

현 시스템을 떠받치는 전제는 틀렸다. 자본주의는 '개인의 위험 감수에서 개인의 손실 또는 개인의 부가 발생'하는 원리에 따라 작동한다. 그러나 공중의 위험 감수(환자들이 임상시험에 참여하는 것)를 개인의 부로 전환하는 것은 자본주의 윤리의 왜곡이며 환자를 착취하는 것이다.[38] 우리에게는 임상시험을 공공 사업으로 보는 대대적인 사고방식의 변화가 필요하다. 그래서 독립적인 학술 기관이 공익을 위해 실시하도록 해야 한다.[1]

학술 연구자들도 편향이 있을 수 있지만(제약회사로부터 뇌물을 받을 수도 있고) 그런 문제는 데이터 분석과 논문 원고 작성을 할 때 눈가림을 확실히 하면 해결할 수 있다. 이것이 내가 무작위 배정 임상시험을 진행했던 방식이다.[47] 나는 암호화된 데이터를 분석하고, 서로 다른 두 가지 원고를 작성했다. 공동 저자들이 두 가지 원고에 모두 동의하기 전에는 그 암호를 해제하지 않았다.

영영 오지 않을지도 모를 커다란 시스템 변화를 기다리면서 우리는 신약을 사용할지 말지 또는 신약을 보험급여 대상으로 할지 말지 결정하기 전에 신약에 대한 독립적인 임상시험을 직접 해볼 수도 있다. 네덜란드에서는 1979년에 제정된 법에 따라 보건부 장관이 특정 의술을 특정 병원에서만 사용하도록 제한해서 보고 문헌에 대한 체계적 고찰로 평가를 실시할 수 있다.[48] 1986년에는 연간 약 1600만 유로 규모의 기금을 조성해, 평가되지 않은 (신약을 포함한) 새로운 의술이 '효과를 평가할 수 있는 제대로 설계된 임상 연구(즉 무작위 배정 임상시험)를 거치는' 경우에만 보험급여 대상으로 지정되도록 했다.

독립적인 임상시험을 위한 기금은 세금으로 마련할 수 있다. 제약회사들은 공공자금으로 후원받은 연구와 약의 보험급여를 바탕으로 엄청난 수익을 올리므로 제약회사들에 세금을 부과하고, 그 돈으로 독립적인 연구자가 임상시험을 실시하도록 해서, 어떤 결정을 내리기 전에 신약을 최상의 기존 치료제와 비교하는 것이 합리적이다. 처방 건당 2퍼센트만 세금을 부과해도 금세 대규모 기금이 조성될 것이다. 이탈리아 규제당국은 제약회사에 인건비를 제외한 판촉 경비의 5퍼센트를 기부하도록 요구하여 대규모 기금을 조성해 일부를 독립적인 임상 연구에 사용한다.[49,50] 스페인에도 유사한 제도가 있다.[50] 정부나 병원의 예산에서 기금 지원이 이루어질 수도 있다. 독립적인 임상시험은 지출이 아니라 수입원이 될 가능성이 높기 때문이다. 임상시험에서 전체 환자의 절반에게만 값비싼 신약을 투여하면, 소요되는 약값이 절반으로 줄 것이고, 대개는 신약에 나은 점이 없는 것으로 밝혀질 것이다.

신약을 보험급여 대상으로 심사하기 전에 독립적인 임상시험을 거치도록 의무화하면, 공중의 재산뿐 아니라 공중의 건강에도 커다란 영향을 줄 수 있다. 유사약과 자기유사약의 끝없는 개발로는 더 이상 수익을 낼 수 없게 되고, 제약회사는 마케팅에 돈을 쓰는 대신 신약 개발 연구를 하지 않을 수 없을 것이다. 노르웨이의 '필수 의약품' 조항을 부활시키는 것도 유사약을 줄이는 방법이다. 노르웨이에서 시판된 비스테로이드항염증제는 7종에 불과한 반면, 네덜란드에서는 22종이나 됐다. 그러나 노르웨이는 1996년 의약품 허가 절차를 유럽연합과 맞추는 과정에서 필수 의약품 조항을 폐기했다.[51] 지금은 어차피 가격 경쟁이 별로 없으므로, 동일한 유형의 약이 7종이 있건 22종이 있건 약값으로 지출되는 비용에는 별 차이가 없을 것이다. 그러나 신약 개발 측면에서 큰 의미가 있었다.

약에 대한 독립적인 평가가 가능해지면 신약을 저렴한 기존 약과 공정하게 비교할 수 있다. 즉 기존 약을 지나치게 고용량으로 쓰거나(신약의 내약성이 좋다고 거짓 주장을 하기 위해) 지나치게 저용량으로 쓰지(신약의 효과가 더 좋다고 거짓 주장을 하기 위해) 않는 조건에서 비교하는 것이다. 비약물적 치료와의 비교도 턱없이 부족하다. 한 연구에서 제2형 당뇨병 예방에 운동과 체중 감량 프로그램이 메트포르민보다 효과적이라는 결과가 나왔는데(각각 56퍼센트와 31퍼센트 효과),[52] 《월스트리트저널》에서 언급한 것은 신약의 효과뿐이었다!

제약회사의 임상시험에서는 절대로 가능하지 않은, 약의 위해성에 대한 정직한 양질의 보고 역시 필요하다. 어떤 약이든 위해성이 있을 수 있다는 건 당연한데, 100명이 넘는 환자를 대상으로 한 임상시험 보고서 192건을 조사한 결과, 위해성에 할애한 지면은 0.3쪽에 불과했다. 작성자

의 이름과 소속을 나열하는 데 쓴 정도와 비슷했다.[53]

    마지막으로, 제약회사가 규제당국에 허가를 받기 위해 실시하는 임상시험은 유사한 기존 약에 대해 시행된 모든 임상시험을 평가한 최신의 엄밀한 체계적 고찰에 근거를 두어야 한다. 가급적이면 메타분석도 실시해야 한다.[54] 그렇게 하면 이전의 임상시험에서 '상충하는' 결과로 보였던 것이 전혀 상충하지 않는 것으로 밝혀지기도 한다. 이 과정이 생략되면, 비윤리적인 임상시험을 거친 약이 허가될 수 있다. 같은 유형의 약이 생명을 구하는지 유해한지가 이미 입증됐는지 또는 입증될 수 있었는지 알 수 없기 때문이다. 1997년 덴마크에서 이런 의무 사항이 도입됐으나,[55] 임상시험 관련 법이 개정될 때 조용히 삭제됐다. 이유가 무엇이었는지는 모르겠다. 연구윤리위원회는 환자에게 가장 중요한 것에 전혀 관심을 기울이지 않았다. 자신들이 허가한 임상시험의 윤리성을 확인하기 위한 일을 아무것도 하지 않았다. 즉 '고지에 입각한 동의서'에 피험자의 임상시험 이해도 확인 조항과 시험약의 불확실성이 정확하게 기재되어 있는지, 모든 임상시험 결과가 공개되는지를 확인하지 않았다. 이를 지적하는 내용이 1996년《영국의학저널》에서 잘 논의된 적이 있는데도 말이다.[54]

    제약회사들이 실시하는 임상시험을 없애자면 시간이 많이 필요할 것이다. 그 중간 과정으로 우리는, 제약회사가 자발적인 의사들 중에서 임상시험 연구자를 고르게 하지 말고 규제당국이 약을 검증할 임상 연구자를 선정하게 할 수도 있다.[41] 제약회사가 뽑는 의사들은 부정부패를 저지르기 일쑤고, 제약회사의 증거 조작에 입을 다물 가능성이 농후하다. 피험자는 임상시험에 관련된 돈과 임상시험 연구자의 이익상충에 대한 모든 것을 알아야 한다. 참여하는 의사가 이를 불편하게 여긴다면 숨길 게 있다는 뜻이며, 그렇다면 투명성 보장이 한층 더 요구된다. 임상시험 시행 기관은 임상시험 프로토콜과 제약회사와의 계약서를 공개하여 우리 모두가 신뢰할 수 있게 해야 한다. 하지만 애석하게도, 다수의 시행 기관들은 여전히 비밀 유지 조항을 수용하고 있고,[56] 논문 저자들은 학술지에 자신들이 데이터 전체를 이용할 수 있었다고 으레 진지하게 밝히고 있지만, 그것이 사실인 경우는 드물다.[57,58]

제약회사가 독립적인 임상시험에 위약을 제조 원가로 공급하는 것이 의약품 허가의 전제 조건이 되도록 법으로 정해야 한다. 또한 순수한 약리 물질을 분말 형태 등으로 독립적인 연구에 공급하는 것 역시 의무화해야 한다. 제약회사가 사회의 일원이 되고자 한다면, 외부의 연구자들이 자사의 약을 연구할 수 있도록 함으로써 기꺼이 공중보건 증진에 기여해야 한다.

임상시험들은 체계적 고찰에서 통합되어야 최상의 결론에 도달할 수 있다. 아울러 체계적 고찰에서는 반드시, 누락된 것으로 보이는 임상시험, 평가변수, 결과가 얼마나 되는지, 그리고 고찰 대상인 임상시험들에 제약회사가 어느 정도나 후원했는지 밝혀야 한다. 고혈압 관련 연구에 대한 코크란 체계적 고찰에 좋은 예가 있다. 환자를 위해 쉬운 말로 작성된 요약문은 다음과 같다.

> 본 체계적 고찰의 대상인 임상시험들은 대부분 ACE 억제제를 제조하는 제약회사로부터 후원금을 받아 이루어졌으며, 다수의 임상시험에서 논문 저자들은 심각한 유해반응을 보고하지 않았다. 이는 제약회사가 자사의 약과 관련된 불리한 결과를 공개하지 않고 있다는 의미일 수 있다.… 가장 저렴한 ACE 억제제를 저용량으로 사용하는 것이 비용을 절감하고 용량에 비례하는 유해반응을 줄이는 방법이 될 것이다.[59]

마지막으로, 파종 임상시험은 불법으로 규정되어야 한다. 유럽연합에서는 현재 그렇게 되어 있다. 약물 감시(허가 후 안전성 연구)에 대한 강제 조항은 2010년에, "임상 연구 행위가 의약품의 사용을 촉진하는 경우, 그 연구는 실시해서는 안 된다."로 개정됐다.[60]

의약품 규제에 혁명이 필요하다

규제당국은 약 때문에 발생한 수많은 죽음에 주된 책임이 있다. 그들은 수많은 위험한 약들을 허가해 놓고선, 엄청나게 많은 '경고'와 '주의'를 발표하는 '가짜 해법'을 구사했다. 그런 조치들이 효과가 없다는 것을 잘 알면서도 말이다.

비행기가 조종사들이 조종하기에 너무 까다로운 구조여서 일년 내내 매일 여러 건의 추락 사고가 일어난다면 우리는 그것을 절대 당연하게 받아들이지 않을 것이다.

의약품 규제에는 혁명이 필요하다. 규제당국은 근거중심으로 변모해서, 현 시스템이 제대로 작동하고 있지 않을뿐더러 제대로 작동할 수도 없다는 것을 깨달아야 한다. 훨씬 더 많은 약의 허가를 거부하고 충분한 안전성 데이터를 요구해야 한다.

대리 평가변수가 용인되어서는 안 된다

나는 대리 평가변수가 얼마나 오도성이 강할 수 있는지에 대해 다수의 예를 들었으며,[61] 이 책에도 기술했다. 대리 평가변수가 개선되는 동안 환자들은 위해를 입거나 사망할 수도 있다. 항암제가 바로 그런 끔찍한 경우에 해당한다. 항암제에 대한 규제 요건은 없는 것이나 마찬가지다. 항암제는 대개 약이 사망률을 높이는지 낮추는지에 대해 전혀 알 수 없는 단일군 임상시험에 근거하여 허가된다.

　유럽에서 서로 다른 적응증 27가지에 대한 항암제 사용 허가 신청이 있었는데, 그중 14가지 적응증에 대해서는 신규 허가 신청이었고 13가지 적응증에 대해서는 기존 허가 연장 신청이었다. 그런데 제출된 임상 보고서는 8개 사례를 대상으로 한 소규모 단일군 임상시험으로만 이루어져 있었다.[62] 전체 환자 수도 적어서, 중간값이 238명이었다. 보고 사례 중 절반은 '전체적인 종양 반응 또는 부분적인 종양 반응' 같은 대리 평가변수만 제시되어 있었다. 하지만 대리 평가변수는 평가가 편향되기 쉬우며, 특히 단일군 연구에서 더욱 그렇다. 이것이 우려스러운 이유는, 대부분의 항암제가 지나치게 고용량을 투여하면 종양을 위축시키면서 동시에 사망률도 높이기 때문이다. 실제로 생존률을 보고한 연구에서 차이의 중간값은 1개월에 불과했다.[62] 또 다른 연구에서, 1995년과 2000년 사이 유럽에서 허가된 신규 항암제 12종 모두가 현저한 개선점이 없다는 결과가 나왔는데, 그럼에도 그중 하나는 경쟁 제품보다 350배나 비쌌다.[63]

　미국 FDA에서의 상황은 더 심하다. FDA는 대다수의(68퍼센트) 항암제를 생존율이 아닌 평가변수에 근거하여 허가한다. 게다가 항암제 중 35퍼센트는 단일군 무작위 배정 임상시험조차 거치지 않았는데도 허가를 해주었다.[62]

　그동안 발표된 데이터를 바탕으로 내가 계산해본 결과, 영국 의학연구위원회가 후원하여 진행된 고형 종양에 대한 무작위 배정 임상시험에서 33년 동안 거의 아무런 발전이 없었다.[64] 거기서 나온 자료는 방대했다. 하나의 치료법을 다른 치료법과 비교한 임상시험이 총 32건이었고, 사망자는 6,500명이었다. 새로운 치료법의 사망률과 대조군의 사망률이 똑같았다. 암에 대한 다른 조사에서 이를 확인할 수 있었다. 예를 들면 새로운 방사선요법에 대한 임상시험 57건에서 상대적 위험도(relative risk)가 1.01이었고,[65] 새로운 소아암 치료법에 대한 임상시험 126건에서 교차비가

0.96이었다.[66]

항암 치료법에 발전이 없었다는 것은, 우리가 이미 보유하고 있는 것보다 나은 새로운 치료법을 찾는 게 매우 어렵다는 의미이다. 새로운 치료법이 더 나은 경우도, 더 나쁜 경우도 드물다. 규제당국이 무작위 배정 임상시험에서의 사망률 데이터를 요구하지 않는 한, 우리는 아무도 모르게 유해한 약이 시장에 나오는 것을 계속 허용하게 될 것이다.

임상시험 피험자와 비교 대상은 현실적인 조건에 맞게 정해야 한다

65세 이상인 환자는 으레 제약회사 후원 임상시험에서 제외된다.[67-69] 예를 들면 비스테로이드항염증제 임상시험에서 65세 이상인 피험자는 2퍼센트에 불과하다.[68] 그러나 이 연령대의 환자들이 약을 복용할 가능성이 가장 높고, 따라서 해를 입을 가능성도 가장 높다. 이 연령 집단을 배제하면 여러 가지 약을 복용해서(다중약물요법) 나타나는 복합적인 효과로 인한 위해를 파악하기도 어렵다. 최근 유럽의약청은 앞으로 판매 허가를 신청할 때 제출하는 임상연구보고서에 환자의 연령 분포를 명시해야 한다고 발표했다.[70]

잘된 일이지만, 아직 충분하지 않다. 제약회사에서 여전히 임상시험 프로토콜에 피험자가 시험약 외에 다른 약을 복용 중이거나 한 가지 이상의 질병을 앓고 있어서는 안 된다는 참여 조건을 넣을 수 있기 때문이다. 약을 현실적인 조건에서 검증하도록 할 필요가 있다. 현재는 그렇지 않다. 한 조사에 따르면, 참여 환자 제외 기준에 흔한 질병을 포함한 임상시험이 전체의 81퍼센트, 흔한 처방약 복용을 포함한 경우가 54퍼센트였다.[69] 그런 제외 기준은 제약회사 후원 임상시험에서 훨씬 흔했다.

헬싱키선언에 따르면, 신약 검증은 반드시 현재 최상의 치료제로 입증된 것과 비교해야 하며, 위약은 그런 치료제가 존재하지 않거나, 위약 사용에 과학적으로 확실하고 납득할 만한 방법론적 이유가 있는 경우(예를 들면 현 치료법의 효과가 의심스러운 경우)에만 사용되어야 한다.[71] 따라서 나는 규제당국이 흔히 사용되는 약과의 유의미한 직접비교를 제약회사들에 요구해야 한다고 생각한다. 그리고 위약이 필요한 경우에는, 일부 임상시험에 활성 위약 사용을 요구해서 쓸모없는 약을 허가할 위험을 줄여야 한다(4장 참고).[72]

안전성은 충분한 환자를 대상으로 충분한 기간 동안 검증해야 한다

수십 년간 사용될 약의 경우에도 마찬가지인데, 약의 허가가 겨우 500~3,000명의 환자를 대상으로 하는[73] 단기 임상시험에 근거하여 이루어지는 현재의 관행은 대규모 의약품 재앙의 원인이 된다. 이 재앙에는 소송비와 합의금 등 매우 큰 비용이 드는데, 이런 비용은 결국 다른 의약품의 가격에 더해진다.[74]

일란성 쌍둥이를 제외하면, 사람들은 유전적으로 서로 다르다. 약의 대사 속도나, 약의 효과에 대한 감수성 정도가 사람마다 다른 것이다. 그러므로 대부분의 약에 대해, 매우 좋지 않은 반응을 보이는 사람들이 있으리라 예상할 수 있다. 이런 반응을 확실히 알아내자면 많은 환자를 대상으로 무작위 배정 임상시험을 실시하는 수밖에 없다. 예를 들어 어떤 약이 2,000명 중 1명에게 치명적인 간부전을 유발한다면, 환자 20,000명을 대상으로 하는 임상시험에서도 그런 경우를 찾아내지 못할 가능성이 있다(신약 집단에 무작위 배정되는 10,000명에서 5건의 간부전 발생을 예상할 수 있을 뿐인데, 이 정도는 아예 발생하지 않을 수도 있기 때문이다.). 이 약이 진통제이고, 가령 5000만 명이 사용한다면, 그중 2만 5000명이 간부전으로 사망할 것이다. 진통제는 이미 굉장히 많으니, 필요하지도 않은 약 때문에 일어나는 일이다.

물론 실제로는 이렇지 않을 수도 있다. 2만 5000명이 간부전을 일으키기 훨씬 전에 회수가 이루어질 테니까. 그러나 심근경색을 증가시키는 경우라면, 그것이 약 때문이라는 것을 영영 알아내지 못할 수도 있다. 심근경색을 일으키는 사람은 너무나 많기 때문이다.

　규제당국은 판매 허가를 결정하기 전에 지금보다 훨씬 많은 수의 환자를 대상으로 하는 연구를 요구해야 하며, 그 약을 환자가 수년간 복용해야 한다면 임상시험도 수년간 실시할 것을 요구해야 한다. 위해성이 나타나는 데 시간이 오래 걸릴 수도 있기 때문이다. 예를 들어 약이 암을 유발하는 경우가 그렇다. 일반적으로 내세우는 구실은 규제 요건을 강화하면 중요한 신약의 출시가 너무 늦어진다는 것인데, 더 이상 통하지 않는다. 그런 대단한 약이 나오려면 수년이 걸릴 것이고, 약이 세 번째로 흔한 사망 원인이라는 사실에서 현 시스템에 대해 충분히 많은 것을 알 수 있다.

　안전성에 대한 우려가 남아 있어 허가 후 연구가 요구되는 경우라면, 신약 허가 조건의 일부로 반드시 독립적인 연구자를 위촉하여 연구를 실시하도록 해야 한다. 제약회사가 부실한 연구를 실시하거나, 연구를 아예 보고하지 않거나, 연구를 실시하지 않음으로써 스스로 눈가리개를 할 이유는 수없이 많다.

모든 임상시험 데이터는 공개되어야 한다

　제약회사가 임상시험 데이터를 소유할 수 있다는 생각은 크게 잘못됐다. 유럽연합 행정감찰관에 따르면, 임상시험 데이터와 결과는 사회에 귀속된다. 이유는 명명백백하다. 환자가 임상시험에 자원하여 일신의 위험을 무릅쓰는 건 특정 회사 주주들의 이익을 위해서가 아니다. 과학 발전에 기여해서 미래의 환자들을 위해 치료법이 개선되도록 하기 위함이다. 제약회사가 임상시험 데이터의 소유권을 주장하도록 내버려둔다면, 상업적 이익을 위해 환자를 착취하는 것이 정당하다고 인정하는 셈이다. 당연히 옳은 일이 아니며, 헬싱키선언 위반이다.[71] 그러므로 우리는 제약회사가 통계 프로그램으로 피험자들을 익명으로 처리한 원자료를 포함한 임상시험 데이터 전체를 공개하도록 강제해야 한다. 유럽의약청은 신약에 대해 이런 방침을 시행할 예정이다(11장 참고).

우리는 공권력을 이용해야 한다. 예를 들면 데이터 전체를 공개할 때까지 약을 추천 의약품 목록에 올려주지 않거나 보험급여 대상으로 선정하지 않는 것이다. 영국 법에 따르면, 제약회사가 전체 데이터 제공을 거부하는 경우 사전 통보 없이 법적 조치를 취할 수 있고, 신청 중인 약의 허가를 유보하거나 시판 중인 약을 회수하는 것도 가능하다. 특허권 몰수도 제제 수단으로 고려되고 있다. 제약회사가 특허권을 남용하여 검증과 허가를 거치지 않은 용도로 약을 판매한다면, 독점으로 계속 이득을 취하도록 내버려둘 이유가 뭐란 말인가?[75]

보건의료기술평가(Health Technology Assessment) 기관들은 독일 기관 IQWIG를 본받아, 모든 임상시험의 전체 데이터가 비밀 유지 조건 없이 누구나 볼 수 있게 제공될 때까지 의약품 평가를 거부해야 한다.

덴마크 규제당국의 제안대로,[76] 독성학 연구 데이터를 포함하여 규제당국에 제출된 모든 문서에 대한 일반 열람이 완전히 허용되어야 한다.[49] 제약회사는 모든 문서를 문자가 인식되는 PDF 파일처럼 검색이 용이한 형식으로 제출해야 한다. 그리고 당국은 그 파일들이 모두 온전한지, 자료 목록에 있는 문서를 다 포함하고 있는지 확인해야 하며, 파일은 일반 열람이 가능해야 한다. 미국은 2007년에 제정된 법에 따라, clinicaltrials.gov의 데이터 뱅크를 확장해 2상 이상의 임상시험을 모두 포함하도록 하고, 판매 허가 후에는 결과 정보를 추가하도록 했다.[77] 그런데 시판 중인 약에 대해서는 '2상 이상의 임상시험'이라는 제한을 없앨 필요가 있다(즉 관련된 모든 자료를 공개해야 한다. 옮긴이). 아직 공개되지 않은 위해성 때문에 불필요한 실험을 해야 하거나, 추후에 유사한 약으로 인한 추가적인 위해가 발생할 수 있기 때문이다. 영국에서 건강한 자원자 6명이 1상 임상시험에서 거의 사망에 가까운 위해를 입은 사례를 기억할 필요가 있다.[78]

그리고 무엇보다, 표시제한(redaction)을 하지 못하게 해야 한다. 그러려면 일부 국가에서는 법을 개정해야 할 것이다. 규제당국이 과도한 검열을 해서, 임상시험 자료가 아니라 군사 기밀 문건처럼 곳곳이 표시제한된 (가려진) 문서를 공개하도록 내버려둬서는 안 된다.[79] 규제당국은 위해성에 대한 정보를 모두 지운다. 나와 동료들이 체중감량제와 SSRI의 임상연구보고서를 각각 덴마크와 네덜란드의 규제당국으로부터 제공 받았을 때 경험한 일이기도 하다. 또 다른 문제는 표시제한이 임의적이라는 것이다. 퍼블릭시티즌의 보건의료연구회 회장 시드니 울프는 "[FDA 직원이 따르는] 표시제한 지침을 전혀 찾아볼 수 없었다. 그런데 대체로 FDA는 해야 하는 것 이상으로 표시제한을 한다."고 말했다.[79] 울프는 "물론 딜레마가 있다. 우리는 FDA가 무엇을 표시제한하고 있는지 모르니, 그들이 표시제한해서는 안 되는 것을 표시제한했다고 주장할 수도 없다."라고 덧붙였다. COX-2 억제제의 안전성을 심의한 FDA 자문위원회 위원장인 앨러스테어 우드는 임상시험 데이터를 검열하여 표시제한할 이유가 전혀 없다고 주장했다. 어처구니없게도, 어떤 정보가 은폐되고 있는지, 표시제한 지침이 무엇인지 모르는 상황에서는, 영업 기밀 구성 요건에 대한 해석 자체가 영업 기밀로 보인다.

제약회사가 자기네 약과 연구 데이터에 대해 아는 것 전부를 공개하도록 요구하는 법도 필요하다.[80] 그리고 규제당국도 자기네가 아는 모든 것을 공개하도록 허용하고 요구하는 법도 필요하다. 현재는 제약회사에서 자기네 약이 해롭다는 것을 알더라도 아무것도 공개하지 않는 것이 가능하다.

규제당국의 독립성이 곧 약의 안전성이다

규제당국은 공공자금으로 운영되어야 한다. '처방약 허가 신청자 비용 부담법'은 규제 기관들 사이에 가장 신속히 처리하는, 따라서 가장 덜 비판적인 기관이 되도록 하는 경쟁을 일으키기 때문이다. 예를 들면 덴마크 의약청과 보건부 사이의 협약서에 따르면, 제약회사들의 선호도 면에서 타 기관보다 앞서는 것이 목표였다.[81] 《미국의학협회저널》부편집장 드러먼드 레니는 '처방약 허가 신청자 비용 부담법'이 심하게 변질되고 있어서, "받아서는 안 될 돈을 계속 받으면서 FDA가 진실로 공익을 위해 일할 수 있다고 생각하는 건 말이 안 된다."라고 말했다.[13]

규제당국 내에서 약의 위해성을 다루는 부서는 약을 허가하는 부서와 분리되어야 하며 약을 회수할 독자적인 권한이 있어야 한다. 행정법에 따르면, 개인이나 단체는 절대로 자신을 평가하는 위치에 있어서는 안 된다. 이 이유 하나만으로도 두 기능이 분리되어야 함은 당연하다. FDA 신임 국장으로 지명됐다가 약의 안전성을 지나치게 강조한다는 이유로 마지막 순간에 임명이 철회된 앨러스테어 우드는(10장 참고) "비행기가 추락하면, 사건 조사를 [항공사와] 항공 관제소에 맡기지 않는다. 따로 조사할 사람을 불러온다."고 말했다.[82] 덴마크 의약청은 이 문제를 이해하고 두 기능을 분리했으나,[83] FDA는 그럴 생각이 없다.

약이 주요 사망 원인이므로, 의약품 규제당국은 안전성 문제를 얼마나 잘 다루느냐로 평가되어야 한다. 그러나 현재는 신약이 허가되는 속도에 역점을 두고 있으며,[1,84] 고위 간부들의 성과급제 역시 이에 따른다. 예를 들면 덴마크 의약청에서도 그렇게 하고 있다.[81] 이런 인센티브 제도는 옳지 않을뿐더러, 치명적인 결과를 초래할 수도 있다.

의약품 약품설명서는 쉽고 정확해야 한다

의약품 규제당국의 고객이 제약회사가 아니고 시민이라면, 의약품 약품설명서는 지금과 많이 다를 것이다. 아마 이렇지 않을까 싶다(약물역학자 제리 에이번으로부터 영감을 받았다.).[67]

이 신약은 시판 중인 기존 약보다 나은 점이 입증되지 않았으며, 치명적인 경우를 포함한 그 위해성이 기존 약에 비해 알려진 바가 훨씬 적습니다. 이 약의 높은 가격이 치료 효과 개선과 관련이 있다는 증거는 없습니다. 일반적으로 기존 약을 사용하는 것이 안전합니다. 다수의 신약이 안전성 문제로 판매가 금지되곤 합니다.

약이 어떤 작용을 하는지 환자에게 반드시 알려주어야 한다. 환자가 이해할 수 있는 수치를 사용해서 설명해야 하고, 유익성과 위해성 모두에 대한 정보를 제공해야 한다. 다트머스 의과대학의 연구에서, 환자들에게 약에 관한 사실을 알려줄 경우 환자들이 더 좋은 약을 선택하고 효과도 더 잘 이해하는 것으로 나타났다.[85] 사람들이 수면제의 효과가 그저 15분 빨리 잠들게 하는 것임을 안다면,[86] 그리고 다음 날 어지럽고 나른한 상태가 될 수 있다는 걸 안다면, 수면제 복용에 흥미를 덜 느낄 것이다. 또 매일 밤 복용할 경우 효과가 2주 이내에 사라진다는 것을 안다면 수면제를 장기 복용하는 사람이 거의 없을 것이다. 다트머스 의과대학의 연구자들은 FDA의 '위해성 정보전달 자문위원회(Risk Communication Advisory Committee)'가 자신들의 제안을 채택하도록 설득했다. 그러나 이 문제를 1년 동안 고민한 미국 보건복지부는 결정을 내리기까지 적어도 3년 이상 더 필요하다고 발표했다.[87] 당연히 그럴 것이다. 환자로 하여금 훨씬 더 합리적으로 약을 선택하게 하고, 심지어 약을 복용하지 않기로 결정하는 데 도움을 줄 게 분명한 결정은 미국이 적의 공격을 받는 상황이나 다름없다. 제약회사들의 수입 격감으로 이어질 테니 말이다.

이익상충이 있는 의사는 철저히 배제해야 한다

제약회사와 금전적인 관계가 있는 의사는 의약품선정심의위원회나 치료지침위원회에 참여해서는 안 된다. 규제당국, 병원, 전문가 단체, 또는 그 어디서건 마찬가지다.[88, 89] 이익상충이 있는 의사와 그들을 고용하는 자들이 끈질기게 내세우는 주장은, 최고의 전문가들은 최선의 결정과 지침을 도출할 것이고 상호 이익을 위해 제약회사와 협력하기 마련이라는 것이다. 이 주장은 흥미로운데, 명백히 틀린 것이어서 그렇다. 9장에서 설명한 바와 같이, 제약회사로부터 돈을 받고 일하는 이들은 약에 대한 시각이 비합리적이며, 저렴한 대체 의약품보다 나을 것이 없는 값비싼 약을 선호하는 경향이 있다. 설상가상으로, 널리 쓰이던 약이 해로운 것으로 밝혀지면, 이 전문가들은 항상 가장 늦게까지 약에 대한 지지를 철회하지 않는다. 온갖 핑계를 대며 새로운 증거를 받아들이지 않는다. 그 증거가 얼마나 확실하든 상관없이.

예를 들면 폐경기 여성에게 호르몬대체요법이 해롭다는 것이 입증됐을 때 이런 일이 실제로 있었다.[90, 91] 소송에서 공개된 문건에 따르면, 와이어스는 호르몬이 여기저기에 다 좋다고 선전하는 종설들을 대필로 작성해《내과학기록》같은 영향력 있는 학술지에다, 저자 자격을 갖출 만한 일을 거의 또는 전혀 하지 않은 전문가 저자들을 내세워 발표했다.[92, 93] 강한 오도성에도 불구하고, 발표된 종설은 한 편도 철회되지 않았는데, 몇 편의 제목을 예로 들면 다음과 같다.

- "호르몬대체요법과 유방암, 관련이 있는가?" (그렇다. 유방암을 유발한다!)
- "폐경 이후 심장병 예방에 있어서 호르몬대체요법의 역할" (없다. 호르몬이 심장병을 유발한다!)
- "알츠하이머 예방에 있어서 호르몬대체요법의 역할" (없다. 호르몬이 발병 위험을 높인다!)

이런 전문가들이 위해성을 부정하는 사례는 어디서나 흔하며, 의약품

외 분야도 예외가 아니다. 예를 들어 유방암 검사(mammography screening)가 건강한 여성에 대한 과잉 진단과 과잉 진료를 유도해 큰 위해성이 있는 반면, 그것의 이점은 확신할 수 없다는 것이 분명해졌을 때도 그랬다.[94]

우리는 제약회사와 고용 관계에 있는 사람이 필요한 것이 아니라, 데이터에 근거하여 길잡이를 해줄 사람이 필요하다. 금전적 이익상충이 있는 의사는 최선의 선택이 아니며, 차선도 아니다. 최선은 노련한 방법론 학자이면서 해당 분야에 대한 지식이 있는 이들이다. 과학 문헌에서 오류를 찾아낼 능력이 있고 그럴 의지도 충분하기 때문이다. 차선은 비록 전문 지식은 없지만 노련한 방법론 학자이다. 노련한 방법론 학자이면서 제약회사에 고용된 전문가들은 3순위로 고려해 볼 수도 있다.

많은 이들은, 특히 뒤로 현금을 챙기는 의사들은 이익상충을 공개하면 문제가 마법처럼 사라지는 것으로 생각한다. 그러나 터프츠 의과대학의 셸던 크림스키(Sheldon Krimsky)가 말한 대로 "영리를 추구하는 영업용 교도소가 있고 판사가 그곳의 지분을 보유하고 있을 경우, 판사가 그 사실을 공개한다 해도 우리는 용납하지 않을 것이다."[95] 또한 소송 당사자인 기업으로부터 돈을 받는 판사가 해당 소송을 진행하는 것 역시 용납하지 않을 것이다.[36] 의사는 환자의 변호사이며, 최우선 의무는 환자가 해를 입지 않도록 하는 것이다. 히포크라테스 선서에도 나타나 있다.

"… 환자에게 해를 끼칠 수 있는 처방은 절대로 따르지 않겠다.… 오로지 환자를 돕는 일에만 힘쓸 따름이고, 고의로 어떤 형태의 비행을 일삼거나 피해를 끼치는 일은 절대로 저지르지 않겠으며,…"

판사가 피고나 원고로부터 돈을 받는 재판을 용납할 수 없는 것처럼, 의사가 제약회사로부터 돈을 받는 것 역시 용납할 수 없는 일이다. 이 문제에 대한 의사들의 망상은 집단 정신병으로 보일 지경이다. 이 주제로 강연을 할 때, 나는 동료들이 각성하기를 바라는 절박한 심정에서 다음과 같은 도발적인 비유를 하기도 한다.

스미스 판사는 코사노스트라(Cosa Nostra, 이탈리아에서 가장 오래되고 유명한 마피아 조직 편집자)가 연루된 사건의 재판을 맡고 있는데, 재판 시작 전에 (자신의 이익상충에 대해) 다음과 같이 공표했다.

- 마피아 지원 의혹이 있는 실비오 베를루스코니(Silvio Berlusconi, 이탈리아의 전 총리)로부터 여행 경비를 지원받았음.
- '무자비고리대금업자(Unmerciful Loan Sharks)'파의 자문위원으로 활동 중.
- '국제마약밀매자(Drug Pushers International)'파로부터 후원금을 받은 적이 있음.
- 카모라(La Camorra, 이탈리아의 마피아 조직)로부터 조건없는 교육 후원금을 받은 적이 있음.
- '살인주식회사(Murder Incorporated)'의 강사로 활동 중.

마피아 같은 범죄 조직은 제약회사에 비하면 별로 많은 사람을 죽이지 않는다. 그런데도 범죄 조직으로부터 돈 받는 건 꺼리면서 왜 제약회사의 돈은 흔쾌히 받는단 말인가? 의료윤리학자 칼 엘리엇(Carl Elliott)에 따르면, "'이익상충 공개'란 제약회사의 돈이라는 달콤한 젖을 떼는 데 실패한 학자들이 느끼는 양심의 가책을 덜기 위해 고안된 공허한 의식일 뿐이다."[96] 의사들은 '이익상충 공개'라는 지푸라기를 쥐고 두 마리 토끼를 잡기를 바라는 것이다.[14] 그런 의사는 자신의 방식을 사람들에게 스스럼없이 밝힐 수 있는지 자문해 보아야 한다. 만약 그렇다면 그런 정보를 진료 대기실에 공고하여 환자와 공유하는 데 거리낌이 없어야 한다.[56] 의사들은 자신이 제약회사의 호의에 대해 면역력이 있다고 믿기 때문에 더욱 그러해야 한다.

행정법에 따르면, 규제당국 자문위원회에 있는 전문가는 제조사의 유급 자문가일 수 없다. 따라서 자문위원인 전문가 '대부분'이 제약회사와 고용관계에 있다는 것은 위법이다.[1,14,38,97] 의약품선정심의위원회나 치료지침위원회에서 어떤 약을 사용할지에 대한 조언을 하는 이들이 제약회사의 돈을 받는 것 역시 용납할 수 없는 일이다.[2] 이런 사람들은 대개 사실을 숨겨서 문제를 모면한다. 나와 동료들은 2010년부터 2012년까지 덴마크 전문의 단체 14개의 치료지침 45건을 조사했는데, 그중 무려 43건(96퍼센트)에서 이익상충을 확인했다. 각 치료지침을 작성하는 데에는 이익상충 있는 지침 저자가 1명 이상 참여했고 그중 단 1건에만 이익상충에 대한 언급이 있었다.[98] 약 절반의 저자가 제약회사와 깊은 관계가 있었다.

미국 의학연구소는 2009년 이익상충에 대한 보고서를 발표해, 치료지침위원회 패널에서 이익상충 있는 이들을 제외할 것과 지침 작성에 대한 제약회사의 후원을 금지할 것을 요구했다.[99] 다만 예외적으로, 이익상충 없는 전문가를 찾을 수 없는 경우, 특정 의약품 추천과 관련된 심의, 후보 선정, 투표 등에서 그런 사람들을 제외해야 한다고 했는데, 나는 '예외'가 없어야 한다고 주장하고 싶다. 의사들에게 작은 금전적 가능성이라도 주어지면, 그것이 늘 굉장히 커지는 경향이 있다. 더구나 치료지침위원회 소속이 되는 건 매우 영예로운 일로 여겨지므로, 위원 자격을 원하는 이들에게 제약회사와의 금전적 관계를 정리하라고 요구하는 것은 어렵지 않은 일일 것이다. 결정적으로, 미국 대학 교수의 약 3분의 1이 제약회사와 협업하지 않는다.[100] 그러니 뭐가 문제인가? 이들을 선택하면 될 일이다.

프랑스에서는, 비영리 단체 포르망데(Formindep) 소속 의사들이 프랑스 보건 당국이 발표한 지침이 이익상충에 관한 국가의 법률과 보건당국의 내부 규정을 모두 위반했으므로 철회되어야 한다고 주장했다.[101] 하지만 제2형 당뇨병과 알츠하이머병 분과 과장이 주요 금전적 이익상충이 있는 등 문제가 있었음에도, 당국은 철회 요구를 거부했다. 포르망데는 이 문제를 법정으로 가져갔고, 프랑스 최고 행정 법원은 편향 가능성과 저자들의 이익상충 미공표를 이유로 지침의 즉각 철회를 명령했다. 나는 이 사건이, 보건의료계에서 큰 저항에 부딪치곤 하는, 상식의 위대한 승리라고 본다.

불법 마케팅과 범죄 행위를 단죄해야 한다

약은 마케팅이 필요없다. 약으로만 말해야 하기 때문이다. 의약품 마케팅은 담배 마케팅만큼 해롭다. 따라서 금지해야 한다. 담배에 대해 그랬듯이 말이다. 의약품 광고, 영업사원, 파종 임상시험, 제약회사 후원 '교육'이 모두 사라진다면, 이는 실로 공중보건에 기쁜 일일 것이다. 그런 세상을 한번 상상해보라. 사람들은 훨씬 더 건강하고 경제적으로 여유로울 것이다.

어쩌면 그런 세상에 영영 이르지 못할 수도 있다. 그러나 현재의 시스템 내에서 진보를 이루는 것은 가능하다. 제약회사와 의사가 파종 임상시험이나 여타 과학적 가치가 없는 연구를 실시하는 것은 범죄로 규정해야 한다. 뇌물 수수의 한 형태이기 때문이다. 그리고 제재는 벌금에 그치지 말고, 의사와 제약회사 모두에게 임상연구 실시를 금지하는 '검역' 기간을 두어야 한다. 규제당국은(연구윤리위원회가 있는 경우는 그 위원회도) 현재 이런 무가치한 연구의 승인을 거부하지 않고 있는데, 이는 거부해야 마땅하다.

제약회사가 의학연수교육에 재정 지원하는 것을 금지해야 한다.[89] 목적이 약을 파는 것이어서 해롭기 때문이다.[1] 우선 최근 3년 동안의 제약회사 후원 행사 전체와 관련 있는 강사의 이익상충과 사례비 규모 및 기타 혜택을 공개해야 한다. 교육 사전 공지에 이런 정보의 공개가 의무화되면, 행사 참석자가 줄고 행사도 줄어들 것이다. 돈만 준다면 무슨 말이든 하는 '교육 매춘부'를 가려내기가 쉬워지기 때문이다.

　불법 마케팅에 대한 벌금은 예방 효과가 있을 만큼 금액이 커야 한다. 국세청을 속이는 것에 대한 벌금이 속임수로 얻는 이익보다 훨씬 적다면, 정직한 세무 신고에 대한 인센티브가 없는 셈이다. 덴마크의 경우 탈세에 대한 벌금은 포탈 금액의 3배이다. 거짓 세무 신고는 약과는 달리 다른 사람들에게 직접적으로 해를 가하는 것이 아닌데도 그렇다. 1979년 미국에서 피의자에게, 범죄로 얻은 이득이나 끼친 손실의 2배를 벌금으로 부과하자는 법안이 나왔으나, 상원의원 에드워드 케네디(Edward Kennedy)가 기업들의 압력을 받고 이를 폐기했다.[102] 이에 우리는 회사와 최고경영자 모두에게, 범죄로 챙긴 이득의 최소 3배를 벌금으로 부과하는 법을 제정해야 한다. 현재 제약회사들은 미국의 높은 벌금조차 마케팅 비용으로 보고 있다. 이들의 부정행위를 저지하려면, 벌금이 회사를 파산 위험에 처하게 할 정도로 금액이 커야 하지만, 그렇게 될 가능성이 크지 않다. 거대 제약회사들은 모국에 큰돈을 벌어다 주므로 정부로서는 그렇게 큰 위험을 감수할 수 없는 것이다. 2010년 10대 제약회사들은 3030억 달러어치의 약을 팔았다.[103] 세계에서 부유한 상위 34개국을 제외하면, 국민총생산이 이보다 큰 나라가 없다.[104] 미국 연방법에서는 마케팅 사기로 유죄 판결을 받은 제약회사를 자동으로 메디케어와 메디케이드 프로그램에서 배제하는데, 검찰은 이런 조치가 '대마불사(too big to fail)' 수준인 화이자의 붕괴로 이어질 수 있다고 판단했다.[105] 그래서 메디케어/메디케이드 프로그램 배제 조치는 소수의 사례에 국한됐고, 주요 제약회사들이 연루된 건에 대해서는 거의 이루어지지 않았다.[106]

　이런 면에서도 제약회사들은 여타의 조직범죄단과 닮았다. 일부 국가나 도시에서는 이런 범죄 조직들의 사회적 영향력이 너무나 커서 '대마불사' 위치에 올라 있다. 또 다른 닮은 점은 최고위층의 사고방식이다. 갱단이나 거대 제약회사나 마찬가지로, 윗선에서는 돈벌이 과정에서의 거슬리는 세부사항은 알려고 하지 않는다. 지저분한 일들이 처리돼 많은 돈이 흘러 들어오기만 하면 그런 것들은 신경쓰지 않는다.[102]

미국 이외의 다른 나라들에서도 범죄가 폭로되도록 하려면, 내부고발자를 보호하고 충분한 포상금이 돌아가도록 보장하는 법률이 필요하다. 미국 수준의 벌금이면 다른 나라에서도 범죄를 조사하고 법정으로 끌고 가는 데 충분한 비용효율이 있다. 미국 법무부는 기소를 통해 받아내는 벌금의 비용효율이 1달러당 15달러가 넘는다고 추산했다.[106]

범죄 혐의를 합의로 해결한 제약회사가 유죄 판결을 받은 적이 없다고 주장하면서 죄가 없는 것처럼 구는 상황을 만들어서도 안 된다.[106, 107] 유죄 판결을 피할 경우, 제약회사는 같은 문제가 다시 생겼을 때 판례가 없다는 이점을 누리게 된다.

최고경영자에게 개인적인 책임을 물어서, 범죄를 저지르거나 묵인하면 감옥에 갈 수 있다는 생각을 하게 만들어야 한다. 그러한 억제책으로 징역형이 필요하다. 탈리도마이드 제조사인 그루넨탈에 대해 과실치사 혐의가 제기됐는데, 그 이유는 약의 끔찍한 위해성에 대한 데이터를 공개하지 않았기 때문이다.[39, 108] 사기성 연구나 마케팅을 벌여서, 또는 약의 치명적 위해성 데이터를 공개하지 않아서 환자의 사망을 초래하는 모든 이들에게 같은 혐의를 제기할 수 있다. 제약회사 소속이건, 규제당국 소속이건, 아니면 그 밖의 어디 소속이건 상관없이 말이다. 난폭 운전으로 보행자를 죽인 사람은 감옥에 간다. 이견의 여지가 없다. 그런데 무책임하고 고의적인 방임으로 수많은 사람을 죽게 한 제약회사 최고경영자들은 어떻게 됐는가? 더 부유해졌을 뿐이다. 기업 범죄자를 적어도 일반 범죄자만큼 적극적으로 기소할 필요가 있다. 그렇게 하면 감옥에는 블루칼라보다 화이트칼라가 더 많아질 것이다.[39] 제약회사들은 벌써 이에 대비하고 있다. 일부 회사에는 '징역 담당 부사장' 직책이 있다. 그렇다 해도 최고경영자의 면책은 있을 수 없다. 기업 윤리가 최고경영자에 의해 결정

된다는 것에는 반론의 여지가 없기 때문이다.[39]

미국을 비롯한 몇몇 나라에서는 제약회사가 처방전 데이터를 구매하여 의사 개개인을 염탐하는 것이 가능하다.[12] 이는 매우 비윤리적인데, 다량으로 처방하는 의사에게 '보상'을 줌으로써 부정부패를 초래할 것이 분명하기 때문이다. 반드시 금지해야 한다.

의사와 의사 단체는 범죄 행위에 가담하지 말아야 한다

의사 단체들은 의사가 제약회사에서 후원하는 모임이나 교육 행사에 참여하거나, 영업사원을 만나거나, 제약회사로부터 공짜 여행이나 약 견본을 포함한(의약품 무료 견본 배포는 법으로 금지해야 한다.) 무상 증여를 받는 것이 환자의 이익에 반하는 것임을 선언해야 한다. 이 모두가 환자에게 명백히 부정적인 영향을 주기 때문이다.[2, 14, 29, 39, 67, 88, 109-114] 일부 대학과 병원에서 이런 행위를 금지하는 정책을 도입했으며,[115] 지난 수년 동안 덴마크의학협회는 제약회사가 후원하는 '교육'에 회원들이 참여하지 못하게 해왔다.

의사들은 나쁜 습관을 버리고 있지만, 그 속도가 너무 느리다. 대학에서 내과 수련의 과정을 이수하고 있는 레지던트 105명을 대상으로 한 연구에서 61퍼센트가 제약회사와의 접촉이 자신의 처방 행위에 영향을 주지 않는다고 답했다. 반면, 다른 의사들도 자신과 마찬가지로 그런 영향을 받지 않을 거라고 응답한 비율은 16퍼센트에 불과했다.[116] 제롬 캐시러는 기자나 변호사 같은 직업의 규범을 의사가 따르지 않는다는 것이 우리 시대 최고의 스캔들 중 하나라고 보았다.[14] 기자에게 적용되는 것과 동일한 규정을 의사도 따라야 한다. 부업으로 화이자의 보도 자료를 작성하는 기자가 《뉴욕타임스》에 새로운 성교불능증 치료제에 대한 기사를 쓰는 것은 허용되지 않는다.[117] 의사들에게는 왜 이런 규정이 적용하지 않는지 모르겠다. 의사와 제약회사의 관계는 《월스트리트저널》에 실렸던 와인 시음 기준조차 충족하지 못한다.[14] 의사의 약 선택이 어떤 와인을 마시는가 하는 문제보다 훨씬 더 사람들의 건강에 있어 중요한데 말이다.

"저희는 무료 와인, 무료 여행, 무료 식사를 받지 않습니다.… 특별한 경우가 아니면 와인 시음은 블라인드 테스트(맹검법)로 이루어집니다. 저희의 소신은 와인은 와인으로 말해야 한다는 것입니다."

약도 그래야 한다!

의사들은 제약회사와의 금전적 관계를 조절할 수 있다는 망상증을 앓고 있다. 수많은 쓸모없는 지침, 이른바 윤리 지침이 만들어졌다. 얼마 이하의 현금은 문제 삼지 않는다 하는 식이다. 아전인수식 합리화이다.[117] 제약회사와의 금전적 관계는 조절할 수 있는 것이 아니다. 막아야 한다. 제약회사와의 접촉이 필요한 경우도 물론 있다. 예를 들면 중요한 임상시험을 실시할 경우에 그렇다. 그렇다고 무조건 그런 접촉을 금전적 이익의 교환과 연결 짓는 것은 옳지 않다. 마찬가지로, 어떤 의사가 제약회사의 자문위원이 되거나 다른 방식으로 꼭 조언을 해주고 싶다면, 무료로 하면 된다. 손뼉도 마주쳐야 소리가 난다. 우리에게 무엇보다 필요한 건 의사들이 돈 앞에서 '아니요'라고 말하며 청렴을 유지하는 것이다. 덴마크에서처럼 모든 나라에서, 의사가 제약회사의 마케팅을 돕는 것은 불법으로 규정해야 한다. 자문위원으로 활동하는 것이나 '교육'에 참여하는 것도 실은 마케팅을 돕는 일이다. 이건 덴마크에서도 다르지 않다.

갈 길이 멀다. 미국에서 실시한 조사에 따르면, 다양한 조건에 있는 의사들이 최근 1년간 제약회사와 교류한 비율은 충격적이게도 94퍼센트에 달했다.[118] 교류 내용은 대부분 일하는 병원 내에서 식사 대접((83퍼센트)이나 의약품 무료 견본(78퍼센트)을 받은 것이었으며, 28퍼센트는 자문, 강연, 임상시험 환자 모집에 대한 대가를 받았다. 이런 교류의 규모는 실제보다 작게 집계됐을 가능성이 높다. '사회적 바람직함 편향' 때문에 부정적으로 보일 행동에 대해서는 축소 보고하는 경향이 있기 때문이다. 게다가 이 설문 조사는 익명도 아니었다.

2001년 미국의학협회가 의사들을 상대로 '제약회사로부터 선물 받지 말기' 캠페인을 벌였는데, 이 캠페인 자체가 일라이릴리, 바이엘, 글락소스미스클라인, 아스트라제네카, 머크, 화이자, 와이어스-에이어스트의 후원을 받아 이루어졌다.[14] 여기에는 무자비한 행위로 환자 수천 명을 죽음으로 내몬 세계 최악의 제약회사들이 포함되어 있다.

미국의학협회 자체는 계속 선물을 받아들였다. 2009년 미국 상원의원 찰스 그래슬리가 임상 연구를 실시하거나 질병에 대한 인식을 높이는 홍보 활동을 하는 전문가 협회와 단체 33곳에 회계 정보를 요구했을 때, 미국의학협회는 2007년에 제약회사, 의료기기 회사, 홍보 회사 등 16개 업체로부터 '의학연수교육' 프로그램과 '커뮤니케이션 학회'에 500만 달러가량 후원받았다고 보고했다.[119] 미국의학협회는 이 문제에 관한 《영국의학저널》의 문의에는 답하지 않았다. 북미척추학회(North American Spine Sociey)는 예산의 절반 이상을, 심장부정맥학회(Heart Rhythm Society)와 미국알레르기천식면역학회(American Academy of Allergy, Asthma and Immunology)는 절반에 가까운 예산을 의약품 제조사들의 후원금으로 충당하고 있었다. 제롬 캐시러의 저서에 전문가 협회의 학술적 매춘 행위 사례가 많이 나와 있다.[14]

조건부 비교육적 후원금

당국의 승인이 필요치 않은 다양한 형태의 산학 '협력'이 존재한다. 이는 여러 이름 아래 진행되는데, 한 가지 예를 들자면 이렇다. 2007년에 나온 논문에 따르면, 미국 대학병원 분과장들을 대상으로 한 조사에서 67퍼센트가 최근 1년간 제약회사로부터 임의성 후원금을 받았다고 답했다.[120] 익명 조사가 아니었으므로, 이 결과는 실제보다 축소됐을 가능성이 높다. 분과장과 여타 결정권자들에게 주는 후원금을 '조건없는 교육 후원금'이 라고 부르기도 하는데, 실제로는 (어떤 재치 있는 이가 말했듯) '조건부 비교육 적 후원금'이다. 그 목적이 의사들을 매수하는 것이기 때문이다.[39] 심지어 그 후원금으로 어떤 의사에게는 개인 수영장을 만들어주기도 했다.[16]

제약회사는 주주들의 돈을 어떻게 써야 할지 매우 고심한다. 제약회사 가 돈을 줄 때는, 갑자기 이타심이 샘솟아서가 아니라 주는 것 이상으로 돌려받을 계산을 한다. 연구나 교육, 또는 그와 관련 있는 모든 것에 쓸 수 있는 임의성 후원금의 목적은 충성심을 사는 것이며, 효과가 있다. 대학병 원 분과장들은 자신들이 후원사의 값비싼 제품 대신 값싼 복제약을 사용 하기 시작하면 후원금이 끊긴다는 것을 아주 잘 알고 있다. 그리고 제약회 사는 해당 분과에서 누군가가 자기네 약의 심각한 위해성을 발견할 경우, 분과장이 그 위해성 고발자보다 약을 보호하고 싶어한다는 것을 알고 있 다. 의사들이 그 '조건없는' 돈을 받는 것이 부정부패임을 깨닫지 못한다 는 것은 믿기 힘든 일이다. 나는 다른 사람들은 다 알 거라고 생각한다. 학 술 기관은 제약회사로부터 금전적인 후원을 받아서는 안 된다.[39,97,121]

우리는 옳은 방향으로 가고 있다. 하지만 너무나 느릿느릿 꿈지럭대고 있다. 2009년 미국 의과대학협회는 모든 의과대학과 대학병원에서 의사, 교수, 직원, 레지던트, 실습생이 제약회사로부터 선물 받는 것을 금지하 는 정책을 채택하도록 촉구했다. 선물에는 인가받은 의학연수교육 프로 그램과 관련 없는 제약회사의 식사 제공 따위까지 포함됐다.[122] 같은 해 에 미국 의학연구소는 한 걸음 더 나갔다. 의사들이 식사를 포함한 제약 회사의 모든 선물을 거절할 것과, 제약회사와 의료기기 회사의 의사 대상 제품 판촉을 사실상 금지할 것, 제약회사가 내용을 통제하는 활동과 문헌 발표에 의사들이 참여하지 말 것, 그리고 이익상충이 있는 전문가들이 치료지침 작성에 참여하지 말 것을 제안했다.[123]

2012년 미국의학협회는 마침내, 친기업적 입장을 바꾸어, '가급적이면' 의학연수교육 프로그램을 제약회사의 후원 없이 그리고 주제와 관련된 이익상충이 있는 교육자와 기획자의 참여 없이 개발해야 한다고 선언했다.[124] 다음 단계로는, 하던 대로 그냥 할 수 있게 전권을 주는 것이나 다름없는 어리석은 빈틈을 없애야 할 것이다. 제약회사의 영향력으로부터 벗어나는 건 언제나 가능하다.

오늘날 의사들 사이에는 제약회사의 후의를 받는 것이나 결함투성이 제약회사 논문에 '저자'로 이름을 올리는 것이 경력에 오점이 되지 않는다고 보는 문화가 있다. 오히려 논문 발표가 늘어나고 유명 강사가 되므로 경력에 도움이 되는 것으로 여겨질 정도다. 이 문화를 뜯어고쳐 그런 이들이 동료들이 모이는 곳에 얼굴을 내밀지 못하게 내쫓을 필요가 있다.[117] 논문 대필은 과학 사기로 보아야 하며, 대필된 논문의 명예 저자는 인터넷에서 구입한 보고서에 자기 이름을 적어내는 학생과 같은 취급을 받아야 한다.[96] 논문 대필 사실을 은폐하는 것에는 큰 벌금이 부과되어야 한다. 의학 논문 발표의 기초인 신뢰를 무너뜨리기 때문이다. 환자에게 유해한 결과를 야기하는 (논문 대필이건 여타 다른 방식이건) 불법 마케팅을 돕는 의사에게는 책임을 묻는 법률의 제정이 필요하다. 의사 면허 취소 가능성까지 포함해야 할 것이다.

의사는 제약회사들이 주는 상을 거절해야 하고, 전문가 단체는 의사들에게 그런 상을 제안하지 말아야 한다. 덴마크임상미생물학회(Danish Society of Clinical Microbiology)는 오랫동안 상금이 1,300유로에 달하는 와이어스 상(Wyeth Prize)을 수여해 왔으나, 이를 중단하고 회비를 통해 상금을 직접 조성하기로 했다. 정말 잘한 결정이다.

모든 나라에서 의사는 제약회사와 협력한 내역을, 돈의 액수와 여타 혜택에 대한 세부사항까지 일반에 공개해야 한다. 햇빛만큼 좋은 살균제는 없는 법이다. 미국의 의사후원금공개법(Physician Payments Sunshine Act)은 제약회사와 의료기기 업체, 의료용품 제조사들이 의사 또는 대학병원에 10달러 이상 제공할 경우 보건복지부에 보고하도록 요구한다.[125] 이 법에 따르면, 스톡옵션, 저작권 사용료, 자문료, 사례금, 교육, 연구 후원금, 식사, 선물, 접대, 여행 경비 등을 모두 보고해야 한다. 데이터베이스에 지급 대상 의사에 대한 정보, 진료 기관 주소, 지급 일자, 판촉을 도운 제품이 기록된다. 의도하지 않은 부주의(보고 누락에 대한 벌금이 연간 최고 15만 달러)와 고의적인 비공개(벌금이 연간 최고 100만 달러) 모두 강력한 벌금형에 처해진다.

학술적 매춘 행위의 최악의 형태는, 제약회사에 고용된 청부업자 의사들이 정치인에게 접근해 독립적인 전문가인 척하는 것이다. 우리 사회는 신뢰를 바탕으로 세워져 있으며, 정치인들이 오도되는 상황에서는 분별 있는 정치가 가능할 수 없다. 자신이 속았다는 것을 우연히 알게 되는 정치인들은 당연히 기분이 매우 상할 것이다.[126]

마지막으로 중요한 것은, 제약회사가 환자에게 해를 끼치는 범죄행위를 통해 얼마간 벌어들인 돈을 받는 것이 과연 윤리적으로 용납할 수 있는 일인지 의사와 의사 단체에서 주의 깊게 생각해 봐야 한다는 점이다. 앞의 3장 등에서 언급한 바와 같이, 의사들에게 참여할 의사가 없었다면 많은 범죄행위는 이루어지지 못했을 것이다.

환자 단체는 제약회사를 멀리하고 환자 편에 서야 한다

환자 단체도 의사 단체와 똑같은 문제가 있다. 대체로 제약회사의 후원을 받으며, 또 대체로 환자의 이익을 대변하기보다 제약회사의 마케팅 목표를 지원한다. 환자 단체는 제약회사가 후원하는 임상시험에서 환자들이 착취되는 것을 막기 위한 조치를 전혀 취하지 않는다.[56] 다수의 임상시험이 비윤리적이다. 환자는 자신이 과학 발전이 아니라 후원사의 수익에 기여할 뿐이라는 사실을 알지 못하는 데다, 상당수의 결과나 임상시험 자체가 영영 발표되지 않기 때문이다. 헬싱키선언에 따르면, "[논문] 저자는 인간을 대상으로 하는 연구의 결과를 공개할 의무가 있으며, 임상연구 보고서의 완결성과 정확성에 대한 책임이 있다."[71] 제약회사가 이를 지키지 않았다고 환자 단체가 제약회사를 비난하는 것을 본 적이 있는가?

환자 단체의 완전한 부실를 보여주는 또 다른 예는, 국가 기관에서 어떤 약이 이점에 비해 너무 비싸다는 결론을 내리면 이들이 종종 크게 반발한다는 것이다. 반면, 약값이 너무 비싸니 제약회사에서 가격을 내려야 한다고 항의하는 환자 단체는 본 적이 없다. 악순환처럼 보인다. 우리가 내는 약값 가운데 많은 부분이 제약회사의 마케팅에 들어가고, 그 마케팅 비용에는 환자 단체와 의사 단체를 후원하는 돈도 포함되며, 후원의 대가로 그 단체들은 우리가 비싼 약값을 지불해야 한다고 주장하고, 정부에 약에 대한 조언을 제공하는 국립보건임상평가연구소(NICE) 같은 독립적인 단체의 입지까지 약화시키고 있다.[56]

환자 단체는 회원들에게 제약회사나, 제약회사의 후원을 받는 웹사이트에서 정보를 구하지 말라고 경고해야 한다. 제약회사들은 소비자직접광고 금지법에 저촉되지 않으려면 약 대신 질병을 홍보하면 된다는 것을 알아냈다. 이는 아주 수지맞는 전략이다.[2] 엄청난 수의 질병 관련 웹사이트가 제약회사에 의해 생겨났다. 제약회사에서 직접 만든 것도 있고, 환자 단체를 통한 경우도 있다.[127] 나아가, 제약회사의 지원을 받는 환자 단체가 때때로 제약회사의 마케팅 자료를 배포하기도 한다. 덴마크ADHD 협회는 학교를 방문하여, ADHD에 대한 경각심을 일깨우는 제약회사의 홍보 전단을 배포했다. ADHD 진단은 이미 널리 남용되고 있는데도 말이

다. 홍보 전단에서 언급된 유일한 치료법은 약물 치료이고, 덴마크ADHD
협회 회장은 '민간 업체와의 파트너십' 구축에 초점을 두는 '상업적 지향
성' 덕에 임명된 사람이다.[128] 역겨운 일이다.

　종종 제약회사에서 환자 단체를 설립하기도 하는데, 환자 단체는 그
런 사실을 드러내지 않는다. 1996년과 1999년 사이, '정신 장애 환자와
그 가족으로 구성된 풀뿌리 단체'라는 미국 전국정신질환자연맹은 일라
이릴리를 주축으로 한 18개 제약회사로부터 거의 1200만 달러에 달하는
돈을 받았다.[129] 환자 단체의 수장을 세뇌하는 건 제약회사 입장에서 굉
장히 보람 있는 일이다. 환자 단체의 수장이 제약회사보다 훨씬 더 쉽게
큰 목소리를 내고 공격적인 태도를 취할 수 있기 때문이다. 나는 종종 이
런 모습을 목격했으며, 그런 게 내겐 직업적으로 가장 힘든 경험이었다.
내가 그 위해성을 알고 있고 지독히 비싸기까지 한 약을 열렬히 판촉하는
환자 단체 수장의 주장을 듣는 건 내게 너무나 버거운 일이었다. 환자 단
체는 수시로 사람들을 겁주는 캠페인을 벌여 수십만 명이 필요 없는 약을
사용하게 한다. 2005년에 덴마크심장재단(Danish Heart Foundation)은 아
직 복용하고 있지 않은 90만 명이 콜레스테롤강하제 복용을 시작하지 않
으면 10년 이내 3만 명이 사망할 것이라고 발표했다.[130] 90만 명이라고?
덴마크의 전체 인구는 540만 명이다!

　나는 2005년의 서류를 하나 가지고 있는데, 맨 위에는 2개의 로고가
있다. 하나는 옥스퍼드보건연맹(Oxford Health Alliance), 다른 하나는 노보
노르디스크의 로고이다. 서류에는 "옥스퍼드보건연맹 대화프로그램에
서 주관하는 옥스퍼드환자권리대화(Oxford Dialogue on Patient Rights)를
덴마크 노보노르디스크가 개최합니다."라고 쓰여 있다. 제약회사에서 윤
리와 환자 권리를 말할 때, 의사들이 정신 차리고 해야 할 말은 이것이다.

　"상관 마시오. 그건 우리 의사들이 챙깁니다."

　대형 국제 환자 단체들이 강하게 로비를 한 결과, 유럽위원회는 제약

회사에 처방약에 대한 소비자직접 '정보' 제공을 허용하자는 제안을 내놓았다. 실행되면 환자에게 커다란 해를 가할 것이 분명한 제안이다. 다행히 유럽의회가 오랫동안 거듭 제기된 이 제안을 꿋꿋하게 거부해왔다.

2011년에는 분위기가 노골적으로 변했다. 국제환자단체연맹(International Alliance of Patients' Organizations, IAPO)은 스스로를, 전 세계의 환자 중심 보건의료를 촉진하고 모든 질환, 모든 국적의 환자를 대표하는 유일한 국제 단체로 홍보했다. 50여 개국에 200개 회원 단체가 있어서 환자와 가족, 간병인 등 3억 6500만 명을 아우른다고 했다.[131] 이 기구의 '보건의료 산업파트너체제(Healthcare Industry Partners Framework)'에 가입하고자 하는 관련 업체는 재정 후원 4단계 중에서 선택할 수 있다. 골드(연회비 5만 달러), 실버(연회비 2만 5000달러), 브론즈(연회비 1만 달러) 스탠다드(연회비 5,000달러). 이게 다 뭐란 말인가? 노보노르디스크가 후원해서 작성된 치료지침에는 제약회사를 포함한 다양한 이해당사자와 협업하는 방법에 대한 조언이 나와 있다. 그런 업체들이 환자의 건강과 삶의 질 향상에 함께할 중요한 파트너이자 전문 지식과 정보와 인맥을 제공할 훌륭한 후원자라는 것이다. 또 제약회사나 보건의료 관련 업체와 협력하면 정책 입안자들에게 로비할 때 목소리를 더 키울 수 있는 이점이 있다고도 한다.

질렸는가? 다행히 일부 소비자 단체들은 이런 환자 단체와 완전히 달라서 실제로 환자를 위한 일을 하고 있다. 나는 기쁜 마음으로 몇몇 단체와 함께 일하고 있는데, 예를 들면 범대서양소비자대화(Trans Atlantic Consumer Dialogue)와 그 회원 단체 중 하나인 국제보건행동 유럽사무국(Health Action International - Europe Office) 등이 있다.

2010년 덴마크제약협회는 제약회사들이 환자 단체를 지원한 163건을 입증하는 데이터를 발표했다.[132] 그런 지원은 전혀 없어야 한다. 제약회사가 의사에게 선물을 줘도 되느냐고 질문했을 때, 절반의 환자 단체들이 그에 반대했다.[117] 그러므로 환자 단체에서 선물을 수용한다면 일관성이 결여된 것 아닌가? 제약회사에서 환자와 직접 소통하는 것, 예를 들면 광고, 질병 인식 개선 캠페인, 질병과 치료법에 대한 전단 같은 것들을 모두 불법으로 규정해야 한다.

일반적으로 환자 단체는 상호 이익을 위해 제약회사와 파트너십을 맺을 수 있다고 생각하지만, 극도로 안일한 생각이다. 의사 단체와 마찬가지로, 환자 단체도 제약회사가 환자에게 위해를 가하는 범죄행위를 통해 벌어들인 돈을 받는 것이 과연 윤리적으로 용납할 수 있는 일인지 깊이 생각해 봐야 한다.

우리가 할 수 있는 일:

- 자신이 가입한 환자 단체가 제약회사로부터 후원을 받는다면 탈퇴한다.
- 담당 의사에게 제약회사로부터 돈이나 여타 혜택을 받는지, 제약회사의 주식을 보유하고 있는지, 제약회사 영업사원을 만나는지 물어보고, 그렇다고 하면 다른 의사를 찾아본다.
- 정말로 꼭 필요한 경우가 아니면, 약 복용을 피한다. 약을 꼭 복용해야 하는 경우는 흔치 않다. 다른 선택지는 없는지, 그리고 치료 없이 회복될 수 있는지 확인해야 한다. 약을 복용해서 이득을 보는 환자는 극히 적다는 것을 명심하라(4장 참고).
- 담당 의사가 제안하는 약보다 저렴한 대체 약이 있는지 물어본다.
- 출시된 지 7년이 지나지 않은 약의 복용을 피한다. 기존 약을 넘어서는 치료 효과 개선이 입증된 아주 드문 '혁신적인' 신약을 제외하고는 대부분의 약이 안전성 문제로 7년 이내에 회수되기 때문이다.[133]
- 제약회사가 하는 말은 믿을 것이 못 된다는 것을 끊임없이 스스로 상기한다. 연구든, 마케팅이든, 환자용 정보든 다 마찬가지다.

의학지는 의약품 광고와 이익상충에서 탈피해야 한다

2011년《응급의학오스트랄라시아(*Emergency Medicine Australasia*)》는 더 이상 광고를 싣지 않겠다고 선언했다. 광고의 기본적인 목표가 읽는 이로 하여금 특정 제품을 처방하도록 편향을 일으키기 위함인데, 이는 의학지의 소임과 상충한다는 이유에서였다.[134] 편집자들은 이 조치가 의학에 미치는 제약회사들의 유해한 영향의 증거가 늘어나는 데 대한 대응이라고 덧붙이며, 제약회사들이 연구 결과를 왜곡하고, 정당하지 못한 비윤리적 발표 행위를 저지른다는 주장도 했다.

이 점에 있어서 의학지는 이제껏 우리를 실망시켜 왔다. 모든 학술지에서 담배 광고를 중단했듯이, 의학지는 약 광고를 중단해야 한다. 약 광고와 담배 광고 모두 공중보건에 매우 해롭다. 다수의 의학지가 광고 없이는 살아남지 못하겠지만, 그런들 어떤가. 어차피 학술지는 너무 많은 데다, 대부분의 학술지가 게재하는 수준 미달인 연구는 과학을 오염시키는 요인이 될 뿐이다.《영국의학저널》의 자문가였던 생물통계학자는 이를 자신의 논설 제목에 표현했다.[135]

> 저질 의학 연구 스캔들: 더 적더라도 더 나은 연구, 그리고 목적이 더 올바른 연구가 실시되어야 한다.

의학지는 커다란 이익상충이 있으므로 재쇄, 증보판, 광고 판매를 통한 수입의 규모를 공개해야 하며,[136, 137] 약이나 의료기기에 대한 원고는 특히 주의 깊게 확인하여 불법 마케팅이나 논문 대필에 이용당하지 않도록 해야 한다. 한 가지만 예를 들면, 편집자는 항상 '감사의 글'에 언급되는 '편집 보조(editorial assistance)'가 무슨 의미인지 물어야 한다. 그 말은 보통 '이 사람이 논문을 작성했음'을 의미하기 때문이다.

앞서 언급한 바와 같이, 무작위 배정 임상시험은 우리 모두에게 매우 중요한 것으로서, 유료 사이트에 숨겨두어서는 안 된다. 의약품 임상시험 보고서는 약 광고를 싣고 재쇄본을 판매하는 종래의 정기구독 학술지에 발표하지 말고, 자유 열람이 가능한 전자출판 학술지나 웹에 발표해서 프로토콜과 정오표 그리고 전체 데이터세트도 함께 게시해야 한다.[138] 2008년 보스턴의 하버드 대학교가 논문의 자유 열람 정책을 선언한 일은 커다란 약진이다. 하버드 대학교는 교직원의 연구에 대해 학회나 상업 출판사에 독점 저작권을 양도하는 것을 금지했다.[139] 《영국의학저널》과 《랜싯》 등 일부 학술지에서는 이미 임상시험 프로토콜 공개를 요청하고 있으며, 《영국의학저널》은 저자들에게 데이터를 다른 연구자와 공유할 의사가 있는지도 묻는다.

마지막으로, 학술지는 제약회사나 의료기기 회사와 관련하여 이익상충이 있는 편집자를 고용해서는 안 된다. 이러한 기준을 지키는 학술지는 아주 극소수인데, 프랑스어와 영어로 발행되는 프랑스 학술지 《프레스크리르》가 그러하다. 이 학술지의 목표는 의사에게 의학적 중재에 대한 편향되지 않은 정보를 제공하는 것이며, 또한 이 학술지는 보다 나은 환자 치료에 전념하는 비영리 의학연수교육 기관으로서 광고를 포함한 외부 지원을 받지 않는다. 이런 게 바로 우리에게 필요한, 보건의료적 중재에 대해 무엇이 옳고 무엇이 그른지 판단하도록 도와주는 학술지이다.

언론은 제약회사의 살인적인 조직범죄에 주목해야 한다

제약회사의 긴 촉수는 보건의료 분야 언론인들에게까지 뻗어 있다. 제약회사는 미국 대학의 언론학 교수와 장학생을 지원하고, 판매 증진에 도움이 될 기사를 쓰는 기자에게 상을 준다.[140] 일라이릴리와 베링거인겔하임은 요실금 보도에 대한 상을 공동 후원하였다. 베링거인겔하임은 만성 폐쇄성폐질환, 일라이릴리와 아스트라제네카는 암, 로슈는 비만, 노보노르디스크는 당뇨 관련 보도에 대해 각각 상을 준다.[111,140] 대개 이런 후원 관계는 눈에 띄지 않는데, 제약회사로부터 크게 후원을 받고 있는 기관에서 상을 수여하는 경우도 있기 때문이다. 비영리단체 멘털헬스아메리카(Mental Health America)가 그런 예이다. 이 단체의 2007년 연례 보고서를 보면, 거의 절반의 재정이 제약회사로부터 나왔다. 브리스톨마이어스스퀴브, 일라이릴리, 와이어스에서 각각 100만 달러 넘게 후원을 받았다.

제약회사로부터 후원을 받는 환자 단체는 언론에다 인터뷰할 환자를 지정해주는데, 이러면 보건의료에서의 합리적인 우선순위 설정에 문제를 야기할 수 있다. 환자 인터뷰는 언론이 매우 좋아하는 '인간적 요소'를 기사에 포함하기 위함이다. 눈에 띄는 치료 성공 사례의 가장 큰 문제는 이것이 일반적인 사례가 아니라 예외적인 경우여서 보도를 접하는 사람을 오도한다는 점이다. 환자 단체 대부분은 제약회사로부터 돈을 받기 때문에, 약으로 해를 입은 환자를 '인간적 요소'로 언론에 소개할 리 없다.

앞으로 나아갈 길은 간단명료하다.[140] 저널리즘을 가르치는 교육자들은 보건의료 기업이나 제약회사로부터 후원금을 받아서는 안 되며, 언론인은 자신이 다루는 분야의 기업으로부터 선물이나 상 또는 금전적 후원을 받아서는 안 된다. 그리고 언론인은 주기적으로 자기 자신의 이익상충과 취재원의 이익상충을 공개해야 한다. 약 판매에 유리한 기사를 썼을 때만 상을 받는다는 사실을 기억해야 한다. 나아가, 언론은 간간이 발생하는 하나의 살인 사건보다는 환자 수천 명의 목숨을 앗아가는 약에 좀 더 주목해야 할 것이다. 이 사실은 일반 대중에게 거의 알려져 있지 않으며, 제약회사들의 조직범죄는 실제로 전혀 알려진 바가 없다.

언론인들이여, 정신 차려라!

22장

환자를 위한
제약회사는 없다

이 책에서 이야기한 것들이 너무도 비극적이어서, 유머 있는 마무리가 필요하다는 생각이 들었다. 마치 한 편의 희비극 같았던 제약회사 후원 회의에 대한 이야기로 시작하고자 한다. 2011년 덴마크의학협회 부회장 위베스 살레스(Yves Sales)와 나는 덴마크류마티스학회(Danish Society for Rheumatology)가 주관하는 회의에서 강연을 해달라는 요청을 받았다. 강연 주제는 다음과 같았다.

"제약회사와의 협력, 과연 그렇게 나쁜 것일까?(Collaboration with the drug industry. Is it THAT harmful?)"

내가 다니는 병원의 진료부장이 주제를 제안했는데, 그가 제목을 "제약회사와의 협력, 나쁜 일이지 않은가?(Collaboration with the drug industry. Is it harmful?)"로 하자고 하자 많은 반대에 부딪혔다. 학회 이사회 이사 중 일부는, 제약회사 영업부와 접촉해서는 안 된다는 규정에도 불구하고 제약회사의 손아귀에 있었다. 학회가 계속 제약회사에서 후원하는 회의를 개최해야 하는가 하는 문제에 대해 의견이 갈리자, 제약회사의 정보와 입장 표명이 필요해졌다. 덴마크제약협회에서는 회의 참석을 거절했다가 헨리크 베스테르고르(Henrik Vestergaard) 부회장을 보냈다.

나는 제약회사 사람들이 청중으로 참석하리라는 말을 들었는데, 그들은 참석자 명단 115명에는 나와 있지 않았다. 아, 그럼, 그렇겠지. '청년' 류마티스학자(Young Rheumatologists)라는 단체에서 개최한 회의에는 류마티스병 학자 약 30명과, 제약회사에서 온 사람 60명이 참석했다. 부전자전이랄까.

회의 전 만찬 중에, 회의 의장이 내게 제약회사들을 너무 세게 밀어붙이지 말아달라고 부탁했다. 나는 웃으면서, 강연 내용을 바꾸기엔 너무 늦었다고 답했다. 나는 원래 제약회사로부터 후원을 받는 회의에는 참석하지 않는다. 의사 사회에 만연한 문화에 영향을 줄 기회가 있을 때만 예외로 하는데, 이 경우가 그랬다. 나는 5개 후원 업체인 머크, 화이자, UCB, 애보트, 로슈를 하나씩 하나씩 바닥부터 탈탈 털어 주었다.

'로슈'는 미국에서 헤로인 불법 판매로 재산을 모은 마약상이었다. 수백만 명이 리브륨과 발륨에 중독되게 만들고는 약물 의존성을 부인했다. 유럽 각국 정부를 꾀어 타미플루를 수십억 유로어치나 사게 했는데, 이는 내가 볼 때 유럽 역사상 최대의 도둑질이다.

'애보트'와 애보트의 사주를 받은 '청부업자' 의사인 덴마크 심장학자(11장 참고)는 덴마크 의약청이 우리 연구진에 허용한 '체중감량제 시부트라민의 미발표 임상시험 보고서 열람'을 막았다. 이 약은 나중에 심혈관계 독성 때문에 회수됐다.

'UCB'는 벨기에 제약회사인데, 우리 연구진에 공문을 보내 UCB가 윤리적인 기업이라고 하면서, 모든 데이터는 오로지 UCB의 소유이고, 자기네가 바람직하다고 여기는 건 뭐든지 만들 배타적 권리가 있다고 했다.[1] 나는 그들에게, 윤리적인 기업이라고 하면서 동시에 임상시험 데이터를 숨기겠다고 하는 건 헛소리에 지나지 않는다고 답해 주었다.[2] 우리 연구진은 지혈제로 사용되지만 효과가 의심스러운 천연 호르몬 소마토스타틴(somatostatin)에 대한 메타분석을 실시했는데, 그 과정에서 이제껏 실시된 임상시험 중 가장 큰 규모의 시험이 발표되지 않았다는 걸 발견했다.

'화이자'는 FDA 청문회에서 셀레콕시브의 심혈관계 위해성에 대해 거짓말을 했다. 네 가지 약을 허가 외 용도로 판촉한 혐의로 23억 달러라는 기록적인 벌금을 냈으며, 미국 보건복지부의 기업준법약정 프로그램에 들어갔다. 별효과는 없을 것이다. 화이자는 이전에도 그런 프로그램에 세 번이나 들어간 적이 있다. 나는 화이자가 세계 최대의 제약회사인 이유가 다른 회사보다 범죄행위를 더 많이 저지르기 때문이라고 본다.

'머크'는 무자비한 짓으로 류마티스병 환자 수만 명의 무고한 죽음을 초래했다. 자기네 약에 대해 비판적인 의문을 제기하는 의사들을 선택적으로 겨냥해 괴롭혔으며, 문헌 발표와 마케팅에서 심혈관계 위험을 은폐했다. 그럼에도 최고경영자 레이먼드 길마틴에게 일어난 일은 엄청나게 부유해진 것뿐이다.

이렇게 시작한 후, 나는 환자들에게 크나큰 피해를 입히는 제약회사들의 상습적인 사기와 범죄의 예를 담은 폭탄 몇 발을 더 날리고《영국의학저널》편집장 피오나 고들리(Fiona Godlee)의 말을 인용하는 것으로 강연을 마무리했다.

"그냥 거절하십시오."[3]

나는 또한 학회에다 묻기를, 범죄행위가 포함된 활동으로 번 돈을 받는 것이 문제라는 생각이 여전히 들지 않는다면, 헬스에인절스(모터사이클 조직범죄단)로부터 후원금을 받지 못할 이유가 있겠냐고 했다. 위베스 살레스는 이어진 토론에서 나를 지지해 주었는데, 나중에 나의 직설적인 접근법이 결심이 서지 않은 사람들을 밀어낼지도 모른다는 생각이 들었다고 말했다. 제약회사들의 후원이 없으면 회의 비용 부담이 너무 커질 거라는 학회 회장의 주장에, 살레스는 제약회사의 후원이 금지되어도 눈물 흘릴 이유는 없으며, 후원 없이도 얼마든지 회의를 열 수 있다고 단도직입적으로 답변했다. 나는 다른 분야의 학자들은 제약회사의 지원 없이 자체적으로 교육을 실시한다는 사실을 상기시키고, 일반의들이 제약회사의 후원을 금지한 후 연례 모임에서 비용 부담에 큰 차이가 없었던 점을 언급했다.

헨리크 베스테르고르는 내가 말도 안 되는 모욕적인 무고한 혐의를 씌웠다고 길길이 뛰었다. 제약회사들의 전형적인 화법이다. 대체 어떻게 사실이 '무고한 혐의'란 말인가? 제약회사들이 직접 저지른 범죄이다. 사실을 말하는 게 모욕적이라면, 행동 개선을 고려해 봐야 하지 않을까? 베스테르고르는 몹시 언짢아하면서 불법행위에 대한 벌금이 체감할 수 있을 만큼 높아지면 제약협회에도 이익이 되지 않겠냐는 내 질문에 답을 거절했다. 그렇게 하면 제약회사들이 보다 높은 수준의 도덕성을 목표로 경쟁할 것이고, 그러면 제약회사가 선망의 일자리가 될 터이니 제약회사에도 좋을 것이기 때문이다. 베스테르고르는 전형적인 전술을 구사했다. 어디에나 썩은 사과가 하나쯤 있다는 이야기를 슬쩍 내비친 것이다. 그러고는 정부가 의사들의 의대 졸업 후 교육을 지원하려 하지 않아서 제약회사들이 돈을 대야 했던 것이라고 말했다. 이 위선에 기가 막혔던 한 류마티스병 학자는 제약회사들이 그렇게 한 건 돌아오는 게 있어서지 거창한 인도주의적 동기 때문은 아니라고 꼬집었다.

회의장 분위기가 점점 달아올랐다. 제약회사들과 많은 관계를 맺고 있는 류마티스병 학자인 메레테 헤틀란드(Merete Hetland)는 내가 싸움을 일으키려고 고용됐다는 주장을 했다. 내가 제약회사들을 계속 의심하고 있다고 하면서, 독일이 제2차 세계대전 중에는 나치 국가였지만 지금은 우리가 협력할 수 있는 대상이 되지 않았느냐고도 했다. 역시 제약회사들의 화법이다. 제약회사에 관한 사실을 말하는 것은 의혹 제기가 아니다. 제약회사들은 불편한 사실을 과거의 일로 치부하고 지금은 훨씬 나아졌다고 말하곤 하는데, 조금 전에 설명했듯이, 사실은 그렇지 않다.

1년 후 나는 류마티스학회 홈페이지에 들어가 보았다. 학회는 여전히 제약회사들이 후원하는 회의를 개최하고 제약회사를 회원으로 받고 있었다. 제약회사 회원은 의사보다 10배의 회비를 내야 했다. 좀 우울한 일이었다. 그런데 제약회사의 후원에 반대하는 다른 의사가 나보다 더 큰 변화를 이끌어냈다.[4]

청중은… 굉장히 흥미로워하는 것 같았다. 그리고 제약업계와 의료계의 관계에 대해 의문이 제기되는 경우가 드물다는 것을 강하게 인식하는 듯했다.… 내가 강연을 마치자마자, 한 제약회사의 대표 참석자가 회의 주최 측에 자기네 회사에서는 더 이상 연례 회의를 지원하지 않겠다고 선언했다. 또 다른 사람은 전시 물품을 챙겨 나가버렸다. 다른 제약회사 사람들은 휴대폰에 대고 화난 목소리로 투덜댔다. 아마도, 아닐 수도 있지만, 다음 날 거의 전체가 전시를 철수한 것과 관련이 있었던 것 같다. 단 한 사람만 전시장에 나타났는데, 그걸 본 내 의사 친구가 이렇게 말했다. "저 사람은 자네 강연을 못 들었나 보구만."

2010년 덴마크호흡기학회(Danish Society for Pulmonary Medicine) 회장이 덴마크의 의약품 임상시험에 대한 좌담회에서 발언할 강사들을 초빙했다. 예상 참석 인원은 80명, 소요 시간은 75분이었고, 글락소스미스클라인이 후원했다. 5~10분짜리 강연에 사례비가 1,000달러였다. 초대장에는 "회의 전 계약서에 서명해야 함"이라는 언급이 있었다. 나는 글락소스미스클라인에 왜 계약서가 필요한지 묻고, 계약서를 보여 달라고 요청했다. 글락소스미스클라인은 계약서는 보내주지 않고, 의사를 자문가로 고용하는 데 대한 협회의 지침에 따라 계약서가 필요하다고 설명했다. 하지만 고작 10분 동안 고용하는 데 무슨 계약서가 필요하며, 임상시험에 대한 1시간짜리 회의에 어째서 80명이나 온단 말인가? 이 회의의 진짜 목적은 글락소스미스클라인의 천식 약 마케팅을 지원하기 위한 것이라는 의심이 들었다. 실제로 회사 측 초빙 담당자는 '마케팅 코디네이터'였고, 회의 제목은 "독점 강의: 호흡기학 포럼"이었다. 초대장에는 회의 장소가 코펜하겐에서 차로 1시간 거리라고 되어 있었는데, 참석자들은 그날 밤 호텔에서 묵을 수 있었고, 비용은 글락소스미스클라인이 부담했다. 80명분의 숙박 비용. 의사들을 매수하기 위한 목적이 아니라면 이렇게 큰 돈을 쓸 이유가 있겠는가? 이런 행사에 참가하는 의사들은 부끄러운 줄 알아야 한다.

2001년 독일 의사들은 바이에른에서 열린 학술 프로그램에 초대됐는데, 도착한 지 10분 만에 프로그램은 끝이 났다.[5] 나머지는 자유 시간이었다. 다른 예를 보면, 특정 제약회사의 약을 20명의 환자에게 처방한 독일 의사들이 유럽챔피언스리그 축구 결승전 관람이 포함된 모든 경비가 제공되는 3일간의 파리 여행을 보상으로 받았다. 이 경우에는 의사들이 강연을 듣느라 소중한 시간을 10분씩 허비할 필요도 없었다.

돈은 냄새가 나지 않는다

나는 약 광고에 많이 노출되는 편은 아닌데, 1년에 두 번, 한 제약회사에서 실수로 내게 우편물을 보내온다. 실수라고 하는 것은, 내가 모든 제약회사의 블랙리스트에 올라 있을 것이기 때문이다. 한 예로, 메다(Meda)에서 온 광고 전단에 "덴마크에서 약 30만 명이 과민성 방광으로 고통 받고 있습니다."라고 되어 있었다. 뒷면에는 이 말의 출처가 나와 있었다. 《요실금학 뉴스(Continence News)》 2010년 4호. 이것이 바로, 아이들까지 포함한 전체 인구의 6퍼센트가 너무 자주 또는 너무 갑자기 소변을 본다는 주장을 뒷받침하는 굉장한 과학적 근거다. 제시된 해결책은 트로스피움 클로라이드(trospium chloride, 상표명 생크추라(Sanctura), 과다배뇨자의 안식처(sanctuary)란 뜻인가?)라는 항콜린제였는데, 이 약은 매일 맥주 두 캔 값만큼 돈이 들지만 배뇨 문제를 악화시킬 뿐이다.

똑똑한 마케팅 담당자들이 과민성 방광이라는 이름을 붙이기 전까지는 이 증상을 절박성 요실금(urge incontinence)이라고 불렀다. 제약회사들이 병명에까지 손을 대는 건 굉장히 주제넘는 일이다. 질병에 이름을 붙이는 건 제약회사들이 전혀 상관할 바가 아니다. 그런데 유감스럽게도, 지금은 의사들도 과민성 방광이라고 부른다.

화이자는 수세기 동안 성교불능(impotence)이라고 불리던 것에 손을 댔다. 화이자가 고혈압 치료제로 개발한 약이 부작용으로 발기를 유발한다는 사실을 알게 되자, '성교불능'이 사회적으로 좀 더 무난하게 받아들여지는 이름인 발기기능장애(erectile dysfunction, 발기부전)로 바뀌었다.

"난 생리적 기능장애가 있어."

"저런. 어디가 안 좋은데?"

"뭔지 말하기는 좀 그렇지만, 다행히 잘 듣는 약이 있어."

이 안쓰러운 사내의 친구는 갑상선 질환이나 제1형 당뇨병, 만성 악취성 설사(chronic foul-smelling diarrhoea)나 더 심한 병을 떠올렸을지 모른다.

너무 자주 또는 너무 갑자기 소변을 보는 문제를 겪는 사람이 있다는 것을 부인하는 것은 아니다. 다만, 나는 항콜린제의 효과가 매우 의심스럽다는 사실을 전부터 알고 있었다. 이는 코크란 체계적 고찰로 확인됐다. 효과는 통계적으로 유의하지만, 아주 작은 효과라도 환자 수가 충분하면 뭐든지 통계적으로 유의할 수 있으므로, 언제나 데이터를 살펴보아야 한다. 가장 규모가 큰 연구에서 24시간당 요실금 횟수는 시험군에서 3.2회, 위약 대조군에서 3.3회였다. 그리고 2개 연구에서 보고된 데이터에 따르면, 소변(의사들이 쓰는 말로 '배뇨') 횟수는 시험군에서 10회, 위약 대조군에서 11회였다.[6] 그다지 가치 있는 효과라고 하기 어렵다. 안 그런 가? 특히 모든 약이 유해한 작용을 한다는 걸 생각하면 더욱 그렇다. 빈번 하고도 성가신 부작용으로는 입 안 건조, 시야 흐림, 변비, 정신혼미가 있 다. 이런 증상은 흔한 것들이고, 이 외에도 많다. 예를 들면 안구 건조, 비 강 건조, 두통, 뱃속 가스 등. 일부 유해반응은 심각할 수 있으며, 즉시 의 사를 찾아야 할 수도 있다. 배뇨 장애, 발진, 두드러기, 가려움증, 호흡곤 란, 연하곤란이 그런 예이다. 약의 유해반응 정보는 미국 국립의학도서관 (National Library of Medicine) 홈페이지에서 찾아볼 수 있다.

https://medlineplus.gov/druginformation.html

(한국은 의약품관리종합정보센터(http://www.kpis.or.kr) 운영 중 편집자)

그건 그렇고, 대체 어떻게 환자가 소변 몇 방울 나온 것이 요실금인지 아닌지 판단할 수 있단 말인가? 약의 뚜렷한 부작용을 보건대, 다수의 시 험군 환자가 자신이 시험군이라는 것을 알아차렸을 가능성이 높으며, 그 렇게 이중맹검이 깨지면 시험약을 위약보다 선호하는 평가 편향이 일어 날 것을 예상할 수 있다(4장 참고). 나아가, 자신이 시험약을 복용 중이라는 것을 아는 환자는 화장실 가고 싶은 마음을 억누를지 모른다. 위약군의 환자보다 하루에 한 번만 더 참아도 임상시험에서 나타난 차이가 발생하 게 된다. 그러니 이 약에 어쩌면 전혀 효과가 없을 수도 있지 않을까? 나 는 그럴 가능성이 높다고 본다.

로마 황제 베스파시아누스는 공중 소변기에 세금을 부과했다가 비판 을 받자 돈은 냄새가 나지 않는다고 답했다. 하지만 소변으로 돈을 버는 오늘날의 방식에선 구린내가 진동한다. 거의 과학적 부정행위에 가깝다. 나중에 아스텔라스(Astellas)로 합병된 야마노우치(Yamanouchi)는 2005년 비교 임상시험을 발표하기 위한 논문을 제출하면서, 군나르 로세(Gunnar Lose)라는 덴마크 교수의 이름을 논문에 올렸는데, 이 교수는 논문 원고는 물론이고, 원자료도 본 적이 없었다. 그로부터 수개월 후에나 작성된 보다 방대한 임상연구보고서 역시 그러했다.[7] 논문에 따르면, 야마노우치의 약이 화이자의 약보다 우수했는데, 로세는 통계 분석을 비롯한 논문 자체가 공정하지도 균형 잡혀 있지도 않다고 생각해 논문의 철회를 요구했다.

야마노우치는 논문 철회를 거절했고, 데이터를 보여주지도 않았다. 나중에 작성된 임상연구보고서 역시 보여주지 않았다. 계약서에는 로세가 보고서를 볼 수 있다고 명시되어 있었는데도 야마노우치가 거절했던 것이다. 로세는 데이터 분석 결과가 너무나 의심스러워서 자신의 이름을 저자 목록에서 뺐다. 임상연구보고서는 법에 따라 덴마크 의약청에 제출됐는데, 의약청은 발표된 데이터의 신뢰성을 확인하라는 요청은 물론이고 보고서를 공유해 달라는 요청도 거절했다.[8]

로세가 옳았다. 발표된 임상시험 보고서는 그냥 부실한 정도가 아니라 순 엉망진창이었고,[9] 학교에서 강의할 때 임상시험 보고의 잘못된 예로 쓸 만한 것이었다. 이 보고서는 당연히 다른 연구자들로부터 비판을 받았는데,[10] 하나만 예를 들어보겠다. 3.58퍼센트와 같이 백분율이 소수점 아래 두 자리까지 표시되어 있었는데, 표준편차나 여타 데이터 불확실성의 척도가 없었다. 나는 이것이 파종 임상시험이라고 확신한다. 배뇨 임상시험에 1,177명의 환자 등록은 너무 과하다. 게다가 환자 등록은 17개국의 117개 연구 사이트에서 이루어졌는데, 즉 한 사이트당 환자 10명이 등록됐다는 이야기다. 신뢰성 있는 데이터를 원한다면, 숙련된 시험자들이 운영하는 소수의 대규모 사이트를 이용하는 편이 바람직하다.

이 사건들은 또한, 의약품 규제당국의 우선순위가 올바르지 않음을 보여준다. 임상시험이 진행 중일 때, 의약청 감독관이 로세를 방문하여 서류 서명일자가 정확한지 확인했다. 그러나 대중이 접하는 신약의 가치에 대한 정보가 올바른지 아닌지는 당국의 관심사가 아니었다. 유럽연합 감찰관은 임상연구보고서가 임상시험을 후원하는 업체의 재산이 아니라 사회에 속하는 것임을 명확히 했다. 그 말은, 규제당국이 로세의 보고서 공유 요청을 거절해서는 안 된다는 뜻이다. 더구나 로세 자신이 기여한 임상시험의 보고서에 대해 공유를 거부당했다는 건 말도 안 되는 일이다.

그들은 이제 질병을 만들어 약을 판다

앓고 있다는 걸 모를 수 있는 질병은 어떤 걸까? 덴마크 신문에서 재미있는 조사를 실시했다. 덴마크 사람들이 앓고 있는 병을 다룬 기사를 3개월 동안 수집한 결과, 덴마크인이 평균 1인당 2가지 질병을 앓고 있다는 결론에 도달했다.[11] 실제로는 이보다 더 심할 것이다. 기자가 "덴마크 사람들이 앓고 있는"이라고 검색하여, 검색되지 못하고 누락된 질병이 많이 있을 것이기 때문이다. 덴마크가 조사 때마다 세계에서 가장 행복 지수가 높은 국가라고 나오는 이유는 아마도 덴마크인들이 지독하게 아프다는 사실을 자신은 모르기 때문인가 보다.

30만 명이 과민성 방광으로 고통 받고 있다는데, 과민성 방광은 덴마크의 1200만 종 질병 목록에 들어 있지도 않다. 이 30만 명도 포함시켜야 되는 것 아닌가? 사람들에게 소변보는 데 문제가 있냐고 묻지 않음으로써, 그리고 '안식'을 주는 약으로 치료하지 않음으로써 인간의 고통을 줄일 수 있다는 걸 알아서 참 다행이다.

2007년 덴마크제약협회는 로비를 통해, 정기적인 건강 검진이 질병 예방에 도움이 된다고 믿도록 일부 국회의원을 설득하는 데 성공했다. 한 기자가 이것이 약을, 예를 들면 고혈압 약이나 고콜레스테롤 약 등을 더

많이 팔기 위함이 아니냐고 묻자, 협회 대변인은 그렇다고 인정했다.[12]

2011년 새로운 행정부는 정기적인 건강 검진을 약속했다. 나는 보건부 장관과의 면담을 요청해서, 사망 사례 1만 2000건을 포함하는 피험자 총 25만 명의 임상시험 16건에 대한 코크란 체계적 고찰을 막 완료하여 그 결과를 보니 정기 건강 검진이 전체 사망률, 암 사망, 심혈관 사망 모두에 아무런 효과를 나타내지 않았다고 보고했다.[13,14] 우리 동료 중 한 사람은 자신이 덴마크에서 실시해 이제 막 끝낸 대규모 임상시험에서도 효과를 발견하지 못했다고 말했다.[15] 정기 건강 검진은 질병 또는 위험 인자의 더 많은 진단을 이끌어내고, 이는 더 많은 약의 사용과 더 많은 유해반응으로 이어지게 된다. 그러므로 우리가 내린 결론은 확고했다. 정기 건강 검진을 실시해선 안 된다. 장관은 이에 동의했고, 이것이 새로운 행정부가 선거 전의 공약을 근거에 입각하여 어긴 첫 번째 사례라고 말했다. 우리의 체계적 고찰로 수십억 유로의 세금 낭비와 수많은 생고생을 방지할 수 있을 것이다.

무해해 보이는 건강 검진이 야기할 수 있는 비극의 예가 하나 있다. 높은 수입을 올리며 활발히 활동하던 작가가 갑자기 일에 흥미를 잃었다.[16] 그런 날들이 끝나지 않을 것 같고 너무 괴로워서 그 작가는 유일한 탈출구로 자살을 고려할 정도였다. 자신이 늙고 무기력하다는 확신이 들었다. 한 달 후, 갑자기 약 때문일 수 있겠다는 데 생각이 미쳤다. 베타차단제(고혈압, 협심증, 부정맥 치료제ᐟ편집자ᐠ)를 복용하고 있었는데, 의사가 이 약이 우울증을 유발할 수 있다고 말해주는 것을 잊었던 것이다. 작가는 약 복용을 중단하고 나서 원래의 모습을 되찾았다.

거의 대부분의 환자는 자신의 상태가 나빠진 게 복용하고 있는 약 때문일 수 있다고 생각하지 못한다. 안타깝게도, 의사도 새로운 증상을 약의 부작용으로 인식하지 못한다. 그에 따라 그 증상에 대한 또 다른 약을 처방하고, 그런 식으로 약 사용이 계속 늘어날 수 있다.

제약회사와 그들로부터 돈을 받는 의사들은 젊고 건강한 사람도 가만히 내버려두지 않는다. 심혈관계 질환에 대한 유럽연합의 치료지침을 노르웨이의 인구 집단에 적용한 결과, 연구자들은 40세 남성의 86퍼센트가 심혈관계 질환에 걸릴 위험이 높다는 결론에 이르렀다.[17] 아이러니는 노르웨이가 세계 최장수 국가 중 하나라는 것이다. 노르웨이 인구 집단에 대한 또 다른 연구에서는, 전체의 50퍼센트에서 치료가 권장되는 하한선보다 높은 콜레스테롤 농도 또는 혈압이 관찰됐다는 결과가 나온 연령이 24세였다![18]

골다공증도 사정이 비슷하다. 1994년 WHO와 관련 있는 소규모 연구 집단이 정상 골밀도를 젊은 성인 여성의 골밀도로 정의했다.[19] 굉장히 어이없는 일이다. 사실 모든 것이 나이가 들면 안 좋아지기 마련이다. 나이 든 사람은 젊은 여성과 비교하면 온갖 것이 다 비정상일 것이다. 연구진은 완전히 임의로, 골밀도 측정값의 표준편차가 젊은 여성의 골밀도인 2.5보다 작으면 골다공증이라고 정의했다. 그들은 여기서 더 나아가 측정값의 표준편차가 1.0과 2.5 사이이면 골감소증(osteopenia)이라고 정의했다. 이 기준은 역학 연구를 위한 것이었으나, 제약회사들에는 노다지가 됐다. 중년 이상의 여성 인구 중 절반을 '비정상'으로 만들어 버렸기 때문이다. 이 정의가 만들어진 학술 회의 역시 제약회사들이 후원한 것이었으며, 그 사실이 어떤 영향을 미쳤을 것이다.

골밀도 검사는 골반 골절 6건 중 1건만 예측할 수 있을 뿐이다.[20] 하지만 이에 대한 경각심을 불러일으키는 관찰연구에도 불구하고, 골밀도 검사가 치료 여부를 판단하는 데 있어 절대적인 기준이 되고 말았다. 인터넷의 소비자 사이트는 대부분 제약회사들의 후원을 받고 있으며, 거기엔 검사가 우수하여 골절 위험을 예측할 수 있다고 나와 있다. 반면 의료기술평가 기관들은 그 반대로 말한다.[20] 약의 효과는 미미하다. 심지어 골절 위험이 높은 여성에게도 그렇다. 이미 척추 골절을 경험한 여성 100명을 대상으로 약물 치료를 한다고 하면, 아마 1건의 골반 골절을 예방할 수 있을 것이다.[21] '아마'라고 한 이유는, 몇 건의 연구에서 장기 처방이 반대의 효과, 즉 골반 골절 증가를 유발한다는 결과가 나왔기 때문이다.[22.24] 이는 약으로 유도된 새로운 골조직이 자연적으로 형성된 조직과 동일하지 않다는 사실로 설명할 수 있을 것이다.

더구나, 자신의 뼈가 쉽게 부러질 수 있다는 말을 들은 사람들은 운동을 중단할 가능성이 있다. 좋은 생각이 아닌 것이, 운동은 뼈를 강화한다. 내가 아는 어느 여성은 완전히 건강했는데, 합당한 이유도 없이 뼈 검사를 받고는 뼈가 약하다는 말을 들었다. 운동을 굉장히 좋아하는 사람이었는데, 그 말을 듣고는 즉시 중단했다. 넘어져서 뼈가 부러질까 봐 겁이 났던 것이다. 진단 때문에 이미 삶의 질이 떨어진 데다, 골절 위해율도 높아졌다. 운동은 골절을 예방한다. 무작위 배정 임상시험을 통해 검사의 유익성이 위해성보다 크다는 것을 확인하지 않은 채 건강한 사람을 대상으로 검사를 하는 것은 불량 의학이다. 골다공증의 경우가 그렇다. 골다공증 검사에 대한 임상시험은 이루어지지 않았다. 아무도 치료를 받아서는 안 된다고 말하는 게 아니다. 다만 너무 많은 사람들이 치료를 받는다는 이야기다. 제약회사들은 분명 WHO 연구진의 도움에 크게 고마워하고 있을 것이다. 골감소증에 대해서도 약을 판매하고 있는데, 이는 거의 4억 명의 여성을 대상으로 하는 시장이다.

골다공증-골감소증의 어리석은 열기는 많은 농담의 소재가 됐다. 위험해질 위험이 있는 사람도 치료해야 하는가(골감소증이 있는 사람이 나이를 더 먹으면 임의적인 기준를 넘어 골다공증으로 진단될 수 있으므로) 같은 농담 말이다.[19] 내 동료 하나는 휴가를 맞아 스키를 타러 가면서 자신은 이제 전(前)골절 환자라고 했다.

또 다른 농담은, 유감스럽게도 진지하게 받아들이게 됐는데, 전(前)고혈압(pre-hypertension)에 대한 학회가 열린다는 것이다. 이완기 혈압이

80mmHg가 넘으면 전고혈압이라고 부른다. 끔찍한 점은, 미국심장협회에서 아동에 대한 고혈압 검사를 3세부터 권장한다는 사실이다.[25] 하지만 정기 건강 검진에 대한 코크란 체계적 고찰을 통해 고혈압 검사가 (어떤 연령에서건) 이롭지 않다는 것을 이미 밝힌 바 있다.[13,14]

전당뇨병(prediabetes)도 있다. 건강한 사람들에게 혈당강하제(glucose-lowering drug)를 처방하면 당뇨병 발생 위험을 낮출 수 있다는 걸 입증하기 위한 임상시험이 실시됐다.[26] 이건 기막힌 농담이다. 당뇨병 진단은 혈당 수치를 바탕으로 하므로, 임상시험을 실시할 필요조차 없다. 이미 결과가 일종의 간접 증거로 나와 있기 때문이다. 약물 처방을 중단하면 바로 당뇨 발생률에 차이가 없어진다. 약에 아무런 예방 효과가 없는 것이다. 이 모든 짓은 로시글리타존 같은 혈당강하제의 판매를 부채질하기 위한 것이었다. 로시글리타존을 시험약으로 사용해서 이루어진 이런 예방 효과에 대한 임상시험의 이름은 DREAM 임상시험이었다.[26] 그 꿈(DREAM)은 악몽이며, 이 약은 사람을 사망에 이르게 한다. 더 생각해 볼 점은, 어떻게 건강한 사람들을 찾아 치료를 시작할 것인가이다. 검사 없이는 불가능한데, 정기 건강 검진에 대한 코크란 체계적 고찰에 따르면, 당뇨 검사 역시 효과가 없다. 이환율과 사망률을 감소시키지 않는다.[13,14]

건강한 사람들을 설득하여 가지지 않은 병에 대한 필요없는 약을 먹게 하는 것은 아주 쉬운 일이다. 호주의 예술가 저스틴 쿠퍼(Justine Cooper)가 정말 재밌는 속임수를 꾸며내[27] 유튜브(YouTube)에 올려두었다.[28] 이 영상은 하비돌(Havidol, '모두 가지다(have it all)'라는 뜻 옮긴이)이라는 약의 텔레비전 광고처럼 보인다. 약의 성분명은 아바파인타임염산염(avafynetyme HCl, avafynetyme은 '좋은 시간 보내세요(have a fine time)'라는 뜻 옮긴이)이다. 하비돌은 불쾌사회적주의력소비결핍불안장애(Dysphoric Social Attention Consumption Deficit Anxiety Disorder, DSACDAD)가 있는 사람에게 효과가 있다. 하루 종일 쇼핑을 한 후 공허한 느낌이 드는가? 오래된 물건보다 새로운 물건이 좋은가? 자신이 남보다 가진 게 많을 때 인생이 더 나아진 기분이 드는가? 그렇다면 이 장애를 의심해 봐야 한다. 전체 성인 인구의 50퍼센트 이상이 이 장애를 앓고 있다. 광고를 보면 하비돌은 무기한 복용해야 하며, 부작용으로는 비범한 사고력, 윤기 있는 피부, 성적 절정감의 현저한 연장, 다른 생물종과의 의사소통 능력, 미소 지속이 있다.

"의사와 상의하십시오."

이것을 진짜로 믿고 공황이나 불안 장애, 우울증 웹사이트에 이 광고를 공유한 사람들도 있었다.

이것보다 더 재밌는 유튜브 영상에는[29] 앨런 커셀스(Alan Cassels)와 함께 『질병판매학』을 쓴 언론인 레이 모이니헌(Ray Moynihan)이 환자로 등장한다.[27] 동기결핍장애(Motivational Deficiency Disorder)라는 새로운 유행병에 대한 것인데, 이 병은 2006년 4월 1일자《영국의학저널》에서 처음 거론됐다.[30] 하비돌처럼, 이것도 진짜로 믿은 사람들이 있었다. 경증일 때는, 사람들이 해변에 하염없이 누워 있거나 아침에 침대에서 일어나지 못한다. 심각한 중증의 경우는 치명적인데, 환자가 숨 쉴 동기마저 잃어버리기 때문이다. 모이니헌은 "나는 평생 동안 게으르다는 말을 들었습니다. 이제는 그게 병이란 걸 알았죠."라고 말한다. 치료제는 인돌번트(Indolebant, '빈둥거림'이라는 뜻 옮긴이)이며, 이 분야의 최고 권위자인 신경과학자 레스 아고(Leth Argos, 무기력이라는 뜻의 'lethargy'에서 따온 이름 옮긴이)는 환자의 아내가 전화를 걸어 감동의 눈물을 흘렸다는 이야기를 한다. 인돌번트를 복용한 후, 남편이 잔디를 깎고, 지붕의 홈통을 고치고, 전기세도 냈다는 것이다. 불과 일주일 만에.

거대 제약회사의 말로 이 책의 마지막을 장식할까 한다. 마지막으로 한 번 더 웃을 수 있을 것이다. 영국제약협회 회장 스티븐 화이트헤드(Stephen

Whitehead)가 2012년 10월 제약업계를 비판하는 기사에 대한 응답으로 《영국의학저널》에 기고한 글이다. 전문을 그대로 싣는다.[31]

　　매카트니(McCartney)는 제약업계에 대해 사실과 다른 몇 가지 주장을 한다. 먼저, 환자 단체와 제약회사들 사이의 금전적 관계는 '불투명'해서 이것이 독립적인 학술 연구의 전반적인 활동에 부당한 영향력을 미친다고 한다. 하지만 사실 영국제약협회의 영업규범에서는 소속 기업들이 공익 단체와의 금융 거래 내역과 그 관계의 성격을 공개하라고 요구하고 있다. 이런 의무 사항을 준수하지 않으면, 독립적인 규범 관리 조직인 처방약영업규범관리국(Prescription Medicines Code of Practice Authority)의 제제를 받는다. 환자 단체 역시 스스로의 독립성을 지키고 환자들을 위해 진정으로 헌신한다. 이들은 일체의 해로운 외부 영향에 강하게 저항한다.

　　두 번째로, 영업사원은 실제로 임상의들과 관계를 맺으려 노력하는데, 이는 최신 치료법 교육을 위함이다. 여기엔 엄격한 수행 규칙이 존재한다. 임상의들이 혁신적인 신약에 대해 배우고, 이 약들이 환자에게 적합한지 스스로 판단할 기회를 갖는 것이 중요하다고 본다.

　　마지막으로, 제약업계와 포괄적인 보건의료계 사이의 협력과 파트너십은, 부정적인 선입견에도 불구하고, 큰 가치가 있다. 함께 일함으로써 보건 지표를 개선하고, 혁신을 추진할 수 있으며, 국립의료보험(NHS)의 시간과 돈을 절약할 수 있다. 협력은 환자의 필요를 상업적 이익보다 우위에 두는 엄격한 지침 하에 진행되어야 하며, 실제로 그렇게 되고 있다. 이러한 긴밀한 협력 관계로의 지향은 제약회사들에 의한 것이 아니라 모든 보건의료 이해당사자에 의한 것이다. 올해 초 보건부와 왕립의과대학들을 포함한 다양한 주체가 환자를 위한 생명과학 부문 파트너십의 협력 원칙을 승인했다.

　　제약업계를 비판하는 것이 시류일 수는 있다. 그러나 사람들이 보다 건강한 삶을 사는 데 기여한 훌륭한 업적을 속단해서는 안 될 것이다.

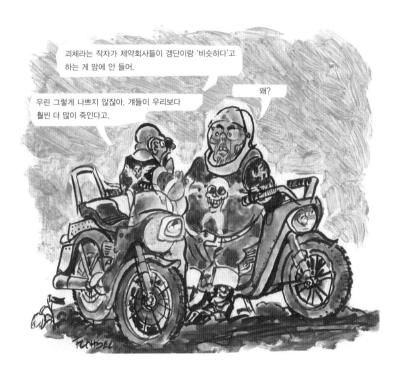

제약업계 고위층의 반어법 수준이 정말 대단하다. 습관적으로 법을 어겨 조직범죄나 다름없는 지경이며, 그로써 수많은 무고한 사람들의 목숨을 앗아간 최악의 업계에 대한 만병통치의 해결책으로 말하는 것이 고작 영업규범, 엄격한 규칙, 엄격한 지침이다! 이건 '가짜 해법'일 뿐 아니라, 최악의 '농담'이다. 2013년 1월 파리에서 열린 《프리스크리》회의에서 제약업계에 만연한 범죄행위에 대한 강연을 한 후,[32] [아미앵 대학병원의 저명한 보건 전문가] 알랭 브라이용(Alain Braillon)과 이야기를 나누었다. 브라이용은 이 책을 카툰으로 마무리하도록 내게 영감을 주었다.

약은 제약회사가
판매하는 '상품'일 뿐!

"미국과 유럽에서, 약은 심장 질환과 암에 이어 주요 사망 원인 3위이다."

책 본문 첫 페이지에 나오는 문장입니다. 약물 오남용에 대한 책인가 싶지만, 책의 마지막에 이 문장이 다시 나올 즈음엔 전혀 다른 이야기라는 것을 이해하게 됩니다. 제약회사에서 의약품의 심각한 부작용을 은폐하고 축소한 결과인 것입니다.

대부분의 평범한 환자는 약에 문제가 있을 수 있다는 데에는 생각이 미치지 못합니다. 약은 당연히 제대로 만들어졌을 것이며, 그렇지 않은 약이라면 의사가 처방해 줄 리 없다는 막연한 믿음을 가진 경우가 대부분일 것입니다(제가 그랬습니다.).

그러나 의사이자 의학 연구자인 저자가 밝힌 진실은 충격적입니다. 저자는 연구자로서의 전문성과 경험으로 무장하고, 풍부하고 구체적인 사례를 제시하며 제약회사가 의사와 환자를 속여 돈을 버는 과정을 소상히 밝힙니다. 약의 효과와 부작용을 검증하는 임상시험이 제약회사에 의해 이루어지면서 수많은 부정이 끼어듭니다. 이를 통해 약의 효과를 과장하고 부작용을 축소하여 약을 환자에게 처방하는 의사들을 오도합니다.

제약회사에서 의사들에게 불법 리베이트를 제공했다가 적발된 사례는 언론에서 많이 다룬 바 있습니다. 그러나 FDA와 같은 당국의 승인을 거친, 의사의 처방을 통해 수많은 환자가 이미 복용하고 있는 약 자체에 문제가 있을 수 있다는 인식은 별로 없습니다. 그런데 이 책에서는 제약회사에서 신약을 개발하는 목적부터가 꼭 필요한 약을 세상에 내놓기 위해서가 아니라 이윤을 추구하기 위함이며, 그에 따라 이미 있는 약과 비슷비슷한(그리고 대개는 오히려 그보다 못한) 약을 만들어 신약이라며 더 비싸게 판다고 말합니다. 그러기 위해 제약회사는 연구개발 대신 마케팅에 엄청난 돈을 쏟아부으며, 이런 마케팅 노력에는 의사들을 대상으로 한 뇌물성 불법 리베이트까지 포함되어 있습니다.

의약품 규제당국도 제약회사들의 손아귀 안에 있습니다. 부정한 방법을 동원하여 벌어들인 막대한 부가 제약회사를 전능하게 만든 것입니다. 제약회사는 이런 현상에 문제를 제기하는 사람들은 온갖 방법으로 괴롭힙니다.

이런 사실들을 바탕으로 저자는 제약회사의 사업 모델이 조직범죄와 다르지 않다고 말합니다. 《영국의학저널》의 편집장이었던 리처드 스미스는 「머리말」에서 이런 과격한 비유 때문에 독자들이 이 책을 외면할까 봐 우려를 표하며, 저자의 말에 귀 기울여 보기를 당부하고 있습니다.

의사의 처방에 따라 약을 구매할 수밖에 없는 힘없는 환자이자, 매달 책정된 건강보험료를 꼬박꼬박 납부하는 평범한 시민인 독자들은 이 책을 다 읽고 나면 좌절감과 함께 '모르는 게 약(!)'이라는 속담이 떠오를지 모릅니다. '약'이라는 우리말은 'drug'이라는 영어와 달리, 보다 포괄적으로 사람에게 이로운 무언가를 의미하는 것 같은 느낌을 줍니다(위의 속담을 봐도 그렇지요.).

그러나 이 책을 읽고 난 후에는 좀 더 냉철한 시선으로, 약을 제약회사에서 만들어 판매하는 '상품'으로 바라볼 수 있게 될 것입니다.

2017년 8월

윤소하

1장

1   Tobacco companies expand their epidemic of death. *Lancet*. 2011; 377: 528.

2   Diethelm PA, Rielle JC, McKee M. The whole truth and nothing but the truth? The research that Philip Morris did not want you to see. *Lancet*. 2005; 366: 86–92.

3   Tanne JH. Drug advertisements in US paint a 'black and white scenario'. *BMJ*. 2007; 334: 279.

4   Braithwaite J. *Corporate Crime in the Pharmaceutical Industry*. London: Routledge & Kegan Paul; 1984.

5   Almashat S, Preston C, Waterman T, *et al*. Rapidly increasing criminal and civil monetary penalties against the pharmaczeutical industry: 1991 to 2010. *Public Citizen*. 2010 Dec 16.

6   Straarup B. [Good treatment – then hotels are no. 1]. *Berlingske Tidende*. 2005 Nov 25.

7   Harris G. Drug makers seek to mend their fractured image. *New York Times*. 2004; July 8.

8   Brody H. *Hooked: ethics, the medical profession, and the pharmaceutical industry*. Lanham: Rowman & Littlefield; 2008.

2장

1   Bjelakovic G, Nikolova D, Gluud LL, *et al*. Antioxidant supplements for prevention of mortality in healthy participants and patients with various diseases. *Cochrane Database Syst Rev*. 2008; 2: CD007176.

2   Knaus H. Corporate profile, Ciba Geigy: pushing pills and pesticides. *Multinational Monitor*. 1993. Available online at: http://multinationalmonitor.org/hyper/issues/1993/04/mm0493_11.

html (accessed 10 July 2012).

3   Dunne M, Flood M, Herxheimer A. Clioquinol: availability and instructions for use. *J Antimicrob Chemother*. 1976; 2: 21–9.

4   Hansson O. *Arzneimittel-Multis und der SMON-Skandal*. Berlin: Arzneimittel-Informations-Dienst GmbH; 1979.

5   Hench PS, Kendall EC, Slocumb CH, *et al.* The effect of a hormone of the adrenal cortex (17-hydroxy-11-dehydrocorticosterone; compound E) and of pituitary adrenocorticotropic hormone on rheumatoid arthritis. *Proc Staff Meet Mayo Clin*. 1949; 24: 181–97.

6   Pearce N. *Adverse Reactions: the fenoterol story*. Auckland: Auckland University Press; 2007.

7   Gøtzsche PC. *Mammography Screening: truth, lies and controversy*. London: Radcliffe Publishing; 2012.

8   Michaels D. *Doubt is their Product*. Oxford: Oxford University Press; 2008.

9   Smith SM, SchroederK, Fahey T. Over-the-counter (OTC) medications for acute cough in children and adults in ambulatory settings. *Cochrane Database Syst Rev*. 2008; 1: CD001831.

10 Tomerak AAT, Vyas HHV, Lakhanpaul M, *et al.* Inhaled beta2-agonists for non-specific chronic cough in children. *Cochrane Database Syst Rev*. 2005; 3: CD005373.

11 Wilkinson EAJ, Hawke CC. Oral zinc for arterial and venous leg ulcers. *Cochrane Database Syst Rev*. 1998; 4: CD001273 (updated in 2010).

12 Husain SL. Oral zinc sulphate in leg ulcers. *Lancet*. 1969; 1: 1069–71.

13 Andersen LA, Gøtzsche PC. Naproxen and aspirin in acute musculoskeletal disorders: a double-blind, parallel study in sportsmen. *Pharmatherapeutica*. 1984; 3: 535–41.

14 Jørgensen FR, Gøtzsche PC, Hein P, *et al.* [Naproxen (Naprosyn) and mobilization in the treatment of acute ankle sprains]. *Ugeskr Læger*. 1986; 148: 1266–8.

15 Allen C, Glasziou P, Del Mar C. Bed rest: a potentially harmful treatment needing more careful evaluation. *Lancet*. 1999; 354: 1229–33.

16 Gøtzsche PC. Bias in double-blind trials. *Dan Med Bull*. 1990; 37: 329–36.

17 Gøtzsche PC. Sensitivity of effect variables in rheumatoid arthritis: a meta-analysis of 130 placebo controlled NSAID trials. *J Clin Epidemiol*. 1990; 43: 1313–18.

18 Gøtzsche PC. Review of dose-response studies of NSAIDs in rheumatoid arthritis. *Dan Med Bull*. 1989; 36: 395–9.

19 Lopez BL, Flenders P, Davis-Moon L. Clinically significant differences in the visual analog pain scale in acute vasoocclusive sickle cell crisis. *Hemoglobin*. 2007; 31: 427–32.

20 Gøtzsche PC. Non-steroidal anti-inflammatory drugs. *Clinical Evidence*. 2004; 12: 1702–10.

21 Rost P. *The Whistleblower: confessions of a healthcare hitman*. New York: Soft Skull Press; 2006.

22 Abraham J. *Science, Politics and the Pharmaceutical Industry*. London: UCL Press; 1995.

23 Henry D, Lim LL, Garcia Rodriguez LA, *et al.* Variability in risk of gastrointestinal complications with individual non-steroidal anti-inflammatory drugs: results of a collaborative meta-analysis. *BMJ.* 1996; 312: 1563–6.

24 Virapen J. *Side Effects: death.* College Station: Virtualbookworm.com Publishing; 2010.

25 Joyce C, Lesser F. Opren deaths kept secret, admits Lilly. *New Sci.* 1985; 107: 15–16.

26 Cotter J. New restrictions on celecoxib (Celebrex) use and the withdrawal of valdecoxib (Bextra). *CMAJ.* 2005; 172: 1299.

3장

1 Available online at: http://en.wikiquote.org/wiki/William_Osler (accessed 30 August 2012).

2 Kelton E. More drug companies to pay billions for fraud, join the 'dishonor roll' after Abbott settlement. *Forbes.* 2012 May 10.

3 *PhRMA Code on Interactions with Healthcare Professionals – Signatory Companies.* Available online at: www.phrma.org/sites/default/files/108/signatory_companies_phrma_code_061112.pdf (accessed 25 June 2012).

4 Advertisement for Philip Morris International. *Berlingske.* 2004 Mar 14.

5 Rost P. *The Whistleblower: confessions of a healthcare hitman.* New York: Soft Skull Press; 2006.

6 Rockoff JD, Matthews CM. Pfizer settles federal bribery investigation. *Wall Street Journal.* 2012 Aug 7.

7 Reuters. *Factbox – The 20 largest pharmaceutical companies.* 2010 Mar 26.

8 Corporate Crime in the '90s: the top 100 corporate criminals of the 1990s. *Multinational Monitor.* 1999 July/August; 20(7, 8).

9 Barboza D. Tearing down the facade of 'Vitamins Inc.'. *New York Times.* 1999 Oct 10.

10 *F. Hoffmann-La Roche and BASF Agree to Pay Record Criminal Fines for Participating in International Vitamin Cartel.* US Department of Justice. 1999 May 20.

11 Mathiason N. Blowing the final whistle. *The Guardian.* 2001 Nov 25.

12 Braithwaite J. *Corporate Crime in the Pharmaceutical Industry.* London: Routledge & Kegan Paul; 1984.

13 Bobst EH. *Bobst: the autobiography of a pharmaceutical pioneer.* New York: David McKay Company; 1973.

14 Bruun K. International drug control and the pharmaceutical industry. In: Cooperstock R, editor. *Social Aspects of the Medical Use of Psychotropic Drugs.* Toronto: Addiction Research Foundation of Ontario. Papers presented at the International Symposium on Alcohol and Drug Research; 1973. Department of National Health and Welfare; 1974.

15 Nielsen M, Hansen EH, Gøtzsche PC. What is the difference between dependence and withdrawal reactions? A comparison of benzodiazepines and selective serotonin re-uptake inhibitors. *Addiction.* 2012; 107: 900–8.

16 Healy D. *Let Them Eat Prozac.* New York: New York University Press; 2004.

17 House of Commons Health Committee. *The Influence of the Pharmaceutical Industry. Fourth Report of Session 2004–05.* Available online at: www.publications.parliament.uk/pa/cm200405/cmselect/cmhealth/42/42.pdf (accessed 26 April 2005).

18 Abramson J. *Overdo$ed America: the broken promise of American medicine.* New York: Harper-Collins; 2004.

19 Angell M. *The Truth about the Drug Companies: how they deceive us and what to do about it.* New York: Random House; 2004.

20 Kassirer JP. *On the Take: how medicine's complicity with big business can endanger your health.* Oxford: Oxford University Press; 2005.

21 Mundy A. *Dispensing with the Truth.* New York: St. Martin's Press; 2001.

22 Petersen M. *Our Daily Meds.* New York: Sarah Crichton Books; 2008.

23 Gøtzsche PC. Big pharma often commits corporate crime, and this must be stopped. *BMJ.* 2012; 345: e8462.

24 Gøtzsche PC. Corporate crime in the pharmaceutical industry is common, serious and repetitive. Available online at: www.cochrane.dk/research/corporatecrime/Corporate-crime-long-version. pdf (accessed 20 December 2012).

25 Pfizer agrees record fraud fine. BBC News. 2009 Sept 2.

26 Tanne JH. Pfizer pays record fine for off-label promotion of four drugs. *BMJ.* 2009; 339: b3657.

27 Evans D. Big pharma's crime spree. *Bloomberg Markets.* 2009 Dec: 72–86.

28 United States Department of Justice. *Novartis Pharmaceuticals Corp. to Pay More than $420 million to Resolve Off-Label Promotion and Kickback Allegations.* 2010 Sept 30.

29 SourceWatch. *Sanofi-Aventis.* 2011 Jan 23. Available online at: www.sourcewatch.org/index.php?title=Sanofi-Aventis (accessed 19 June 2012).

30 Aventis to pay $95 million to settle fraud charge. AFP. 2009 May 28.

31 Rabiner S. Glaxo $3B fine largest healthcare fraud settlement in history? *FindLaw.* 2011 Nov 10.

32 United States Department of Justice. *GlaxoSmithKline to Plead Guilty and Pay $3 billion to Resolve Fraud Allegations and Failure to Report Safety Data.* 2012 July 2.

33 Thomas K, Schmidt MS. Glaxo agrees to pay $3 billion in fraud settlement. *New York Times.* 2012 July 2.

34 Wilson D. Ex-Glaxo executive is charged in drug fraud. *New York Times.* 2010 Nov 9.

35 Khan H, Thomas P. Drug giant AstraZeneca to pay $520 million to settle fraud case. ABC

News. 2010 April 27.

36 Tanne JH. AstraZeneca pays $520m fine for off-label marketing. *BMJ*. 2010; 340: c2380.

37 Doshi P. Neuraminidase inhibitors: the story behind the Cochrane review. *BMJ*. 2009; 339: b5164.

38 Cohen D. Complications: tracking down the data on oseltamivir. *BMJ*. 2009; 339: b5387.

39 Cohen D, Carter P. WHO and the pandemic flu 'conspiracies'. *BMJ*. 2012; 340: c2912.

40 Willman D. Relenza: official asks if one day less of flu is worth it. *Los Angeles Times*. 2000 Dec 20.

41 Epstein H. Flu warning: beware the drug companies! *New York Review of Books*. 2001 Apr 11.

42 Jefferson T, Jones MA, Doshi P, *et al*. Neuraminidase inhibitors for preventing and treating influenza in healthy adults and children. *Cochrane Database Syst Rev*. 2012; 1: CD008965.

43 Rennie D. Guarding the guardians: a conference on editorial peer review. *JAMA*. 1986; 256: 2391–2.

44 Doshi P, Jefferson T, Del Mar C. The imperative to share clinical study reports: recommendations from the Tamiflu experience. *PLoS Med*. 2012; 9: e1001201.

45 O'Dowd A. Response to swine flu was 'unjustified', says Council of Europe. *BMJ*. 2012; 340: c3033.

46 Gøtzsche PC. European governments should sue Roche and prescribers should boycott its drugs. *BMJ*. 2012; 345: e7689.

47 Cohen D. Search for evidence goes on. *BMJ*. 2012; 344: e458.

48 Ark. judge fines Johnson & Johnson more than $1.1B in Risperdal case. CBS/AP. 2012 April 11.

49 Harris G. Research center tied to drug company. *New York Times*. 2008 Nov 25.

50 Kelton E. J&J needs a cure: new CEO allegedly had links to fraud. *Forbes*. 2012 17 April.

51 Silverman E. Merck to pay $670 million over Medicaid fraud. *Pharmalot*. 2008 Feb 7.

52 Reuters. The largest pharma fraud whistleblower case in U.S. history totaling $1.4 billion. 2009 Jan 15.

53 Anonymous. Abbott Labs to pay $1.5 billion more for Medicaid fraud. 2012 May 8. Available online at: http://somd.com/news/headlines/2012/15451.shtml (accessed 19 June 2012).

54 Roehr B. Abbott pays $1.6bn for promoting off label use of valproic acid. *BMJ*. 2012; 344: e3343.

55 Barnes K. Sanofi slammed by FDA over failure to act on Ketek fraud. *Outsourcing*. 2007 Oct 25.

56 Ross DB. The FDA and the case of Ketek. *N Engl J Med*. 2007; 356: 1601–4.

57 Soreth J, Cox E, Kweder S, *et al*. Ketek – the FDA perspective. *N Engl J Med*. 2007; 356: 1675–6.

58 Ketek Official FDA information, side effects and uses. Available online at: www.drugs.com/pro/ ketek.html (accessed 18 Nov 2012).

59 Russell J. Johnson & Johnson feels pain of $75m bribery fines. *The Telegraph*. 2011 9 April.

60 Pringle E. Eli Lilly hides data: Zyprexa, Evista, Prozac risk. *Conspiracy Planet*. Available online at: www.conspiracyplanet.com/channel.cfm?channelid=55&contentid=4181&page=2 (accessed 28 June 2012).

61 Clinard MB, Yeager PC. *Corporate Crime*. New Brunswick: Transaction Publishers; 2006.

62 Harris G. As doctors write prescriptions, drug company writes a check. *New York Times*. 2004 June 27.

63 Lane C. Bad medicine: GlaxoSmithKline's fraud and gross negligence. *Psychology Today*. 2011 Jan 7.

64 Silverman E. Glaxo to pay $750M for manufacturing fraud. Pharmalot. 2010 Oct 26.

65 Wikipedia. GlaxoSmithKline. Available online at: http://en.wikipedia.org/wiki/GlaxoSmith Kline (accessed 20 June 2012).

66 Carpenter G. Italian doctors face charges over GSK incentive scheme. Over 4000 doctors are alleged to have received cash, gifts, and prizes to encourage them to prescribe GSK products. *Lancet*. 2004; 363: 1873.

67 Company news; drug maker agrees to pay $175 million in lawsuit. *New York Times*. 2004 Feb 7.

68 Prescription generics & patent management. *Strategies in the Pharmaceutical Industry 2004*. 2004 Nov 29.

69 Relman AS, Angell M. America's other drug problem: how the drug industry distorts medicine and politics. *The New Republic*. 2002 Dec 16: 27–41.

70 Jack A. Legal tactics to delay launch of generic drugs cost Europe €3bn. *BMJ*. 2008; 337: 1311.

71 Tanne JH. Bristol-Myers Squibb made to pay $515 m to settle US law suits. *BMJ*. 2007; 335: 742–3.

72 Anonymous. Bristol-Myers will settle antitrust charges by U.S. *New York Times*. 2003 March 8.

73 Avorn J. *Powerful Medicines: the benefits, risks, and costs of prescription drugs*. New York: Vintage Books; 2005.

74 European Commission. *Antitrust: Commission fines Lundbeck and other pharma companies for delaying market entry of generic medicines*. Press release. 2013 June 19.

75 Abelson R. Whistle-blower suit says device maker generously rewards doctors. *New York Times*. 2006 Jan 24.

76 Poses RM. Medtronic settles, yet again. Blog post. *Health Care Renewal*. 2011 Dec 15. Available online at: http://hcrenewal.blogspot.co.nz/2011/12/medtronic-settles-yet-again.html (accessed 10 July 2013).

77 Tanne JH. US companies are fined for payments to surgeons. *BMJ*. 2007; 335: 1065.

78 Harris G, Pear R. Drug maker's efforts to compete in lucrative insulin market are under

scrutiny. *New York Times*. 2006 Jan 28.

79   Abelson R. How Schering manipulated drug prices and Medicaid. *New York Times*. 2004 July 31.

80   Harris G. Drug makers settled 7 suits by whistle-blowers, group says. *New York Times*. 2003 Nov 6.

81   OxyContin's deception costs firm $634M. CBS News. 2007 May 10.

82   Zee A van. The promotion and marketing of OxyContin: commercial triumph, public health tragedy. *Am J Publ Health*. 2009; 99: 221–7.

83   Wordsworth M. Deadly epidemic fears over common painkiller. ABC News. 2012 Nov 14.

84   Kendall B. Court backs crackdown on drug officials. *Wall Street Journal*. 2010 July 27.

85   Tansey B. Huge penalty in drug fraud: Pfizer settles felony case in Neurontin off-label promotion. *San Francisco Chronicle*. 2004 May 14.

86   Collier J. Big pharma and the UK government. *Lancet*. 2006; 367: 97–8.

87   Ferner RE. The influence of big pharma. *BMJ*. 2005; 330: 857–8.

88   Smith R. Curbing the influence of the drug industry: a British view. *PLoS Med*. 2005; 2: e241.

89   Moynihan R. Officials reject claims of drug industry's influence. *BMJ*. 2004; 329: 641.

90   Goldacre B. *Bad Pharma*. London: Fourth Estate; 2012.

91   Free Online Law Dictionary. Organized crime. Available online at: http://legal-dictionary. thefreedictionary.com/Organized+Crime (accessed 2 December 2012).

92   *Peter Rost*. Blog. Available online at: http://peterrost.blogspot.dk (accessed 26 June 2012).

93   Almashat S, Preston C, Waterman T, *et al*. Rapidly increasing criminal and civil monetary penalties against the pharmaceutical industry: 1991 to 2010. *Public Citizen*. 2010 Dec 16.

94   Almashat S, Wolfe S. Pharmaceutical industry criminal and civil penalties: an update. *Public Citizen*. 2012 Sept 27.

4장

1   Arroll B, Elley CR, Fishman T, *et al*. Antidepressants versus placebo for depression in primary care. *Cochrane Database Syst Rev*. 2009; 3: CD007954.

2   Hróbjartsson A, Gøtzsche PC. Is the placebo powerless? An analysis of clinical trials comparing placebo with no treatment. *N Engl J Med*. 2001; 344: 1594–602.

3   Hróbjartsson A, Gøtzsche PC. Placebo interventions for all clinical conditions. *Cochrane Database Syst Rev*. 2010; 1: CD003974.

4   Blumenthal DS, Burke R, Shapiro AK. The validity of 'identical matching placebos'. *Arch Gen Psychiatry*. 1974; 31: 214–15.

5   Gøtzsche PC. Believability of relative risks and odds ratios in abstracts: cross-sectional study.

BMJ. 2006; 333: 231–4.

6   Hróbjartsson A, Thomsen AS, Emanuelsson F, *et al.* Observer bias in randomised clinical trials with binary outcomes: systematic review of trials with both blinded and non-blinded outcome assessors. *BMJ.* 2012; 344: e1119.

7   Angell M. *The Truth about the Drug Companies: how they deceive us and what to do about it.* New York: Random House; 2004.

8   Moynihan R, Cassels A. *Selling Sickness: how the world's biggest pharmaceutical companies are turning us all into patients.* New York: Nation Books; 2005.

9   Healy D. *Let Them Eat Prozac.* New York: New York University Press; 2004.

10   Randomised trial of cholesterol lowering in 4444 patients with coronary heart disease: the Scandinavian Simvastatin Survival Study (4S). *Lancet.* 1994; 344: 1383–9.

11   Stead LF, Bergson G, Lancaster T. Physician advice for smoking cessation. *Cochrane Database Syst Rev.* 2008; 2: CD000165.

12   Taylor F, Ward K, Moore THM, et al. Statins for the primary prevention of cardiovascular disease. *Cochrane Database Syst Rev.* 2011; 1: CD004816.

13   Golomb BA, Evans MA, Dimsdale JE, *et al.* Effects of statins on energy and fatigue with exertion: results from a randomized controlled trial. *Arch Intern Med.* 2012; 172: 1180–2.

14   Moncrieff J, Wessely S, Hardy R. Active placebos versus antidepressants for depression. *Cochrane Database Syst Rev.* 2004; 1: CD003012.

15   Boyd R. A view from the man in the seat opposite. *BMJ.* 1998; 317: 410.

16   Villesen K, Rottbøll E. [Drug industry blocks free research]. *Information.* 2012 Feb 3.

17   The tightening grip of big pharma. *Lancet.* 2001; 357: 1141.

5장

1   Boseley S. Scandal of scientists who take money for papers ghostwritten by drug companies. *The Guardian.* 2002 Feb 7.

2   Vandenbroucke JP. Without new rules for industry-sponsored research, science will cease to exist. *BMJ.* 2005 Dec 14.

3   McHenry L. Biomedical research and corporate interests: a question of academic freedom. *Mens Sana Monographs.* 2008 Jan 1.

4   Brynner R, Stephens T. *Dark Remedy: the impact of thalidomide and its revival as a vital medicine.* New York: Perseus Publishing; 2001.

5   Avorn J. *Powerful Medicines: the benefits, risks, and costs of prescription drugs.* New York: Vintage Books; 2005.

6   Medawar C, Hardon A. *Medicines out of Control? Antidepressants and the conspiracy of goodwill.* Netherlands: Aksant Academic Publishers; 2004.

7   Kassirer JP. *On the Take: how medicine's complicity with big business can endanger your health.* Oxford: Oxford University Press; 2005.

8   Wiviott SD, Braunwald E, McCabe CH, *et al.* Prasugrel versus clopidogrel in patients with acute coronary syndromes. *N Engl J Med.* 2007; 357: 2001–15.

9   Home PD, Pocock SJ, Beck-Nielsen H, *et al.* Rosiglitazone evaluated for cardiovascular outcomes – an interim analysis. *N Engl J Med.* 2007; 357: 28–38.

10   Wallentin L, Becker RC, Budaj A, *et al.* Ticagrelor versus clopidogrel in patients with acute coronary syndromes. *N Engl J Med.* 2009; 361: 1045–57.

11   Serebruany VL, Atar D. Viewpoint: Central adjudication of myocardial infarction in outcome-driven clinical trials – common patterns in TRITON, RECORD, and PLATO? *Thromb Haemost.* 2012; 108: 412–14.

12   Davidoff F, DeAngelis CD, Drazen JM, *et al.* Sponsorship, authorship, and accountability. *JAMA.* 2001; 286: 1232–4.

13   Nordic Medical Research Councils' HIV Therapy Group. Double-blind dose-response study of zidovudine in AIDS and advanced HIV infection. *BMJ.* 1992; 304: 13–17.

14   Gerstoft J, Melander H, Bruun JN, *et al.* Alternating treatment with didanosine and zidovudine versus either drug alone for the treatment of advanced HIV infection: the ALTER study. *Scand J Infect Dis.* 1997; 29: 121–8.

15   Gøtzsche PC, Hróbjartsson A, Johansen HK, *et al.* Constraints on publication rights in industry- initiated clinical trials. *JAMA.* 2006; 295: 1645–6.

16   Bassler D, Briel M, Montori VM, *et al.* Stopping randomized trials early for benefit and estimation of treatment effects: systematic review and meta-regression analysis. *JAMA.* 2010; 303: 1180–7.

17   Schulman KA, Seils DM, Timbie JW, *et al.* A national survey of provisions in clinical-trial agreements between medical schools and industry sponsors. *N Engl J Med.* 2002; 347: 1335–41.

18   Mello MM, Clarridge BR, Studdert DM. Academic medical centers standards for clinical-trial agreements with industry. *N Engl J Med.* 2005; 352: 2202–10.

19   Meier B. Contracts keep drug research out of reach. *New York Times.* 2004 Nov 29.

20   Steinbrook R. Gag clauses in clinical-trial agreements. *N Engl J Med.* 2005; 352: 2160–2.

21   Bekelman JE, Li Y, Gross CP. Scope and impact of financial conflicts of interest in biomedical research: a systematic review. *JAMA.* 2003; 289: 454–65.

22   Statistics from the EudraCT database. EMEA/363785/2005.

23   Relman AS, Angell M. America's other drug problem: how the drug industry distorts medicine

and politics. *The New Republic*. 2002 Dec 16: 27–41.

24 Department of Health and Human Services, Office of Inspector General. *Recruiting Human Subjects: pressures in industry-sponsored clinical research*. June 2000, OEI-01-97-00195 (accessed 18 February 2008).

25 Cuatrecasas P. Drug discovery in jeopardy. *J Clin Invest*. 2006; 116: 2837–42.

26 Werkö L. [It is always about the life] [Swedish]. Helsingborg: AB Boktryck; 2000.

27 Boseley S. Junket time in Munich for the medical profession – and it's all on the drug firms. *The Guardian*. 2004 Oct 5.

28 Gagnon M-A. *The Nature of Capital in the Knowledge-Based Economy: the case of the global pharmaceutical industry* [dissertation]. Toronto: York University; May 2009.

29 Angell M. *The Truth about the Drug Companies: how they deceive us and what to do about it*. New York: Random House; 2004.

30 Elliott C. The drug pushers. *The Atlantic Monthly*. 2006 April.

31 Marcovitch H. Editors, publishers, impact factors, and reprint income. *PLoS Med*. 2010; 7: e1000355.

32 Bodenheimer T. Uneasy alliance – clinical investigators and the pharmaceutical industry. *N Engl J Med*. 2000; 342: 1539–44.

33 Rennie D. When evidence isn't: trials, drug companies and the FDA. *J Law Policy*. 2007 July: 991–1012.

34 Kesselheim AS, Robertson CT, Myers JA, *et al*. A randomized study of how physicians interpret research funding disclosures. *N Engl J Med*. 2012; 367: 1119–27.

35 Drazen JM. Believe the data. *N Engl J Med*. 2012; 367: 1152–3.

36 Sun X, Briel M, Busse JW, *et al*. The influence of study characteristics on reporting of subgroup analyses in randomised controlled trials: systematic review. *BMJ*. 2011; 342: d1569.

37 Lenzer J. NIH secrets. *The New Republic*. 2006 Oct 10.

38 Bracken MB, Shepard MJ, Collins WF, *et al*. A randomized, controlled trial of methylpred-nisolone or naloxone in the treatment of acute spinal-cord injury. Results of the Second National Acute Spinal Cord Injury Study. *N Engl J Med*. 1990; 322: 1405–11.

39 Roberts I, Yates D, Sandercock P, *et al*. Effect of intravenous corticosteroids on death within 14 days in 10008 adults with clinically significant head injury (MRC CRASH trial): randomised placebo-controlled trial. *Lancet*. 2004; 364: 1321–8.

40 Lenzer J, Brownlee S. An untold story? *BMJ*. 2008; 336: 532–4.

41 Mintzberg H. Patent nonsense: evidence tells of an industry out of social control. *CMAJ*. 2006; 175: 374.

6장

1   Smith R. A ripping yarn of editorial misconduct. *BMJ*. Group blogs. 2008 Oct 21.

2   Smith R. *The Trouble with Medical Journals*. London: Royal Society of Medicine; 2006.

3   Schafer A. Biomedical conflicts of interest: a defence of the sequestration thesis – learning from the cases of Nancy Olivieri and David Healy. *J Med Ethics*. 2004; 30: 8–24.

4   *Uniform Requirements for Manuscripts Submitted to Biomedical Journals: writing and editing for biomedical publication*. February 2006. International Committee of Medical Journal Editors website. Available online at: www.icmje.org (accessed 23 January 2006).

5   Smith R. Medical journals are an extension of the marketing arm of pharmaceutical companies. *PLoS Med*. 2005; 2: e138.

6   Smith R, Roberts I. Patient safety requires a new way to publish clinical trials. *PLoS Clin Trials*. 2006; 1(1): e6.

7   Wilkes MS, Doblin BH, Shapiro MF. Pharmaceutical advertisements in leading medical journals: experts' assessments. *Ann Intern Med*. 1992; 116: 912–19.

8   Lexchin J, Light DW. Commercial influence and the content of medical journals. *BMJ*. 2006; 332: 1444–7.

9   Lundh A, Barbateskovic M, Hróbjartsson A, *et al*. Conflicts of interest at medical journals: the influence of industry-supported randomised trials on journal impact factors and revenue – cohort study. *PLoS Med*. 2010; 7: e1000354.

10 Drazen JM, Curfman GD. Financial associations of authors. *N Engl J Med*. 2002; 346: 1901–2.

11 Kassirer J. What the *New England Journal of Medicine* did. *BMJ*. 2011; 343: d5665.

12 Horton R. The dawn of McScience. *New York Rev Books*. 2004; 51: 7–9.

13 Eaton L. Editor claims drug companies have a 'parasitic' relationship with journals. *BMJ*. 2005; 330: 9.

14 Handel AE, Patel SV, Pakpoor J, *et al*. High reprint orders in medical journals and pharmaceutical industry funding: case-control study. *BMJ*. 2012; 344: e4212.

15 Hróbjartsson A, Gøtzsche PC. Is the placebo powerless? An analysis of clinical trials comparing placebo with no treatment. *N Engl J Med*. 2001; 344: 1594–602.

16 Jørgensen KJ, Johansen HK, Gøtzsche PC. Voriconazole versus amphotericin B in cancer patients with neutropenia. *Cochrane Database Syst Rev*. 2006; 1: CD004707.

17 Walsh TJ, Pappas P, Winston DJ, et al. Voriconazole compared with liposomal amphotericin B for empirical antifungal therapy in patients with neutropenia and persistent fever. *N Engl J Med*. 2002; 346: 225–34.

18 Herbrecht R, Denning DW, Patterson TF, *et al*. Voriconazole versus amphotericin B for

primary therapy of invasive aspergillosis. *N Engl J Med.* 2002; 347: 408–15.

19   Jørgensen KJ, Johansen HK, Gøtzsche PC. Flaws in design, analysis and interpretation of Pfizer's antifungal trials of voriconazole and uncritical subsequent quotations. *Trials.* 2006, 7: 3.

20   Johansen HK, Gøtzsche PC. Problems in the design and reporting of trials of antifungal agents encountered during meta-analysis. *JAMA.* 1999; 282: 1752–9.

21   Calverley PM, Anderson JA, Celli B, *et al.* Salmeterol and fluticasone propionate and survival in chronic obstructive pulmonary disease. *N Engl J Med.* 2007; 356: 775–89.

22   Suissa S, Ernst P, Vandemheen KL, *et al.* Methodological issues in therapeutic trials of COPD. *Eur Respir J.* 2008; 31: 927–33.

23   Bero LA, Galbraith A, Rennie D. The publication of sponsored symposiums in medical journals. *N Engl J Med.* 1992; 327: 1135–40.

24   Cho MK, Bero LA. The quality of drug studies published in symposium proceedings. *Ann Intern Med.* 1996; 124: 485–9.

25   Lenzer J. Editor earned over $20m in royalties and $2m in fees from device manufacturer. *BMJ.* 2010; 340: c495.

26   Carragee EJ, Hurwitz EL, Weiner BK. A critical review of recombinant human bone morphogenetic protein-2 trials in spinal surgery: emerging safety concerns and lessons learned. *Spine J.* 2011; 11: 471–91.

27   Abbasi K. Editor's choice: a tough nut to crack. *BMJ.* 2005; 330: Jan 29.

28   Abramson J. *Overdo$ed America: the broken promise of American medicine.* New York: HarperCollins; 2004.

7장

1   Virapen J. *Side Effects: death.* College Station: Virtualbookworm.com Publishing; 2010.

2   Angell M. *The Truth about the Drug Companies: how they deceive us and what to do about it.* New York: Random House; 2004.

3   Abramson J. *Overdo$ed America: the broken promise of American medicine.* New York: Harper-Collins; 2004.

4   Wilmshurst P. Academia and industry. *Lancet.* 2000; 356: 338–44.

5   Steinman MA, Bero LA, Chren MM, *et al.* Narrative review: the promotion of gabapentin: an analysis of internal industry documents. *Ann Intern Med.* 2006; 145: 284–93.

6   Braithwaite J. *Corporate Crime in the Pharmaceutical Industry.* London: Routledge & Kegan Paul; 1984.

7   Transparency International. *Global Corruption Report 2006.* Available online at: www.trans

parency.org/publications/gcr (accessed 8 February 2008).

8   House of Commons Health Committee. *The Influence of the Pharmaceutical Industry. Fourth Report of Session 2004–05*. 2005. Available online at: www.publications.parliament.uk/pa/cm 200405/cmselect/cmhealth/42/42.pdf (accessed 26 April 2005).

9   Chren MM, Landefeld CS. Physicians' behavior and their interactions with drug companies. A controlled study of physicians who requested additions to a hospital drug formulary. *JAMA*. 1994; 271: 684–9.

10   Wazana A. Physicians and the pharmaceutical industry: is a gift ever just a gift? *JAMA*. 2000; 283: 373–80.

11   Grill M. *Kranke Geschäfte: wie die Pharmaindustrie uns manipuliert*. Hamburg: Rowohlt Verlag; 2007.

12   Mundy A. *Dispensing with the Truth*. New York: St. Martin's Press; 2001.

13   Avorn J. *Powerful Medicines: the benefits, risks, and costs of prescription drugs*. New York: Vintage Books; 2005.

14   Kassirer JP. *On the Take: how medicine's complicity with big business can endanger your health*. Oxford: Oxford University Press; 2005.

15   Gale EA. Conflicts of interest in guideline panel members. *BMJ*. 2011; 343: d5728.

16   Boseley S. Drug firms using backdoor tactics to boost sales, report reveals. *The Guardian*. 2011 Sept 23.

17   Lenzer J. Whistleblower removed from job for talking to the press. *BMJ*. 2004; 328: 1153.

18   Elliott C. The drug pushers. *The Atlantic Monthly*. 2006 April.

19   Palo J. Why did my colleagues turn to crime? *BMJ*. 2004; 328: 1083.

20   Applegate WB, Furberg CD, Byington RP, *et al*. The Multicenter Isradipine Diuretic Athero-sclerosis Study (MIDAS). *JAMA*. 1997; 277: 297.

21   Harris G. As doctors write prescriptions, drug company writes a check. *New York Times*. 2004 June 27.

22   Elkjær B, Rebouh D, Jensen J, *et al*. [See if your doctor is in industry's pocket]. *Ekstra Bladet*. 2010 June 24.

23   Editorial. [The greedy doctors]. *Ekstra Bladet*. 2010 June 24.

8장

1   Danish National Board of Health. [List of permissions for physicians and dentists]. Available online at: http://ext.laegemiddelstyrelsen.dk/tilladelselaegertandlaeger/tilladelse_laeger_tandlaeger_full_soeg.asp?vis=hele (accessed November 2010).

2   Gagnon M-A. Corporate influence over clinical research: considering the alternatives. *Rev Prescrire*. 2012; 32: 311–14.

3   Light DW, Lexchin JR. Pharmaceutical research and development: what do we get for all that money? *BMJ*. 2012; 344: e4348.

4   Derry CJ, Derry S, Moore RA. Sumatriptan (oral route of administration) for acute migraine attacks in adults. *Cochrane Database Syst Rev*. 2012; 2: CD008615.

5   Tfelt-Hansen PC. Unpublished clinical trials with sumatriptan. *Lancet*. 2009: 374: 1501–2.

6   Tfelt-Hansen P, Hauchildt Juhl H. [Treatment of migraine with triptans – a commented foreign health technology assessment]. Copenhagen: Sundhedsstyrelsen; 2008.

7   Spielmans GI, Parry PI. From evidence-based medicine to marketing-based medicine: evidence from internal industry documents. *Bioethical Inquiry*. 2010. DOI 10.1007/s11673-010-9208-8.

8   Grill M. *Kranke Geschäfte: wie die Pharmaindustrie uns manipuliert*. Hamburg: Rowohlt Verlag; 2007.

9   Sox HC, Rennie D. Seeding trials: just say 'no'. *Ann Intern Med*. 2008; 149: 279–80.

10   Harris G. As doctors write prescriptions, drug company writes a check. *New York Times*. 2004 June 27.

11   Andersen M, Kragstrup J, Søndergaard J. How conducting a clinical trial affects physicians' guideline adherence and drug preferences. *JAMA*. 2006; 295: 2759–64.

12   Psaty BM, Rennie D. Clinical trial investigators and their prescribing patterns: another dimension to the relationship between physician investigators and the pharmaceutical industry. *JAMA*. 2006; 295: 2787–90.

13   Nielsen HL. *Linking Healthcare: an inquiry into the changing performances of web-based technology for asthma monitoring* [PhD dissertation]. Copenhagen Business School, Department of Organization and Industrial Sociology; 2005.

14   Jackson T. Are you being duped? *BMJ*. 2001; 322: 1312.

15   Kassirer JP. *On the Take: how medicine's complicity with big business can endanger your health*. Oxford: Oxford University Press; 2005.

16   Abramson J. *Overdo$ed America*. New York: HarperCollins; 2004.

17   Henry D, Doran E, Kerridge I, *et al*. Ties that bind: multiple relationships between clinical researchers and the pharmaceutical industry. *Arch Intern Med*. 2005; 165: 2493–6.

18   Boseley S. Junket time in Munich for the medical profession – and it's all on the drug firms. *The Guardian*. 2004 Oct 5.

19   Abelson R. Whistle-blower suit says device maker generously rewards doctors. *New York Times*. 2006 Jan 24.

20   Thompson M, Heneghan C. *BMJ* open data campaign: time to move the debate forward. *BMJ*

2012; 345: 25.

21 Godlee F. Open letter to Roche about oseltamivir trial data. *BMJ*. 2012; 345: e7305.

22 Moore J. Medical device payments to doctors draw scrutiny. *Star Tribune*. 2008 Sept 8.

23 Lenzer J. Doctor's group files legal charges against nine French doctors over competing interests. *BMJ*. 2009; 338: 1408.

24 Moynihan R. Key opinion leaders, independent experts of drug representatives in disguise? *BMJ*. 2008; 336: 1402–3.

25 Steinman MA, Bero LA, Chren MM, *et al*. Narrative review: the promotion of gabapentin: an analysis of internal industry documents. *Ann Intern Med*. 2006; 145: 284–93.

26 [Guidelines for the requirement of physicians and dentists to get permission to be connected to a drug company]. Copenhagen: Sundhedsstyrelsen; 2011 June 28.

27 Boseley S. Scandal of scientists who take money for papers ghostwritten by drug companies. *The Guardian*. 2002 Feb 7.

28 Elliott C. Pharma goes to the laundry: public relations and the business of medical education. *Hastings Cent Rep*. 2004; 34: 18–23.

29 Brownlee S. *Overtreated: why too much medicine is making us sicker and poorer*. New York: Bloomsbury; 2007.

30 Bowman MA, Pearle DL. Changes in drug prescribing patterns related to commercial company funding of continuing medical education. *J Contin Educ Health Prof*. 1988; 8: 13–20.

31 Bowman MA. The impact of drug company funding on the content of continuing medical education. *Möbius*. 1986; 6: 66–9.

32 Moynihan R. Doctors' education: the invisible influence of drug company sponsorship. *BMJ*. 2008; 336: 416–17.

33 Burton B, Rowell A. Disease Mongering. SpinWatch. 2003. Available online at: www.spin watch.org/component/content/article/47-pharma-industry/29-disease-mongering (accessed 11 November 2012).

34 Key Opinion Leaders Europe. Conference announcement. *SMI*. 2009 June 15–16.

35 Can I buy you a dinner? Pharmaceutical companies increasingly use doctors' talks as sales pitches. 2005 Aug. Available online at: www.worstpills.org (accessed August 2005).

36 Wilmshurst P. Academia and industry. *Lancet*. 2000; 356: 338–44.

37 Carlat D. Dr drug rep. *New York Times*. 2007 Nov 25.

38 Fugh-Berman A, Ahari S. Following the script: how drug reps make friends and influence doctors. *PLoS Med*. 2007; 4: e150.

39 Blum A, Solberg E, Wolinsky H. The Surgeon General's report on smoking and health 40 years later: still wandering in the desert. *Lancet*. 2004; 363: 97–8.

40   Rossouw JE, Anderson GL, Prentice RL, et al. Risks and benefits of estrogen plus progestin in healthy postmenopausal women: principal results From the Women's Health Initiative randomized controlled trial. *JAMA*. 2002; 288: 321–33.

41   Avorn J. *Powerful Medicines: the benefits, risks, and costs of prescription drugs*. New York: Vintage Books; 2005.

42   Clark J. A hot flush for big pharma. *BMJ*. 2003; 327: 400.

43   Brody H. *Hooked: ethics, the medical profession, and the pharmaceutical industry*. Lanham: Rowman & Littlefield; 2008.

44   Petersen M. *Our Daily Meds*. New York: Sarah Crichton Books; 2008.

45   Wise J. European drug agency criticises Roche for failing to report adverse reactions and patient deaths. *BMJ*. 2012; 344: e4344.

9장

1   Brody H. *Hooked: ethics, the medical profession, and the pharmaceutical industry*. Lanham: Rowman & Littlefield; 2008.

2   Gøtzsche PC. Bias in double-blind trials (thesis). *Dan Med Bull*. 1990; 37: 329–36.

3   Gøtzsche PC. Methodology and overt and hidden bias in reports of 196 double-blind trials of nonsteroidal, antiinflammatory drugs in rheumatoid arthritis. *Controlled Clin Trials*. 1989; 10: 31–56 (amendment: 356).

4   Bero LA, Rennie D. Influences on the quality of published drug studies. *Int J Tech Assessm Health Care*. 1996; 12: 209–37.

5   Safer DJ. Design and reporting modifications in industry-sponsored comparative psychopharmacology trials. *J Nerv Ment Dis*. 2002; 190: 583–92.

6   Melander H, Ahlqvist-Rastad J, Meijer G, *et al*. Evidence b(i)ased medicine – selective reporting from studies sponsored by pharmaceutical industry: review of studies in new drug applications. *BMJ*. 2003; 326: 1171–3.

7   McGauran N, Wieseler B, Kreis J, *et al*. Reporting bias in medical research – a narrative review. *Trials*. 2010; 11: 37.

8   Boutron I, Dutton S, Ravaud P, *et al*. Reporting and interpretation of randomized controlled trials with statistically nonsignificant results for primary outcomes. *JAMA*. 2010; 303: 2058–64.

9   Gøtzsche PC. Meta-analysis of grip strength: most common, but superfluous variable in comparative NSAID trials. *Dan Med Bull*. 1989; 36: 493–5.

10   Gøtzsche PC. Patients' preference in indomethacin trials: an overview. *Lancet*. 1989; i: 88–91.

11   Braithwaite J. *Corporate Crime in the Pharmaceutical Industry*. London: Routledge & Kegan

Paul; 1984.

12 Bero L, Oostvogel F, Bacchetti P, *et al.* Factors associated with findings of published trials of drug-drug comparisons: why some statins appear more efficacious than others. *PLoS Med.* 2007; 4: e184.

13 Kelley C, Helfand M, Good C, *et al.* Drug class review. Hydroxymehylglutaryl-coenzyme A reductase inhibitors (statins). 2002 Dec. Available online at: www.pbm.va.gov/reviews/hmg statins04-09-03.pdf (accessed 11 November 2012).

14 Lundh A, Sismondo S, Lexchin J, *et al.* Industry sponsorship and research outcome. *Cochrane Database Syst Rev.* 2012; 12: MR000033.

15 Heres S, Davis J, Maino K, *et al.* Why olanzapine beats risperidone, risperidone beats quetiapine, and quetiapine beats olanzapine: an exploratory analysis of head-to-head comparison studies of second-generation antipsychotics. *Am J Psychiatry.* 2006; 163: 185–94.

16 Moffatt B, Elliott C. Ghost marketing. *Perspect Biol Med.* 2007; 50: 18–31.

17 Rennie D. When evidence isn't: trials, drug companies and the FDA. *J Law Policy.* 2007 July: 991–1012.

18 Healy D, Cattell D. Interface between authorship, industry and science in the domain of therapeutics. *Br J Psychiatry.* 2003; 183: 22–7.

19 Sismondo S, Nicholson SH. Publication planning 101: a report. *J Pharm Pharmaceut Sci.* 2009; 12: 273–9.

20 Gøtzsche PC, Hróbjartsson A, Johansen HK, *et al.* Ghost authorship in industry-initiated randomised trials. *PLoS Med.* 2007; 4: e19.

21 Yank V, Rennie D. Disclosure of researcher contributions: a study of original research articles in *The Lancet. Ann Intern Med.* 1999; 130: 661–70.

22 Flanagin A, Carey LA, Fontanarosa PB, *et al.* Prevalence of articles with honorary authors and ghost authors in peer-reviewed medical journals. *JAMA.* 1998; 280: 222–4.

23 Healy D. Shaping the intimate: influences on the experience of everyday nerves. *Soc Stud Sci.* 2004; 34: 219–45.

24 Petersen M. *Our Daily Meds.* New York: Sarah Crichton Books; 2008.

25 Zuger A. How tightly do ties between doctor and drug company bind? *New York Times.* 2004 June 27.

26 Avorn J, Chen M, Hartley R. Scientific versus commercial sources of influence on the prescribing behavior of physicians. *Am J Med.* 1982; 73: 4–8.

27 Prosser H, Almond S, Walley T. Influences on GPs' decision to prescribe new drugs – the importance of who says what. *Fam Pract.* 2003; 20: 61–8.

28 Henry D, Doran E, Kerridge I, *et al.* Ties that bind: multiple relationships between clinical

researchers and the pharmaceutical industry. *Arch Intern Med.* 2005; 165: 2493–6.

29   Campbell EG, Gruen RL, Mountford J, *et al.* A national survey of physician-industry relationships. *N Engl J Med.* 2007; 356: 1742–50.

30   Gagnon M-A, Lexchin J. The cost of pushing pills: a new estimate of pharmaceutical promotion expenditures in the United States. *PLoS Med.* 2008; 5: e1.

31   Harris G. As doctors write prescriptions, drug company writes a check. *New York Times.* 2004 June 27.

32   Angell M. *The Truth about the Drug Companies: how they deceive us and what to do about it.* New York: Random House; 2004.

33   Wazana A. Physicians and the pharmaceutical industry: is a gift ever just a gift? *JAMA.* 2000; 283: 373–80.

34   Ziegler MG, Lew P, Singer BC. The accuracy of drug information from pharmaceutical sales representatives. *JAMA.* 1995; 273: 1296–8.

35   Steinman MA, Harper GM, Chren MM, *et al.* Characteristics and impact of drug detailing for gabapentin. *PLoS Med.* 2007; 4: e134.

36   Blumenthal D. Doctors and drug companies. *N Engl J Med.* 2004; 351: 1885–90.

37   Chren MM, Landefeld CS. Physicians' behavior and their interactions with drug companies. A controlled study of physicians who requested additions to a hospital drug formulary. *JAMA.* 1994; 271: 684–9.

38   Orlowski JP, Wateska L. The effects of pharmaceutical firm enticements on physician prescribing patterns. There's no such thing as a free lunch. *Chest.* 1992; 102: 270–3.

39   Morgan SG, Bassett KL, Wright JM, *et al.* 'Breakthrough' drugs and growth in expenditure on prescription drugs in Canada. *BMJ.* 2005; 331: 815–6.

40   Johansen HK, Gøtzsche PC. Problems in the design and reporting of trials of antifungal agents encountered during meta-analysis. *JAMA.* 1999; 282: 1752–9.

41   Jørgensen KJ, Johansen HK, Gøtzsche PC. Flaws in design, analysis and interpretation of Pfizer's antifungal trials of voriconazole and uncritical subsequent quotations. *Trials.* 2006; 7: 3.

42   ALLHAT Officers and Coordinators for the ALLHAT Collaborative Research Group. Major outcomes in high-risk hypertensive patients randomized to angiotensin-converting enzyme inhibitor or calcium channel blocker vs diuretic: The Antihypertensive and Lipid-Lowering Treatment to Prevent Heart Attack Trial (ALLHAT). *JAMA.* 2002; 288: 2981–97.

43   Lieberman JA, Stroup TS, McEvoy, *et al.* Effectiveness of antipsychotic drugs in patients with chronic schizophrenia. *N Engl J Med.* 2005; 353: 1209–23.

44   Jones PB, Barnes TR, Davies L, *et al.* Randomized controlled trial of the effect on Quality of Life of second- vs first-generation antipsychotic drugs in schizophrenia: Cost Utility of the

Latest Antipsychotic Drugs in Schizophrenia Study (CUtLASS 1). *Arch Gen Psychiatry*. 2006; 63: 1079–87.

45 Woo WWK, Man S-Y, Lam PKW, *et al*. Randomized double-blind trial comparing oral paracetamol and oral nonsteroidal antiinflammatory drugs for treating pain after musculoskeletal injury. *Ann Emerg Med*. 2005; 46: 352–61.

46 Villanueva P, Peiró S, Librero J, *et al*. Accuracy of pharmaceutical advertisements in medical journals. *Lancet*. 2003; 361: 27–32.

47 Wilkes MS, Doblin BH, Shapiro MF. Pharmaceutical advertisements in leading medical journals: experts' assessments. *Ann Intern Med*. 1992; 116: 912–19.

48 Jørgensen AW, Hilden J, Gøtzsche PC. Cochrane reviews compared with industry supported meta-analyses and other meta-analyses of the same drugs: systematic review. *BMJ*. 2006; 333: 782–5.

49 Malhotra D. Pharmaceutical lies. *BMJ*. 2006 Oct 28.

50 Spurling GK, Mansfield PR, Montgomery BD, *et al*. Information from pharmaceutical companies and the quality, quantity, and cost of physicians' prescribing: a systematic review. *PLoS Med*. 2010; 7: e1000352.

51 Bowman MA, Pearle DL. Changes in drug prescribing patterns related to commercial company funding of continuing medical education. *J Contin Educ Health Prof*. 1988; 8: 13–20.

52 Bowman MA. The impact of drug company funding on the content of continuing medical education. *Möbius*. 1986; 6: 66–9.

53 Can I buy you a dinner? Pharmaceutical companies increasingly use doctors' talks as sales pitches. 2005 Aug. Available online at: www.worstpills.org (accessed August 2005).

54 Tramèr MR, Reynolds DJ, Moore RA, *et al*. Impact of covert duplicate publication on meta-analysis: a case study. *BMJ*. 1997; 315: 635–40.

55 Aspinall RL, Goodman NW. Denial of effective treatment and poor quality of clinical information in placebo controlled trials of ondansetron for postoperative nausea and vomiting: a review of published trials. *BMJ*. 1995; 311: 844–6.

56 Carlisle J, Stevenson CA. Drugs for preventing postoperative nausea and vomiting. *Cochrane Database Syst Rev*. 2006; 3: CD004125.

57 Carlisle JB. A meta-analysis of prevention of postoperative nausea and vomiting: randomised controlled trials by Fujii *et al*. compared with other authors. *Anaesthesia*. 2012; 67: 1076–90.

58 Does anesthesiology have a problem? Final version of report suggests Fujii will take retraction record, with 172. *Retraction Watch*. 2012 July 3.

59 Boseley S. Junket time in Munich for the medical profession – and it's all on the drug firms. *The Guardian*. 2004 Oct 5.

60 Studdert DM, Mello MM, Brennan TA. Financial conflicts of interest in physicians' relationships with the pharmaceutical industry – self-regulation in the shadow of federal prosecution. *N Engl J Med*. 2004; 351: 1891–900.

61 Kassirer JP. *On the Take: how medicine's complicity with big business can endanger your health.* Oxford: Oxford University Press; 2005.

62 Smith R. *The Trouble with Medical Journals.* London: Royal Society of Medicine; 2006.

63 Heissel A. ['The bomb' has been defused]. *Dagens Medicin*. 2011 Feb 4.

64 Graudal N, Jürgens G. Similar effects of disease-modifying antirheumatic drugs, glucocorticoids, and biologic agents on radiographic progression in rheumatoid arthritis: meta-analysis of 70 randomized placebo-controlled or drug-controlled studies, including 112 comparisons. *Arthritis Rheum*. 2010; 62: 2852–63.

65 Tanne JH. FDA approves prostate cancer 'vaccine' treatment. *BMJ*. 2012; 340: 998.

66 Hodi FS, O'Day SJ, McDermott DF, *et al.* Improved survival with ipilimumab in patients with metastatic melanoma. *N Engl J Med*. 2010; 363: 711–23.

67 Andersen NV. [Drug with trivial effect]. *Politiken*. 2012 Feb 5.

68 Rasmussen LI. ['How can Henrik Dibbern believe that I have interests in the company?'] *Ugeskr Læger*. 2012; 174: 248–9.

69 Cuatrecasas P. Drug discovery in jeopardy. *J Clin Invest*. 2006; 116: 2837–42.

70 Sullivan R, Peppercorn J, Sikora K, *et al.* Delivering affordable cancer care in high-income countries. *Lancet Oncol*. 2011; 12: 933–80.

71 Gøtzsche PC, Johansen HK. Intravenous alpha-1 antitrypsin augmentation therapy for treating patients with alpha-1 antitrypsin deficiency and lung disease. *Cochrane Database Syst Rev*. 2010; 7: CD007851.

72 Jensen JH, Korsgaard P. [We would drop chemotherapy and enjoy life]. *Ekstra Bladet*. 2012 March 16.

73 Dreier J. [Chemotherapy or not?]. *Danish Cancer Society*. 2012 March 19.

74 Slevin ML, Stubbs L, Plant HJ, *et al.* Attitudes to chemotherapy: comparing views of patients with cancer with those of doctors, nurses, and general public. *BMJ*. 1990; 300: 1458–60.

75 Watts G. Why the exclusion of older people from clinical research must stop. *BMJ*. 2012; 344: e3445.

76 Temel JS, Greer JA, Muzikansky A, *et al.* Early palliative care for patients with metastatic non-small-cell lung cancer. *N Engl J Med*. 2010; 363: 733–42.

77 Lenzer J. Spin doctors soft pedal data on antihypertensives. *BMJ*. 2003; 326: 170.

78 Järhult B, Lindahl S-O. [Doxazosin and heart failure: trustworthy information for patients' sake]. *Läkartidningen*. 2003; 48: 4011–12.

79 Fretheim A, Aaserud M, Oxman AD. The potential savings of using thiazides as the first choice antihypertensive drug: cost-minimisation analysis. *BMC Health Services Research*. 2003; 3: 18.

80 Drachmann H, Andersen NV. [Millions to spare on drugs]. *Politiken*. 2003 Dec 27.

81 Hagerup A. [Focus: drugs]. *Ugeskr Læger*. 2009; 171: 203–5.

82 Lindberg M. [Interesting statements by Hans Ibsen and Novartis related to new rules for reimbursement of drugs]. *Ugeskr Læger*. 2010; 172: 2476.

83 Ebdrup N. [Cheap antihypertensives equally good as expensive ones]. *Videnskab.dk*. 2012 April 13.

84 Gøtzsche PC. Reply. *Ugeskr Læger*. 2011; 173: 599.

85 Boseley S. Concern over cancer group's link to drug firm. *The Guardian*. 2006 Oct 18.

86 Coleman M. New drugs and survival: does the Karolinska report make sense? *Cancer World*. 2006 Sept–Oct: 26–35.

87 Gøtzsche PC. *Mammography Screening: truth, lies and controversy*. London: Radcliffe Publishing; 2012.

88 US Department of Justice. *Danish pharmaceutical Novo Nordisk to pay $25 million to resolve allegations of off-label promotion of Novoseven*. 2011 June 10.

89 Christenson S, Finley D. Drug firm's wooing made whistleblower suspicious: Fort Sam doctor was early backer of medication to halt bleeding. *San Antonio Express*. 2011 June 26.

90 Boffard KD, Riou B, Warren B, *et al*. Recombinant factor VIIa as adjunctive therapy for bleeding control in severely injured trauma patients: two parallel randomized, placebo-controlled, double-blind clinical trials. *J Trauma*. 2005; 59: 8–18.

91 Webert KE, Blajchman MA. Randomized trials in patients with blunt and penetrating trauma. *J Trauma*. 2006; 60: 242–3.

92 Andersen NV, Ellesøe M. [Novo blockbuster buried]. *Mandag Morgen*. 2008; 27: 9–13.

93 Tedesco J. Military medicine scheme is alleged: S.A. nonprofit tied to alleged scam to influence decisions by doctors. *San Antonio Express*. 2011 July 20.

94 Mogensen T. [Who is guarding the guardian?]. Ugeskr Læger. 2008; 170: 3076.

10장

1 Mundy A. *Dispensing with the Truth*. New York: St. Martin's Press; 2001.

2 Angell M. *The Truth about the Drug Companies: how they deceive us and what to do about it*. New York: Random House; 2004.

3 Day M. Don't blame it all on the bogey. *BMJ*. 2007; 334: 1250–1.

4   Bailey RS. FDA corruption charges letter verified. *The Los Angeles Post.* 2012 April 8.

5   Tanne JH. Investigators to review conflicts of interest at NIH. *BMJ.* 2007; 334: 767.

6   Tanne JH. Former FDA head is fined $90000 for failing to disclose conflicts of interest. *BMJ.* 2007; 334: 492.

7   Andersen NA, Drachmann H. [Psychiatrist gets millions]. *Politiken.* 2003 Dec 5.

8   Braithwaite J. *Corporate Crime in the Pharmaceutical Industry.* London: Routledge & Kegan Paul; 1984.

9   Blowing the whistle on the FDA: an interview with David Graham. *Multinational Monitor* 2004; 25(12).

10   Lenzer J. Crisis deepens at the US Food and Drug Administration. *BMJ.* 2004; 329: 1308.

11   Moynihan R, Cassels A. *Selling Sickness: how the world's biggest pharmaceutical companies are turning us all into patients.* New York: Nation Books; 2005.

12   Ross DB. The FDA and the case of Ketek. *N Engl J Med.* 2007; 356: 1601–4.

13   Baciu A, Stratton K, Burke SP, eds. *The Future of Drug Safety: promoting and protecting the health of the public.* Washington, DC: National Academies Press; 2006.

14   Smith SW. Sidelining safety – the FDA's inadequate response to the IOM. *N Engl J Med.* 2007; 357: 960–3.

15   Willman D. How a new policy led to seven deadly drugs. *Los Angeles Times.* 2000 Dec 20.

16   Abraham J. *Science, Politics and the Pharmaceutical Industry.* London: UCL Press; 1995.

17   House of Commons Health Committee. *The Influence of the Pharmaceutical Industry. Fourth Report of Session 2004–05.* Available online at: www.publications.parliament.uk/pa/cm200405/cmselect/cmhealth/42/42.pdf (accessed 26 April 2005).

18   Graham DJ. COX-2 inhibitors, other NSAIDs, and cardiovascular risk: the seduction of common sense. *JAMA.* 2006; 296: 1653–6.

19   Jüni P, Nartey L, Reichenbach S, *et al.* Risk of cardiovascular events and rofecoxib: cumulative meta-analysis. *Lancet.* 2004; 364: 2021–9.

20   Garattini S. Confidentiality. *Lancet.* 2003; 362: 1078–9.

21   Union of Concerned Scientists. *FDA Scientists Pressured to Exclude, Alter Findings; scientists fear retaliation for voicing safety concerns.* 2006 July 20.

22   Psaty BM, Burke SP. Institute of Medicine on drug safety. *N Engl J Med.* 2006; 355: 1753–5.

23   Anonymous. Institute of Medicine urges reforms at FDA. *Lancet.* 2006; 368: 1211.

24   Strom BL. How the US drug safety system should be changed. *JAMA.* 2006; 295: 2072–5.

25   Abramson J. *Overdo$ed America: the broken promise of American medicine.* New York: Harper-Collins; 2004.

26   United States General Accounting Office. *Food and Drug Administration: effect of user fees on*

drug approval times, withdrawals, and other agency activities. Sept 2002.

27 Reuters. *Danish drugmaker Lundbeck A/S and Japanese partner Takeda Pharmaceutical Co have submitted a new antidepressant for regulatory approval in the United States.* 2012 Oct 2.

28 Avorn J, Shrank W. Highlights and a hidden hazard – the FDA's new labeling regulations. *N Engl J Med.* 2006; 354: 2409–11.

29 Letter from FDA scientists to President Barrack Obama. 2009 Apr 2. Available online at: http:// gaia-health.com/articles201/000201-letter.pdf (accessed 11 Nov 2012).

30 Lichtblau E, Shane S. Vast FDA effort tracked e-mails of its scientists. *New York Times.* 2012 July 14.

31 Rosenberg M. Former FDA reviewer speaks out about intimidation, retaliation and marginalizing of safety. *Truthout.* 2012 July 29.

32 Brynner R, Stephens T. *Dark Remedy: the impact of thalidomide and its revival as a vital medicine.* New York: Perseus Publishing; 2001.

33 Brody H. *Hooked: ethics, the medical profession, and the pharmaceutical industry.* Lanham: Rowman & Littlefield; 2008.

34 Sibbison JB. USA: dirty work in the drug industry. *Lancet.* 1991; 337: 227.

35 Wikipedia. Duilio Poggiolini. Available online at: http://en.wikipedia.org/wiki/Duilio_Poggiolini (accessed 10 November 2012).

36 Abbott A. Italian health sector in disarray following more scandals. *Nature.* 1993; 364: 663.

37 Medawar C, Hardon A. *Medicines out of control? Antidepressants and the conspiracy of goodwill.* Netherlands: Aksant Academic Publishers; 2004.

38 Day M. Italian police arrest drug officials over alleged falsification of data. *BMJ.* 2008; 336: 1208–9.

39 Pfizer memoranda, 24 and 26 April 1989.

40 Grill M. *Kranke Geschäfte: wie die Pharmaindustrie uns manipuliert.* Hamburg: Rowohlt Verlag; 2007.

41 Relman AS, Angell M. America's other drug problem: how the drug industry distorts medicine and politics. *The New Republic.* 2002 Dec 16: 27–41.

42 Ismail M. *Drug Lobby Second to None: how the pharmaceutical industry gets its way in Washington.* The Center for Public Integrity. 2005 July 7.

43 Bass A. *Side Effects – a prosecutor, a whistleblower, and a bestselling antidepressant on trial.* Chapel Hill: Algonquin Books; 2008.

44 Gøtzsche PC, Jørgensen AW. Opening up data at the European Medicines Agency. *BMJ.* 2011; 342: d2686.

45 Anonymous. FDA more transparent than EMEA. *Prescrire International.* 2002; 11: 98.

46 Garattini S, Bertele V. How can we regulate medicines better? *BMJ*. 2007; 335: 803–5.

47 Kranish M. Drug industry costs doctor top FDA post. *Boston Globe*. 2002 May 27.

48 Goozner M. *The $800 Million Pill: the truth behind the cost of new drugs.* Berkeley: University of California Press; 2005.

49 McClellan MB. Speech before First International Colloquium on Generic Medicine. Available online at: www.fda.gov/oc/speeches/2003/genericdrug0925.html (accessed 18 February 2008).

50 Carpenter D, Zucker EJ, Avorn J. Drug-review deadlines and safety problems. *N Engl J Med*. 2008; 358: 1354–61.

51 Carpenter D. Drug-review deadlines and safety problems (authors' reply). *N Engl J Med*. 2008; 359: 96–8.

52 Moore TJ, Cohen MR, Furberg CD. Serious adverse drug events reported to the Food and Drug Administration, 1998–2005. *Arch Intern Med*. 2007; 167: 1752–9.

53 Lexchin J. New drugs and safety: what happened to new active substances approved in Canada between 1995 and 2010? *Arch Intern Med*. 2012 Oct 8: 1–2.

54 Avorn J. Paying for drug approvals – who's using whom? *N Engl J Med*. 2007; 356: 1697–700.

55 Psaty BM, Korn D. Congress responds to the IOM drug safety report – in full. *JAMA*. 2007; 298: 2185–7.

56 Harris G, Halbfinger DM. FDA reveals it fell to a push by lawmakers. *New York Times*. 2009 Sept 25.

57 Dhruva SS, Bero LA, Redberg RF. Strength of study evidence examined by the FDA in premarket approval of cardiovascular devices. *JAMA*. 2009; 302: 2679–85.

58 Van Brabandt H, Neyt M, Hulstaert F. Transcatheter aortic valve implantation (TAVI): risky and costly. *BMJ*. 2012; 345: e4710.

59 Collier J. Big pharma and the UK government. *Lancet*. 2006; 367: 97–8.

60 Lee K, Bacchetti P, Sim I. Publication of clinical trials supporting successful new drug applications: a literature analysis. *PLoS Med*. 2008; 5: e191.

61 European Commission. *Strategy to Better Protect Public Health by Strengthening and Rationalising EU Pharmacovigilance.* 2007 Dec 5.

62 HAI Europe. *Pharmacovigilance in Europe and Patient Safety: no to deregulation.* Press release. 2008 Feb 1.

63 Larsen H, Nyborg S. [The drug industry asks for control]. *Politiken*. 2006 Mar 5.

64 [Committee on Scientific Dishonesty tamed]. *Ugeskr Læger*. 2005; 167: 3476–7.

65 Greene JA, Choudhry NK, Kesselheim AS, *et al*. Changes in direct-to-consumer pharmaceutical advertising following shifts from prescription-only to over-the-counter status. *JAMA*. 2012; 308: 973–5.

66 Welch HG. *Should I be Tested for Cancer? Maybe not and here's why*. Berkeley: University of California Press; 2004.

67 Welch HG, Schwartz L, Woloshin S. *Overdiagnosed: making people sick in the pursuit of health*. Boston, MA: Beacon Press; 2011.

68 Andersen NV. [Drug giant uses American pressure in Danish drug case]. *Politiken*. 2004 Aug 31.

69 Amendment to the Federal Food, Drug and Cosmetic Act. Washington, DC: 4 Jan, 2007. Available online at: www.fda.gov/oc/initiatives/HR3580.pdf (accessed 8 July 2008).

70 Moore TJ, Furberg CD. The safety risks of innovation: the FDA's Expedited Drug Development Pathway. *JAMA*. 2012; 308: 869–70.

71 Jefferson T, Jones MA, Doshi P, *et al*. Neuraminidase inhibitors for preventing and treating influenza in healthy adults and children. *Cochrane Database Syst Rev*. 2012; 1: CD008965.

72 Meier B. Contracts keep drug research out of reach. *New York Times*. 2004 Nov 29.

73 Lurie P, Wolfe SM. Misleading data analyses in salmeterol (SMART) study. *Lancet*. 2005; 366: 1261–2.

74 Rickard KA. Misleading data analyses in salmeterol (SMART) study – GlaxoSmithKline's reply. *Lancet*. 2005; 366: 1262.

75 Castle W, Fuller R, Hall J, *et al*. Serevent nationwide surveillance study: comparison of salmeterol with salbutamol in asthmatic patients who require regular bronchodilator treatment. *BMJ*. 1993; 306: 1034–7.

76 Salpeter SR, Buckley NS, Ormiston TM, *et al*. Meta-analysis: effect of long-acting beta-agonists on severe asthma exacerbations and asthma-related deaths. *Ann Intern Med*. 2006; 144: 904–12.

77 *FDA Drug Safety Communication: new safety requirements for long-acting inhaled asthma medications called Long-Acting Beta-Agonists (LABAs)*. 2010 Feb 18. Available online at: www.fda.gov/Drugs/DrugSafety/PostmarketDrugSafetyInformationforPatientsandProviders/ ucm200776.htm (accessed 8 October 2012).

78 Nelson HS, Weiss ST, Bleecker ER, *et al*. The Salmeterol Multicenter Asthma Research Trial: a comparison of usual pharmacotherapy for asthma or usual pharmacotherapy plus salmeterol. *Chest*. 2006; 129: 15–26.

79 Curfman GD, Morrissey S, Drazen JM. Products at risk. *N Engl J Med*. 2010; 363: 1763.

80 Harris G. Pfizer says internal studies show no Celebrex risks. *New York Times*. 2005 Feb 5.

81 Caldwell B, Aldington S, Weatherall M, *et al*. Risk of cardiovascular events and celecoxib: a systematic review and meta-analysis. *J R Soc Med*. 2006; 99: 132–40.

82 Sherman M, Marchione M. Pfizer: Celebrex raises heart attack risk. *ABC News*. 2004 Dec 17.

83 Avorn J. *Powerful Medicines: the benefits, risks, and costs of prescription drugs*. New York: Vintage Books; 2005.

84 Avorn J. Dangerous deception – hiding the evidence of adverse drug effects. *N Engl J Med*. 2006; 355: 2169–71.

85 Petersen M. *Our Daily Meds*. New York: Sarah Crichton Books; 2008.

86 Whitaker R. *Anatomy of an Epidemic*. New York: Broadway Paperbacks; 2010.

87 Smith SM, Schroeder K, Fahey T. Over-the-counter (OTC) medications for acute cough in children and adults in ambulatory settings. *Cochrane Database Syst Rev*. 2012; 8: CD001831.

88 Tomerak AAT, Vyas HHV, Lakhanpaul M, *et al*. Inhaled beta2-agonists for non-specific chronic cough in children. *Cochrane Database Syst Rev*. 2005; 3: CD005373.

89 Glintborg D. [Cough medicines for acute respiratory infections, what is the evidence?] *Rationel Farmakoterapi*. 2003 Jan 4.

90 Sharfstein JM, North M, Serwint JR. Over the counter but no longer under the radar – pediatric cough and cold medications. *N Engl J Med*. 2007; 357: 2321–4.

91 *Public Health Advisory: FDA Recommends that Over-the-Counter (OTC) Cough and Cold Products not be used for Infants and Children under 2 Years of Age*. 2011 Feb 23.

92 Parvez L, Vaidya M, Sakhardande A, *et al*. Evaluation of antitussive agents in man. *Pulm Pharmacol*. 1996; 9: 299–308.

93 Goodyear MD, Lemmens T, Sprumont D, *et al*. Does the FDA have the authority to trump the Declaration of Helsinki? *BMJ*. 2009; 338: b1559.

94 Wikipedia. Tuskegee syphilis experiment. Available online at: http://en.wikipedia.org/wiki/Tuskegee_syphilis_experiment (accessed 21 January 2010).

95 Boseley S, Smith D. As doctors fought to save lives, Pfizer flew in drug trial team. *The Guardian*. 2010 Dec 9.

96 Smith D. Pfizer pays out to Nigerian families of meningitis drug trial victims. *The Guardian*. 2011 Aug 12.

97 Chalmers TC, Frank CS, Reitman D. Minimizing the three stages of publication bias. *JAMA*. 1990; 263: 1392–5.

98 The Coronary Drug Project Research Group. Influence of adherence to treatment and response of cholesterol on mortality in the coronary drug project. *N Engl J Med*. 1980; 303: 1038–41.

99 Nissen SE. Cardiovascular effects of diabetes drugs: emerging from the dark ages. *Ann Intern Med*. 2012; 157: 671–2.

100 Gøtzsche PC, Liberati A, Luca P, *et al*. Beware of surrogate outcome measures. *Int J Technol Ass Health Care*. 1996; 12: 238–46.

101 Pocock SJ. When to stop a clinical trial. *BMJ*. 1992; 305: 235–40.

102 Moore TJ. *Deadly Medicine: why tens of thousands of heart patients died in America's worst drug disaster*. New York: Simon & Schuster; 1995.

103 Gøtzsche PC, Jørgensen KJ. Screening for breast cancer with mammography. *Cochrane Database Syst Rev*. 2013; 6: CD001877.

104 D'Agostino RB Sr. Changing end points in breast-cancer drug approval – the Avastin story. *N Engl J Med*. 2011; 365: e2.

105 Pollack A. FDA revokes approval of Avastatin for use as breast cancer drug. *New York Times*. 2011 Nov 18.

106 Lenzer J. FDA is criticised for hinting it may loosen conflict of interest rules. *BMJ*. 2011; 343: d5070.

107 Psaty BM, Lumley T. Surrogate end points and FDA approval: a tale of 2 lipid-altering drugs. *JAMA*. 2008; 299: 1474–6.

108 Heavey S. FDA warns Pfizer for not reporting side effects. Reuters. 2010 June 10.

109 Wise J. European drug agency criticises Roche for failing to report adverse reactions and patient deaths. *BMJ*. 2012; 344: e4344.

110 McCartney M. Statins for all? *BMJ*. 2012; 345: e6044.

111 Golomb BA, Evans MA, Dimsdale JE, *et al*. Effects of statins on energy and fatigue with exertion: results from a randomized controlled trial. *Arch Intern Med*. 2012; 172: 1180–2.

112 Støvring H, Harmsen CG, Wisløff T, *et al*. A competing risk approach for the European Heart SCORE model based on cause-specific and all-cause mortality. *Eur J Prev Cardiol*. 2012 Apr 12.

113 Hampton T. Flawed prescribing practices revealed. *JAMA*. 2006; 296: 2191–2.

114 Smalley W, Shatin D, Wysowski DK, *et al*. Contraindicated use of cisapride: impact of food and drug administration regulatory action. *JAMA*. 2000; 284: 3036–9.

115 Kingston A. A national embarrassment. *Maclean's Magazine*. 2012 Oct 17.

116 Kragh A. [Two of three people in nursing homes are in treatment with at least ten drugs]. *Läkartidningen*. 2004; 101: 994–9.

117 Garfinkel D, Mangin D. Feasibility study of a systematic approach for discontinuation of multiple medications in older adults: addressing polypharmacy. *Arch Intern Med*. 2010; 170: 1648–54.

118 Mann H. Beware of polypharmacy in the elderly. *BMJ*. 2009 March 8. Available online at: www.bmj.com/cgi/eletters/338/mar03_2/b873 (accessed 12 March 2009).

119 Moynihan R. Is your mum on drugs? *BMJ*. 2011; 343: d5184.

120 Goodwin JS. Geriatrics and the limits of modern medicine. *N Engl J Med*. 1999; 340: 1283–5.

1   Vedantam S. Antidepressant makers withhold data on children. *Washington Post*. 2004 Jan 29. 2 Melander H, Ahlqvist-Rastad J, Meijer G, *et al*. Evidence b(i)ased medicine – selective reporting from studies sponsored by pharmaceutical industry: review of studies in new drug applications. *BMJ*. 2003; 326: 1171–3.

3   Melander H. [Selective reporting – greater problem than selective publishing?] *Läkartidningen*. 2005; 102: 224–5.

4   Turner EH, Matthews AM, Linardatos E, *et al*. Selective publication of antidepressant trials and its influence on apparent efficacy. *N Engl J Med*. 2008; 358: 252–60.

5   Rising K, Bacchetti P, Bero L. Reporting bias in drug trials submitted to the Food and Drug Administration: review of publication and presentation. *PLoS Med*. 2008; 5: e217.

6   Lenzer J. Drug secrets: what the FDA isn't telling. *Slate*. 2005 Sept 27.

7   Rennie D. When evidence isn't: trials, drug companies and the FDA. *J Law Policy*. 2007 July: 991–1012.

8   Chalmers I. From optimism to disillusion about commitment to transparency in the medico-industrial complex. *J R Soc Med*. 2006; 99: 337–41.

9   Scherer RW, Langenberg P, von Elm E. Full publication of results initially presented in abstracts. *Cochrane Database Syst Rev*. 2007; 2: MR000005.

10 MacLean CH, Morton SC, Ofman JJ, *et al*. How useful are unpublished data from the Food and Drug Administration in meta-analysis? *J Clin Epidemiol*. 2003; 56: 44–51.

11 Goldacre B. *Bad Pharma*. London: Fourth Estate; 2012.

12 Chalmers I. Underreporting research is scientific misconduct. *JAMA*. 1990; 263: 1405–8.

13 Danish Association of the Pharmaceutical Industry. [Revised collaborative agreement between the Medical Association and the Danish Association of the Pharmaceutical Industry about clin- ical trials and non-intervention studies]. 2010 June 1.

14 Gøtzsche PC, Jørgensen AW. Opening up data at the European Medicines Agency. *BMJ*. 2011; 342: d2686.

15 Wikipedia. Rimonabant. Available online at: http://en.wikipedia.org/wiki/Rimonabant (accessed 17 January 2013).

16 World Medical Association. *Declaration of Helsinki – ethical principles for medical research involving human subjects*. 2008.

17 Gøtzsche PC. Why we need easy access to all data from all clinical trials and how to accomplish it. *Trials*. 2011; 12: 249.

18 Topol EJ. Failing the public health – rofecoxib, Merck, and the FDA. *N Engl J Med*. 2004; 351:

1707–9.

19 Lenzer J. FDA is incapable of protecting US 'against another Vioxx'. *BMJ*. 2004; 329: 1253.

20 Anonymous. Institute of Medicine urges reforms at FDA. *Lancet*. 2006; 368: 1211.

21 Relman AS, Angell M. America's other drug problem: how the drug industry distorts medicine and politics. *The New Republic*. 2002 Dec 16: 27–41.

22 Carpenter D. Drug-review deadlines and safety problems (authors' reply). *N Engl J Med*. 2008; 359: 96–8.

23 Moore TJ. *Deadly Medicine: why tens of thousands of heart patients died in America's worst drug disaster*. New York: Simon & Schuster; 1995.

24 Cowley AJ, Skene A, Stainer K, *et al*. The effect of lorcainide on arrhythmias and survival in patients with acute myocardial infarction: an example of publication bias. *Int J Cardiol*. 1993; 40: 161–6.

25 EMA. *European Medicines Agency Widens Public Access to Documents*. Press release. 2010 Nov 30.

26 Regulation (EC) No 1049/2001 of the European Parliament and of the Council of 30 May 2001 regarding public access to European Parliament, Council and Commission documents. *Official Journal of the European Communities*. 2001; L145: 43–8.

27 Hawkes N. Lobby groups call for closure of 'revolving door' between drug regulators and industry. *BMJ*. 2011; 343: d8335.

28 European Medicines Agency. Access to clinical-trial data and transparency. Workshop report. 2012. Available online at: www.ema.europa.eu/docs/en_GB/document_library/Report/2012/12/ WC500135841.pdf (accessed December 2012).

29 Editorial. [Straight talk]. *Information*. 2004 June 30.

30 Alfter B, Teugels M, Bouma J. Media lift lid on secret reports on drug side-effects. *Euobserver*. 2008 Oct 22.

31 Abraham J. *Science, Politics and the Pharmaceutical Industry*. London: UCL Press; 1995.

32 Gøtzsche PC. UK drug regulator destroys all evidence after 15 years. *BMJ*. 2011; 343: d4203.

33 Jüni P, Reichenbach S, Egger M. COX 2 inhibitors, traditional NSAIDs, and the heart. *BMJ*. 2005; 330: 1342–3.

34 Caldwell B, Aldington S, Weatherall M, *et al*. Risk of cardiovascular events and celecoxib: a systematic review and meta-analysis. *J R Soc Med*. 2006; 99: 132–40.

35 Mundy A. *Dispensing with the Truth*. New York: St. Martin's Press; 2001.

36 Avorn J. *Powerful Medicines: the benefits, risks, and costs of prescription drugs*. New York: Vintage Books; 2005.

37 Jørgensen AW. Robustness of results and conclusions in systematic reviews, trials and abstracts [PhD thesis]. Copenhagen: University of Copenhagen; 2011.

38 Connolly HM, Crary JL, McGoon MD, *et al*. Valvular heart disease associated with fenfluramine- phentermine. *N Engl J Med*. 1997; 337: 581–8.

39 Mullard A. Mediator scandal rocks French medical community. *Lancet*. 2011; 377: 890–2.

40 Mintzes B. New UK guidance on industry-health professional collaboration. *BMJ*. 2012; 344: e3952.

41 Padwal R, Kezouh A, Levine M, *et al*. Long-term persistence with orlistat and sibutramine in a population-based cohort. *Int J Obes (Lond)*. 2007; 31: 1567–70.

42 Colman E, Golden J, Roberts M, *et al*. The FDA's assessment of two drugs for chronic weight management. *N Engl J Med*. 2012; 367: 1577–9.

43 Dahl CF, Allen MR, Urie PM, *et al*. Valvular regurgitation and surgery associated with fenfluramine use: an analysis of 5743 individuals. *BMC Med*. 2008; 6: 34.

12장

1 Tansey B. Huge penalty in drug fraud: Pfizer settles felony case in Neurontin off-label promotion. *San Francisco Chronicle*. 2004 May 14.

2 Harris G. Pfizer to pay $430 million over promoting drug to doctors. *New York Times*. 2004 May 14.

3 Lenzer J. Pfizer pleads guilty, but drug sales continue to soar. *BMJ*. 2004; 328: 1217.

4 Angell M. *The Truth about the Drug Companies: how they deceive us and what to do about it*. New York: Random House; 2004.

5 Petersen M. *Our Daily Meds*. New York: Sarah Crichton Books; 2008.

6 Petersen M. Suit says company promoted drug in exam rooms. *New York Times*. 2002 May 15.

7 Landefeld CS, Steinman MA. The Neurontin legacy – marketing through misinformation and manipulation. *N Engl J Med*. 2009; 360: 103–6.

8 Petersen M. Court papers suggest scale of drug's use. *New York Times*. 2003 May 30.

9 Dickersin K. *Reporting and other biases in studies of Neurontin for migraine, psychiatric/bipolar disorders, nociceptive pain, and neuropathic pain*. Available online at: www.pharmalot.com/ wp-content/uploads/2008/10/neurontin-dickersin-2.pdf (accessed 10 December 2008).

10 Saul S. Experts conclude Pfizer manipulated studies. *New York Times*. 2008 Oct 8.

11 Johansen HK, Gøtzsche PC. Problems in the design and reporting of trials of antifungal agents encountered during meta-analysis. *JAMA*. 1999; 282: 1752–9.

12 Johansen HK, Gøtzsche PC. Amphotericin B vs fluconazole for controlling fungal infections in neutropenic cancer patients (Cochrane Review). In: *The Cochrane Library*, Issue 1. Oxford: Update Software; 2000.

13 Krumholz SD, Egilman DS, Ross JS. Study of Neurontin: titrate to effect, profile of safety (STEPS) trial: a narrative account of a gabapentin seeding trial. *Arch Intern Med*. 2011; 171: 1100–7.

14 Adams C, Young A. Off-label prescription case reflects federal concern over unsafe uses. *Knight Ridder Newspapers*. 2004 May 14.

15 Voris B, Lawrence J. *Pfizer Told to Pay \$142.1 million for Neurontin Fraud*. Bloomberg. 2010 March 25.

13장

1 Tanne JH. Merck appeals rofecoxib verdict. *BMJ*. 2007; 334: 607.

2 Lenzer J. FDA is incapable of protecting US 'against another Vioxx'. *BMJ*. 2004; 329: 1253.

3 Krumholz HM, Ross JS, Presler AH, *et al*. What have we learned from Vioxx? *BMJ*. 2007; 334: 120–3.

4 Topol EJ. Failing the public health – rofecoxib, Merck, and the FDA. *N Engl J Med*. 2004; 351: 1707–9.

5 Petersen M. *Our Daily Meds*. New York: Sarah Crichton Books; 2008.

6 Jüni P, Nartey L, Reichenbach S, *et al*. Risk of cardiovascular events and rofecoxib: cumulative meta-analysis. *Lancet*. 2004; 364: 2021–9.

7 Graham DJ. COX-2 inhibitors, other NSAIDs, and cardiovascular risk: the seduction of common sense. *JAMA*. 2006; 296: 1653–6.

8 Topol E. Arthritis medicines and cardiovascular events – 'house of coxibs'. *JAMA*. 2005; 293: 366–8.

9 Psaty BM, Furberg CD. COX-2 inhibitors – lessons in drug safety. *N Engl J Med*. 2005; 352: 1133–5.

10 US Senate Finance Committee. Testimony of David J Graham, MD, MPH. 2004 Nov 18. Available online at: www.finance.senate.gov/imo/media/doc/111804dgtest.pdf (accessed 21 February 2013).

11 US Food and Drug Administration. Memorandum. 2001. Available online at: www.fda.gov/ohrms/dockets/ac/01/briefing/3677b2_06_cardio.pdf (accessed 23 June 2009).

12 Weaver AL, Messner RP, Storms WW, *et al*. Treatment of patients with osteoarthritis with rofecoxib compared with nabumetone. *J Clin Rheumatol*. 2006; 12: 17–25.

13 Bombardier C, Laine L, Reicin A, *et al*. Comparison of upper gastrointestinal toxicity of rofecoxib and naproxen in patients with rheumatoid arthritis. *N Engl J Med*. 2000; 343: 1520–8.

14 Armstrong D. *The New England Journal missed Vioxx warning signs*. 2006 May 15. Available

online at: www.post-gazette.com/pg/06135/690336-114.stm (accessed 27 November 2012).

15 Curfman GD, Morrissey S, Drazen JM. Expression of concern reaffirmed. *N Engl J Med.* 2006. 10.1056/NEJMe068054. Accessed 23 Feb 2006.

16 Curfman GD, Morrissey S, Drazen JM. Expression of concern: Bombardier et al., 'Comparison of upper gastrointestinal toxicity of rofecoxib and naproxen in patients with rheumatoid arthritis,' N Engl J Med 2000;343:1520–8. *N Engl J Med.* 2005; 353: 2813–14.

17 Mukherjee D, Nissen SE, Topol EJ. Risk of cardiovascular events associated with selective COX-2 inhibitors. *JAMA.* 2001; 286: 954–9.

18 Liévre M, Abadie E, on behalf of the French Marketing Authorization Committee. Discontinuation of Vioxx. *Lancet.* 2005; 365: 23–4.

19 Konstam MA, Weir MR, Reicin A. Cardiovascular thrombotic events in controlled, clinical trials of rofecoxib. *Circulation.* 2001; 104: 2280–8.

20 Reicin AS, Shapiro D, Sperling RS, *et al.* Comparison of cardiovascular thrombotic events in patients with osteoarthritis treated with rofecoxib versus nonselective nonsteroidal anti-inflammatory drugs (ibuprofen, diclofenac, and nabumetone). *Am J Cardiol.* 2002; 89: 204–9.

21 Corporate sponsorship. American Heart Association. Updated 2012 Oct 25. Available online at: www.heart.org/HEARTORG/Giving/ForCompanies/SponsorshipOpportunities/Corporate- Sponsorship_UCM_321431_Article.jsp (accessed 31 October 2012).

22 Kassirer JP. *On the Take: how medicine's complicity with big business can endanger your health.* Oxford: Oxford University Press; 2005.

23 Sanon S, Patel R, Eshelbrenner C, *et al.* Acute coronary syndrome in patients with diabetes mellitus: perspectives of an interventional cardiologist. *Am J Cardiol.* 2012; 110 supplement: 13B–23B.

24 Hill KP, Ross JS, Egilman DS, *et al.* The ADVANTAGE seeding trial: a review of internal docu- ments. *Ann Intern Med.* 2008; 149: 251–8.

25 Lisse JR, Perlman M, Johansson G, *et al.* Gastrointestinal tolerability and effectiveness of rofecoxib versus naproxen in the treatment of osteoarthritis: a randomized, controlled trial. *Ann Intern Med.* 2003; 139: 539–46.

26 Berenson A. Evidence in Vioxx suits shows intervention by Merck officials. *New York Times.* 2005 Apr 24.

27 Ross JS, Hill KP, Egilman DS, *et al.* Guest authorship and ghostwriting in publications related to rofecoxib: a case study of industry documents from rofecoxib litigation. *JAMA.* 2008; 299: 1800–2.

28 Jørgensen AW, Jørgensen KJ, Gøtzsche PC. Unbalanced reporting of benefits and harms in abstracts on rofecoxib. *Eur J Clin Pharmacol.* 2010; 66: 341–7.

29 Grant B. Merck published fake journal. *The Scientist*. 2009. Available online at: www.the-scientist.com/blog/display/55671 (accessed 23 June 2009).

30 Day M. Don't blame it all on the bogey. *BMJ*. 2007; 334: 1250–1.

31 Psaty BM, Furberg CD. COX-2 inhibitors – lessons in drug safety. *N Engl J Med*. 2005; 352: 1133–5.

32 Waxman HA. The lessons of Vioxx – drug safety and sales. *N Engl J Med*. 2005; 352: 2576–8.

33 Waxman HA. *The marketing of Vioxx to physicians. Memorandum*. Congress of the United States. 2005 May 5.

34 Frazier KC. The lessons of Vioxx. *N Engl J Med*. 2005; 353: 1420.

35 Waxman HA. The lessons of Vioxx. *N Engl J Med*. 2005; 353: 1420–1.

36 Kim PS, Reicin AS. Rofecoxib, Merck, and the FDA. *N Engl J Med*. 2004; 351: 2875–6.

37 Bresalier RS, Sandler RS, Quan H, *et al*. Cardiovascular events associated with rofecoxib in a colorectal adenoma chemoprevention trial. *N Engl J Med*. 2005; 352: 1092–102.

38 Nissen SE. Adverse cardiovascular effects of rofecoxib. *N Engl J Med*. 2006; 355: 203–4.

39 Correction. *N Engl J Med*. 2006; 355: 221.

40 Topol E. Rofecoxib, Merck, and the FDA. *N Engl J Med*. 2004; 351: 2877–8.

41 Psaty BM, Kronmal RA. Reporting mortality findings in trials of rofecoxib for Alzheimer disease or cognitive impairment: a case study based on documents from rofecoxib litigation. *JAMA*. 2008; 299: 1813–17.

42 Madigan D, Sigelman DW, Mayer JW, *et al*. Under-reporting of cardiovascular events in the rofecoxib Alzheimer disease studies. *Am Heart J*. 2012; 164: 186–93.

43 Juhlin R. [MSD about Vioxx]. *Läkartidningen*. 2004; 46: 3720–1.

44 Whelton RS. Effects of excessive CEO pay on U.S. society. Available online at: www.svsu.edu/emplibrary/Whelton%20article.pdf (accessed 6 November 2007).

45 Department of Justice. *U.S. pharmaceutical company Merck Sharp & Dohme sentenced in connection with unlawful promotion of Vioxx*. 2012 April 19.

46 Charatan F. 94% of patients suing Merck over rofecoxib agree to terms. *BMJ*. 2008; 336: 580–1.

47 Berenson A. Merck agrees to settle Vioxx suits for $4.85 billion. *New York Times*. 2007 Nov 9.

14장

1 Celecoxib and the CLASS trial: data massaging by industry. *Prescrire International*. 2002; 11: 190–1.

2 Silverstein FE, Faich G, Goldstein JL, *et al*. Gastrointestinal toxicity with celecoxib vs nonsteroidal anti-inflammatory drugs for osteoarthritis and rheumatoid arthritis: the CLASS study:

A randomized controlled trial. Celecoxib Long-term Arthritis Safety Study. *JAMA*. 2000; 284: 1247–55.

3   Okie S. Missing data on Celebrex. *Washington Post*. 2001 Aug 5.

4   Lichtenstein DR, Wolfe MM. COX-2-Selective NSAIDs: new and improved? *JAMA*. 2000; 284: 1297–9.

5   Jüni P, Rutjes AW, Dieppe PA. Are selective COX 2 inhibitors superior to traditional non steroidal anti-inflammatory drugs? *BMJ*. 2002; 324: 1287–8.

6   Thomas K. In documents on pain drug Celebrex, signs of doubt and deception. *New York Times*. 2012 June 24.

7   Lu HL. *Statistical Reviewer Briefing Document for the Advisory Committee*. FDA. 2000; NDA20-998.

8   FDA. Summary minutes, AAC & DSaRM. 2005 Feb 16–18. Available online at: www.fda. gov/ ohrms/dockets/ac/05/minutes/2005-4090M1: Final.htm (accessed February 2005).

9   Deeks JJ, Smith LA, Bradley MD. Efficacy, tolerability, and upper gastrointestinal safety of celecoxib for treatment of osteoarthritis and rheumatoid arthritis: systematic review of randomised controlled trials. *BMJ*. 2002; 325: 619.

10   Deeks JJ, Smith LA, Bradley MD. Systematic review of celecoxib for osteoarthritis and rheumat- oid arthritis. *BMJ*. 2003; 326: 335–6.

11   Geis GS. Pharmacia's response to editorial. *BMJ*. 2002; 325: 161–2.

12   Jüni P, Rutjes AWS, Dieppe P. Authors' reply. *BMJ*. 2002; 325: 163–4.

13   Hrachovec JB, Mora M. Reporting of 6-month vs 12-month data in a clinical trial of celecoxib. *JAMA*. 2001; 286: 2398.

14   White WB, Faich G, Whelton A, *et al*. Comparison of thromboembolic events in patients treated with celecoxib, a cyclooxygenase-2 specific inhibitor, versus ibuprofen or diclofenac. *Am J Cardiol*. 2002; 89: 425–30.

15   Andrade M. In clear sight. *BMJ*. 2009; 339: 538–40.

16   Solomon SD, McMurray JJ, Pfeffer MA, *et al*. Cardiovascular risk associated with celecoxib in a clinical trial for colorectal adenoma prevention. *N Engl J Med*. 2005; 352: 1071–80.

17   Caldwell B, Aldington S, Weatherall M, *et al*. Risk of cardiovascular events and celecoxib: a systematic review and meta-analysis. *J R Soc Med*. 2006; 99: 132–40.

18   Crone M. [Pfizer gets additional fine for illegal marketing]. *Berlingske*. 2004 Nov 16.

19   Gøtzsche PC. [COX-2 inhibitors and other nonsteroidal, anti-inflammatory drugs – what future?] *Ugeskr Læger*. 2006; 168: 1972–3.

20   DeAngelis CD, Thornton JP. Preserving confidentiality in the peer review process. *JAMA*. 2008; 299: 1956.

21 Dyer C. Pfizer asks journal for comments made by peer reviewers. *BMJ*. 2008; 336: 575.

22 Feeley J, Van Voris B. Pfizer destroyed arthritis drugs' files, investors claim. Bloomberg. 2012 Nov 21. Available online at: www.bloomberg.com/news/2012-11-21/pfizer-destroyed-arthritis-drugs-files-investors-claim.html (accessed 10 July 2013).

23 Mamdani M, Juurlink DN, Kopp A, *et al.* Gastrointestinal bleeding after the introduction of COX 2 inhibitors: ecological study. *BMJ*. 2004; 328: 1415–6.

24 FitzGerald GA, Patrono C. The coxibs, selective inhibitors of cyclooxygenase-2. *N Engl J Med*. 2001; 345: 433–42.

25 Abramson J. *Overdo$ed America*. New York: HarperCollins; 2004.

26 Blower AL, Brooks A, Fenn GC, *et al.* Emergency admissions for upper gastrointestinal disease and their relation to NSAID use. *Aliment Pharmacol Ther*. 1997; 11: 283–91.

27 Petersen M. *Our Daily Meds*. New York: Sarah Crichton Books; 2008.

28 Gibson L. Drug company sues Spanish bulletin over fraud claim. *BMJ*. 2004; 328: 188.

29 Laporte J-R. Merck Sharpe and Dohme versus Laporte. *Lancet*. 2004; 364: 416.

30 Honig P. Merck Sharp and Dohme versus Laporte. *Lancet*. 2004; 363: 1079–80.

15장

1 Gale EAM. Post-marketing studies of new insulins: sales or science? *BMJ*. 2012; 344: e3974.

2 Harris G, Pear R. Drug maker's efforts to compete in lucrative insulin market are under scrutiny. *New York Times*. 2006 Jan 28.

3 Yudkin JS. Post-marketing observational trials and catastrophic health expenditure. *BMJ*. 2012; 344: e3987.

4 Hawkes N. AstraZeneca must pay €52.5m fine for anticompetitive tactics, rules European court. *BMJ*. 2012; 345: e8396.

5 Edwards SJ, Lind T, Lundell L. Systematic review of proton pump inhibitors for the acute treatment of reflux oesophagitis. *Aliment Pharmacol Ther*. 2001; 15: 1729–36.

6 Relman AS, Angell M. America's other drug problem: how the drug industry distorts medicine and politics. *The New Republic*. 2002 Dec 16: 27–41.

7 Grill M. *Kranke Geschäfte: wie die Pharmaindustrie uns manipuliert*. Hamburg: Rowohlt Verlag 2007.

8 Tuffs A. Germany sees rise in post-marketing studies. *BMJ*. 2009; 339: b4199.

9 Hyde R. German doctors free to take cash from drug firms. *Lancet*. 2012; 380: 551.

10 Forgacs I, Loganayagam A. Overprescribing proton pump inhibitors. *BMJ*. 2008; 336: 2–3.

11 McKay AB. Overprescribing PPIs. *BMJ*. 2008; 336: 109.

12   Schwartz LM, Woloshin S. How the FDA forgot the evidence: the case of donepezil 23 mg. *BMJ*. 2012; 344: e1086.

13   Lenzer J. FDA is criticised for licensing high dose donepezil. *BMJ*. 2011; 342: d3270.

14   Goldacre B. *Bad Pharma*. London: Fourth Estate; 2012.

16장

1   Strengthening the credibility of clinical research. *Lancet*. 2010; 375: 1225.

2   Nissen S. Slides presented at the FDA advisory meeting about rosiglitazone. 2010 July 13.

3   Cohen D. Rosiglitazone: what went wrong? *BMJ*. 2010; 341: 530–4.

4   Harris G. Diabetes drug maker hid test data. *New York Times*. 2010 July 13.

5   Gøtzsche PC. Why we need easy access to all data from all clinical trials and how to accomplish it. *Trials*. 2011; 12: 249.

6   Khan H, Thomas P. Drug giant AstraZeneca to pay $520 million to settle fraud case. ABC News. 2010 April 27.

7   Bass A. *Side Effects – a prosecutor, a whistleblower, and a bestselling antidepressant on trial*. Chapel Hill: Algonquin Books; 2008.

8   Nissen SE, Wolski K. Effect of rosiglitazone on the risk of myocardial infarction and death from cardiovascular causes. *N Engl J Med*. 2007; 356: 2457–71.

9   Nissen SE. Setting the RECORD straight. *JAMA*. 2010; 303: 1194–5.

10   Mitka M. Critics press FDA to act on evidence of rosiglitazone's cardiac safety issues. *JAMA*. 2010; 303: 2341–2.

11   Moynihan R. Rosiglitazone, marketing, and medical science. *BMJ*. 2010; 340: c1848.

12   Home PD, Pocock SJ, Beck-Nielsen H, *et al*. Rosiglitazone evaluated for cardiovascular outcomes – an interim analysis. *N Engl J Med*. 2007; 357: 28–38.

13   Home PD, Pocock SJ, Beck-Nielsen H, *et al*. Rosiglitazone evaluated for cardiovascular outcomes in oral agent combination therapy for type 2 diabetes (RECORD): a multicentre, randomised, open-label trial. *Lancet*. 2009; 373: 2125–35.

14   Psaty BM, Prentice RL. Minimizing bias in randomized trials: the importance of blinding. *JAMA*. 2010; 304: 793–4.

15   Psaty BM, Furberg CD. The record on rosiglitazone and the risk of myocardial infarction. *N Engl J Med*. 2007; 357: 67–9.

16   Graham D, Gelperin K. More on advisory committee decision. *BMJ*. 2010; 341: 519.

17   Mello MM, Goodman SN, Faden RR. Ethical considerations in studying drug safety – the Institute of Medicine report. *N Engl J Med*. 2012; 367: 959–64.

18   Cohen D. FDA puts rosiglitazone post-marketing trial on hold. *BMJ*. 2010; 341: c4017.

19   Tanne JH. GSK is accused of trying to suppress editorial on rosiglitazone. *BMJ*. 2010; 340: c2654.

20   Slaoui M. The rise and fall of rosiglitazone: reply. *Eur Heart J*. 2010; 31: 1282–4.

21   FDA Drug Safety Communication. *Avandia (Rosiglitazone) Labels now Contain Updated Information about Cardiovascular Risks and Use in Certain Patients*. 2011 Mar 3.

22   Wang AT, McCoy CP, Murad MH, *et al*. Association between industry affiliation and position on cardiovascular risk with rosiglitazone: cross sectional systematic review. *BMJ*. 2010; 340: c1344.

23   Lehman R, Yudkin JS, Krumholz HM. Licensing drugs for diabetes. *BMJ*. 2010; 341: 513–14.

24   Solomon DH, Winkelmayer WC. Cardiovascular risk and the thiazolidinediones: déjà vu all over again? *JAMA*. 2007; 298: 1216–18.

25   Dormandy JA, Charbonnel B, Eckland DJ, *et al*. Secondary prevention of macrovascular events in patients with type 2 diabetes in the PROactive Study (PROspective pioglitAzone Clinical Trial In macroVascular Events): a randomised controlled trial. *Lancet*. 2005; 366: 1279–89.

26   Charbonnel B, Dormandy J, Erdmann E, *et al*. The prospective pioglitazone clinical trial in macrovascular events (PROactive): can pioglitazone reduce cardiovascular events in diabetes? Study design and baseline characteristics of 5238 patients. *Diabetes Care*. 2004; 27: 1647–53.

27   PROactive Study Executive Committee and Data and Safety Monitoring Committee. PROactive study. *Lancet*. 2006; 367: 982.

28   Gøtzsche PC, Hróbjartsson A, Johansen HK, *et al*. Constraints on publication rights in industry- initiated clinical trials. *JAMA*. 2006; 295: 1645–6.

29   Chan A-W, Hróbjartsson A, Haahr MT, et al. Empirical evidence for selective reporting of outcomes in randomized trials: comparison of protocols to published articles. *JAMA*. 2004; 291: 2457–65.

30   Chan A-W, Hróbjartsson A, Jørgensen KJ, *et al*. Discrepancies in sample size calculations and data analyses reported in randomised trials: comparison of publications with protocols. *BMJ*. 2008; 337: a2299.

31   Jack A. European drugs watchdog to step up scrutiny. *Financial Times*. 2012 March 6.

32   Hillaire-Buys D, Faillie JL, Montastruc JL. Pioglitazone and bladder cancer. *Lancet*. 2011; 378: 1543–4.

33   European Medicines Agency. *Assessment report, Pioglitazone ratio*. EMA/391408/2012. 2012 May 24.

34   Ray WA, Stein CM. Reform of drug regulation – beyond an independent drug-safety board. *N Engl J Med*. 2006; 354: 194–201.

35 Hillaire-Buys D, Faillie JL. Pioglitazone and the risk of bladder cancer. *BMJ*. 2012; 344: e3500.

36 FDA Drug Safety Communication. *Update to Ongoing Safety Review of Actos (pioglitazone) and Increased Risk of Bladder Cancer*. 2011 June 6.

37 Kassirer JP. *On the Take: how medicine's complicity with big business can endanger your health*. Oxford: Oxford University Press; 2005.

38 Avorn J. *Powerful Medicines: the benefits, risks, and costs of prescription drugs*. New York: Vintage Books; 2005.

39 Brody H. *Hooked: ethics, the medical profession, and the pharmaceutical industry*. Lanham: Rowman & Littlefield; 2008.

40 Nissen SE, Wolski K, Topol EJ. Effect of muraglitazar on death and major adverse cardiovascular events in patients with type 2 diabetes mellitus. *JAMA*. 2005; 294: 2581–6.

41 Brophy JM. Selling safety – lessons from muraglitazar. *JAMA*. 2005; 294: 2633–5.

42 Abramson J. *Overdo$ed America*. New York: HarperCollins; 2004.

43 Saenz A, Fernandez-Esteban I, Mataix A, *et al*. Metformin monotherapy for type 2 diabetes mellitus. *Cochrane Database Syst Rev*. 2005; 3: CD002966.

44 Wikipedia. Metformin. Available online at: http://en.wikipedia.org/wiki/Metformin (accessed 12 October 2012).

45 Spranger J, Gundert-Remy U, Stammschulte T. GLP-1-based therapies: the dilemma of uncertainty. *Gastroenterology*. 2011; 141: 20–3.

46 Elashoff M, Matveyenko AV, Gier B, *et al*. Pancreatitis, pancreatic, and thyroid cancer with glucagon-like peptide-1-based therapies. *Gastroenterology*. 2011; 141: 150–6.

47 Gøtzsche PC, Mæhlen J, Zahl PH. What is publication? *Lancet*. 2006; 368: 1854–6.

48 Public citizen to FDA: pull diabetes drug Victoza from market immediately. *Public Citizen*. 2012 April 19.

49 Lindeberg M. [Novo Nordisk has sent warnings about the cancer risk with its diabetes drug Victoza to US physicians]. *Berlingske*. 2011 June 14.

50 US Food and Drug Administration. *FDA Approves New Treatment for Type 2 Diabetes*. 2010 Jan 25.

51 Maxmen A. Debate on diabetes drugs gathers pace: petition unveils unnerving reports on potential carcinogenicity of GLP-1 mimics. *Nature*. 2012 April 30.

17장

1 Bass A. *Side Effects – a prosecutor, a whistleblower, and a bestselling antidepressant on trial*. Chapel Hill: Algonquin Books; 2008.

2   Caplan PJ. *They Say You're Crazy: how the world's most powerful psychiatrists decide who's normal.* Jackson: Da Capo Press; 1995.

3   Angell M. 'The illusions of psychiatry': an exchange. *New York Rev Books.* 2011 Aug 18.

4   Moynihan R. Medicalization. A new deal on disease definition. *BMJ.* 2011; 342: d2548.

5   Harris G, Carey B, Roberts J. Psychiatrists, children and drug industry's role. *New York Times.* 2007 May 10.

6   Insel TR. Psychiatrists' relationships with pharmaceutical companies: part of the problem or part of the solution? *JAMA.* 2010; 303: 1192–3.

7   Moynihan R. Is the relationship between pharma and medical education on the rocks? *BMJ.* 2008; 337: 484–5.

8   Watts G. More psychiatrists attack plans for DSM-5. *BMJ.* 2012; 344: e3357.

9   Moynihan R, Cassels A. *Selling Sickness: how the world's biggest pharmaceutical companies are turning us all into patients.* New York: Nation Books; 2005.

10 Boseley S. Prozac, used by 40m people, does not work say scientists. *The Guardian.* 2008 Feb 26.

11 Brown J, O'Brien PMS, Marjoribanks J, *et al.* Selective serotonin reuptake inhibitors for premenstrual syndrome. *Cochrane Database Syst Rev.* 2009; 2: CD001396.

12 [*Work environment and treatment modalities in Danish psychiatry*]. Nordjyske Medier; 2007.

13 Total sales of medicinal products. Danish Medicines Agency. 2011.

14 IMS Health. *IMS Health Reports U.S. Prescription Sales Grew 5.1 percent in 2009, to $300.3 billion.* Press release. 2010 April 1.

15 Kessler RC, Demler O, Frank RG, *et al.* Prevalence and treatment of mental disorders, 1990 to 2003. *N Engl J Med.* 2005; 352: 2515–23.

16 Spence D. The psychiatric oligarchs who medicalise normality. *BMJ.* 2012; 344: e3135.

17 Gross J. Checklist for camp: bug spray, sunscreen, pills. *New York Times.* 2006 July 16.

18 Petersen M. *Our Daily Meds.* New York: Sarah Crichton Books; 2008.

19 Schwarz A. Attention disorder or not, pills to help in school. *New York Times.* 2012 Oct 9.

20 GfK Denmark. [Focus group about treatment of ADHD in children and adolescents]. Letter. 2011 Nov 23.

21 Whitaker R. *Anatomy of an Epidemic.* New York: Broadway Paperbacks; 2010.

22 Morbidity and Mortality Weekly Report. Current depression among adults – United States, 2006 and 2008. *JAMA.* 2010; 304: 2233–5.

23 The Patient Health Questionnaire (PHQ-9). Available online at: www.agencymeddirectors. wa.gov/Files/depressoverview.pdf (accessed 20 October 2012).

24 Healy D. *Let Them Eat Prozac.* New York: New York University Press; 2004.

25 Frances A. Antidepressant use has gone crazy: bad news from the CDC. *Psychiatric Times.*

2011 Oct 28.

26   Friedman RA. Grief, depression, and the DSM-5. *N Engl J Med*. 2012; 366: 1855–7.

27   Nielsen M, Gøtzsche P. An analysis of psychotropic drug sales. Increasing sales of selective ser-
     otonin reuptake inhibitors are closely related to number of products. *Int J Risk Saf Med*. 2011;
     23: 125–32.

28   Open letter to the DSM-5. Online petition. Available online at: www.ipetitions.com/petition/
     dsm5/.

29   Spence D. Bad medicine: bipolar II disorder. *BMJ*. 2011; 342: d2767.

30   Martin A, Young C, Leckman JF, *et al*. Age effects on antidepressant-induced manic
     conversion. *Arch Pediatr Adolesc Med*. 2004; 158: 773–80.

31   Shea SE, Gordon K, Hawkins A, *et al*. Pathology in the Hundred Acre Wood: a neurodevelop-
     mental perspective on A.A. Milne. *CMAJ*. 2000; 163: 1557–9.

32   The creation of the Prozac myth. *The Guardian*. 2008 Feb 27.

33   Spence D. Bad medicine: adult attention-deficit/hyperactivity disorder. *BMJ*. 2011; 343: d7244.

34   Aagaard L, Hansen EH. The occurrence of adverse drug reactions reported for attention deficit
     hyperactivity disorder (ADHD) medications in the pediatric population: a qualitative review of
     empirical studies. *Neuropsychiatr Dis Treat*. 2011; 7: 729–44.

35   More fraud from drug giant GlaxoSmithKline companies – court documents show. Blog post.
     Child Health Safety. 2010 Dec 1. Available online at: http://childhealthsafety.wordpress. com/
     2010/12/01/more-fraud-from-drug-giant-glaxosmithkline-companies/ (accessed 17 July 2013).

36   Rennie D. When evidence isn't: trials, drug companies and the FDA. *J Law Policy*. 2007 July:
     991–1012.

37   Nemeroff CB, Mayberg HS, Krahl SE, *et al*. VNS therapy in treatment-resistant depression:
     clinical evidence and putative neurobiological mechanisms. *Neuropsychopharmacol*. 2006; 31:
     1345–55.

38   Volpe M. Dr Charles Nemeroff and Emory University's culture of corruption. Blog post. *The
     Provocateur*. 2009 July 10. Available at: http://theeprovocateur.blogspot.co.nz/2009/07/dr-
     charles-nemeroff-and-emorys-culture.html (accessed 17 July 2013).

39   Nugent T. Profile in courage: A beleaguered whistle-blower physician fights for patients and
     jobs – and wins. *Opednews*. 2012 Nov 1.

40   Keller MB, McCullough JP, Klein DN, *et al*. A comparison of nefazodone, the cognitive
     behavioral-analysis system of psychotherapy, and their combination for the treatment of chronic
     depression. *N Engl J Med*. 2000; 342: 1462–70.

41   Angell M. Is academic medicine for sale? *N Engl J Med*. 2000; 342: 1516–8.

42   Larson JC, Ensrud KE, Reed SD, *et al*. Efficacy of escitalopram for hot flashes in healthy

menopausal women: a randomized controlled trial. *JAMA*. 2011; 305: 267–74.

43 Coupland C, Dhiman P, Morriss R, *et al*. Antidepressant use and risk of adverse outcomes in older people: population based cohort study. *BMJ*. 2011; 343: d4551.

44 McHugh PR, Slavney PR. Mental illness – comprehensive evaluation or checklist? *N Engl J Med*. 2012; 366: 1853–5.

45 Kleinman A. Rebalancing academic psychiatry: why it needs to happen – and soon. *Br J Psych*. 2012; 201: 421–2.

46 Lacasse JR, Leo J. Serotonin and depression: a disconnect between the advertisements and the scientific literature. *PLoS Med*. 2005; 2: e392.

47 Goldacre B. *Bad Pharma*. London: Fourth Estate; 2012.

48 Castrén E. Is mood chemistry? *Nat Rev Neurosci*. 2005; 6: 241–6.

49 Andrews PW, Kornstein SG, Halberstadt LJ, *et al*. Blue again: perturbational effects of anti-depressants suggest monoaminergic homeostasis in major depression. *Front Psychol*. 2011; 2: 159.

50 Medawar C, Herxheimer A, Bell A, *et al*. Paroxetine, Panorama and user reporting of ADRs: Consumer intelligence matters in clinical practice and post-marketing drug surveillance. *Int J Risk Saf Med*. 2002; 15: 161–9.

51 Nielsen M, Hansen EH, Gøtzsche PC. What is the difference between dependence and withd-rawal reactions? A comparison of benzodiazepines and selective serotonin re-uptake inhibitors. *Addiction*. 2012; 107: 900–8.

52 Medawar C, Herxheimer A. A comparison of adverse drug reaction reports from professionals and users, relating to risk of dependence and suicidal behaviour with paroxetine. *Int J Risk Saf Med*. 2003/2004; 16: 5–19.

53 El-Mallakh RS, Gao Y, Jeannie Roberts R. Tardive dysphoria: the role of long term antidepres-sant use in inducing chronic depression. *Med Hypotheses*. 2011; 76: 769–73.

54 Moore TJ, Glenmullen J, Furberg CD. Prescription drugs associated with reports of violence towards others. *PLoS One*. 2010; 5: e15337.

55 Healy D. Reply to D. Wilkinson – Loss of anxiety and increased aggression in a 15-year-old boy taking fluoxetine. *J Psychopharmacol*. 1999; 13: 421.

56 Orriols L, Delorme B, Gadegbeku B, *et al*. Prescription medicines and the risk of road traffic crashes: a French registry-based study. *PLoS Med*. 2010; 7: e1000366.

57 *FDA Approved Labeling Text for NDA 21-875/NUVIGIL™ (armodafinil) Tablets*. 2007 June 15. Available online at: www.accessdata.fda.gov/drugsatfda_docs/label/2007/021875lbl. pdf (accessed 17 July 2013).

58 Thombs BD, Arthurs E, El-Baalbaki G, *et al*. Risk of bias from inclusion of patients who

already have diagnosis of or are undergoing treatment for depression in diagnostic accuracy studies of screening tools for depression: systematic review. *BMJ*. 2011; 343: d4825.

59 Gilbody S, House A, Sheldon T. Screening and case finding instruments for depression. *Cochrane Database Syst Rev*. 2005; 4: CD002792.

60 Lundh A. [Is there evidence for screening for depression]? *Ugeskr Læger*. 2008; 170: 1479.

61 Brody H. *Hooked: ethics, the medical profession, and the pharmaceutical industry*. Lanham: Rowman & Littlefield; 2008.

62 Medawar C, Hardon A. *Medicines out of Control? Antidepressants and the conspiracy of goodwill*. Netherlands: Aksant Academic Publishers; 2004.

63 van Marwijk H, Allick G, Wegman F, *et al*. Alprazolam for depression. *Cochrane Database Syst Rev*. 2012; 7: CD007139.

64 Montejo A, Llorca G, Izquierdo J, *et al*. Incidence of sexual dysfunction associated with antidepressant agents: a prospective multicenter study of 1022 outpatients. Spanish Working Group for the study of psychotropic-related sexual dysfunction. *J Clin Psychiatry*. 2001; 62(Suppl. 3): 10–21.

65 Pirraglia PA, Stafford RS, Singer DE. Trends in prescribing of selective serotonin reuptake inhibitors and other newer antidepressant agents in adult primary care. *Prim Care Companion J Clin Psychiatry*. 2003; 5: 153–7.

66 Brownlee S. *Overtreated: why too much medicine is making us sicker and poorer*. New York: Bloomsbury; 2007.

67 Boseley S. They said it was safe. *The Guardian*. 1999 Oct 30.

68 Healy D. *Pharmageddon*. Berkeley: University of California Press; 2012.

69 Internal Eli Lilly memo. Bad Homburg. 1984 May 25.

70 Virapen J. *Side Effects: death*. College Station: Virtualbookworm.com Publishing; 2010.

71 Pringle E. Eli Lilly hides data: Zyprexa, Evista, Prozac risk. *Conspiracy Planet*. Available online at: www.conspiracyplanet.com/channel.cfm?channelid=55&contentid=4181&page=2 (accessed 28 June 2012).

72 Teicher MH, Glod C, Cole JO. Emergence of intense suicidal preoccupation during fluoxetine treatment. *Am J Psychiatry*. 1990; 147: 207–10.

73 Lenzer J. FDA to review 'missing' drug company documents. *BMJ*. 2005; 330: 7.

74 Bouchy C. Internal Eli Lilly memo. 1990 Nov 13.

75 Rosenbaum JF, Fava M, Hoog SL, *et al*. Selective serotonin reuptake inhibitor discontinuation syndrome: a randomized clinical trial. *Biol Psychiatry*. 1998; 44: 77–87.

76 Barbui C, Cipriani A, Brambilla P, *et al*. 'Wish bias' in antidepressant drug trials? *J Clin Psychopharmacol*. 2004; 24: 126–30.

77 European Medicines Agency (1999/2000). EMEA/CPMP/2775/99.

78 Lenzer J. Drug secrets: what the FDA isn't telling. *Slate*. 2005 Sept 27.

79 Lenzer J. Secret US report surfaces on antidepressants in children. *BMJ*. 2004; 329: 307.

80 Jurand SH. Lawsuits over antidepressants claim the drug is worse than the disease. American Association for Justice. 2003 Mar 1. Available online at: www.thefreelibrary.com/_/print/PrintArticle.aspx?id=99601757 (accessed 23 December 2012).

81 Barbui C, Furukawa TA, Cipriani A. Effectiveness of paroxetine in the treatment of acute major depression in adults: a systematic re-examination of published and unpublished data from randomized trials. *CMAJ*. 2008; 178: 296–305.

82 Serna MC, Cruz I, Real J, *et al*. Duration and adherence of antidepressant treatment (2003 to 2007) based on prescription database. *Eur Psychiatry*. 2010; 25: 206–13.

83 Ioannidis JPA. Ranking antidepressants. *Lancet*. 2009; 373: 1759–60.

84 Laughren TP. Overview for December 13 Meeting of Psychopharmacologic Drugs Advisory Committee (PDAC). 2006 Nov 16. Available online at: www.fda.gov/ohrms/dockets/ac/06/briefing/2006-4272b1-01-FDA.pdf (accessed 22 October 2012).

85 Fournier JC, DeRubeis RJ, Hollon SD, *et al*. Antidepressant drug effects and depression severity. A patient-level meta-analysis, *JAMA*. 2010; 303: 47–53.

86 DeRubeis, Fournier JC. Depression severity and effect of antidepressant medications. *JAMA*. 2010; 303: 1599.

87 Johnson LA. Pfizer disputes claim against antidepressant. *USA Today*. 2013 Jan 31.

88 Babyak M, Blumenthal JA, Herman S, *et al*. Exercise treatment for major depression: maintenance of therapeutic benefit at 10 months. *Psychosom Med*. 2000 Sep–Oct; 62: 633–8.

89 Rimer J, Dwan K, Lawlor DA, *et al*. Exercise for depression. *Cochrane Database Syst Rev*. 2012; 7: CD004366.

90 Haug TT, Blomhoff S, Hellstrøm K, *et al*. Exposure therapy and sertraline in social phobia: 1-year follow-up of a randomised controlled trial. *Br J Psychiatry*. 2003; 182: 312–18.

91 Wikipedia. GlaxoSmithKline. Available online at: http://en.wikipedia.org/wiki/GlaxoSmithKline (accessed 20 June 2012).

92 Herxheimer A. Turbulence in UK medicines regulation: A stink about SSRI antidepressants that isn't going away. In: Glavanis K, O'Donovan O, editors. *Power, Politics and Pharmaceuticals: drug regulation in Ireland in the global context*. Cork: Cork University Press; 2008.

93 Grassley CE. Paxil. Speech at the US Senate. 2008 June 11.

94 Riddle MA, King RA, Hardin MT, *et al*. Behavioral side effects of fluoxetine in children and adolescents. *J Child Adolesc Psychopharmacol*. 1990/1991; 1: 193–8.

95 Brynner R, Stephens T. *Dark Remedy: the impact of thalidomide and its revival as a vital medicine*.

New York: Perseus Publishing; 2001.

96 Hansen EH, Gyldmark M. [Psychotropic drug use. Distribution and development]. Copenhagen: Sundhedsstyrelsen; 1990.

97 Glass J, Lanctôt KL, Herrmann N, *et al.* Sedative hypnotics in older people with insomnia: meta-analysis of risks and benefits. *BMJ.* 2005; 331: 1169–73.

98 de Gage SB, Bégaud B, Bazin F, *et al.* Benzodiazepine use and risk of dementia: prospective population based study. *BMJ.* 2012; 345: e6231.

99 Nielsen M. Selective Serotonin Reuptake Inhibitors (SSRI) – sales, withdrawal reactions and how drug regulators reacted to this with benzodiazepines as comparator [PhD thesis]. Copenhagen: University of Copenhagen; 2013.

100 Fava GA, Bernardi M, Tomba E, *et al.* Effects of gradual discontinuation of selective serotonin reuptake inhibitors in panic disorder with agoraphobia. *Int J Neuropsychopharmacol.* 2007; 10: 835–8.

101 Medawar C. The antidepressant web – marketing depression and making medicines work. *Int J Risk Saf Med.* 1997; 10: 75–126.

102 Montgomery SA, Dunbar G. Paroxetine is better than placebo in relapse prevention and the prophylaxis of recurrent depression. *Int Clin Psychopharmacol.* 1993 Fall; 8(3): 189–95.

103 Geddes JR, Carney SM, Davies C, *et al.* Relapse prevention with antidepressant drug treatment in depressive disorders: a systematic review. *Lancet.* 2003; 361: 653–61.

104 House of Commons Health Committee. *The Influence of the Pharmaceutical Industry. Fourth Report of Session 2004–05.* Available online at: www.publications.parliament.uk/pa/cm200405/cmselect/cmhealth/42/42.pdf (accessed 26 April 2005).

18장

1 Keller MB, Ryan ND, Strober M, *et al.* Efficacy of paroxetine in the treatment of adolescent major depression: a randomized, controlled trial. *J Am Acad Child Adolesc Psychiatry.* 2001; 40: 762–72.

2 Bass A. *Side Effects – a prosecutor, a whistleblower, and a bestselling antidepressant on trial.* Chapel Hill: Algonquin Books; 2008.

3 Jureidini JN, McHenry LB, Mansfield PR. Clinical trials and drug promotion: selective reporting of study 329. *Int J Risk Safety Med.* 2008; 20: 73–81.

4 Jureidini JN, McHenry LB. Conflicted medical journals and the failure of trust. *Accountability in Research.* 2001; 18: 45–54.

5 More fraud from drug giant GlaxoSmithKline companies – court documents show. *Child Health*

Safety. 2010 Dec 1.

6   Moynihan R, Cassels A. *Selling Sickness: how the world's biggest pharmaceutical companies are turning us all into patients*. New York: Nation Books; 2005.

7   Boyce J. Disclosure of clinical trial data: why exemption 4 of the freedom of information act should be restored. *Duke Law & Technology Review*. 2005; 3.

8   Jurand SH. *Lawsuits over Antidepressants Claim the Drug is worse than the Disease*. American Association for Justice. 2003 Mar 1. Available online at: www.thefreelibrary.com/_/print/PrintArticle.aspx?id=99601757 (accessed 23 Dec 2012).

9   Healy D. *Pharmageddon*. Berkeley: University of California Press; 2012.

10 Brownlee S. *Overtreated: why too much medicine is making us sicker and poorer*. New York: Bloomsbury; 2007.

11 Kingston A. A national embarrassment. *Maclean's Magazine*. 2012 Oct 17.

12 The creation of the Prozac myth. *The Guardian*. 2008 Feb 27.

13 Healy D. *Let Them Eat Prozac*. New York: New York University Press; 2004.

14 Furukawa TA. All clinical trials must be reported in detail and made publicly available. *Lancet*. 2004; 329: 626.

15 Harris G. Merck says it will post the results of all drug trials. *New York Times*. 2004 Sept 6.

16 Lenzer J. Secret US report surfaces on antidepressants in children. *BMJ*. 2004; 329: 307.

17 Lenzer J. Crisis deepens at the US Food and Drug Administration. *BMJ*. 2004; 329: 1308.

18 Giles J. Did GSK trial data mask Paxil suicide risk? *New Scientist*. 2008 Feb 8.

19 Healy D. SSRIs and deliberate self-harm. *Br J Psychiatry*. 2002; 180: 547.

20 Khan A, Warner HA, Brown WA. Symptom reduction and suicide risk in patients treated with placebo in antidepressant clinical trials: an analysis of the Food and Drug Administration database. *Arch Gen Psychiatry*. 2000; 57: 311–17.

21 Power N, Lloyd K. Response from Pfizer. *Br J Psychiatry*. 2002; 180: 547–8.

22 Rockhold F, Metz A, Traber P. Response from GlaxoSmithKline. *Br J Psychiatry*. 2002; 180: 548.

23 Healy D. Did regulators fail over selective serotonin reuptake inhibitors? *BMJ*. 2006; 333: 92–5.

24 Healy D, Cattell D. Interface between authorship, industry and science in the domain of therapeutics. *Br J Psychiatry*. 2003; 183: 22–7.

25 Lenzer J. FDA to review 'missing' drug company documents. *BMJ*. 2005; 330: 7.

26 Boseley S. Scandal of scientists who take money for papers ghostwritten by drug companies. *The Guardian*. 2002 Feb 7.

27 Whittington CJ, Kendall T, Fonagy P, *et al*. Selective serotonin reuptake inhibitors in childhood depression: systematic review of published versus unpublished data. *Lancet*. 2004; 363: 1341–5.

28 *Seroxat/Paxil Adolescent Depression. Position piece on the phase III clinical studies.* GlaxoSmithKline document. 1998 Oct.

29 Laughren TP. *Overview for December 13 Meeting of Psychopharmacologic Drugs Advisory Committee (PDAC).* 2006 Nov 16. Available online at: www.fda.gov/ohrms/dockets/ac/06/briefing /2006-4272b1-01-FDA.pdf (accessed 22 October 2012).

30 Internal Eli Lilly memo. Bad Homburg. 1984 May 25.

31 Eli Lilly memo. *Suicide Report for BGA.* Bad Homburg. 1990 Aug 3.

32 Montgomery SA, Dunner DL, Dunbar GC. Reduction of suicidal thoughts with paroxetine in comparison with reference antidepressants and placebo. *Eur Neuropsychopharmacol.* 1995; 5: 5–13.

33 GlaxoSmithKline. *Briefing Document. Paroxetine adult suicidality analysis: major depressive disorder and non-major depressive disorder.* 2006 April 5.

34 Gunnell D, Saperia J, Ashby D. Selective serotonin reuptake inhibitors (SSRIs) and suicide in adults: meta-analysis of drug company data from placebo controlled, randomised controlled trials submitted to the MHRA's safety review. *BMJ.* 2005; 330: 385.

35 Healy DT. Risk of suicide. *BMJ.* 2005 Feb 18. Available online at: www.bmj.com/content/330/ 7488/385?tab=responses (accessed 18 December 2012).

36 Fergusson D, Doucette S, Glass KC, *et al.* Association between suicide attempts and selective serotonin reuptake inhibitors: systematic review of randomised controlled trials. *BMJ.* 2005; 330: 396.

37 Menzies KB. *2006 PDAC Regarding the Results of FDA's Ongoing Meta-Analysis of Suicidality Data from Adult Antidepressant Trials.* FDA. 2006 Dec 1.

38 Schelin EM. [Healthy skepticism is the best medicine]. *Ugeskr Læger.* 2010; 172: 3361.

39 Lexchin J, Light DW. Commercial influence and the content of medical journals. *BMJ.* 2006; 332: 1444–7.

40 Gorman JM, Korotzer A, Su G. Efficacy comparison of escitalopram and citalopram in the treatment of major depressive disorder: pooled analysis of placebo-controlled trials. *CNS Spectr.* 2002; 7(4 Suppl. 1): 40–4.

41 Escitalopram (Lexapro) for depression. *Medical Letter.* 2002; 44: 83–4.

42 Melander H, Ahlqvist-Rastad J, Meijer G, *et al.* Evidence b(i)ased medicine – selective reporting from studies sponsored by pharmaceutical industry: review of studies in new drug applications. *BMJ.* 2003; 326: 1171–3.

43 Carlsen LT. [A difficult balance]. *Tænk + Test.* 2003; 32: 30–3.

44 Lindberg M. [Interesting regard for exports]. *Dagens Medicin.* 2002 Nov 29.

45 [The Danish Drug Agency gives Lundbeck hindwind]. *Politiken.* 2004 Sept 13.

46 [Treatment with antidepressants]. Danish Institute for Rational Drug Therapy. 2004 Sept 10.

47 Dyer O. Lundbeck broke advertising rules. *BMJ*. 2003; 326: 1004.

48 Cipriani A, Santilli C, Furukawa TA, *et al*. Escitalopram versus other antidepressive agents for depression. *Cochrane Database Syst Rev*. 2009; 2: CD006532.

49 Turner EH, Matthews AM, Linardatos E, *et al*. Selective publication of antidepressant trials and its influence on apparent efficacy. *N Engl J Med*. 2008; 358: 252–60.

50 Gartlehner G, Hansen RA, Morgan LC, *et al*. Comparative benefits and harms of second-generation antidepressants for treating major depressive disorder: an updated meta-analysis. *Ann Intern Med*. 2011; 155: 772–85.

51 Dyer O. Lundbeck broke advertising rules. *BMJ*. 2003; 326: 1004.

52 Masculine. Available online at: www.sprunk-jansen.com/da (accessed 2012 October 28).

53 Svansø VL. [Lundbeck needs to fight for the company's image]. *Berlingske*. 2011 May 14.

54 Petersen M. *Our Daily Meds*. New York: Sarah Crichton Books; 2008.

55 US Department of Justice. *Drug Maker Forest Pleads Guilty; to pay more than $313 million to resolve criminal charges and False Claims Act allegations*. 2010 Sept 15.

56 Hyltoft V. [Lundbeck partner in settlement about suicides]. *Berlingske*. 2011 Feb 8.

57 Meier B, Carey B. Drug maker is accused of fraud. *New York Times*. 2009 Feb 25.

58 Edwards J. Suit vs. Forest Labs names execs linked to alleged lies about Lexapro, Celexa. *CBS News, Moneywatch*. 2009 Feb 26.

59 Meier B. A medical journal quandary: how to report on drug trials. *New York Times*. 2004 June 21.

60 Harris G. Document details plan to promote costly drug. *New York Times*. 2009 Sept 1.

61 US Senate, Committee on Finance. Letter about Lexapro documents. 2009 Aug 12. Available online at: www.nytimes.com/packages/pdf/politics/20090831MEDICARE/20090831_MEDICARE.pdf (accessed 2011).

62 Olfson M, Blanco C, Liu SM, *et al*. National trends in the office-based treatment of children, adolescents, and adults with antipsychotics. *Arch Gen Psychiatry*. 2012; Aug 6: 1–10.

63 Tyrer P, Kendall T. The spurious advance of antipsychotic drug therapy. *Lancet*. 2009; 373: 4–5.

64 Rosenheck RA. Pharmacotherapy of first-episode schizophrenia. *Lancet*. 2008; 371: 1048–9.

65 Kahn RS, Fleischhacker WW, Boter H, *et al*. Effectiveness of antipsychotic drugs in first-episode schizophrenia and schizophreniform disorder: an open randomised clinical trial. *Lancet*. 2008; 371: 1085–97.

66 Stark J. McGorry aborts teen drug trial. *Sydney Morning Herald*. 2011 Aug 21.

67 Leucht S, Corves C, Arbter D, *et al*. Second-generation versus first-generation antipsychotic drugs for schizophrenia: a meta-analysis. *Lancet*. 2009; 373: 31–41.

68   Safer DJ. Design and reporting modifications in industry-sponsored comparative psychophar-
     macology trials. *J Nerv Ment Dis.* 2002; 190: 583–92.

69   Thornley B, Adams C. Content and quality of 2000 controlled trials in schizophrenia over 50
     years. *BMJ.* 1998; 317: 1181–4.

70   Pfizer memorandum. 1989 April 26.

71   Duggan L, Fenton M, Rathbone J, *et al.* Olanzapine for schizophrenia. *Cochrane Database Syst
     Rev.* 2005; 2: CD001359.

72   Lenzer J. Drug company tries to suppress internal memos. *BMJ.* 2007; 334: 59.

73   Geddes J, Freemantle N, Harrison P, *et al.* Atypical antipsychotics in the treatment of schizo-
     phrenia: systematic overview and meta-regression analysis. *BMJ.* 2000; 321: 1371–6.

74   Larsen N-E. [New medicine has considerable adverse effects]. *Dagens Medicin.* 2001 Sept 27.

75   Sheller SA. The Largest Pharma Fraud Whistleblower Case in US history totaling $1.4 bil-
     lion. Press release. 2009 Jan 15. Available online at: www.reuters.com/article/2009/01/15/
     idUS182128+15-Jan-2009+PRN20090115 (accessed 17 July 2013).

76   Berenson A. Eli Lilly said to play down risk of top pill. *New York Times.* 2006 Dec 17.

77   Spielmans GI, Parry PI. From evidence-based medicine to marketing-based medicine: evidence
     from internal industry documents. *Bioethical Inquiry.* 2010. DOI 10.1007/s11673-010-9208-8.

78   Dyer O. Lilly investigated in US over the marketing of olanzapine. *BMJ.* 2007; 334: 171.

79   Schneider LS, Dagerman KS, Insel P. Risk of death with atypical antipsychotic drug treatment
     for dementia: meta-analysis of randomized placebo-controlled trials. *JAMA.* 2005; 294: 1934–
     43.

80   McGauran N, Wieseler B, Kreis J, *et al.* Reporting bias in medical research – a narrative review.
     Trials. 2010; 11: 37.

19장

1   Adams S. *Roche versus Adams.* London: J. Cape; 1984.

2   Kesselheim AS, Studdert DM, Mello MM. Whistle-blowers' experiences in fraud litigation
    against pharmaceutical companies. *N Engl J Med.* 2010; 362: 1832–9.

3   Rost P. *The Whistleblower: confessions of a healthcare hitman.* New York: Soft Skull Press; 2006.

4   Mundy A. *Dispensing with the Truth.* New York: St. Martin's Press; 2001.

5   Drug Industry Document Archive. University of California, San Francisco. Available online at:
    http://dida.library.ucsf.edu/search?query=argumentative (accessed 21 September 2012).

6   Day M. Don't blame it all on the bogey. *BMJ.* 2007; 334: 1250–1.

7   Shuchman M. Drug company threatens legal action over Canadian guidelines. *BMJ.* 1999; 319:

1388.

8   Tougaard H, Hundevadt K. [The golden promises of the gynaecologists]. *Jyllandsposten*. 2004 Jan 18.

9   Villesen K. [The drug companies earn fortunes while raising doubt]. *Information*. 2011 Dec 9.

10   Glaxo 'downplayed' warning on heart-attack risk from AIDS drug. *The Independent*. 2008 May 12.

11   Brix SM. [Researcher receives death threats]. *Universitetsavisen*. 2008; 14: 5.

12   Perner A, Haase N, Guttormsen AB, *et al*. Hydroxyethyl Starch 130/0.42 versus Ringer's acetate in severe sepsis. *N Engl J Med*. 2012; 367: 124–34.

13   Klawitter U, Stief M. Demand for correction of article entitled 'Hydroxyethyl Starch 130/0.4 versus Ringer's Acetate in Severe Sepsis' (published online on June 27, 2012). Letter. 2012 July 9.

14   Corrections. *N Engl J Med*. 2012; 367: 481.

15   Kupferschmidt K. Squabble Over NEJM paper puts spotlight on antishock drug. *ScienceInsider*. 2012 Aug 2.

16   Braithwaite J. *Corporate Crime in the Pharmaceutical Industry*. London: Routledge & Kegan Paul; 1984.

17   Brynner R, Stephens T. *Dark Remedy: the impact of thalidomide and its revival as a vital medicine*. New York: Perseus Publishing; 2001.

18   Kassirer JP. *On the Take: how medicine's complicity with big business can endanger your health*. Oxford: Oxford University Press; 2005.

19   Fries JF. Letter to Raymond Gilmartin re: physician intimidation. 9 Jan, 2001. Merck. Bates No MRK-ABH0002204 to MRK-ABH0002207. Available online at: www.vioxxdocuments. com/Documents/Krumholz_Vioxx/Fries2001.pdf (accessed 10 October 2007).

20   Wood S. Eric Topol loses provost/chief academic officer titles at Cleveland Clinic and Lerner College. *Heartwire*. 2005 Dec 12.

21   Rout M. Vioxx maker Merck and Co drew up doctor hit list. *The Australian*. 2009 April 1.

22   Blowing the whistle on the FDA: an interview with David Graham. *Multinational Monitor*. 2004; 25(12).

23   Lenzer J. Crisis deepens at the US Food and Drug Administration. *BMJ*. 2004; 329: 1308.

24   Graham DJ, Campen D, Hui R, *et al*. Risk of acute myocardial infarction and sudden cardiac death in patients treated with cyclo-oxygenase 2 selective and non-selective non-steroidal anti-inflammatory drugs: nested case-control study. *Lancet*. 2005; 365: 475–81.

25   Lenzer J. Public interest group accuses FDA of trying to discredit whistleblower. *BMJ*. 2004; 329: 1255.

26   Lenzer J. US government agency to investigate FDA over rofecoxib. *BMJ*. 2004; 329: 935.

27 Lenzer J. FDA bars own expert from evaluating risks of painkillers. *BMJ*. 2004; 329: 1203.

28 Lenzer J. Pfizer criticised over delay in admitting drug's problems. *BMJ*. 2004; 329: 935.

29 Horton R. Vioxx, the implosion of Merck, and aftershocks at the FDA. *Lancet* 2004; 364: 1995–6.

30 Eaton L. Editor claims drug companies have a 'parasitic' relationship with journals. *BMJ*. 2005; 330; 9.

31 Andersen NV, Drachmann H. [Pharmaceutical giant blacklisted]. *Politiken*. 2004 Mar 25.

32 [Verdict in the Press Council in case 2004-6-45]. *Pressenævnet*. 2004 Aug 18.

33 Grill M. *Kranke Geschäfte: wie die Pharmaindustrie uns manipuliert*. Hamburg: Rowohlt Verlag; 2007.

34 Mello MM, Clarridge BR, Studdert DM. Academic medical centers' standards for clinical-trial agreements with industry. *N Engl J Med*. 2005; 352: 2202–10.

35 Williams HC. Evening primrose oil for atopic dermatitis. *BMJ*. 2003; 327: 1358–9.

36 Brody H. *Hooked: ethics, the medical profession, and the pharmaceutical industry*. Lanham: Rowman & Littlefield; 2008.

37 Boseley S. Bitter pill. *The Guardian*. 2001 May 7.

38 Schafer A. Biomedical conflicts of interest: a defence of the sequestration thesis – learning from the cases of Nancy Olivieri and David Healy. *J Med Ethics*. 2004; 30: 8–24.

39 Healy D. *Let Them Eat Prozac*. New York: New York University Press; 2004.

40 Healy D. Medical partisans? Why doctors need conflicting interests. *Aust N Z J Psychiatry*. 2012; 46: 704–7.

41 Baylis F. The Olivieri debacle: where were the heroes of bioethics? *J Med Ethics*. 2004; 30: 44–9.

42 Dyer C. Aubrey Blumsohn, academic who took on industry. *BMJ*. 2010; 340: 22–3.

43 Revill J. Doctor accuses drug giant of 'unethical' secrecy. *Observer*. 2005 Dec 4.

44 Revill J. How the drugs giant and a lone academic went to war. *Observer*. 2005 Dec 4.

45 Dyer C. Professor to face GMC over his claim to have seen full trial data. *BMJ*. 2009; 339: 774–5.

46 Gornall J. A very public break-up. *BMJ*. 2010; 340: 180–3.

47 Wilmshurst P. The effects of the libel laws on science – a personal experience. *Radical Statistics*. 2011: 104: 13–23.

48 Wikipedia. Simon Singh. Available online at: http://en.wikipedia.org/wiki/Simon_Singh (accessed 17 June 2010).

49 Singh S. This is goodbye. *The Guardian*. 2010 March 12.

50 Dyer C. Charity sets up fund to defend researcher being sued for libel. *BMJ*. 2008; 337: 1313.

51 Tanne JH. FDA places 'black box' warning on antidiabetes drugs. *BMJ*. 2007; 334: 1237.

52 Burton B. Diabetes expert accuses drug company of 'intimidation'. *BMJ*. 2007; 335: 1113.

53 Cohen D. Drug study secrecy puts lives at risk. *Index on Censorship*. 2011 Nov 29.

54 DeAngelis CD, Fontanarosa PB. Ensuring integrity in industry-sponsored research. *JAMA*. 2010; 303: 1196–8.

55 Lenzer J, Brownlee S. Reckless medicine. *Discover*. 2010; 11: 64–76.

56 Gøtzsche PC, Hróbjartsson A, Johansen HK, *et al*. Constraints on publication rights in industry- initiated clinical trials. *JAMA*. 2006; 295: 1645–6.

57 Gøtzsche PC, Hróbjartsson A, Johansen HK, *et al*. [Constraints on publication rights in industry-initiated clinical trials: secondary publication]. *Ugeskr Læger*. 2006; 168: 2467–9.

58 Gornall J. Research transparency: industry attack on academics. *BMJ*. 2009; 338: 626–8.

20장

1 Angell M. *The Truth about the Drug Companies: how they deceive us and what to do about it.* New York: Random House; 2004.

2 Federal Trade Commission. *Generic Drug Entry Prior to Patent Expiration: an FTC study.* 2002, July. Available online at: www.ftc.gov/os/2002/07/genericdrugstudy.pdf (accessed 1 November 2007).

3 Relman AS, Angell M. America's other drug problem: how the drug industry distorts medicine and politics. *The New Republic*. 2002 Dec 16: 27–41.

4 Braithwaite J. *Corporate Crime in the Pharmaceutical Industry.* London: Routledge & Kegan Paul; 1984.

5 Adams S. *Roche versus Adams.* London: J. Cape; 1984.

6 Clinard MB, Yeager PC. *Corporate Crime.* New Brunswick: Transaction Publishers; 2006.

7 Goozner M. *The $800 Million Pill: the truth behind the cost of new drugs.* Berkeley: University of California Press; 2005.

8 Nelson R. Debate over ritonavir price increase gains momentum. *Lancet*. 2004; 363: 1369.

9 Brody H. *Hooked: ethics, the medical profession, and the pharmaceutical industry.* Lanham: Rowman & Littlefield; 2008.

10 Hemmingsen MA. [Antidepressant medicine increases by 1200 percent in three months]. *Dagens Medicin*. 2010 Sept 17.

11 Andersen L. [Drug prices will be trenched]. *Jyllandsposten*. 2007 March 30.

12 Dilling S. [Price for cholesterol lowering drug explodes]. *Politiken*. 2007 March 28.

13 Svansø VL. [Lundbeck purchase costs a court case]. *Berlingske*. 2009 Feb 21.

14 Drug company granted monopoly – price of drug increases 15000%. *Pioneer Press*. 2011 March

14.

15 Messori A, Cicchetti A, Patregani L. Relating price determination to disease prevalence. *BMJ.* 2010; 341: 417–18.

16 Cuatrecasas P. Drug discovery in jeopardy. *J Clin Invest.* 2006; 116: 2837–42.

17 PBS. The Other Drug War. Interview with Marcia Angell. 2002 Nov 26. Available online at: www.pbs.org/wgbh/pages/frontline/shows/other/interviews/angell.html (accessed 4 April 2005).

18 Steenberger A, Larsen K, Bundgaard B. [The minister of health wishes to discuss prioritisation with the regions]. *Ugeskr Læger.* 2011; 173: 472.

19 Svansø VL, Hyltoft V. [The regions at war with the drug industry]. *Berlingske.* 2011 Feb 3.

20 Quotations. *Ugeskr Læger.* 2010; 172: 1568.

21 Svansø VL, Hyltoft V. [Drug industry under pressure]. *Berlingske.* 2011 Feb 3.

22 Cumming J, Mays N, Daubé J. How New Zealand has contained expenditure on drugs. *BMJ.* 2010; 340: 1224–7.

23 Mintzberg H. Patent nonsense: evidence tells of an industry out of social control. *CMAJ.* 2006; 175: 374.

24 Stevens AJ, Jensen JJ, Wyller K, *et al.* The role of public-sector research in the discovery of drugs and vaccines. *N Engl J Med.* 2011; 364: 535–41.

25 Light DW, Lexchin JR. Pharmaceutical research and development: what do we get for all that money? *BMJ.* 2012; 344: e4348.

26 The Association of the British Pharmaceutical Industry. *Guidance on Collaboration between Healthcare Professionals and the Pharmaceutical Industry.* 2012 March 29. Available online at: www.abpi.org.uk/our-work/library/guidelines/Pages/collaboration-guidance.aspx (accessed 27 December 2012).

27 Braillon A, Bewley S, Herxheimer A, *et al.* Marketing versus evidence-based medicine. *Lancet.* 2012; 380: 340.

28 Goldacre B. *Bad Pharma.* London: Fourth Estate; 2012.

29 Beran D, Capewell S, de Courten M, *et al.* The International Diabetes Federation: losing its credibility by partnering with Nestlé? *Lancet.* 2012; 380: 805.

30 Danish Association of the Pharmaceutical Industry. [Revised collaborative agreement between the Medical Association and the Danish Association of the Pharmaceutical Industry about clin- ical trials and non-intervention studies]. 2010 June 1.

31 Abramson J. *Overdo$ed America: the broken promise of American medicine.* New York: Harper-Collins; 2004.

32 Huskisson EC, Woolf DL, Balme HW, *et al.* Four new anti-inflammatory drugs: responses and

variations. *Br Med J.* 1976; 1: 1048–9.

21장

1   Angell M. *The Truth about the Drug Companies: how they deceive us and what to do about it.* New York: Random House; 2004.

2   Moynihan R, Cassels A. *Selling Sickness: how the world's biggest pharmaceutical companies are turning us all into patients.* New York: Nation Books; 2005.

3   Weingart SN, Wilson RM, Gibberd RW, *et al.* Epidemiology of medical error. *BMJ.* 2000; 320: 774–7.

4   Starfield B. Is US health really the best in the world? *JAMA.* 2000; 284: 483–5.

5   Lazarou J, Pomeranz BH, Corey PN. Incidence of adverse drug reactions in hospitalized patients: a meta-analysis of prospective studies. *JAMA.* 1998; 279: 1200–5.

6   Ebbesen J, Buajordet I, Erikssen J, *et al.* Drug-related deaths in a department of internal medicine. *Arch Intern Med.* 2001; 161: 2317–23.

7   Archibald K, Coleman R, Foster C. Open letter to UK Prime Minister David Cameron and Health Secretary Andrew Lansley on safety of medicines. *Lancet.* 2011; 377: 1915.

8   Centers for Disease Control and Prevention. *Leading Causes of Death.* Available online at: www.cdc.gov/nchs/fastats/lcod.htm (accessed 5 February 2013).

9   Lenzer J. Anticoagulants cause the most serious adverse events, finds US analysis. *BMJ.* 2012; 344: e3989.

10   Centers for Disease Control and Prevention. *Tobacco-Related Mortality.* Available online at: www.cdc.gov/tobacco/data_statistics/fact_sheets/health_effects/tobacco_related_mortality/ (accessed 2 February 2013).

11   Iyer S, Naganathan V, McLachlan AJ, *et al.* Medication withdrawal trials in people aged 65 years and older: a systematic review. *Drugs Aging.* 2008; 25: 1021–31.

12   Petersen M. *Our Daily Meds.* New York: Sarah Crichton Books; 2008.

13   Rennie D. When evidence isn't: trials, drug companies and the FDA. *J Law Policy.* 2007 July: 991–1012.

14   Kassirer JP. *On the Take: how medicine's complicity with big business can endanger your health.* Oxford: Oxford University Press; 2005.

15   Smith R. *The Trouble with Medical Journals.* London: Royal Society of Medicine; 2006.

16   Brownlee S. *Overtreated: why too much medicine is making us sicker and poorer.* New York: Bloomsbury; 2007.

17   World Health Organization. *World Health Report 2003 – shaping the future.* 2003. Available

online at: www.who.int/whr/2003/annex_4_en.xls (accessed 20 December 2012).

18 Reinhardt UE, Hussey PS, Anderson GF. U.S. health care spending in an international context. *Health Aff (Millwood)*. 2004; 23: 10–25.

19 Roehr B. Health care in US ranks lowest among developed countries, Commonwealth Fund study shows. *BMJ*. 2008; 337: a889.

20 Starfield B, Shi L, Grover A, *et al*. The effects of specialist supply on populations' health: assess- ing the evidence. *Health Aff (Millwood)*. 2001 March 15. DOI: 10.1377/hlthaff. w5.97.

21 World Health Organization. *The World Medicines Situation*. Available online at: http://apps. who.int/medicinedocs/en/d/Js6160e/6.html#Js6160e.6 (accessed 6 February 2013).

22 Wealth but not health in the USA. *Lancet*. 2013; 381: 177.

23 Nolte E, McKee CM. Measuring the health of nations: updating an earlier analysis. *Health Aff (Millwood)*. 2008; 27: 58–71.

24 Avendano M, Glymour MM, Banks J, *et al*. Health disadvantage in US adults aged 50 to 74 years: a comparison of the health of rich and poor Americans with that of Europeans. *Am J Public Health*. 2009; 99: 540–8.

25 Jachuck SJ, Brierley H, Jachuck S, *et al*. The effect of hypotensive drugs on the quality of life. *J R Coll Gen Pract*. 1982; 32: 103–5.

26 Krogsbøll LT, Jørgensen KJ, Grønhøj Larsen C, *et al*. General health checks for reducing mor- bidity and mortality from disease. *Cochrane Database Syst Rev*. 2012; 10: CD009009.

27 Johnston ME, Gibson ES, Terry CW, *et al*. Effects of labelling on income, work and social function among hypertensive employees. *J Chronic Dis*. 1984; 37: 417–23.

28 Butt DA, Mamdani M, Austin PC, *et al*. The risk of hip fracture after initiating antihypertensive drugs in the elderly. *Arch Intern Med*. 2012; 172: 1739–44.

29 Abramson J. *Overdo$ed America*. New York: HarperCollins; 2004.

30 Oliver M. Let's not turn elderly people into patients. *BMJ*. 2009; 338: b873.

31 Cacciotti J, Clinton P. Pharm Exec 50: growth from the bottom up. *Pharmaceutical Executive*. 2012 May 1. Available online at: www.pharmexec.com/pharmexec/Noteworthy/ Pharm-Exec- 50-Growth-from-the-Bottom-Up/ArticleStandard/Article/detail/773562 (accessed 17 July 2013).

32 Berwick DM, Hackbarth, A. Eliminating waste in US health care. *JAMA*. 2012; 307: 1513–16.

33 Liberati A, Magrini N. Information from drug companies and opinion leaders. *BMJ*. 2003; 326: 1156–7.

34 Tanne JH. US healthcare executives hit pay jackpot. *BMJ*. 2011; 343: d8330.

35 Whelton RS. *Effects of Excessive CEO Pay on U.S. Society.* Available online at: www.svsu.edu/emplibrary/Whelton%20article.pdf (accessed 6 November 2007).

36 Schafer A. Biomedical conflicts of interest: a defence of the sequestration thesis – learning from the cases of Nancy Olivieri and David Healy. *J Med Ethics.* 2004; 30: 8–24.

37 Relman A. *A Second Opinion: rescuing America's health care.* New York: Public Affairs; 2007.

38 Krimsky S. *Science in the Private Interest: has the lure of profits corrupted biomedical research?* Lanham: Rowman & Littlefield; 2003.

39 Braithwaite J. *Corporate Crime in the Pharmaceutical Industry.* London: Routledge & Kegan Paul; 1984.

40 Goozner M. *The $800 Million Pill: the truth behind the cost of new drugs.* Berkeley: University of California Press; 2005.

41 Abraham J. *Science, Politics and the Pharmaceutical Industry.* London: UCL Press; 1995.

42 Day M. MRC says it will invent, develop, and market its own drugs. *BMJ.* 2007; 334: 1025.

43 Bloemen S, Hammerstein D. Time for the EU to lead on innovation. *Health Action International Europe and Trans Atlantic Consumer Dialogue.* 2012 April.

44 Bassand J-P, Martin J, Rydén L, *et al.* The need for resources for clinical research: The European Society of Cardiology calls for European, international collaboration. *Lancet.* 2002; 360: 1866–9.

45 Gøtzsche PC, Hansen M, Stoltenberg M, *et al.* Randomized, placebo controlled trial of withdrawal of slow-acting antirheumatic drugs and of observer bias in rheumatoid arthritis. *Scand J Rheumatol.* 1996; 25: 194–9.

46 Relman AS, Angell M. America's other drug problem: how the drug industry distorts medicine and politics. *The New Republic.* 2002 Dec 16: 27–41.

47 Gøtzsche PC. Blinding during data analysis and writing of manuscripts. *Controlled Clin Trials.* 1996; 17: 285–90.

48 Borst-Eilers E. Assessing hospital technology in the Netherlands: new treatments are paid for only if they are part of an evaluation. *BMJ.* 1993; 306: 226.

49 Garattini S, Bertele V. How can we regulate medicines better? *BMJ.* 2007; 335: 803–5.

50 Liberati A, Traversa G, Moja LP, *et al.* Feasibility and challenges of independent research on drugs: the Italian Medicines Agency (AIFA) experience. *Eur J Clin Invest.* 2010; 40: 69–86.

51 Light DW, Lexchin JR. Pharmaceutical research and development: what do we get for all that money? *BMJ.* 2012; 344: e4348.

52 Knowler WC, Barrett-Connor E, Fowler SE, *et al.* Reduction in the incidence of type 2 diabetes with lifestyle intervention or metformin. *N Engl J Med.* 2002; 346: 393–403.

53 Ioannidis JP, Lau J. Completeness of safety reporting in randomized trials: an evaluation of 7 medical areas. *JAMA.* 2001; 285: 437–43.

54 Savulescu J, Chalmers I, Blunt J. Are research ethics committees behaving unethically? Some suggestions for improving performance and accountability. *BMJ*. 1996; 313: 1390–3.

55 Goldbeck-Wood S. Denmark takes a lead on research ethics. *BMJ*. 1998; 316: 1189.

56 Goldacre B. *Bad Pharma*. London: Fourth Estate; 2012.

57 Lundh A, Krogsbøll LT, Gøtzsche PC. Access to data in industry-sponsored trials. *Lancet*. 2011; 378: 1995–6.

58 Lundh A, Krogsbøll LT, Gøtzsche PC. Sponsors' participation in conduct and reporting of industry trials: a descriptive study. *Trials*. 2012; 13: 146.

59 Heran BS, Wong MMY, Heran IK, *et al.* Blood pressure lowering efficacy of angiotensin convert- ing enzyme (ACE) inhibitors for primary hypertension. *Cochrane Database Syst Rev*. 2008; 4: CD003823.

60 *Directive 2010/84/EU of the European Parliament and of the Council*. 2010 Dec 15.

61 Gøtzsche PC, Liberati A, Luca P, et al. Beware of surrogate outcome measures. *Int J Technol Ass Health Care*. 1996; 12: 238–46.

62 Apolone G, Joppi R, Bertele V, *et al.* Ten years of marketing approvals of anticancer drugs in Europe: regulatory policy and guidance documents need to find a balance between different pressures. *Br J Cancer*. 2005; 93: 504–9.

63 Garattini S, Bertele V. Efficacy, safety, and cost of new anticancer drugs. *BMJ*. 2002; 325: 269–71.

64 Machin D, Stenning SP, Parmar MKB, *et al.* Thirty years of Medical Research Council rand- omized trials in solid tumours. *Clin Oncol*. 1997; 9: 100–14.

65 Soares HP, Kumar A, Daniels S, *et al.* Evaluation of new treatments in radiation oncology: are they better than standard treatments? *JAMA*. 2005; 293: 970–8.

66 Kumar A, Soares H, Wells R, *et al.* Are experimental treatments for cancer in children superior to established treatments? Observational study of randomised controlled trials by the Children's Oncology Group. *BMJ*. 2005; 331: 1295–8.

67 Avorn J. *Powerful Medicines: the benefits, risks, and costs of prescription drugs*. New York: Vintage Books; 2005.

68 Rochon PA, Fortin PR, Dear KB, *et al.* Reporting of age data in clinical trials of arthritis. Deficiencies and solutions. *Arch Intern Med*. 1993; 153: 243–8.

69 Van Spall HG, Toren A, Kiss A, *et al.* Eligibility criteria of randomized controlled trials pub- lished in high-impact general medical journals: a systematic sampling review. *JAMA*. 2007; 297: 1233–40.

70 Cerreta F, Eichler HG, Rasi G. Drug policy for an aging population – the European Medicines Agency's geriatric medicines strategy. *N Engl J Med*. 2012; 367: 1972–4.

71 World Medical Association. *Ethical Principles for Medical Research Involving Human Subjects.* 2008. Available online at: www.wma.net/en/30publications/10policies/b3/ (accessed 17 July 2013).

72 Whitaker R. *Anatomy of an Epidemic.* New York: Random House; 2010.

73 Strom BL. How the US drug safety system should be changed. *JAMA.* 2006; 295: 2072–5.

74 Ray WA, Stein CM. Reform of drug regulation – beyond an independent drug-safety board. *N Engl J Med.* 2006; 354: 194–201.

75 Newman M. Bitter pills for drug companies. *BMJ.* 2010; 341: c5095.

76 Alsman SW. [Hidden research led to wrong recommendations about happy pills]. *Økonomisk Ugebrev.* 2004 May 3.

77 Senate Republican Policy Committee. *Legislative Notice No. 13. S. 1082 – The FDA Revitalization Act.* Available online at: http://rpc.senate.gov/_files/L13S1082FDARevitalizationAct04 3007KP.pdf (accessed 30 October 2007).

78 Suntharalingam G, Perry MR, Ward S, *et al.* Cytokine storm in a phase 1 trial of the anti-CD 28 monoclonal antibody TGN 1412. *N Engl J Med.* 2006; 355: 1018–28.

79 Lenzer J, Brownlee S. An untold story? *BMJ.* 2008; 336: 532–4.

80 Gøtzsche PC. Why we need easy access to all data from all clinical trials and how to accomplish it. *Trials.* 2011; 12: 249.

81 Danish Medicines Agency. [*Danish Medicines Agency's Performance Contract 2007 – 2010*]. Available online at: www.laegemiddelstyrelsen.dk/db/filarkiv/6653/resultatkontrakt2007_2010.pdf (accessed 15 August 2008).

82 Okie S. Safety in numbers–monitoring risk in approved drugs. *N Engl J Med.* 2005; 352: 1173–6.

83 Carlsen LT. [A difficult balance]. *Tænk + Test.* 2003; 32: 30–3.

84 Mundy A. *Dispensing with the Truth.* New York: St. Martin's Press; 2001.

85 Schwartz LM, Woloshin S, Welch HG. Using a drug facts box to communicate drug benefits and harms: two randomized trials. *Ann Intern Med.* 2009; 150: 516–27.

86 Woloshin S, Schwartz LM, Welch HG. *Know your Chances: understanding health statistics.* Berkely: University of California Press; 2008.

87 Woloshin S, Schwartz LM. Think inside the box. *New York Times.* 2011 July 4.

88 Chren MM, Landefeld CS. Physicians' behavior and their interactions with drug companies. A controlled study of physicians who requested additions to a hospital drug formulary. *JAMA.* 1994; 271: 684–9.

89 Brennan TA, Rothman DJ, Blank L *et al.* Health industry practices that create conflicts of interest: a policy proposal for academic medical centers. *JAMA.* 2006; 295: 429–33.

90 Tougaard H, Hundevadt K. [The golden promises of the gynaecologists]. *Jyllandsposten.* 2004

Jan 18.

91 Fugh-Berman A, McDonald CP, Bell AM, *et al*. Promotional tone in reviews of menopausal hormone therapy after the women's health initiative: an analysis of published articles. *PLoS Med.* 2011; 8: e1000425.

92 Singer N. Medical papers by ghostwriters pushed therapy. *New York Times.* 2009 Aug 4.

93 Rosenberg M. Pfizer's ghostwritten journal articles are still standing, still bogus. *Online Journal.* 2010 Feb 23.

94 Gøtzsche PC. *Mammography Screening: truth, lies and controversy.* London: Radcliffe Publishing; 2012.

95 Conflicts of interest in biomedical research. *Canada's Voice for Academics.* 2003; 50: Feb.

96 Elliott C. Pharma goes to the laundry: public relations and the business of medical education. *Hastings Cent Rep.* 2004; 34: 18–23.

97 Willman D. How a new policy led to seven deadly drugs. *Los Angeles Times.* 2000 Dec 20.

98 Bindslev JB, Schroll J, Gøtzsche PC, *et al*. Underreporting of conflicts of interest in clinical practice guidelines: cross-sectional study. *BMC Med Ethics.* 2013; 14: 19.

99 Steinbrook R. Controlling conflict of interest – proposals from the Institute of Medicine. *N Engl J Med.* 2009; 360: 2160–3.

100 Zinner DE, Bolcic-Jankovic D, Clarridge B, *et al*. Participation of academic scientists in relation- ships with industry. *Health Aff.* 2009; 28: 1814–25.

101 Lenzer J. French guidelines are pulled over potential bias among authors. *BMJ.* 2011; 342: d4007.

102 Clinard MB, Yeager PC. *Corporate Crime.* New Brunswick: Transaction Publishers; 2006. 103 Reuters. *Factbox – The 20 largest pharmaceutical companies.* 2010 Mar 26. Available online at: www.reuters.com/article/2010/03/26/pharmaceutical-mergers-idUSN2612865020100326 (accessed 17 June 2012).

104 Wikipedia. List of countries by GDP (nominal). Available online at: http://en.wikipedia.org/wiki/List_of_countries_by_GDP_(nominal) (accessed 30 June 2012).

105 Annas GJ. Corporations, profits, and public health. *Lancet.* 2010; 376: 583–4.

106 Thomas K, Schmidt MS. Glaxo agrees to pay \$3 billion in fraud settlement. *New York Times.* 2012 July 2.

107 Khan H, Thomas P. Drug giant AstraZeneca to pay \$520 million to settle fraud case. *ABC News.* 2010 April 27.

108 Brynner R, Stephens T. *Dark Remedy: the impact of thalidomide and its revival as a vital medicine.* New York: Perseus Publishing; 2001.

109 House of Commons Health Committee. *The Influence of the Pharmaceutical Industry. Fourth Report of Session 2004–05.* Available online at: www.publications.parliament.uk/pa/cm200405/

cmselect/cmhealth/42/42.pdf (accessed 26 April 2005).

110 Wazana A. Physicians and the pharmaceutical industry: is a gift ever just a gift? *JAMA*. 2000; 283: 373–80.

111 Grill M. *Kranke Geschäfte: wie die Pharmaindustrie uns manipuliert*. Hamburg: Rowohlt Verlag; 2007.

112 Ziegler MG, Lew P, Singer BC. The accuracy of drug information from pharmaceutical sales representatives. *JAMA*. 1995; 273: 1296–8.

113 Dana J, Loewenstein G. A social science perspective on gifts to physicians from industry. *JAMA*. 2003; 290: 252–5.

114 Moynihan R, Heath I, Henry D. Selling sickness: the pharmaceutical industry and disease mongering. *BMJ*. 2002; 324: 886–91.

115 Campbell EG. Doctors and drug companies: scrutinizing influential relationships. *N Engl J Med*. 2007; 357: 1796–7.

116 Steinman MA, Shlipak MG, McPhee SJ. Of principles and pens: attitudes and practices of medi- cine housestaff toward pharmaceutical industry promotions. *Am J Med*. 2001; 110: 551–7.

117 Brody H. *Hooked: ethics, the medical profession, and the pharmaceutical industry*. Lanham: Rowman & Littlefield; 2008.

118 Campbell EG, Gruen RL, Mountford J, *et al*. A national survey of physician-industry relation-ships. *N Engl J Med*. 2007; 356: 1742–50.

119 Lenzer J. Many US medical associations and disease awareness groups depend heavily on fund-ing by drug manufacturers. *BMJ*. 2011; 342: d2929.

120 Campbell EG, Weissman JS, Ehringhaus S, *et al*. Institutional academic industry relationships. *JAMA*. 2007; 298: 1779–86.

121 Revill J. Doctor accuses drug giant of 'unethical' secrecy. *Observer*. 2005 Dec 4.

122 Steinbrook R. Physician-industry relations – will fewer gifts make a difference? *N Engl J Med*. 2009; 360: 557–9.

123 Roehr B. US Institute of Medicine report calls for an end to firms' drug and device promotion to doctors. *BMJ*. 2009; 338: 1100.

124 Steinman MA, Landefeld CS, Baron RB. Industry support of CME – are we at the tipping point? *N Engl J Med*. 2012; 366: 1069–71.

125 Norris SL, Holmer HK, Ogden LA, *et al*. Characteristics of physicians receiving large payments from pharmaceutical companies and the accuracy of their disclosures in publications: an obser-vational study. *BMC Medical Ethics*. 2012; 13: 24.

126 Arnfred CE, Pedersen LN, Agger C. [Politicians feel cheated by lobby-doctors]. *Jyllandsposten*.

2011 Aug 29.

127 Thirstrup S. [Can you sell diseases]? *Rationel Farmakoterapi.* 2010 Dec.

128 Borg O. [Pill ads are distributed in school yards]. *Jyllands-Posten.* 2011 Nov 1.

129 Herxheimer A. Relationships between the pharmaceutical industry and patients' organisations. *BMJ.* 2003; 326: 1208–10.

130 Rathje M. [Heart Association scares the Danes]. *TV2 News.* 2012 April 20.

131 Cassidy J. The International Alliance of Patients' Organizations. *BMJ.* 2011; 342: d3485. 132 [Danish Association of the Pharmaceutical Industry's collaboration with patient associations and others in 2010]. 2010. Available online at: www.lifdk.dk/graphics/Lif/Inside%20 Lif/2011/09/ Medlemmers%20samarbejde%20med%20patientforeninger%20m.v.%202010. pdf (accessed 28 June 2011).

133 Wolfe S. The seven-year rule for safer prescribing. *Aust Prescr.* 2012; 35: 138–9.

134 Jelinek GA, Brown AF. A stand against drug company advertising. *Emergency Medicine Australasia.* 2011; 23: 4–6.

135 Altman DG. The scandal of poor medical research: we need less research, better research, and research done for the right reasons. *BMJ.* 1994; 308: 283–4.

136 Lexchin J, Light DW. Commercial influence and the content of medical journals. *BMJ.* 2006; 332: 1444–7.

137 Lundh A, Barbateskovic M, Hróbjartsson A, *et al.* Conflicts of interest at medical journals: the influence of industry-supported randomised trials on journal impact factors and revenue – cohort study. *PLoS Med.* 2010; 7: e1000354.

138 Smith R, Roberts I. Patient safety requires a new way to publish clinical trials. *PLoS Clin Trials.* 2006; 1: e6.

139 Clinical knowledge: from access to action. *Lancet.* 2008; 371: 785.

140 Schwartz L, Woloshin S, Moynihan R. Who's watching the watchdogs? *BMJ.* 2008; 337: a2535.

22장

1 Gøtzsche PC, Hróbjartsson A. Somatostatin analogues for acute bleeding oesophageal varices. *Cochrane Database Syst Rev.* 2008; 3: CD000193.

2 Frankfurt H. *On Bullshit.* Princeton, NJ: Princeton University Press; 2005.

3 Godlee F. Editor's choice: say no to the free lunch. *BMJ.* 2005 Apr 16.

4 Fugh-Berman A. Doctors must not be lapdogs to drug firms. *BMJ.* 2006; 333: 1027.

5 Grill M. *Kranke Geschäfte: wie die Pharmaindustrie uns manipuliert.* Hamburg: Rowohlt Verlag; 2007.

6   Nabi G, Cody JD, Ellis G, *et al*. Anticholinergic drugs versus placebo for overactive bladder syndrome in adults. *Cochrane Database Syst Rev*. 2006; 4: CD003781.

7   Andersen NV. [Gunnar Lose vs. Yamanouchi]. *Ugeskr Læger*. 2006; 168: 546–9.

8   Andersen NV. [Gunnar Lose considers the committee on scientific dishonesty]. *Ugeskr Læger*. 2006; 168: 719–21.

9   Chapple CR, Martinez-Garcia R, Selvaggi L, *et al*. A comparison of the efficacy and tolerability of solifenacin succinate and extended release tolterodine at treating overactive bladder syndrome: results of the STAR trial. *Eur Urol*. 2005; 48: 464–70.

10   Jonas U, Rackley RR. *Eur Urol*. 2006; 49: 187–8; author reply 188–90.

11   Rasmussen LI. [Danes suffer from 12 million diseases]. *Ugeskr Læger*. 2011; 173: 1767.

12   Andersen NV. [The drug industry increases lobbyism]. *Mandag Morgen*. 2007 Sep 3: 20–3.

13   Krogsbøll LT, Jørgensen KJ, Grønhøj Larsen C, *et al*. General health checks for reducing morbidity and mortality from disease. *Cochrane Database Syst Rev*. 2012; 10: CD009009.

14   Krogsbøll LT, Jørgensen KJ, Grønhøj Larsen C, *et al*. General health checks in adults for reducing morbidity and mortality from disease: Cochrane systematic review and meta-analysis. *BMJ*. 2012; 345: e7191.

15   Lifestyle intervention in a general population for prevention of ischaemic heart disease. Study record. Available online at: http://clinicaltrials.gov/ct2/results?term=inter99&Search=Search (accessed 3 June 2013).

16   Kvist J. [The possibility of suicide]. *Berlingske Tidende*. 2002 Nov 3.

17   Getz L, Sigurdsson JA, Hetlevik I, *et al*. Estimating the high risk group for cardiovascular disease in the Norwegian HUNT 2 population according to the 2003 European guidelines: modelling study. *BMJ*. 2005; 331: 551.

18   Getz L, Kirkengen AL, Hetlevik I, *et al*. Ethical dilemmas arising from implementation of the European guidelines on cardiovascular disease prevention in clinical practice. A descriptive epidemiological study. *Scand J Prim Health Care*. 2004; 22: 202–8.

19   Alonso-Coello P, García-Franco AL, Guyatt G, *et al*. Drugs for pre-osteoporosis: prevention or disease mongering? *BMJ*. 2008; 336: 126–9.

20   Abramson J. *Overdo$ed America*. New York: HarperCollins; 2004.

21   Black DM, Cummings SR, Karpf DB, *et al*. Randomised trial of effect of alendronate on risk of fracture in women with existing vertebral fractures. Fracture Intervention Trial Research Group. *Lancet*. 1996; 348: 1535–41.

22   Erviti J. Bisphosphonates: do they prevent or cause bone fractures? *Drug and Therapeutics Bulletin of Navarre*. 2009; 17: 65–75.

23   Erviti J, Alonso Á, Oliva B, *et al*. Oral bisphosphonates are associated with increased risk of

subtrochanteric and diaphyseal fractures in elderly women: a nested case-control study. *BMJ Open*. 2013; 3: e002091.

24 Abrahamsen B, Eiken P, Eastell R. Cumulative alendronate dose and the long-term absolute risk of subtrochanteric and diaphyseal femur fractures: a register-based national cohort analysis. *J Clin Endocrinol Metab*. 2010; 95: 5258–65.

25 Moynihan R, Cassels A. *Selling Sickness: how the world's biggest pharmaceutical companies are turning us all into patients*. New York: Nation Books; 2005.

26 Montori VM, Isley WL, Guyatt GH.Waking up from the DREAM of preventing diabetes with drugs. *BMJ*. 2007; 334: 882–4.

27 Coombes R. Having the last laugh at big pharma. *BMJ*. 2007; 334: 396–7.

28 HAVIDOL: female testimonial. Available online at: www.youtube.com/watch?v=sQw_cdhXGco.

29 A new epidemic (motivational deficiency disorder). Available online at: www.youtube.com/watch?v=RoppJOtRLe4.

30 Moynihan R. Scientists find new disease: motivational deficiency disorder. *BMJ* 2006; 332: 745.

31 Whitehead S. Fashionable to criticise the drug industry? *BMJ*. 2012; 345: e7089.

32 Gøtzsche PC. Lecture. Efficacité et effets indésirables des produits de santé: données confidentielles ou d'intérêt public? Available online at: www.prescrire.org/Docu/Archive/docus/PiluledOr2013_Conf_Gotzsche.pdf (accessed 8 Feb 2013).

의약품 이름은 성분명(일반명)을 중심으로 하였고, 자주 등장하거나 성분명 설명이 없는 일부 상품명(상표명)도 색인어로 사용하였다.

・문헌・

스미스, 리처드 123~125, 178, 442

스미스앤드네퓨 80

스미스, 존 186

스미스클라인비첨 304, 342, 343, 349, 362, 419

스미스클라인앤드프렌치 167

스콜닉, 에드워드 275, 276

스타틴 64, 96~99, 128, 146, 162, 163, 228, 229, 231, 232, 310, 411, 425, 429, 487

스탈린, 이오시프 110, 342

스테로이드 29, 43~53, 65, 78, 121, 128, 147, 160~162, 171, 215~217, 242, 270, 271, 276, 277, 281, 287, 289~292, 429, 441, 453, 458

스톡옵션 448, 477

스트라이커오서피딕스 80

스티븐스존슨증후군 348

스펜스, 데스 339, 340

스포츠 부상 43, 44

스프룬크얀센, 에릭 389

스피처, 로버트 338

슬라우이, 몬세프 312

시겔라 27

시메티딘=타가메트 77, 115, 167

시부트라민 259, 260, 486

시사프라이드=프로펄시드 233, 234

시탈로프람 79, 80, 196, 248, 343, 383~385, 387~390, 393, 425

시판 전 허가 206, 227

시프라밀=시탈로프람, 셀렉사 79, 383~386, 389

시프랄렉스 376, 377, 384, 386, 389

시프로플록사신 101, 102

시험약(유효약) 91~93, 96, 100, 118, 141, 162, 216, 223~225, 308, 340, 341, 355, 360, 369, 373, 381~383, 386, 454, 458, 492, 498

신경안정제 235, 301

신독성 127

실데나필=비아그라 227

실명 27, 227, 268

심근경색 44, 94, 96~99, 108, 109, 116, 188, 217, 226~268, 270~273, 275~278, 281, 287~289, 306, 309~315, 322, 411, 412, 459

심바스타틴 96, 425

심비악스 394

심장병 22, 76, 115, 135, 155, 229, 231, 232, 288, 440, 441, 465

심장 질환 19, 20, 155, 156, 183, 209, 271, 288, 407, 440

싱, 사이먼 419

• 아 •

아급성 척수시신경증 27, 28

아레나제약 260

아메리칸홈프로덕트 256

아모다피닐=뉴비질 348

아미녹사펜=아미노렉스 253

아바스틴 185, 225

아바카비르 411, 412

아반디아 65, 77, 303, 420

아세트아미노펜=파라세타몰 277

아세틸살리실산 44, 45

아스텔라스 492